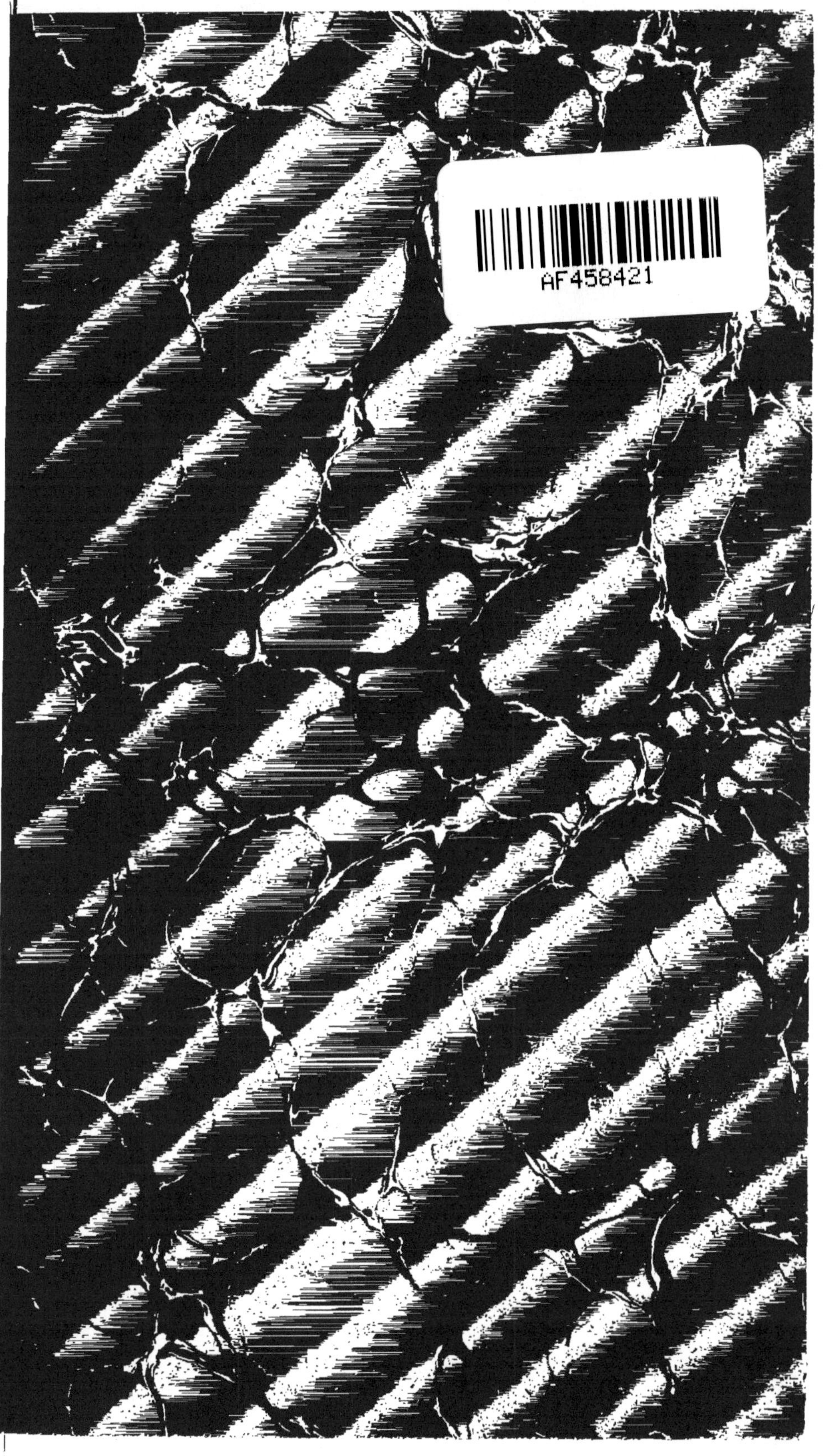
AF458421

TRAITÉ

DE

L'ACCLIMATEMENT

ET DE

L'ACCLIMATATION

10902 — PARIS, IMPRIMERIE A. LAHURE
Rue de Fleurus, 9

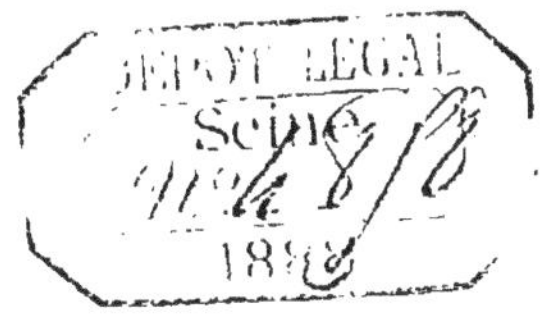

TRAITÉ

DE

L'ACCLIMATEMENT

ET DE

L'ACCLIMATATION

Par le Dr A. JOUSSET

ANCIEN MÉDECIN DE LA MARINE

LAURÉAT DE L'ACADÉMIE DE MÉDECINE, ETC., ETC.

AVEC 16 PLANCHES HORS TEXTE ET 220 TABLEAUX DANS LE TEXTE

PARIS

OCTAVE DOIN, ÉDITEUR

8, PLACE DE L'ODÉON, 8

—

1884

A LA MÉMOIRE

DE MON PÈRE

FRANÇOIS JOUSSET

DE L'ACCLIMATEMENT ET DE L'ACCLIMATATION[1]

PAR LE Dr A. JOUSSET

ANCIEN MÉDECIN DE LA MARINE, LAURÉAT DE L'ACADÉMIE DE MÉDECINE

—

> C'est de l'action de la planète sur l'homme et de la réaction de l'homme sur la planète que naît cette harmonie qui est l'histoire de la race humaine. (E. Reclus.)

Les premières années de notre existence médicale se sont passées aux pays chauds ; nous avons vécu quelque huit ans dans des régions plus ou moins rapprochées de l'équateur et comprises dans les bandes climatériques appelées tropicales. C'est sur ce théâtre que nous avons essayé de pénétrer la physiologie de l'homme habitant depuis un temps plus ou moins long ces contrées et de recueillir parmi les faits qui se déroulaient sous nos yeux ceux qui pouvaient avoir de l'intérêt. Destinés à paraître comme curiosités scientifiques, comme pages détachées d'un carnet médical, les renseignements ont semblé, après examen plus approfondi, faire un tout et constituer un chapitre intéressant pour la question de l'acclimatement qui préoccupe fortement les esprits de nos jours.

Cette première étude nous a conduit au problème de l'acclimatation ; nous avons fait un second chapitre : l'hygiène de l'émigrant.

Nous n'avons pas la prétention de traiter *ex professo* un sujet aussi vaste, nous savons que nous pourrions répéter, au

[1] Ce mémoire a obtenu le Prix Rufz de Lavison, pour l'année 1880. Voyez *Bulletin de l'Académie de médecine*, 1880, p. 475 et 722.

commencement de ce travail « Je ne fays point de doubte qu'il ne m'advienne souvent de parler de choses qui sont mieulx traitées chez les maistres du métier.... » Notre désir, en produisant cet ensemble de recherches, est plus modeste : Nous voulons mettre sous les yeux de nos confrères qui s'intéressent à ces grands problèmes des faits recueillis et apporter une pierre à l'édifice que les travaux des Celle, des Thévenot, des Baudin, des Dutroulau, des Rufz de Lavison, des Fonssagrives, des Rochard, des Le Roy de Méricourt, etc., ont si laborieusement élevé.

Ces pages sont donc écrites avec la pensée d'être utile, en en augmentant — si possible — les connaissances sur la vie aux régions tropicales; elles s'adressent principalement à nos anciens collègues de la marine auxquels nous sommes heureux de montrer que nous ne répétons pas avec un poète de l'antiquité :

Suave Mari Magno, turbantibus æquora ventis
Et terrâ magnum alterius spectare laborem.

AVANT-PROPOS

Où avez-vous vu ?
Comment avez-vous vu ?
De quel droit avez-vous vu ?
(BORDEU.)

Il est impossible d'ouvrir, à notre époque, un journal politique ou commercial sans être frappé par le chiffre des émigrations qui se font de l'Europe vers les autres continents. Les migrations s'accentuent de jour en jour [1]. les relevés statistiques chez les différentes nations indiquent que les départs sont de plus en plus nombreux; ils augmentent au fur et à mesure que les découvertes dues à la vapeur et à l'électricité rapprochent les distances et ouvrent les routes du globe, à toutes les

[1] Voir Art. Migrations du *Dict. encyclop. des sciences méd.* 2e série. t. VII.

nationalités[1]. L'Allemagne, l'Irlande, l'Angleterre, la Suède, la Norvège, la France.... voient chaque jour des groupes d'émigrants quitter la mère patrie et aller demander à d'autres contrées une vie plus prospère ou plus tranquille[2].

De tous les phénomènes sociaux, dit M. Leroy-Beaulieu, l'émigration est celui qui paraît le plus conforme à l'ordre de la nature, l'un des plus permanents à toutes les époques de l'histoire. Il est aussi naturel aux hommes d'affluer vers les contrées riches et propres à l'industrie, quand pour une cause quelconque la population y est faible, qu'il est naturel à l'air comprimé de se précipiter dans les couches d'air raréfié[3]. Cette citation, empruntée à Burke, explique le mouvement de ces masses envahissant les différentes contrées du globe[4].

La fièvre de la locomotion dont parlait jadis Rochoux et qu'il disait un besoin de l'humanité[5], travaille non seulement notre continent, mais encore les régions de l'Asie. L'antique pépinière des hommes s'ébranle de nouveau, ainsi que le dit Bertillon, elle semble sortir de son long sommeil[6]. Les races ten-

[1] Rochard, in Art. *Acclimatement du Nouveau Dict. de méd. et chirurgie pratiques*, t. I, p. 184.

[2] Legoyt recherchant dans la *Revue scientifique*, 1882, n° 24, les causes de ces émigrations a trouvé « Le renchérissement continu de la vie matérielle au pays natal ; le désir d'échapper aux rigueurs, devenues excessives, du régime militaire, la rapidité et le bon marché relatif des moyens de transports, le bas prix des terres au lieu de destination. »

[3] *De la colonisation chez les peuples modernes*, p. 505. — *De l'émigration humaine.*

[4] Voir Reclus. *La Terre*, t. II, p. 686 et suiv. *La Vie; Exploration du globe.*

[5] In Article *Acclimatement du Dict.* en 30 volumes, 1832.

[6] Bertillon, *l. c.*, p. 654.

La civilisation de la Société chinoise fut rapidement une des plus avancée, des découvertes importantes furent faites dans le Céleste Empire quand notre Europe était encore plongée dans un sommeil profond et presque barbare.

Le Japon paraît avoir suivi, quoique de loin, les Célestials, puisqu'un ouvrage japonais du dixième siècle décrivant la haute société de cette époque parle d'une culture littéraire des plus délicates, d'une société des plus polies. (Voir la *Revue littéraire et politique*, 1883, avril, p. 460).

Les Chinois étendirent de bonne heure leurs voyages jusqu'au Pérou ; les Japonais les suivirent dans leurs aventureuses expéditions. Les Espagnols rencontrèrent ces asiatiques à la côte d'Amérique quand ils vinrent pour la conquérir et commencer à exploiter les différentes régions. C'est pour cela que M. de Quatrefages déclare dans son livre de l'*Espèce humaine* que « En résumé, quoiqu'il « en puisse coûter à l'orgueil européen, nous devons reconnaître que les Asiatiques

dent à se mélanger dans des proportions inconnues jusqu'ici. Les mouvements qui s'étaient accomplis à diverses époques étaient des accidents dans la vie des peuples, des perturbations momentanées séparées par de longues périodes d'immobilité ; les migrations sont devenues presque continuelles dans ces dernières années.

Les Européens se portent en grand nombre vers les deux Amériques, principalement vers l'Amérique du Nord. Le littoral africain, des points privilégiés de l'Asie et de l'Océanie, attirent quelques groupes, mais le Nouveau Monde est celui qui reçoit le plus d'émigrants de toutes les nationalités [1].

Dans un savant article sur les émigrations européennes, paru en 1872 dans la *Revue politique et littéraire*, M. de Pontpertuis a montré 1 812 000 sujets des Iles Britanniques allant demander la vie à un sol étranger et se dirigeant par trois grands courants vers les États-Unis, le Dominion Canadien et l'Australie, dans une période de dix années.

Les pays du Nord, voisins de l'Angleterre, imitent ce mouvement.

La Suède et la Norvège perdent de leurs enfants par les grandes voies d'émigrations qui rayonnent de Brême, Hambourg, Liverpool vers l'Amérique du Nord [2]. L'Allemagne est menacée de voir quelques contrées de son empire dépeuplées [3]. en 1872, suivant M. de Pontpertuis, 80 148 Allemands avaient quitté la mère patrie pour se porter vers l'Afrique, l'Asie orientale, les Indes occidentales, l'Amérique du Sud, le Canada, l'Amérique du Nord. Le mouvement s'est tellement accentué depuis cette époque qu'au mois de mars der-

« Chinois et Japonais ont connu l'Amérique et l'ont exploitée de diverses façons « longtemps avant les Européens ». (Voir ouvrage cité, p. 150-153). »

[1] Le chiffre des émigrants qui se sont portés de 1820 à 1880 vers les États-Unis de l'Amérique du Nord est de 10 138 000. — (*Le Globe*, cité par la *Revue politique et littéraire*. Octobre 1882, n° 18, p. 576).

[2] Hambourg et Brême durent au commencement de 1881 augmenter le nombre des paquebots pour transporter les émigrants norvégiens et suédois.

De janvier à avril 1881 Liverpool n'avait pas embarqué moins de 6000 émigrants de ces provenances, à destination de l'Amérique du Nord.

[3] Le Congrès agricole allemand, réuni dernièrement à Berlin, a discuté cette question de l'émigration qui appauvrit surtout la Prusse orientale, la Poméranie, Posen et le Mecklembourg. Le *Dziennick Poznanski* dit que l'émigration se fait en masse dans le duché de Posen : depuis dix ans, 100000 personnes ont quitté le pays. La population totale du duché ne dépasse pas de beaucoup 1 500 000 habitants.

nier l'Office de statistique signalait au Reichstag le départ de 169 034 Allemands pendant le cours de l'année 1882[1].

Les pays slaves n'ont donné pendant tout ce temps qu'un faible contingent[2].

Quoique l'attachement au sol paraisse plus profond dans les pays latins[3], l'Espagne, l'Italie, la France fournissent aussi leurs chiffres au mouvement de l'émigration. Les Espagnols, malgré les secousses insurrectionnelles de la province d'Oran, continuent d'affluer dans notre colonie d'Afrique[4]; les Italiens se portent en grandes masses vers les Républiques de l'Amérique du Sud[5], les Français les suivent dans ces régions[6] tout en continuant à

[1] On comptait dans ce nombre 95 455 hommes et 73 589 femmes.

L'Office de statistique ne parle pas des départs qui se font par le port d'Anvers et qui sont montés en 1882 à 24 653, rien que pour l'émigration allemande.

Ce dernier chiffre donnerait avec celui que nous avons cité un total de 193 667 personnes pour l'année 1882.

[2] Rien ne peut mieux faire saisir les mouvements des différents peuples que de présenter le relevé des arrivées à une époque donnée dans les différents ports des États-Unis.

Au mois d'août 1880, les navires apportèrent dans les ports de l'Union 50 508 personnes. Dans la troisième semaine de septembre 1880, on compta jusqu'à 7000 émigrants débarqués à New-York seulement.

Les nationalités des émigrants du mois d'août étudiées pour les exercices financiers de la République montrèrent que sur les 50 000 émigrants il y avait : Anglais, 6239. — Écossais, 1737. — Émigrants venant du pays de Galles, 1235. — Irlandais, 6157. — Allemands, 11 918, — Autrichiens, 1235. — Suédois, 3003. — Norvégiens, 1667. — Danois, 492. — Français, 412, — Suisses, 650. — Espagnols, 49. — Portugais, 49. — Hollandais, 281. — Belges, 151. — Italiens, 624. — Russes, 576. — Polonais, 264. — Finlandais, 37. — Hongrois, 487. — Canadiens, 13 506. — Chinois, 396. — Immigrants de Cuba, 111. — Provenances diverses, 436.

— La *Revue scientifique* du 21 mai 1883, donnant le résumé officiel et détaillé du Congrès géographique de Venise (sept. 1881) sera intéressante à consulter pour le sujet. Les statistiques dressées s'arrêtent à l'année 1881. (Voir *l. c.*, p. 660-661).

[3] Voir in *Revue scientifique*, sept. 1880, n° 10, p. 224. Un article de Le goyt sur l'infécondité de la France. L'auteur étudie les causes d'émigration outre-Rhin et outre-Manche, et compare les Français à leurs voisins.

[4] Chassés de la province d'Oran au commencement de 1881, les Espagnols n'hésitèrent pas à revenir peu de temps après juin, quand les troubles furent apaisés Du 23 août au 31 décembre 5493 personnes débarquèrent à Mers-el-Kébir et à Oran pour recommencer les exploitations agricoles et principalement la culture de l'alfa.

[5] Voir *Revue scientifique*, année 1880, n° 17. Les républiques de la Plata, l'Uruguay et la Confédération argentine, par M. de Fontpertuis.

[6] Il existe dans les départements du sud-ouest de la France un courant d'émigration très accentué vers la Plata. Il y a tel village des Pyrénées dont la majeure partie des habitants est allée s'établir dans la République Argentine. On a constaté la présence de 30 000 Français à Buenos-Ayres seulement; à ces 30 000 émigrants il faut joindre un chiffre égal de colons habitant les campagnes de la République et venant en grande partie du Midi de la France.

fournir quelques colons à l'Amérique du Nord, au Canada... où ils retrouvent et le sang et les habitudes françaises[1].

Les migrations s'accentuent donc de jour en jour; le recensement fait aux Etats-Unis en 1880 a prouvé que depuis 1870 l'arrivée des émigrants européens avait augmenté la population de 30 pour 100[2].

Le même relevé montra que les émigrants venus d'Asie étaient en très grand nombre, que les Chinois en particulier formaient, dans certains états, des groupes imposants[3].

L'Amérique du Sud est également visitée par les Célestials. Il en est de même de presque toutes les colonies européennes qui reçoivent à titre d'auxiliaires sous la dénomination de coolis des cargaisons de sujets venant du Céleste Empire[4].

Les Hindous et quelquefois les Japonais se retrouvent dans les mêmes parties du monde.

Ce n'est que fort rarement que les hommes fortunés de la Chine[5] et du Japon viennent demander aux états d'Europe de

[1] Voir *La Réforme sociale*, surtout l'année 1881.

Voir aussi *La colonisation européenne au dix-neuvième siècle* de M. Leroy-Beaulieu.

[2] Les tableaux financiers de la République qui selon l'habitude courent du 30 juin d'une année au 30 juin de l'année suivante avaient donné pour 1879-1880 un chiffre de 455 495 émigrants.

Celui de 1881-1882 donna 702 171 émigrants.

Le *New-York Herald*, en juillet 1882, émettait l'avis que le nombre des émigrants atteindrait pour l'année le chiffre d'un million.

Ces données expliquent l'animosité des ouvriers américains contre les étrangers qui viennent par leur travail diminuer le salaire quotidien et empêcher les corporations de poser des lois aux patrons. Un congrès de la réunion Labor party a cru devoir examiner cette question et proposer des moyens de réaction. (Voir la *Réforme sociale*, 15 novembre 1882, p. 500).

[3] Voir in *Revue scientifique*, année 1881, n° 3, p. 85 et suiv. L'émigration chinoise. « Au 1er juillet 1876, dit M. de Fontpertuis, un rapport officiel portait le chiffre des Chinois immigrés aux États-Unis à 148 000 ». Il y avait 60 000 Célestials dans le seul Etat de Californie.

Appelés par les jeunes États auxquels ils apportèrent des bras nécessaires au travail des maisons, des champs et de l'industrie, les Chinois se voient aujourd'hui menacés, parce qu'ils ont accaparé le commerce et prennent le plus grand développement. (Voir à ce sujet la *Revue scientifique*, année 1881. La *Réforme sociale*, 15 mars 1872....).

[4] Voir *De la colonisation chez les peuples modernes au dix-neuvième siècle*. Leroy-Beaulieu.

[5] L'émigration des Chinois vers différents points du globe, ne provient pas d'une surabondance de vitalité, comme l'émigration de la race anglo-saxonne vers l'Amérique. Suivant le docteur Morache, quand on examine la question sur les lieux mêmes, on voit que les nombreux émigrants qui se pressent aux agences de Macao et de Hong-Kong proviennent en majeure partie des provinces dévastées. L'émigration

quoi ranimer le flambeau de leur civilisation qui brilla autrefois d'un vif éclat[1]

Les statistiques qui relèvent les mouvements des nations européennes contiennent peu de renseignements sur les migrations françaises. Les recherches sur ce sujet sont trop imparfaites et trop pleines de lacunes pour qu'il soit possible d'affirmer d'une façon exacte le nombre des personnes qui quittent chaque année la mère patrie[2]. De grands courants se sont pourtant établis, après 1870, entre plusieurs de nos provinces et les pays chauds, principalement entre l'Alsace et l'Algérie[3], lorsque nos compatriotes préférèrent violenter leur organisme plutôt que de changer leurs sentiments nationaux, et vinrent demander à notre possession d'Afrique une nouvelle vie française.

Quoique beaucoup de motifs nous retiennent au sol natal, bien que l'émigration ne soit pas considérée chez nous comme elle l'est de l'autre côté du Rhin et de la Manche[4], nous devons songer à réunir les matériaux qui nous sont propres et ne pas rester sédentaires au moment où l'esprit contemporain semble éprouver le besoin de se remettre en quête de solutions nouvelles avec une provision de faits nouveaux, avec des méthodes plus sûres[5].

Le médecin surtout ne peut rester indifférent à cette marche des peuples, à moins de vouloir encourir le reproche de sentir son bourgeois ayant pignon sur rue, ainsi que disait Pascal, et ne connaissant que la pathologie de son clocher[6]. La

des Chinois est un signe de misère et non de richesse sociale. — Art. *Chine* in *Dict. encyclop. des sc. médicales.* 1re série, t. XVI, p. 139.

[1] La dernière exposition d'électricité de Paris eut ses visiteurs chinois et japonais. (La *Revue scientifique* 1882).

[2] Voir art. *Migrations de Bertillon* in *Dict. encyclop. des sc. méd.*, t. VII, *l. c.* — Voir aussi la *Revue scientifique* 1880, n° 10, p. 225. — *L'infécondité de la France*, par Legoyt.

[3] Voir *Anthropologie de l'Algérie*. Manouvrier in *Revue scientifique* de 1881, n° 15, p. 473.

Voir aussi Leroy-Beaulieu. *De la colonisation chez les peuples modernes*, 2e édition, p. 325. — L'Algérie.

[4] Voir in *Revue scientifique* 1880, n° 10, p. 236.

[5] Voir in *Revue des Deux Mondes*, août 1870, p. 675 : *La nouvelle philosophie en France.*

[6] Voir Boudin. *Traité de statistique et de géographie médicales.* Préface.

Voir aussi *Revue scientifique* 1880, n° 25, p. 578. — *Les théories en météorologie.* Angot.

science et l'hygiène demandent ce que deviennent ces millions d'êtres humains, de toutes races, qui de tous les points du globe se portent de l'est à l'ouest, de l'ouest à l'est, du nord au sud et du sud au nord, dans toutes les régions habitées de la terre? Ces personnes sont-elles appelées à vivre ou à mourir sur la terre étrangère[1]?

La question des voyages et des migrations devient de plus en plus complexe. Depuis que les progrès de la géographie et de la mésologie[2] ont montré des échanges incessants entre les différents points du globe, entre la planète et son enveloppe gazeuse, les hommes ont répété le mot de Christophe Colomb: *el mundo es pauco*, et se sont dit que pour être maître d'une chose il fallait commencer par la bien connaître. La première condition pour arriver à transformer un jour la superficie du globe est de la posséder en entier, de la parcourir dans tous les sens, ainsi que l'écrivait M. Élisée Reclus[3]. De là est venue cette activité, cette fièvre de voyage encore plus grande que celle qui s'empara des États européens après les découvertes des Colomb, des Drake, des Vasco de Gama et des autres grands navigateurs.

Le précepte formulé par Bacon: *Non excogitandum neque fingendum, sed inveniendum quid natura faciat aut ferat*, fut mis en pratique. L'homme ne voulut plus qu'on le surprît à regarder et à songer, mais qu'on le vît agir et chercher à connaître la nature sous toutes ses faces pour obéir à cet avertissement du chancelier anglais: que si nous voulons vaincre la nature ce n'est qu'en lui obéissant[4].

Des campagnes et des voyages furent alors entrepris. Des explorateurs se dirigèrent vers les tropiques et vers l'équateur tandis que d'autres se portaient vers les pôles. Les pays chauds furent le théâtre le plus habituel des navigations[5] et des explorations; mais la science ayant démontré que le pôle n'est pas cette formidable barrière de glace que les géographes imaginè-

[1] Voir Analyse de l'ouvrage de M. Legoyt: *Émigrations européennes*, ses principes, ses causes, ses effets avec un appendice sur l'émigration africaine, hindoue et chinoise, in *Annales d'hygiène et de méd. légales*, p. 190. Juillet 1865, docteur Boudin.

[2] Voir in *Dict. encyclop. des sc. méd.* l'article *Mésologie* de Bertillon.

[3] Reclus, t. II, p. 666. *Exploration du globe.*

[4] Reclus, t. II, p. 646, *l. c.*

[5] Fonssagrives. *Hygiène*, p. 530. — J. Rochard, in art. *Acclimatement*, p. 191.

rent autrefois[1], un courant s'établit vers les régions froides[2].

On hésita moins à aller se frotter à l'essieu du pôle et à répéter avec le poète :

Visere gestiens
Qua pacte debacchentur ignes,
Qua nebulæ, pluviique rores.

Les régions tropicales n'en restèrent pas moins, à cause de l'état de leur ciel, la richesse de leur végétation, la fécondité de leur sol[3], la principale attraction, les émigrants se dirent que si la richesse de ces climats n'est pas favorable aux progrès de l'humanité... la zone polaire est encore bien moins faite pour être peuplée de nations prospères[4]? Le désir du bien-être et de la fortune empêcha de se rappeler ce qu'observait un célèbre architecte romain : *Quæ a fugidis regionibus corpora traducuntur in calidas non possunt durare, sed dissolvuntur. Quæ autem ex calidis sub septentrionum regiones frigidas, non modo non laborant immutatione loci valetudinibus, sed etiam confirmantur*[5].

Le mouvement croissant des migrations a remis sur le tapis la question du cosmopolitisme de l'homme et le problème de l'acclimatement, c'est-à-dire l'étude des modifications que subit

[1] Voir *Observations médico-hygién. sur les expéditions maritimes aux pôles*, par Kéraudren in *Annales d'hyg. et de méd. légales*, 1838.

Voir aussi *Revue scientifique*, années 1880-81-82.

Voir aussi in *Bulletin de l'Union géographique du Nord de la France*, n° 9, p. 269. — Une conférence sur la Laponie de M. de Guerne. — Le conférencier rappelle que Regnaud, en 1681, eut l'audace juvénile de partir pour la Laponie et qu'il grava sur la pierre, pour les ours selon lui, ces mots :

Hic tandem spetinius, nobis ubi defuit orbis.

Bien des voyageurs et des savants ont pu déchiffrer ces mots et montrer que le pôle ne devait pas rester la demeure des ours seuls.

Les pays froids sont habitables, les populations peuvent même s'y développer. Nous en avons un exemple dans l'accroissement des habitants de la Norvège. En 1769, le pays rempli de rochers et de golfes semés d'une multitude d'îles comptait 723 141 personnes ; en 1801 le chiffre s'éleva à 883 380 ; en 1835 à 1 194 847..... il était au 1er janvier 1883 de 1 922 400 habitants, bien que dans ces trois dernières années 75 100 individus aient émigré.

[2] Reclus, t. II.

[3] Voir J. Rochard, *l. c.*

Voir aussi la *Revue scientifique* 1882, n° 24. *Les influences climatériques*, par Legoyt. — Reclus, t. II, p. 755, l'*Homme et la Nature*.

[4] Reclus, t II, p. 628. *La zone tropicale et la zone polaire*.

[5] Vitruve cité par Boudin. *De architectura*, lib. I. chap. IV.

l'organisme pour s'adapter à un climat nouveau. Les regards se sont tournés tout d'abord, pour avoir une appréciation vers les hommes les plus autorisés en la matière, ceux qui vivent le plus souvent aux pays chauds, et parmi eux les médecins militaires et les médecins de la marine. On a demandé un avis sur la question de l'acclimatement dans les trente ou cinquante dernières années; on a surtout insisté sur l'acclimatement dans les régions chaudes.

Dutroulau, s'appuyant sur sa pratique et sur celle de ses confrères des colonies, résuma, en 1868, dans la deuxième édition de son *Traité des maladies des Européens aux pays chauds*, les opinions émises[1]. « Malgré l'expérience de plus de deux siècles, le fait de l'acclimatement des Européens dans ces régions n'est pas apprécié de la même façon par tout le monde». Cette question est encore une de celle qui attendent une solution, ainsi qu'on le disait en 1864 à la Société d'anthropologie de Paris[2].

On a essayé pour éclaircir la chose de réunir des chiffres. de faire des statistiques. Le moyen a donné dans les mains d'hommes remarquables[3] d'importants résultats, il a montré ce que devenait un groupe d'hommes transportés sur un point du globe, mais il n'a pas représenté chaque phase de la lutte pour l'existence. Dans une question aussi complexe l'on doit se demander si le chiffre qui n'analyse rien donne une solution exacte et définitive[4]. Si l'on devait admettre aveuglément le résultat brut de toutes les statistiques, on se prononcerait sans aucun doute contre l'acclimatement des Européens dans les pays chauds[5]; certaines contrées permettent cependant à ces hommes de vivre et de faire souche[6].

Les faits statistiques sont plus aptes que des faits non comp-

[1] *L. c.*, p. 167.
Voir aussi *Traité des maladies des régions intertropicales* de Saint-Vel, page 1.

[2] Voir *Bulletin de la Société d'anthropologie* 1864. Discussion sur les milieux.

[3] Bertillon. — Topinard. — Le Bon. — Manouvrier.
Voir sur cette question des chiffres et des moyennes, La *Revue scientifique*, année 1881, n° 25; 1882, n°s 1 et 2.

[4] Voir ce que dit Becquerel in *Traité d'hygiène*, 4e édit., p. 336-337.

[5] In *idem*, p. 336.
Voir aussi Saint-Vel, *l. c.*, p. 2.

[6] Voir Saint-Vel, *Hygiène des Européens aux pays chauds*. Voir Dutroulau, p. 171.

tés pour conduire à la vérité, la statistique est un admirable moyen de contrôle[1], mais il ne faut pas oublier qu'elle ne peut être que l'application du nombre à la constatation et à la comparaison des chiffres[2]. Il faut placer à côté de l'*æquatio rei* ce que Boudin appelait judicieusement l'*intellectus*[3].

La question est trop complexe pour être discutée en bloc, elle n'est pas susceptible d'une conclusion générale. Il est indispensable d'étudier le problème sous toutes ses faces, de substituer l'austère langage des faits aux illusions trop candides de la théorie[4] et aux additions trop brutales de la statistique. La science de nos jours repose sur des observations et sur les déductions prudentes que l'on en tire, il devient nécessaire de sortir du domaine de l'impression de surface pour entrer dans celui de l'analyse et de l'étude expérimentale[5].

Les recherches de Coindet lors de la campagne du Mexique[6], les travaux du docteur anglais Rattray dans plusieurs voyages aux régions tropicales[7], les notes de nos anciens collègues, les docteurs Feris et Crevaux, l'un dans une station près de la côte des Esclaves[9], l'autre dans un voyage à Montevideo[8].... ont déjà fourni des matériaux sérieux en s'appuyant sur ce programme[10].

Des observations sur les modifications physiologiques importantes produites dans l'économie humaine par les change-

[1] Suivant l'expression de M. Rochard, *l. c.*, p. 189.

[2] Boudin. Préface p. XXXVI.

Voir aussi in *Rev. scient.* 1881, n° 25, p. 776, Ce que Le Bon dit des erreurs dans lesquelles les moyennes peuvent jeter l'anthropologie actuelle et l'étude des races.

[3] Boudin, *l. c.*, p. XXXVI. — Il faut aussi se rappeler que l'acclimatement n'a été obtenu dans certaines localités qu'au prix des plus grands sacrifices et en vertu de cette poussée répondant à la devise américaine : *Go ahead, and never mind*, En avant, encore et toujours en avant. Cette devise porte avec elle ces mots sinistres : *Primo avulso non deficit alter*.

[4] J. Rochard. Art. *Acclimatement*, *l. c.*, p. 185.

[5] Fonssagrives. *Hygiène navale*, p. 518.

[6] In recueil des Mémoires de médecine, de chirurgie et de pharmacie militaires, 1863.

[7] Traduits dans les *Archives de médecine navale*, 1869, 72, 74.

[8] Voir *Arch. de médecine navale*, 1880.

[9] Voir Fonssagrives. *Hygiène*, p. 519.

[10] Le programme a surtout été exposé par le professeur Mahé dans plusieurs articles intitulés : Programmes de séméiotique et d'étiologie pour l'étude des maladies exotiques et principalement des maladies des pays chauds, dans les *Arch. de méd. navale*.

ments de climat peuvent seules avancer la question de l'acclimatement. « Un travail, disait Becquerel[1], qui pour la solution de ces questions diverses aurait une grande valeur consisterait à suivre dans les pays chauds les immigrants aisés, à étudier chez eux les effets des localités à température élevée, les habitudes nouvelles que contractent leurs organes, leur degré de résistance aux agents physiques... on arriverait ainsi à une statistique bornée, il est vrai, mais beaucoup plus utile que tous les chiffres en bloc qu'on accumule et qui prouvent peu de choses. » Cette étude serait de l'anthropologie réelle, celle qui étudie l'homme vivant[2], qui suit les manifestations extérieures de la vie dans lesquelles rentrent la résistance aux milieux, l'acclimatement[3], de la biologie en un mot[4].

Cette étude de l'acclimatement individuel a été commencée, on a essayé de répondre à quelques-uns des *desiderata* formulés par Becquerel, par M. Dally, par M. Bertillon et par beaucoup d'autres savants.

Dans un article ayant trait à l'Anthropométrie médicale, M. Dally écrivait en 1877 : « Il serait de la plus haute importance pour les sciences naturelles de connaître avec précision la taille, le poids, les circonférences, les contours, la capacité respiratoire de tous les groupes humains dans les différentes conditions sociales ou géographiques où ils se trouvent »[5].

C'était une appréciation analogue qui faisait dire à M. Bertillon, dans l'exposé mésologie du *Dictionnaire encyclopédique des sciences médicales*, qu'il serait très intéressant pour la physiologie, pour la mésologie, pour l'anthropologie et pour les applications qui dérivent de ces sciences (l'hygiène et l'acclimatation) de connaître et pour l'homme et pour les animaux, les rapports qui existent entre le développement du poumon, du foie et de quelques autres glandes chez les méridionaux et les septentrionaux, en comparant les viscères entre eux ou en les comparant au poids du corps[6] !

[1] Becquerel, *l. c.*, p. 337.
[2] Voir *Revue scientifique*, n° 25, 1881. — *L'anthropologie actuelle et l'étude des races*, par Le Bon, surtout p. 775.
[3] Même recueil, n° 1, 1881 : Les *Sciences anthropologiques*, Topinard surtout p. 24.
[4] L'*Anthropologie*, 2e édit. Topinard, p. 5. — Méthode.
[5] In *Gazette hebdomadaire de médecine et de chirurgie.*
[6] Article *Mésologie*, *l. c.*, p. 228.

Toutes les fonctions demanderaient à être suivies et examinées avec le plus grand soin[1] chez les hommes qui habitent des climats différents, de façon à pouvoir comparer les sujets entre eux. La physiologie de l'émigrant se ferait ainsi par un parallèle qu'il serait fort commode d'établir. Rien que l'étude des phénomènes physiques donnerait des renseignements d'une grande valeur.

Lorsque l'Européen se transporte des régions tempérées ou froides vers les pays tropicaux, il va pour ainsi dire naître à une nouvelle vie[2]. Quel contraste entre le milieu où cet homme avait vécu et celui où il va essayer de mener une existence nouvelle! Les régions tempérées semblent le véritable domaine des humains, sous le rapport du climat les contrées européennes jouissent d'un privilège spécial. « Le nord, l'ouest et le midi se chargent d'élever la température moyenne; pendant l'été toutes les mers environnantes emmagasinent de la chaleur pour l'exhaler graduellement l'hiver....[3]. C'est pour cela que l'intelligence et la vie y florissent sans effort. Sous un ciel privilégié, sur un sol cultivé depuis bien des siècles, l'homme peut vivre en communauté avec la nature[4]. Dans les pays torrides l'émigrant se sent rapidement écrasé par une vie exubérante se manifestant par une végétation surabondante, par une chaleur toujours élevée, par une lumière éclatante soulevant de tièdes vapeurs et amenant de fréquentes échanges entre l'atmosphère et la terre.

Voyageant de nos jours presque comme un boulet de canon[5], l'émigrant ne peut faire un apprentissage et essayer l'acclimatement par étapes; comme le faisaient jadis les Anglais, ces maîtres dans l'art de coloniser, descendant vers l'Afrique par Gibraltar et Malte et remontant vers leurs possessions de l'Inde par Aden, Ceylan et Maurice, comme le gouvernement français le tenta vers 1850 en casernant les troupes dans les villes du Midi avant de les dépêcher vers les différents points de l'Algérie.

[1] Topinard. L'*Anthropologie*, p. 426.
[2] M. Lévy. *Traité d'hygiène publique et privée*, 5e édition, t. I, p. 520.
[3] Reclus, t. II, p. 470. *Les climats dans les deux hémisphères.*
[4] Voir About. *Le Progrès*, p. 106 et 172.
[5] Voir Fonssagrives, *l. c.*, p. 515. *Navigation.*

Les modifications qui ont pour but d'imprimer à une constitution exotique les caractères approximatifs de l'indigénat tropical doivent se faire d'une manière plus rapide, et quoique la nature soit, suivant la belle expression de Gœthe, un grand artiste qui sait diversifier de mille façons un thème unique, il faut se demander ce qu'il doit advenir de ce brusque changement. S'il est vrai, comme le dit le professeur Fonssagrives, que nous ayons une physiologie du printemps, une physiologie de l'été, de l'hiver, de l'automne. Quelle est celle qui va rentrer en jeu?

L'expérience est seule capable de le montrer d'une façon positive, les faits sont les meilleurs raisonnements.

Parmi ceux qui sont relatifs à l'homme et qui sont le plus susceptibles d'une appréciation directe, nous trouvons les phénomènes physiques. Les nombres qui les représentent sont de véritables grandeurs mathématiques[1], les graphiques qui indiquent leurs phases de véritables portraits. La durée, le poids, la pression, la chaleur[2] se prêtent à une étude de ce genre. Les instruments, ces intermédiaires entre l'esprit et la matière[3], perfectionnés par l'art moderne, en rendent les signes moins douteux et permettent de les présenter en séries de formules rigoureuses[4]. Avec leur aide, il devient possible de prendre des données sur le milieu intérieur et sur le milieu extérieur pour les rapprochements.

L'action des milieux (lutte, réaction, provocation, adaptation, déterminisme.... suivant les doctrines) ne peut être étudiée d'une façon sérieuse que de cette manière. La vie est saisie sur le fait et l'on évite les données fausses qui reposent sur les théories ou qui sortent des laboratoires dans lesquels on a entrepris des expériences se rapprochant plus ou moins de la réalité.

J. Davy, après deux voyages à La Barbade et à Ceylan[5], a fourni sur les effets de la chaleur dans les zones torrides des

[1] Quételet. *Recherches sur l'homme et le développement de ses facultés* ou *Essai de physique sociale.*

[2] Lorain. *Le pouls :* Généralités sur la méthode, p. 1-7.

[3] Diderot. In *Mélanges philosophiques. — Interprétations de la nature.*

[4] Lasègue. In *Arch. générales de médecine,* 1856. — Emploi des instruments de précision en médecine.

[5] In *Annales d'hygiène et de médecine légale,* 1846. — In *Archives générales de médecine,* 1827. — In *Annales de physique et de chimie.* 1825.

renseignements plus précis que les hypothèses de cabinet présentées par beaucoup de ses contemporains.

Aubert-Roche, étudiant les effets du climat des bords de la mer Rouge, dans les conditions les plus ordinaires de la vie[1], s'est insurgé contre les résultats que l'on pourrait lui opposer en s'appuyant sur les données d'expériences artificielles.

On ne peut accepter le résultat d'expériences déterminées comme l'expression de ce qui se passe dans des régions où l'homme trouve le dangereux conflit d'une pression atmosphérique amoindrie, d'une température chaude présentant des variations quelquefois considérables, d'une humidité énorme, d'une tension électrique continue produisant de fréquents échanges entre l'atmosphère et le sol. Ce mouvement continuel change à chaque instant les données de l'observation.

Nous pouvons donc répéter pour les expériences de laboratoire ce que Pidoux disait de ces milieux artificiels par lesquels on voulait imiter la vie dans les hauteurs. « Croire que l'on imitera, les climats à altitudes plus ou moins considérables en construisant des appareils qui ne peuvent avoir pour effet que de diminuer la pression atmosphérique, et qu'on réalisera la fameuse diète respiratoire, je ne regarde pas la chose comme sérieuse. [2] » L'altitude se compose de bien d'autres éléments météorologiques que la diminution de pression.

Les données qui pourront amener des résultats pratiques seront celles que l'on réunira dans les conditions les plus ordinaires de la vie, exprimées par les mouvements à l'air libre, avec les moyens vulgaires de résistance que nous possédons contre les atteintes de la température[3]. Il suffit pour s'en convaincre de parcourir les recherches du Dr Rattray sur les modifications physiologiques importantes produite dans l'économie humaine par les changements de climat[4]. La scène sur laquelle observait le savant médecin était la zone chaude elle-même, dans ses parties torrides et équatoriales;

[1] In *Annales d'hygiène et de méd. lég.* 1844, p. 6 — *Essai sur l'acclimatement des Européens dans les pays chauds.*
Voir aussi ce que dit sur le sujet M. Lévy, t. I, p. 384.

[2] *Études générales et pratiques sur la phthisie*, p. 508.

[3] Voir M. Lévy, *l. c.*, t. I, p. 384.

[4] In *Arch. de méd. nav.*, mai 1872.

il pouvait dire, comme Davy et Aubert-Roche auraient pu le faire auparavant, cette phrase de Baglivi : *Scribo in aere romano.*

Le travail que nous présentons a été fait avec le même esprit et avec la même méthode. Nous ne pouvions nous résoudre à admettre que l'acclimatement individuel devait se mesurer par le nombre des vivants ou des morts, par la durée plus ou moins longue d'un séjour : nous nous sommes demandé si l'on ne pouvait envisager autrement la question. L'étude de l'adaptation aux conditions fonctionnelles nouvelles imposées par le milieu nouveau, nous semblait plus riches en promesses pour l'hygiène et pour l'acclimatation ; la physiologie de l'émigrant pouvait seule renseigner sur la faculté de s'équilibrer avec les influences d'un climat [1].

Le problème qui paraissait complexe, de prime abord, se montrait susceptible d'une solution détaillée : examinant les fonctions une à une, nous rentrions dans le programme tracé par la Société d'anthropologie, par MM. Dally, Bertillon.....

Toutes les conditions hygiéniques ; *circumfusa, percepta*... se trouvant modifiées par les changements brusques de climat, il était nécessaire de faire une étude des conditions nou velles du milieu ambiant, de donner un aperçu exact de la scène sur laquelle on allait observer. Ce programme n'était autre que celui tracé par M. Périer en 1845 lors de ses premières études sur l'acclimatement en Algérie [2] ; il répondait à un précepte du Père de la médecine conseillant à ceux qui veulent s'appliquer convenablement à leur art, et qui arrivent dans une localité, d'examiner la position, les rapports avec les vents, le lever du soleil [3].

La première partie de ce travail est, comme le titre : climats chauds et question de l'acclimatement, l'indique, un aperçu de la climatologie nouvelle. Celle qui suit immédiatement, et forme le second chapitre, est une étude physiologique sur les hommes de races tropicales qui ont toujours vécu dans les régions voisines de l'équateur. Les races sont filles

[1] Voir art. *Acclimatement* du *Dict. encyclop. des sc. méd.*; *acclimatement* du *Nouveau Dict. de méd. et chirurgie pratique.*

Voir aussi *De l'acclimatement*, *Revue critique*, par le docteur Le Roy de Méricourt, in *Arch. de méd. navale*, 1864.

[2] In *Annales d'hygiène et de méd. légale*, 1845, p. 302.

[3] Hippocrate. Traduction de Daremberg, p. 177. — Voir également p. 194.

des climats, a dit Hippocrate. Les habitants des pays chauds éprouvent dès leur naissance les effets de la chaleur, ils les subissent sans interruption jusqu'à la mort. Leur organisation se présente avec le cachet de l'action solaire, comme tous les produits de la nature qui les environnent, comme la faune et la flore[1]. Il est à supposer que cette organisation est coordonnée au milieu; la mieux adaptée à un climat quelconque l'économie doit être celle de la population qui s'y trouve implantée de temps immémorial[2]. Nous avons donc cru que cette étude devait précéder celle qui examine et suit l'Européen allant partager la vie de l'homme des tropiques.

Le seul mérite de ce travail a été d'appliquer la recherche instrumentale à l'examen des faits pour donner des résultats plus précis, *studio disposita fideli.*

La physiologie des races est presque toute à faire; il suffit pour s'en assurer de parcourir l'*Anthropologie* de M. Topinard et de se rappeler les articles tombés des plumes de MM. Bertillon, Dally, Lagneau, Broca.... Nous n'en sommes plus à l'époque où Boerhaave soutenait qu'aucun animal ne peut vivre dans une atmosphère dont la température est égale à celle de son sang, hypothèse que l'on pourrait placer à côté de celle de Cassini niant la vie à des altitudes de 4767 mètres; mais il y a quelques années à peine un hygiéniste marquant écrivait[3] : « Il serait curieux de connaître quelles sont les modifications de constitution, de tempérament, d'hérédité, d'habitudes propres à chacun de ces types; de rechercher s'ils diffèrent peu ou beaucoup ou s'ils sont semblables; d'examiner si l'action des agents physiques s'excerce de la même manière, s'ils sont sujets aux mêmes maladies, et si ces dernières se présentent avec des caractères identiques. La connaissance de toutes ces circonstances permettrait d'établir l'hygiène comparée des races et enseignerait les modifications hygiéniques qu'il faudrait imposer aux peuples de chacune des parties du globe pour arriver aux mêmes résultats ».

Il faut réunir des faits pour connaître l'organisation et la

[1] Voir *De l'influence de la lumière sur les êtres vivants.* Sappey, Thèse d'agrégation. Paris, 1844.

Voir aussi *De la lumière naturelle envisagée comme modificateur physiologique, hygiène et thérapeutique.* Barrel, Montpellier 1870.

[2] M. Lévy, t. I, p. 512.

[3] Becquerel, *l. c.*, p. 125. *Des races.*

physiologie des indigènes, pour pouvoir ordonner sur ce modèle l'activité physiologique des nouveaux venus. Toutes les fonctions demanderaient, à être passées en revue dans ce travail, *Non uno signo, sed concensu omnium*, s'écriait Hippocrate précédant d'une longue période de siècles le médecin célèbre qui faisait remarquer que le mécanisme général se compose de mécanismes particuliers. Mais nous devons restreindre notre sujet et limiter nos recherches aux fonctions les plus accessibles : la respiration, la circulation, la chaleur animale, quelques sécrétions.

La physiologie de l'indigène tracée même à grands traits peut seule indiquer le travail qu'une organisation transplantée doit effectuer pour s'adapter au climat. La nature, comme nous le disions plus haut, doit savoir approprier l'organisation physique des êtres vivants à celle des êtres inorganiques ou organiques parmi lesquels doivent s'écouler leurs jours ; la mieux adaptée à un climat quelconque doit être celle qui s'y trouve implantée de temps immémorial[1]. Ce n'est qu'après avoir étudié les fonctions de l'homme des pays tropicaux que nous pouvons examiner l'Européen venant vivre à côté de lui et essayant de plier son organisme aux conditions climatologiques nouvelles.

Dans ce nouveau chapitre, la question de l'acclimatement doit être envisagée au point de vue de l'individu, non au point de vue de la race. On doit essayer de prendre l'émigrant à son arrivée dans les pays chauds, de suivre les modifications physiologiques importantes produites dans son économie, de voir comment il se dirige vers l'indigénisation et comment il arrive à se créoliser[2].

Pour créer une lignée, l'homme doit arriver à ce but et pouvoir dire : *Non est vivere, sed valere vitâ.*

L'étude de l'acclimatement individuel fournit, ainsi que l'écrivait Becquerel[3], une statistique bornée, mais elle permet de saisir les modifications qui s'accomplissent dans une économie transplantée ; elle permet d'envisager le programme qu'il faudra suivre afin d'arriver au rétablissement nécessaire

[1] M. Lévy, *l. c.*, p. 512-513.
[2] Voir Saint-Vel. *Acclimatement aux Antilles*, in *Annales d'hygiène et de méd. légale*, 1867, p. 257.
[3] *L. c.*, p. 337-338.

pour le fonctionnement régulier des lois vitales et des fonctions de relation[1].

La physiologie à laquelle nous nous adressons pour savoir le mieux notre commencement, comme le plaideur de Racine, ne se contente pas d'étudier le premier mouvement fonctionnel et sa fin, elle essaye aussi de pénétrer le *quomodo* par lequel la nature unit ces deux extrêmes. Cette science commande donc d'examiner comment se comporte l'économie pour se modifier et pour arriver à un résultat.

La question a depuis longtemps été ramenée par ceux qui ont vécu dans les régions chaudes aux limites de l'acclimatement de la personne, parce que ces émigrants ont reconnu que l'examen des modifications pouvait guider dans le choix des moyens que l'hygiène met à leur disposition[2]. Ils. ont constaté que le travail qui se produit au moment du changement de climat peut se diviser en deux périodes : une première, dans laquelle le nouvel arrivé lutte avec toute la puissance qu'il a apportée, avec ses habitudes physiologiques antérieures, une seconde qui ne se présente qu'après un certain temps de séjour et qui montre l'homme en harmonie avec le nouveau milieu ou déprimé par cette vie différente de celle qu'il avait menée antérieurement.

Notre troisième chapitre étudie surtout la première phase et touche seulement à beaucoup de points de la seconde qui ne sont que l'accentuation des modifications imprimées à l'économie dans les premiers mois; nous pouvons l'intituler : *Physiologie de l'Européen allant vivre pour une période de temps plus ou moins longue dans les régions tropicales.*

Ce chapitre est suivi d'un parallèle entre les Européens et les indigènes afin de saisir le moment où l'émigrant prend le tempérament de l'homme du pays[3], se rapproche du créole[2] et adapte son organisation au milieu nouveau.

Ces trois parties : la physiologie de l'indigène, la physiologie de l'émigrant et le parallèle des deux, observées sur le même théâtre, les climats tropicaux, forment un tout que l'on pourrait appeler *Étude de l'acclimatement individuel sous les tropiques et près de l'équateur.*

[1] Voir art. *Acclimatement* de J. Rochard, *l. c.*, p. 185.
[2] *L. c.*, p. 167.
[3] M. Lévy, t. I, *l. c.*, p. 512.

Cet ensemble peut servir de point de départ à une nouvelle étude, celle de l'acclimatation[1].

Les mots acclimatement et acclimatation ne sont pas synonymes. Le premier s'entend de l'accommodation spontanée et naturelle à des conditions climatériques nouvelles, le second de l'intervention de l'homme dans cette accommodation. L'un est le fait, l'autre est la science des conditions et des phénomènes de l'accommodation; l'un est une propriété physiologique de l'homme et concerne l'anthropologie, l'autre est du domaine de l'hygiène, de la médecine et des institutions[2].

C'est surtout à l'hygiène que l'organisme transplanté demande des armes pour soutenir la lutte avec le climat ou pour s'y adapter; esclave des saisons, l'homme est forcé de s'adresser à la puissance de l'industrie pour pouvoir les défier, pour déplacer les faunes et les flores[3], pour ne pas se laisser dominer. L'attention la plus minutieuse est nécessaire, la vie aux pays chauds dépend « plus des précautions que des remèdes[4].» Thévenot écrivait dans ces régions que l'hygiène est aussi supérieure à la médecine curative que de bonnes lois le sont aux sentences judiciaires[5]. L'on ne peut, en effet, trop surveiller quand il s'agit de maintenir l'économie dans ces climats extrêmes et lorsqu'on peut répéter avec Baglivi : *Nunc de pelle humana agitur*.

Nous nous arrêtons, cet examen pourrait nous conduire trop loin et ne serait qu'un exposé succinct de la deuxième partie de notre travail.

Pour résumer cet avant-propos, nous rappellerons que nous avons divisé ce travail en deux parties principales : la première renfermant l'étude du problème de l'acclimatement, la seconde celui de l'acclimatation[6].

La première partie comprend quatre chapitres :

[1] Saint-Vel, *l. c.*, p. 327.
[2] Topinard, *l. c.*, p. 417.
[3] Voir Reynaud. *Terre et Ciel*, philosophie religieuse, p. 55-59.
Flammarion. *Pluralité des mondes habités*, p. 177.
[4] Bossuet. *Politique tirée de l'Ecriture*, liv. V.
[5] Thévenot. *Maladies des Européens aux pays chauds*; Sénégal, p. 250.
[6] Cette seconde partie avait été traitée succinctement dans le travail que nous présentâmes à l'Académie de médecine en 1880. Le rapporteur du concours, M. le docteur Bergeron, ayant émis l'avis que cette partie devait être traitée plus longuement, nous avons essayé de faire une étude de l'acclimatation basée sur les

I. Aperçu sur les climats chauds.
II. Physiologie des hommes de races tropicales.
III. Physiologie de l'Européen aux pays chauds.
IV. Parallèle entre l'Européen et l'homme des régions tropicales vivant dans les mêmes bandes climatériques.

La seconde partie se compose de cinq chapitres :

I. Examen des sujets et précautions préliminaires.
II. Arrivée aux pays chauds. Précautions à prendre.
III. Travaux du corps et de l'esprit aux pays chauds.
IV. Durée de l'acclimatement individuel.
V. Retour dans les régions tempérées ou froides.

Cette étude, si elle ne présentait pas des imperfections et des lacunes, pourrait projeter une grande clarté sur une foule de questions anthropologiques et servir à la pathologie des pays chauds. Il faut, en effet, connaître la nature de l'homme sain pour comprendre celle de l'homme malade. Nous ne pouvons aborder d'une façon précise la nosologie des régions tropicales qu'en possédant parfaitement la physiologie des hommes qui habitent ces contrées, ainsi que le montrent les paroles du savant docteur Rattray : « La pathologie tropicale, soit chez les races indigènes, soit chez les races étrangères, ne peut être étudiée avec fruit que si nous connaissons d'abord la physiologie de l'homme dans les régions chaudes du globe. Sans cela, comment distinguer et apprécier sûrement l'état morbide d'un organe, si nous ignorons ses fonctions physiologiques... Les maladies tropicales ne sont, le plus souvent, que les exagérations des phénomènes physiologiques dus aux climats mêlés à des phénomènes pathologiques. L'étude des premiers est donc indispensable pour arriver aux seconds et à une application rationnelle contre eux [1]. »

conclusions auxquelles nous étions arrivé dans nos recherches physiologiques. Cette partie pourrait être intitulée : *Acclimatement météorologique et acclimatement hygiénique.*

[1] Voir *Archives de méd. navale*, mai 1872, p. 427-428. De quelques modifications physiologiques importantes produites dans l'économie humaine par les changements de climat (passage des pays chauds aux pays froids, et *vice versa*).

PREMIÈRE PARTIE

ACCLIMATEMENT

I. — APERÇU SUR LES CLIMATS CHAUDS

> L'astronome, le géographe, le météorologiste ont eu et ont encore leur conception particulière du mot climat, le biologiste..., a le droit d'avoir la sienne.
>
> (FONSSAGRIVES[1]).

La définition du mot climat est chose presque impossible à donner. Quel que soit le point de vue auquel on se place, on se trouve en présence de faits changeants et variables. La mobilité de ce qui nous entoure est infinie[2] et pourtant il faut essayer d'en fournir une idée, dépeindre à la fois le milieu primitif et le milieu changeant. Cette étude est surtout nécessaire quand on veut se rendre compte de l'influence des mouvements et des variations mésologiques sur la constitution humaine.

Faire l'étude d'un climat, c'est, en suivant l'étymologie du mot, examiner le degré ou l'attribut d'une région. L'air, les eaux, les lieux[3] peuvent y être observés d'une façon particulière ou d'une manière générale suivant l'idée à laquelle on obéit. L'ethnographie[4] doit, dans quelques cas, être placée à côté de la météorologie, de la géographie, et être considérée comme un des chapitres de la climatologie.

De là des définitions nombreuses et variables suivant les ouvrages.

Une des plus anciennes est celle qui repose sur la division astronomique ou mathématique du globe, celle qui admet la délimitation des climats par des lignes parallèles à l'équateur et remontant vers les pôles. Cette façon de classer les régions

[1] In *Dict. encyclop. des sciences méd.*, 1re série, t. XVIII, p. 15, art. *Climat.*
[2] Reclus. *Nouvelle géographie universelle.*
[3] Hippocrate. Traduct. Daremberg, 1845. — Voir p. 177.
[4] Voir M. Lévy, t. I, p. 474. *Des climats.*

dans des bandes régulières a séduit quelques hygiénistes, elle est encore admise dans des ouvrages modernes. Les découvertes de la météorologie ne nous permettent cependant plus de la conserver, cette division ne saurait répondre à la détermination exacte de tous les attributs d'une contrée et ne pourrait permettre d'en connaître l'action sur les êtres organisés[1]. La distribution du calorique solaire, pour ne prendre qu'un élément, rencontre dans chaque bande des causes nombreuses de perturbation. « Si la terre était un globe d'une régularité parfaite, n'offrant à sa surface aucun contraste de terre et de mer, de plateaux et de plaines, de neige et de verdure, et se maintenant toujours à la même distance du soleil, une répartition normale des climats s'établirait sur tous les points de la rondeur terrestre, et on pourrait mesurer exactement le degré de chaleur par la latitude... mais la terre n'est point cette sphère polie, éclairée d'une manière toujours égale par les rayons du soleil... les températures ne cessent de se déplacer, d'osciller, de s'entrecroiser sous l'action des vents, des courants, des météores, de la végétation[2]. » Nous ne citons que l'élément chaleur, nous pourrions répéter les mêmes observations pour les autres facteurs : l'humidité, la ventilation, l'état électrique de l'atmosphère, en un mot, pour tous les météores qui se modifient entre eux et ont des rapports plus ou moins étendus avec la terre.

La chaleur a plus particulièrement attiré l'attention parce qu'elle semble régir les autres météores dans leurs diverses alternatives à la surface des continents et des mers[3]. La constatation de ce fait avait amené de Humboldt, en 1817, à substituer à la considération pour ainsi dire élémentaire des parallèles, la division par des lignes isothermes. Le savant auteur proposa de figurer sur la sphère terrestre des tracés réunissant entre elles les contrées auxquelles une égale quantité de chaleur était départie par saisons et par année[4].

Cette division des climats fut adoptée par les hygiénistes et remplaça, pour le plus grand nombre, la division astrono-

[1] Voir Layet. Étude d'hygiène intertropicale, in *Archives de méd. navale*, mars 1877, p. 189.

[2] Reclus, t. II, p. 461. *La chaleur solaire.*

[3] Reclus, t. II, p. 459. *Les climats.*

[4] Voir M. Lévy, t. I, p. 475. *Les climats.*

mique. On put alors donner comme caractéristiques d'un climat, les trois éléments principaux : 1° la température moyenne de l'année ; 2° les variations qu'éprouvent la température des jours, des mois et des saisons ; 3° les températures estivales et hivernales[1]. La définition reposait entièrement sur la distribution de la chaleur pendant les différentes périodes de l'année.

Cette classification était encore loin d'être parfaite, elle ne s'appuyait que sur un élément. Bien qu'elle paraisse simple de prime abord, il suffit de jeter les yeux sur la carte de Berghaüs et sur celle que donne M. Reclus dans son livre de *La Terre* pour voir qu'il n'est pas toujours facile de suivre un tracé isotherme sur les deux hémisphères. Une foule de causes infléchissent plus ou moins les lignes vers le pôle ou vers l'équateur[2] ; l'équateur thermique est presque entièrement rejeté dans l'hémisphère boréal[3]. D'une façon générale, l'inclinaison des isothermes se prononce de plus en plus à mesure que l'on se dirige vers l'est[4].

Ces courbes seraient plus exactes si elles étaient dressées avec les moyennes les plus rapprochées, les moyennes mensuelles qui ont des afférences plus directes avec la santé[5]. Les données isométriques seraient aussi plus exactes que les moyennes annuelles. Ces dernières ne peuvent fournir une idée exacte de la place à assigner à un climat ; elles n'indiquent même pas s'il est constant, variable ou excessif[6]. Avec une même somme de chaleur pour les douze mois, on peut, ainsi que le dit le professeur Fonssagrives, avoir un climat tiède et constant, un climat excessif et à vicissitudes brusques, un climat à saisons tranchées ou à saisons indécises[7]. Les effets sur la santé ne peuvent être les mêmes dans toutes ces conditions.

Un examen plus détaillé de la climatologie nous amène à envisager le climat comme une chose plus complexe, comme la résultante de plusieurs éléments dont les principaux sont

[1] Becquerel, *Hygiène....*, p. 323. *Des climats.*
[2] Reclus, *l. c.*, t. II, p. 473. *Les climats des côtes et les isothermes.*
[3] L'équation de chaleur est l'isotherme de + 28 centigrades. (Fonssagrives, *l. c.*, p. 18.)
[4] Fonssagrives, *l. c.*, p. 21.
[5] Fonssagrives, *l. c.*, p. 23.
[6] Becquerel, *l. c.*, p. 323.
[7] Fonssagrives, *l. c.*, p. 21.

« l'altitude, la latitude, le chaud et le froid, le sec ou l'humide, la nature du sol, la végétation, la direction des vents, le voisinage ou l'éloignement de la mer [1]... » Quelques auteurs parlent de joindre à cet ensemble les modifications intellectuelles et morales [2] renouvelant cette remarque d'un ancien : *Non ingenerantur hominibus mores tam a stipe generis ac seminis quam ex iis rebus quæ ab ipsa natura loci et a vitæ consuetudine suppeditantur, quibus sumus et vivimus.* On ne peut nier, en effet, que tous les faits s'enchaînent et que nul phénomène n'est isolé, qu'il est toujours lié à l'atmosphère; mais cette étude détaillée ne menace-t-elle pas de faire perdre de vue l'objet principal d'une étude médicale, l'hygiène journalière?

Dans un aperçu climatologique, dans la comparaison des attributs de régions voisines, l'observateur peut se rappeler que tous les éléments n'ont pas la même importance. Certains, comme la température, l'humidité, la pureté de l'air demandent une plus grande attention [3]. L'examen de ces points suffit pour connaître l'action du climat sur la vie humaine et pour suivre les modifications éprouvées dans les différentes localités.

Le climat de localité est le seul dont l'étude pratique offre de nos jours un intérêt réel. Les influences locales, telles que la configuration du pays, la végétation..., se joignent à l'action de la météorologie pour donner un cachet à une région [4]. Cette exposition est celle que l'hygiène doit considérer en premier lieu parce qu'elle donne le plus de résultats pratiques.

De même que la constitution individuelle se décompose en tempérament, idiosyncrasie, hérédité, les climats peuvent former des classes, puis des ordres et des genres climatiques [5].

Pénétrés de l'importance de cette étude analytique, Dutroulau [6], Pauly [7], Borius [8] ont fait des recherches sur les climats partiels. L'auteur du *Traité des maladies des Européens aux pays chauds* n'a pas hésité, dans l'aperçu climatologique qui

[1] Broca. In *Bulletin de la Société d'anthropologie de Paris*, p. 425. — *Discussion sur les Américains.*

[2] Voir *Bulletin de la Société d'anthropologie*, 1863, p. 489.

[3] J. Rochard. Art. *Climats*, *l. c.*, p. 50.

[4] Layet, *l. c.*, p. 190.

[5] Fonssagrives. Art. *Climats*, *l. c.*, p. 15.

[6] Dutroulau, *l. c.*, p. 1-98.

[7] Voir *Endémies et climats partiels.*

[8] *Recherches sur le climat du Sénégal.*

précède la pathologie des régions qu'il a observées, à dire que la zone torride ne représente qu'une série de climats partiels différant les uns des autres par des caractères plus ou moins tranchée. Ce n'est qu'après avoir étudié la météorologie propre à chacune d'elles que le savant médecin a fait un ensemble. Ce résumé mérite bien la définition du climat donnée par M. J. Rochard : la réunion des surfaces du globe qui présentent les mêmes conditions physiques et qui réagissent de la même manière sur la santé de leurs habitants[1].

Température, pression atmosphérique, hygrométrie, vents..., Dutroulau a tout examiné pas à pas dans les différentes colonies françaises, puis il a réuni le tout pour faire une introduction à l'étude de la pathologie. Cela lui a permis de mieux concevoir et de mieux suivre la série lentement continue des actions dont résulte l'acclimatement et les causes qui peuvent troubler la santé, puis rompre l'équilibre des conditions mésologiques et somatiques[2].

Comme nous ne voulions pas faire une étude de climatologie générale, il nous a semblé que nous ne pouvions mieux faire que de suivre les traces du maître, examiner chacun des facteurs des climats chauds et ne sortir de ce détail que pour établir des comparaisons passagères.

Les climats chauds sont ceux qui s'étendent de l'équateur à la ligne isotherme de + 15°[3]. On peut les diviser en zones torrides s'étendant de l'équateur thermal à la ligne isotherme de + 25°, et en pays chauds s'étendant de la ligne de + 25° à celle de + 15°[4]. Le professeur Fonssagrives les nomme climats hyperthermiques et climats thermiques[5]. Le Sénégal, la Guyane, l'Inde anglaise et l'Inde française, pays dans lesquels nous avons observé, rentrent dans ces deux classes. Nous insisterons plus spécialement sur eux dans l'énumération que nous allons faire des différents éléments de la mésologie.

La formule climatologique de ces régions peut se résumer ainsi : élévation considérable de la température moyenne annuelle, variations nycthémérales et mensuelles ordinairement

[1] J. Rochard. Art. *Climat*, *l. c.*
[2] Mahé. *Programme*.... in *Arch. de méd. navale*, 1878, p. 522.
[3] J. Rochard, *l. c.*, p. 66.
[4] J. Rochard, *l. c.*, p. 66.
[5] In *Hygiène navale*. p. 531.

peu amples, variations accidentelles considérables, réduction des saisons à deux[1].

La chaleur est l'agent qui dépasse tous les autres. Le soleil, ce superbe dominateur des tropiques, comme le nommait Buffon, ne cesse d'inonder ces contrées de calorique et de lumière :

Largus enim liquidi fons luminis, œtherius sol
Irriguat assidue cœlum candore recenti,
Suppeditatque novo confestim lumine lumen.

C'est pour cela que les températures annuelles et mensuelles sont fort élevées.

Quelques chiffres parleront plus que toutes les remarques que nous pourrions exposer :

TABLEAU DES TEMPÉRATURES OBSERVÉES DANS LES DIFFÉRENTES POSSESSIONS FRANÇAISES DES BANDES CLIMATÉRIQUES TROPICALES[2].

Année	Contrées	Maximum	Minimum	Moyenne
1855.	Sénégal	36,15	13,75	24,95
1855.	Guyane	33,20	23,25	27,08
1855.	Antilles	30,70	22,55	26,50
1866.	Cochinchine . . .	32,75	24,59	28,60
Dix années . . .	Pondichéry. . . .	36,80	20,00	28,34
Plusieurs années.	Réunion	27,69	21,83	24,71
1855.	Mayotte	27,48	22,91	25,25
1855.	Taïti.	28,08	21,10	24,79
1863.	Nouvelle-Calédonie	28,00	20,10	24,10

Les moyennes de ce tableau sont comprises entre 24° et 28° centigrades, elles sont à peu de chose près semblables à celles du tableau suivant que nous empruntons à Dowe (*La loi des Tempêtes*) et qui résume les chiffres relevés dans la partie septentrionale de la zone torride.

[1] Fonssagrives. *Hygiène navale*, p. 533.
[2] Voir Dutroulau, p. 1-108.

LATITUDE.	0 DEGRÉ	10 DEGRÉS.	20 DEGRÉS.	30 DEGRÉS.
Janvier.	26.57	25.12	21.12	14.75
Février.	26.75	25.87	22.62	15.50
Mars	27.00	26.50	24.00	17.62
Avril	27.37	27.25	26.12	20.12
Mai.	26.75	27.87	27.00	23.12
Juin..	26.62	27.25	27.25	25.12
Juillet..	25.87	27.12	27.62	25.75
Août.	26.00	27.12	27.62	27.00
Septembre..	26.12	27.12	27.00	25.25
Octobre.	26.12	26.75	26.12	22.75
Novembre.	26.50	26.50	24.62	18.87
Décembre.	26.25	25.75	22.75	15.37
Moyenne de l'année. . .	26.50	26.62	25.55	21.00

Ces chiffres indiquent que la chaleur est élevée toute l'année, puisque les moyennes annuelles et mensuelles sont également fortes. Il suffit pour s'en assurer de comparer, sous le rapport de la température, ces points du globe avec un climat connu, celui de Montpellier par exemple qui a une moyenne annuelle de 13°,2 [1].

Les écarts entre les maxima et les minima sont plus considérables au fur et à mesure que l'on s'éloigne de l'équateur.

Entre les isothermes de + 28° à + 25° ils sont de 18°,7. (Surinam, Pondichéry, Madras. La Martinique.)

Entre les isothermes de + 25° à 15° ils sont de 31°. (Le Caire.)

Ces chiffres sont moins élevés que ceux enregistrés dans les localités comprises entre les isothermes de + 15° à 0° (Copenhague, Moscou, Stockholm...) 63° [2].

La différence entre le mois le plus chaud et le mois le plus froid est également fort peu accentuée dans la zone intertropicale. Le Dr Féris, résumant le tableau de Dowe, a trouvé que :

[1] Fonssagrives. *Hygiène navale*, p. 531. *Les Campagnes*.

[2] Fonssagrives. *Climat*, *l. c.*, p. 26.

à 0° de latitude elle était de			1°,50 ;
à 10°	—	—	2°,25;
à 20°	—	—	6°,50;
à 30°	—	—	12°,25[1].

Les faits particuliers répondent aux données générales. Dans l'Inde anglaise, par exemple, la localité qui a le plus grand écart s'appelle Peschaw ; cet écart est de 3°,33. Il en est de même pour Bombay, Madras, Calcutta, puis pour la Trinité, pour la Jamaïque[2], pour la Martinique[3]. Quelques points du Sénégal semblent faire exception, mais si l'on rapproche les moyennes prises dans nos comptoirs de la côte d'Afrique d'un point connu de notre littoral français, on constate facilement une énorme différence entre les variations météorologiques. Le Dr Borius, comparant les températures de Brest et de Gorée, fait remarquer que l'écart est de 14°,8 pour Brest considéré comme climat constant, tandis qu'il n'est que de 8° pour Gorée[4].

Les variations de température sont également moins étendues pendant les jours du mois ; les maxima et les minima sont moins accentués que dans les pays tempérés. Des relevés faits à la Martinique et au Sénégal montrent qu'ils ne sont séparés que par 8 ou 9 degrés centigrades[5].

Les variations nycthémérales sont encore moins considérables aux pays tropicaux, ainsi que l'indique ce rapprochement fait entre les relevés de l'Observatoire de Paris, en 1855, et les données prises au Sénégal, aux Antilles, à la Guyane[6]....

	Minimum	Maximum
Paris.	9°	18°,2
Sénégal.	12°	22°
Guyane	4°,2	6°,8
Antilles.	5°,2	5°,8
Mayotte.	5°,1	8°
Taïti.	8°	9°

Le Sénégal est le seul point qui ait, dans le tableau em-

[1] Féris. *Études sur les climats équatoriaux* in *Archives de méd. navale*, 1881, p. 337.
[2] Fonssagrives. *Climat*, *l. c.*, p. 26.
[3] Voir Dutroulau. *Revue coloniale*, 1852.
[4] *Recherches sur le climat du Sénégal*. Paris, 1875. Voir p. 56.
[5] Dutroulau. *Revue coloniale*, *l. c.*
[6] Dutroulau. *Maladies des Européens*, p. 104.

prunté à Dutroulau, un chiffre plus élevé que celui de Paris. Nous devons ajouter que l'écart n'est pas toujours aussi sensible, puisque le Dr Borius, dans des recherches récentes[1], a trouvé des différences moins grandes et est arrivé à ce résultat que la Sénégambie pouvait être placée à côté de Tahiti.

La chaleur est donc élevée pendant tout le courant de l'année, dans les régions dites tropicales. La température moyenne présente une constance remarquable quand on se rapproche de l'équateur et des mouvements peu accentués quand on se tient près des tropiques[2]. Ce régime soutenu est ce qui fatigue le plus l'Européen[3]; les écarts accidentels que l'on peut observer dans certaines localités impressionnent moins l'organisme que cette continuité[4]. Les variations plus ou moins grandes, plus ou moins brusques de la température dans les climats tropicaux ne sont que des accidents de la météorologie et ne sont pas la caractéristique de son action étiologique ou pathologique.

Ces variations se produisent le plus souvent dans des conditions toutes particulières. Certains vents peuvent amener une ascension brusque du thermomètre en quelques instants. Aubert-Roche a remarqué que le Khamsin changeait la température d'un lieu où il se trouvait sur les bords de la mer Rouge; presque instantanément le thermomètre monta de + 2°,4 à 40°,5[5]. L'harmattan produit les mêmes effets au Sénégal, il fait passer la température de + 20° à + 40° et 50°, ainsi que l'a signalé Dutroulau et que nous avons pu le constater nous-même[6].

L'absence de ventilation peut produire des effets analogues, en laissant le soleil chauffer les objets exposés à ces rayons. Adanson, dans son excursion sur le Niger, en 1749, nota que le thermomètre de la chambre du bateau sur lequel il se trouvait marquait 50°, et à certains moments montait à 56.2. La nuit, la température ne descendait pas au-dessous de 37.5.

[1] Borius, *l. c.*

[2] Voir Féris, *l. c.*, p. 337. — Fonssagrives, *Climat*, *l. c.*, p. 26.

[3] Fonssagrives. *Hygiène*, p. 531. — Léon Colin. Voir *Rev. scientifique*, 1882, n° 24, p. 740.

[4] Dutroulau, *l. c.*, p. 104.

[5] Fonssagrives. *Hygiène*, p. 532.

[6] Dutroulau, *l. c.*, p. 10. — Voir *Revue scient.*, 1881, n° 15, p. 455. — Trépied. *Les progrès de la colonisation en Algérie.*

Des chaleurs semblables furent signalées par sir Henry Lellis à Savannah, de la Nouvelle-Géorgie (1758), par John Liwings, à Charles-Town, par nos généraux en Algérie, par les officiers anglais dans leurs guerres de l'Inde de 1857, dans l'Australie[1].

La constitution et la disposition du terrain peuvent aider à la concentration du calorique solaire. Dans certaines cuvettes formées par les dunes du Sahara, la température peut s'élever aux environs de 100°[2]; le sol des déserts pierreux de l'Australie s'échauffe également beaucoup au moment de la saison des chaleurs[3]. M. Reclus rapporte que Duveyrier trouva plus de 60° à l'ombre dans le pays des Touaregs[4]; M. de Pontpertuis dit que Sturt et Poole notèrent 66° dans une de leurs excursions en Australie[5].

Les chiffres des températures se sont montrés fort élevés, dans des conditions analogues, en Algérie[6], au Sénégal[7], en Egypte[8], dans la Tripolitanie[9] et dans les différentes bandes avoisinant plus ou moins l'équateur. Nous ne citerons pas les faits tout à fait exceptionnels où la chaleur concentrée fit monter le thermomètre au-dessus de 70° centigrades (Philippe, Dussourt, Bertherand[10], Armand, Jacquot[11]). Ces faits, incompatibles avec la vie s'ils se prolongeaient, sont heureusement rares.

Afin d'avoir une idée du chiffre indiqué par le thermomètre dans ces conditions, on peut renfermer l'instrument dans une boîte vitrée et installée de façon à servir de pyrhéliomètre, puis exposer l'appareil aux rayons du soleil. Sir H. James observa dans l'Inde, au mois de juillet, une température de 92° centigrades dans une boîte fermée (Parkes); nous avons obtenu 80°

[1] Voir *Revue des cours scientifiques*. n° 6 de l'année 1882. *L'Australie, son exploration et sa colonisation*, par de Fontpertuis.

[2] Voir in *Revue des cours scient.*, n° 20, 1881. *Les grandes dunes de sable du Sahara*, par G. Rolland, p. 611.

[3] Voir *Revue scient.*, 1882, p. 185. *L'Australie.*

[4] Reclus, t. II, *l. c.*, p. 480.

[5] *Revue scientifique*, 1882, p. 185.

[6] Voir Reclus, *l. c.*

[7] Dutroulau, *l. c.*, p. 10.

[8] Baudin, t. I, p. 259. *Maxima de températures.*

[9] Voir *Rev. scient.*, n° 25, 1882. *La Tripolitaine, le Fezzan et le Tibesti*, par A. de Fontpertuis, surtout p. 776.

[10] *Médecine et hygiène des Arabes*. Paris, 1855, p. 151.

[11] *Gazette médicale de Paris*. 1846, p. 715.

au mois de juin à Saint-Louis du Sénégal. Le Dr Armand, dans des expériences analogues faites en Algérie, releva 72°[1].

Les chutes thermométriques peuvent également amener des écarts sensibles. Les principales causes de ces accidents sont les vents frais, le rayonnement nocturne, dans quelques régions le changement brusque de la saison.

Les tornades de la côte d'Afrique, qui débutent par un calme plat sous une température de 28 à 30 degrés, produisent des abaissements tels que les nègres grelottent et que les colons européens sont, dans quelques cas, forcés d'allumer du feu dans l'intérieur de leurs maisons[2]. Le pampero, vent du sud-ouest, qui souffle violemment à certains moments de la saison chaude sur les côtes du Brésil, fait descendre le thermomètre de 10 à 15 degrés et refroidit l'atmosphère pour quelques jours[3].

Le rayonnement nocturne peut faire tomber une température de 30 à 40 degrés aux environs de zéro et produire la congélation de l'eau ainsi que cela a été observé par Duveyrier dans le Sahara[4], par les Anglais dans quelques parties de l'Inde[5], par Corre dans nos comptoirs de Sénégambie[6].

Le changement brusque de saison, arrivant quelquefois en moins d'un mois, produit des chutes moins accentuées, mais pouvant varier entre 10 et 15 degrés. Les différences les plus grandes se rencontrent le matin et le soir; elles sont moins sensibles dans le milieu du jour[7].

Nous n'avons parlé que de la chaleur versée par le soleil sur les terres qui avoisinent plus ou moins l'équateur, nous n'avons rien dit de la lumière. Cette partie du sujet est encore peu approfondie, bien que l'on sache depuis longtemps que le rayon solaire se compose de trois spectres bien distincts : calorifique, lumineux et chimique[8].

[1] Voir Fonssagrives. *Climat, l. c.*, p. 17. — Young, le Soleil in *Bibliothèque scientifique nationale.*
Voir aussi *Rev. scient.*, 1882, n° 18, p. 549. *Lumière et chaleur du soleil.*

[2] Fonssagrives. *Hygiène navale*, p. 332.

[3] Bourel-Roncière. *Station du Brésil et de la Plata* in *Archives de méd. navale*, 1872, p. 117.

[4] Reclus, t. I, p. 108.

[5] Boudin, *l. c.*, p. 139.

[6] Voir *Arch. de méd. navale*, avril 1877, p. 294.

[7] Voir sur ce sujet une notice sur la Tunisie, in *Bulletin de la Société de géographie de Lille*, juillet 1882, p. 225.

[8] Voir Mahé. Prog. in *Arch. de méd. navale*. 1878, p. 322.

Des observations actinométriques ont permis à Delteil de mesurer l'éclairement du ciel dans notre colonie de La Réunion[1]. Le degré actinométrique moyen était de 62,42; le chiffre le plus élevé se présentait toujours à midi, le maximum fut 94°,14[2].

Cette puissance lumineuse, que Bunsen, Crova, Cookes... avaient essayé d'apprécier par leurs photomètres[3], doit avoir une grande influence sur les plantes et sur les animaux[4]. La propriété lumineuse et éclairante du soleil agit d'une façon intense sur l'œil[5]; elle a aussi une action sur le cerveau et sur la surface extérieure de l'homme. C'est à cet excitant que le Dr Mahé attribue un grand nombre des faits physiologiques et pathologiques que l'on peut observer[6].

Le pouvoir photochimique demanderait également un examen sérieux[7] puisque l'expérience a montré qu'il variait d'une façon sensible d'un point à un autre. Des relevés faits à Para, sur un des bras du fleuve des Amazones, ont donné des moyennes d'intensité chimique de 7 à 34 fois plus fortes qu'a Kew, observatoire placé près de Londres[8]. Les régions des calmes équatoriaux reçoivent des rayons plus chauds, plus lumineux et doués d'une action chimique plus grande. Bunsen et Roseac ont même fixé par les chiffres suivants le pouvoir photochimique de quelques localités :

Ile Melville.	1306
Saint-Pétersbourg.	2806
Paris	4210
Le Caire.	6437[9]

[1] *Considération sur le climat et la salubrité de La Réunion*, in même recueil, uillet 1881.

[2] On suppose un maximum de 100 pour une atmosphère n'exerçant aucune action sur les rayons solaires, la durée du jour étant toujours de 12 heures. Delteil, *l. c.*, p. 26.

[3] Voir Fonssagrives. *Hygiène navale*, p. 285. — Voir aussi *Revue scient*,, 1882, n° 24, p. 752 et suiv.. *La photométrie*. Crova.

[4] Voir article *Mésologie* de Bertillon in *Dict. encycl.*, p. 229.

Voir aussi in *Rev. scient.*, n° 17, 1881, p. 525 et suiv. *Influence des lumières colorées sur le développement des animaux*. Yung.

[5] Voir *Effet de la chaleur sur l'œil*, in *Arch. générales de méd.*, 5e série t. XVII, p. 94.

[6] Mahé, *l. c*,, p. 323.

[7] Voir Mahé, *l. c.*, p. 325. — Reclus, t. II, p. 513.

[8] Reclus, t. II, p. 513 *Les climats et la végétation*.

[9] Mahé, *l. c.*, p. 325.

Cette graduation est analogue à celle que nous avons signalée pour la chaleur, l'action est d'autant plus active qu'on se rapproche plus de l'équateur. L'état hygrométrique de l'air, la disposition et la nature des nuages, les corps étrangers de l'atmosphère peuvent la modifier en même temps qu'ils agissent sur les rayons lumineux et calorifiques[1].

Ces rayons doivent avoir une action sur la faune et sur l'homme. Quelle est-elle? Nous connaissons à peine l'effet sur les plantes, nous ne savons rien de précis au sujet de l'influence qu'ils exercent sur l'organisme humain.

Dans ces pays inondés de soleil, la chaleur est l'élément principal, ainsi que le dit M. Ridereau[2], il faut toujours compter avec elle et s'en préoccuper. Quoiqu'elle soit élevée, elle n'empêche pas la vie lorsqu'elle agit seule; on la trouve rarement avec une intensité telle qu'elle puisse s'opposer à l'acclimatement au moins momentané des Européens[3].

Des voyageurs ont résisté à des courses dans la Tripolitanie et dans le Fezzan, quoique le climat soit brûlant à certaines époques et à peine supportable pour les indigènes eux-mêmes[4]. Mage, Quintin, Livingstone... ont prouvé que l'on pouvait, avec des précautions, vivre au Soudan et dans le centre Afrique. Des expéditions encore plus récentes confirment cette assertion[5]. La côte des Esclaves elle-même si chaude, permet le séjour des Européens pendant quelque temps[6]; le Choa, dans le golfe d'Aden, que nous pourrions citer comme un des points les plus chauds du globe, est encore habitable[7]. Bien d'autres points très chauds le seraient aussi si l'on parvenait à améliorer le sol[8].

Si nous quittons le continent africain, nous pouvons observer les mêmes faits en Amérique, surtout dans les républiques

[1] Reclus, *c.*, t. II, p. 513 et 514.

[2] Voir Ridereau. *Chaleur atmosphérique cause de fièvres d'accès dans les pays chauds*, in *Recueil des mémoires de médecine, de chirurgie et de pharmacie militaires*, année 1868, t. XXI, p. 286 et 289.

[3] Saint-Vel, art. cité, p. 8. — *Revue scientifique*, 1882, n. 24, p. 740.

[4] *Revue scient.*, n° 25, 1882. Art. cité, p. 776, de Fontpertuis.

[5] Stanley, Bayol, de Brazza, la mission Gallieni....

[6] Voir l'étude faite sur ce point par le docteur Féris. in *Archives de médecine navale*. 1879.

[7] Voir *Revue scient.*, n° 24, 1880. *Le Golfe d'Aden*. par G. Richard, p. 571.

[8] Voir ce que dit Thévenot pour le pays des Bambouck dans le haut Sénégal, in *Traité des maladies des Européens aux pays chauds*. p. 13.

du Sud, dans l'empire du Brésil [1]; en Asie, dans l'île de Ceylan et dans quelques-uns de nos comptoirs [2]; dans l'Océanie, où nous trouvons Tahiti avec une température moyenne de 21 à 27 degrés [3], l'Australie que les Anglais ont pu coloniser, même dans les parties les plus chaudes [4].....

« Si jamais, dit M. Leroy-Beaulieu parlant de ce dernier point, il y eut une terre qui semblât réservée pour la barbarie et où la nature parut inaccessible au travail de l'homme et à la culture, c'était bien cet énorme continent sans découpures et sans grands cours d'eau, ne contenant presque à l'intérieur qu'une mer de sable brûlant... On y rencontre de vastes plaines, alternativement des déserts ou des marais, qui semblent défier le travail de l'homme. Le climat se distingue par une sécheresse excessive : les grandes sécheresses viennent périodiquement tous les onze ou douze ans et durent deux ou trois années. Quelquefois elles sont extraordinairement intenses et continues à la fois... Cependant le génie de l'homme, dans l'espace de quatre-vingts années, a triomphé de tous ces obstacles [5]. »

C'est donc à tort que l'idée d'insalubrité a été attachée à celle de climats chauds et que la fièvre, ce grand ennemi des Européens, a été imputée à la chaleur [6]. Les rayons du soleil ne peuvent être incriminés, cet astre ne porte pas les miasmes avec lui, suivant la phrase de Bacon, *Palatia et cloacas ingreditur, neque tamen polluitur*. Ce n'est pas, en effet, la météorologie dans laquelle il joue le rôle principal qui règle seule la répartition des endémies; les recherches de Dutroulau, dans les régions tropicales, tendent à faire admettre qu'elle ne serait qu'un facteur de second ordre [7].

La chaleur n'a une action manifeste que dans les pays où l'élément paludéen domine. La proportion des fièvres augmente avec les indications thermométriques ainsi que le montrent les chiffres relevés dans notre colonie du Sénégal en

[1] *Revue scient.*, 1882, n° 24, p. 739 et suiv. surtout p. 752. *Les influences du climat sur la vie des hommes et des animaux.* Legoyt.

[2] In *idem*, p. 752.

[3] Layet, *l. c.*, p. 200 — Voir aussi *Arch. de méd. navale*, 1872, p. 254.

[4] *Revue scient.*, 1882, n° 6, p. 182 et suivantes.

[5] *De la colonisation chez les peuples modernes*, p. 459. — *De la colonisation anglaise.*

[6] Dutroulau, *l. c.*, p. 116. — Voir aussi *Opinion de Simonot*, in *Rev. scient.* 1882, n° 24, p. 740.

[7] Dutroulau, *l. c.*

rapprochant les états sanitaires de Saint-Louis, Dagana, Bakel, postes de plus en plus enfoncés dans les terres :

	Saint-Louis	Dagana	Bakel
	T. 23.7	T. 25.8	T. 28,7
Nombre de frébricitants p. 100	33	48	72[1]

Les mêmes remarques peuvent être faites en descendant la côte d'Afrique et se rapprochant de plus en plus de l'équateur.

Gorée	Sedhion (Cazamance)
T. 23.8	T. 26.4
61	87

Gorée est sur la côte en mer, au sud de Saint-Louis; Sedhiou est un des postes de rivières placées plus au sud [2].

Les variations accidentelles de la température jouent également un rôle dans la genèse de la fièvre (Simonot, Bouchardat...), mais il faut toujours, pour constater ces relations, que la région soit affligée par la malaria. Le Sahara, voisin de notre colonie du Sénégal, en fournit une preuve. La chaleur extrême du désert, les oscillations thermométriques qu'on y observe ne sont pas causes de fièvre. Les accès se montrent seulement dans les oasis où la chaleur rencontre l'humidité et la végétation [3].

Tous les éléments de la météorologie se prêtent un mutuel concours pour constituer le climat ; nous devons placer à côté de la chaleur, la pression, l'humidité, l'électricité.

Le baromètre et le thermomètre oscillent en sens inverse quand l'air est échauffé par la chaleur solaire ou par l'arrivée d'un courant de plus haute température. Les molécules se dilatent et les couches chauffées sont soulevées au-dessus de leur niveau naturel [4]. La pression diminue [5] et elle ne peut être ramenée au chiffre qu'elle accusait primitivement que par l'absorption d'une certaine quantité de vapeur d'eau (James

[1] *Arch. de méd navale*, 1881. *Topographie médicale du Sénégal*. par Borius.

[2] Borius, *l. c.*

[3] Voir *Arch. de méd. navale*, 1881, p. 341.

[4] Voir *Communication de M. Faye*, Académie des sciences. in *Revue scient.*, 1881, n° 25, p. 796.

[5] Voir Reclus, t. II, p. 281. *La pression de l'atmosphère*.

Ross, de Wilkes, John Herschel, Fitz-Roy, Reclus)[1]. Les données barométriques sont donc les plus basses dans les régions où l'air est sec et chaud ; elles ne diffèrent pas sensiblement de celles observées dans les régions tempérées quand l'hygrométrie est appréciable[2].

Les grandes oscillations connues sous le nom d'heures tropiques[3] sont d'une façon générale plus amples et plus régulières; c'est dans les mers tropicales que de Humboldt a observé pour la première fois les variations du baromètre et a pu fixer exactement les heures[4]. La régularité des oscillations se retrouve dans les variations annuelles, le baromètre s'abaisse graduellement de l'hiver à l'été, en raison inverse des chaleurs (Calcutta, Bénarès, l'Hindoustan[5]).

Donc, en dehors de quelques mouvements barométriques étendus au moment des changements atmosphériques brusques (orages, tornades, cyclones...), on peut dire que les amplitudes diurnes, mensuelles et annuelles sont peu variables. C'est à cette régularité que Dutroulau attribuait la sensation presque continue d'accablement, de dépression des forces qu'on éprouve partout et qu'on attribue improprement à la pesanteur de l'air[6].

La question de la pression atmosphérique est moins importante que celle de l'hygrométrie. L'humidité est excessive presque partout aux pays chauds; la chaleur humide est la règle, la chaleur sèche l'exception[7]. La dernière ne s'observe pour ainsi dire nulle part d'une manière continue[8].

La capacité de l'air pour la vapeur d'eau augmente avec la température. Dalton a constaté que la quantité de vapeur aqueuse contenue peut varier de 0°,0166 à 0°,0033 dans le volume de l'air, de la zone équatoriale aux côtes de l'Angleterre en plein hiver[9]. Plus on se rapproche de l'équateur, plus l'hygrométrie devient constante et considérable, au point qu'il est

[1] Reclus, *l. c.*, p. 282.
[2] Voir tableaux de l'ouvrage de Dutroulau.
[3] Reclus, t. II, p. 285. *Les oscillations du baromètre.*
[4] Reclus, *l. c.*, p. 287.
[5] In *Idem*, p. 288-289, surtout fig. 103.
[6] Dutroulau, *l. c.*, p. 102. *Pression.*
[7] Thèse de Gestin. Paris, 1857. *De l'influence des climats chauds sur l'homme* p. 15.
[8] Voir *The influence of tropical climat* de Martins.
[9] Boudin, *l. c.*, t. I. p. 205. *Humidité atmosphérique.*

impossible de séparer les deux facteurs, chaleur et humidité. Non seulement l'air est plus chargé de vapeur, mais l'eau tombe plus abondamment et plus souvent. L'évaporation s'accroit avec la chaleur du soleil et il suffit d'un léger trouble dans l'atmosphère, d'un conflit de vents, pour que la condensation de l'humidité produise une pluie. Le summum de ce phénomène semble se présenter dans les parages appelés Doldrums par les Anglais, pot-au-noir par les Français[1].

Les quantités de vapeur d'eau contenues dans l'air peuvent être considérables dans les régions maritimes; la haute température active l'évaporation à la surface des eaux. Le Dr Borius a, en effet, constaté qu'en juin, juillet et août, l'atmosphère des côtes du Sénégal renfermait une quantité absolue de vapeur d'eau double de ce qu'elle est en France, sur la côte du Finistère, par exemple[2]. La rosée est alors fort abondante et l'eau ruisselle des toits. Les habitants de Gorée cherchent à recueillir ce liquide dans leurs réservoirs. Reçue dans un pluviomètre, l'eau peut monter, dans une seule nuit, à une hauteur de 2 millimètres[3]. Notre colonie du Sénégal est pourtant considérée comme un des points les plus secs, la sécheresse étant due aux vents de l'aride Sahara qui soufflent une partie de l'année[4].

Un tableau des moyennes hygrométriques[5], ou plutôt de la tension de la vapeur d'eau, prises dans nos possessions coloniales, mettra en relief ce que nous venons d'avancer :

	Maximum	Minimum	Moyennes
Sénégal	20,46 en septembre	10,99 en janvier	14,92
Guyane	22,88 en avril	21,74 en septembre	12,61
Antilles	21,91 en août	18.74 en février	20,52
Cochinchine . . .	24,55 (saison pluvieuse)	21.45 (saison sèche)	23,60
Pondichéry. . . .	24,95 en mai	19.80 en janvier	23,60
Mayotte	26,10 en janvier	17,32 en juillet	22,20
Taiti	21,90 en décembre	17,85 en juillet	20,24
Nouvelle-Calédonie	21°49 en décembre	16.12 en juillet	18.91

Ces moyennes, comparées à celles des pays tempérés, sont fort accentuées. A toutes les époques de l'année la tension de la

[1] Reclus, t. II, p. 587. *Pluies tropicales.*
[2] Foussagrives. *Hygiène.* p. 535.
[3] *Recherches sur le climat du Sénégal.* p. 140.
[4] Dutroulau, *l. c.* p. 105.
[5] Voir Dutroulau, *l. c.*, p. 102.

vapeur égale ou dépasse la tension de la vapeur des trois mois les plus chauds de la France[1].

Tout en restant élevée, l'hygrométrie subit de grandes variations, lorsqu'on s'éloigne de l'équateur surtout[2]. Dutroulau[3] a relevé des écarts de 9mm,33 au Sénégal; Borius[4] a constaté dans le même pays des différences de 1mm,78 à 16mm,92 dans le même mois, de 1mm,78 à 31mm,57 dans l'année. Lorsque les régions sont parcourues accidentellement par un vent chaud, le psychromètre accuse des écarts énormes en quelques heures[5].

Il est difficile d'avoir une idée exacte du régime quotidien. il se passe probablement dans ces bandes climatériques ce que nous observons dans les bandes tempérées, ce que les longues observations du météorologiste Kæmtz ont démontré. Le matin, vers le lever du soleil, la température de l'atmosphère est au plus bas, mais les vapeurs du sol ont saturé l'air et la saturation hygrométrique est presque complète. Lorsque la chaleur se fait sentir l'humidité relative diminue pour augmenter de nouveau lorsque le soleil décline sur l'horizon et que la température s'abaisse[6]. L'hygrométrie est d'une façon générale toujours élevée même au milieu du jour, par ce fait que la capacité pour la vapeur augmente avec la chaleur de l'air. Les grandes variations accidentelles signalées dans le régime thermométrique peuvent seules modifier ces périodes.

Le rayonnement du sol, auquel nous venons de faire allusion, donne des indications sur la quantité de vapeur d'eau que contient à certains moments l'atmosphère des pays chauds. Ce phénomène est d'autant plus actif que la tension dans l'air ambiant est moins forte[7]. La présence de la vapeur d'eau en grande quantité s'oppose au rayonnement, aussi constate-t-on rarement le fait dans la saison des pluies et le trouve-t-on très prononcé dans la saison sèche[8].

[1] Fonssagrives. *Hygiène*. p. 533.
[2] Fonssagrives. *l. c.*, p. 533.
[3] Dutroulau. *l. c.*, p. 11. *Sénégal*.
[4] Fonssagrives. *l. c.*, p. 533.
[5] Dutroulau. *l. c.*, p. 11.
[6] Reclus. t. II. p. 336. *L'humidité de l'air*.
[7] Voir *La chaleur considérée comme mode de mouvement*, par Tyndall, traduction de l'abbé Moigno. Paris. 1864, surtout p. 384.
[8] Layet. *l. c.*, p. 202.

Les zones dites sans pluie (Sahara, Arabie, parties de la Perse et du Thibet, Mongolie, partie du Chili, Pérou...) ont des brouillards et des rosées fort abondants[1]. Les contrées situées dans le voisinage de l'équateur ou des tropiques auraient un sol sec et aride si la rosée ne venait en humecter la surface[2]; quoiqu'elles soient dans des bandes climatériques où les eaux chauffées par le soleil fournissent à l'atmosphère la plus grande quantité de vapeur[3], elles doivent leur sécheresse habituelle à la forme d'un relief planétaire[4] (Pérou) ou aux vents qui les parcourent (Afrique, Chine...)[5]. Le rayonnement est pour elle un bienfait.

La chute du thermomètre est fort sensible lorsque le rayonnement se produit; les variations nycthémérales s'accentuent et la température peut avoisiner zéro degré. Ce fait a été observé dans les plaines subéquatoriales, comme celles de l'Afrique centrale, le Sahara en particulier. L'air s'imprègne de calorique à outrance pendant le jour. L'arrivée de la nuit refroidit cet air, amène le dépôt de rosée, le givre, quelquefois la gelée. Bayol a, dans ces circonstances, constaté des écarts de 30 degrés[6], Corre a relevé de différences analogues dans nos comptoirs de Sénégambie. Les variations les plus étendues ont été citées par Duveyrier dans son voyage à Tombouctou; cet explorateur a constaté, dans le pays des Touaregs + 68°,7 à l'ombre vers midi et — 4°,7 la nuit[7], parcourant ainsi une gamme étendue et pouvant répéter ce vers du Dante:

A sofferir tormenti caldi e geli.

Ces vicissitudes doivent être fort nuisibles à la santé; elles commandent les plus grandes précautions.

Les brouillards sont dus à la précipitation de cette vapeur d'eau quand il se produit un refroidissement dans l'amosphère ou quand le changement de température, au lever du soleil, n'est pas assez fort pour amener la vapeur à son maximum de

[1] Fonssagrives. *Hygiène*, p. 533.
[2] Fonssagrives. *Climat*, *l. c.*, p. 39.
[3] Reclus, t. II, p. 372. *Les régions sans pluie*. Voir carte XV
[4] Reclus, t. II, p. 372.
[5] Reclus, t. II, p. 373.
[6] Voir *Rev. scient.*, 1881, n° 14, p. 457. *Revue géographique*.
[7] Reclus, t. I. *Le Sahara*. p. 108.

densité. Ils sont fort fréquents dans certaines contrées, la chaleur du soleil ne peut parvenir à les dissiper avant une heure avancée de la matinée. Le Dr Borius les a vus persister jusqu'à neuf et dix heures du matin à Grand-Bassam, Dabou, dans les postes du golfe de Bénin ; nous avons pu observer les mêmes faits dans la Sénégambie, le Rio-Nunez, le Rio-Pongo. Ces vapeurs sont tellement denses, en certains endroits, que le Dr Turton observant à Lagos, au fond du golfe de Bénin, les a comparées à celles qui s'étendent à certains moments sur la ville de Londres.

Le voisinage des cours d'eau est souvent la cause de ces brouillards d'autant plus dangereux pour l'homme que l'air humide conduit mieux les miasmes[1]. Le lever du soleil les fait souvent disparaître rapidement en réchauffant l'atmosphère. Il en est de même des brises fraîches qui condensent les vapeurs et les font retomber à l'état de pluie.

Ces brouillards ont une teinte blanche ; ils diffèrent beaucoup de ceux que l'on observe après plusieurs journées chaudes, qui n'affectent pas l'hygromètre, qui se répandent sur l'horizon comme une fumée grise ou roussâtre et qui ont reçu le nom de callina[2].

Les nuages, ces vapeurs ou plutôt ces brouillards qui flottent suspendus dans les couches aériennes à des hauteurs variables, sont également en rapport avec l'hygrométrie. On en observe peu au ciel pendant la saison sèche, l'atmosphère est pure la nuit et le matin surtout; mais dans la saison pluvieuse le ciel en est tellement couvert que l'œil ne peut en trouver le bleu azuré[3].

La pluie, ce degré encore plus avancé de l'hygrométrie, se montre souvent dans les régions situées au voisinage de l'équateur. Les journées sans eau y sont rares et il faut se rapprocher des tropiques pour que la pluie cesse au moins une partie de l'année. Certaines saisons portent à juste titre le nom de pluvieuses. Le régime se montre à ces moments tellement violent que chaque ondée prend un caractère torrentiel et que l'eau tombe pendant trois ou quatre jours sans discontinuer (Borius). Elle arrive avec un tel bruit qu'elle couvre la

[1] Voir *Revue scientifique*, 1883, n° 10, p. 295. *Les germes de l'air.*
[2] M. Lévy, t. I, p. 281. *L'atmosphère.*
[3] Dutroulau, *l. c.*, p. 12 et suivantes.

voix[1], avec une telle abondance quelle peut atteindre au pluviomètre $0^m,28$ et plus en une heure[2].

Dans ses observations sur les comptoirs de la côte d'Afrique, le Dr Borius a pu relever le nombre des jours de pluies au fur et à mesure que l'on descend dans le sud. Les chiffres étaient pour une année :

à Saint-Louis, Gorée, Dagana	55 jours
à Sainte-Marie, Bathurst	48 —
à Sedhiou (Casamance)	84 —
à Bissao	111 —
à Boké.	157[3] —

M. J. Rochard a dressé le tableau des quantités de pluie tombées annuellement dans les régions plus ou moins proches de l'équateur ; les chiffres sont :

entre l'équateur et le 25e degré . . .	2000mm
entre le 25e et le 45e — . . .	1000 à 2000
entre le 40e et le 50e — . . .	0500 à 1000
entre le 50e et le 60e — . . .	au-dessous de 0500[4]

Les contrées où la pluie tombe avec le plus d'abondance sont, suivant M. Reclus, les côtes de Malabar, les premières pentes de l'Himalaya. En certains points le pluviomètre peut donner jusqu'à $15^m,75$ en une année[5]. C'est bien là que l'on pourrait répéter avec un poète :

. . . . Le ciel qui se fond tout en eau
Veut inonder ces lieux d'un déluge nouveau.

C'est lorsque le soleil est au zénith, dans les climats humides, c'est-à-dire pendant la saison qui correspond à notre été, que les pluies sont les plus abondantes[6]. Le va-et-vient de la zone des nuages avec la course du soleil sur l'ecliptique fait alterner régulièrement une saison sèche avec une saison

[1] Voir ce qu'en dit un médecin hollandais parlant de Batavia, in *Arch. de méd. navale*, 1868, p. 83.

[2] J. Rochard, art. *Acclimatement*, *l. c.*, p. 54. — Borius, *Recherches sur le climat du Sénégal*, p. 116.

[3] In *Nouvelles recherches sur le climat du Sénégal*, p. 5.

[4] J. Rochard, *l. c.*, p. 54.

[5] Reclus, t. II, p. 555. *L'abondance des pluies*.

[6] Rochard, *l. c.*, p. 54.

humide; le mouvement explique la périodicité des pluies qui apparaissent presqu'à jour fixe[1]; les vents changent presque subitement et les averses commencent[2]. Le phénomène paraît d'autant plus tôt qu'on se rapproche davantage de l'équateur. Au Sénégal les pluies débutent en juin, à Sierra-Leone en avril et en mai, à la côte de Guinée vers la même époque[3].

L'humidité de l'air joue un rôle important dans la météorologie des régions chaudes. En se mettant à la place de l'air, ainsi que nous le disions plus haut, avec un poids spécifique de 622 elle empêche les chutes barométriques d'être aussi accentuées[4]; elle assure donc la régularité des heures tropiques. Elle atténue également les changements brusques de température qui peuvent se produire quand le soleil disparaît à l'horizon[5]. La vaporisation de l'eau pendant le jour absorbe une grande quantité de calorique lorsqu'elle retourne à l'état liquide, quand le rayonnement se produit, elle rend cette chaleur aux couches atmosphériques voisines du sol. Cette quantité de calorique pourrait être calculée par la différence entre les deux tensions de la vapeur.

Les nuages suspendus dans l'atmosphère constituent un immense voile entre le soleil et la terre. Cet air humide exerce une absorption du calorique soixante et dix fois plus grande qu'un même volume d'air sec[6]; il agit en même temps sur l'actinométrie solaire[7]. Par un remarquable contraste, ainsi que le dit M. Reclus, c'est précisément à l'époque de l'année où les chaleurs devraient être les plus fortes que

[1] Colin. in article *Saisons du Dict. encycl.*. 3e série. t. VI. p. 198.

[2] Voir *Arch. de méd. navale*. 1881. p. 353. *Climat et valeur sanitaire du Tonkin*.

Il ne faudrait cependant pas faire de cette loi générale des applications trop détaillées. La latitude n'implique pas forcément une quantité d'eau donnée et une apparition des pluies à un moment donné. L'eau tombe rarement à Aden, à peine six ou sept pouces par an : et pourtant, sous les mêmes latitudes, dans l'Inde, et plus près dans l'Abyssinie, l'eau tombe à torrents à certains moments et les jours pluvieux sont nombreux au moment de l'hivernage. (Voir *Revue scientif.*. 1880, n° 24, p. 576. *Le golfe d'Aden*).

[3] Colin. *l. c.*, p. 198.

[4] Féris, *l. c.*, p. 341.

[5] Féris. *l. c.*. p. 359. Voir également Boudin, t. I. p. 212. *Les influences de la pluie sur la température*.

[6] Tyndall, Magnus, Canot....

[7] Morache. Art. *Chine du Dic. encycl.*. 1re série. t. VI, p. 144.

l'amosphère des contrées tropicales se trouve le plus rafraîchie par la précipitation des pluies abondantes[1].

> Aut nimiis torret fervoibus ætherius sol.
> Aut subiti perimunt imbres. . . . . .

Cette humidité a donc son utilité quand elle n'est pas poussée trop loin; elle ne doit pas être incriminée comme Clarke le faisait en affirmant qu'elle était toujours une des qualités de l'air les plus nuisibles à la santé. Elle n'est cause de dérangement que dans le cas où elle devient surabondante; alors elle influence péniblement l'économie (Mahé[2], Fonssagrives[3]) et porte son cachet sur la pathologie des contrées (D'Ormay, Dutroulau[4]).

L'hydrographie est entièrement unie à l'hydrologie[5]. On peut en effet comprendre sans peine ce que doivent être les cours d'eau grossis par les pluies tropicales ou par les apports des moussons. Nous ne citerons que deux exemples. Le Sénégal que l'on ne peut remonter dans la saison sèche à plus de 300 kilomètres au-dessus de notre comptoir de Saint-Louis, placé à son embouchure, s'élargit et devient au moment des pluies un large fleuve navigable sur une longueur de 1000 kilomètres avec un fort courant qui envahit plusieurs lacs et marais[5]. La crue commence en juin. D'abord lente dans le mois de juin et les premiers jours de juillet, elle monte de 1m,50. Mais à partir du 10 juillet, l'ascension devient plus rapide, elle est environ de 3 mètres en 20 jours; en août elle atteint dix mètres, en septembre elle est à quinze mètres, quinze mètres et demi au-dessus de l'étiage[6]. Cette brusque ascension coïncide avec les premières grandes pluies[7]. Pendant plus d'un mois le pays parcouru par le fleuve présente l'aspect d'une vaste plaine d'eau parsemée de villages. Il en est de même de la base des premiers contreforts de l'Himalaya qui est chaque année inondée d'au moins 3 mètres d'eau[8]

[1] Reclus, t. II, p. 365. *Les pluies tropicales.*
[2] Mahé, *l. c.*, p. 328.
[3] Fonssagrives. *Hygiène*, p. 533.
[4] Dutroulau, *l. c.*, p. 59.
[5] Reclus, t. I, p. 358. *Circulation des eaux.*
[6] Dutroulau, *l. c.*, p. 4.
[7] Borius, in *Recherches sur le climat du Sénégal*, p. 299.
[8] Reclus, t. II, p. 356. *Abondance des pluies.*

au moment où l'humidité des nuages apportée par les moussons se déverse sur certains points de l'Indo-Chine. Les hauteurs sont encore plus arrosées, suivant Cleghornn, la moyenne de la pluie qui donne au pluviomètre sur les plaines côtières de l'Hindoustan $1^{m},80$ monte dans les montagnes de l'intérieur qui arrêtent les nuages à 15 mètres et plus[1].

Le soleil pompe rapidement les eaux épanchées quand elles sont étalées sur une large surface[2]. Borius a constaté que l'évaporation à l'ombre était de 2 mètres pour toute l'année dans notre colonie du Sénégal. De 5 millimètres 4 en moyenne pour la journée, cette évaporation est plus active dans la saison sèche que dans l'hivernage ; on ne peut établir ses rapports directs avec la température, mais on peut avancer qu'elle augmente considérablement lorsque le soleil est au-dessus de l'horizon et chauffe l'amosphère, La nuit le phénomène est moins actif diminue souvent des deux tiers[3]. Certains vents secs et brûlants augmentent momentanément cette évaporation, comme on peut l'observer dans le dessèchement des cuvettes naturelles du désert qu'on appelle les redirs[4].

L'effet est moins sensible dans les points où la masse est la plus grande et quand la pluie ne cesse d'alimenter les courants. Mais dans les deux cas l'évaporation est une cause de refroidissement qui s'étend de proche en proche de la nappe aux terres environnantes. La diminution de température est cependant moins active qu'on pourrait le croire tout d'abord parce que l'humidité de l'air s'oppose à la radiation nocturne qui est elle aussi une cause de refroidissement. Le bénéfice de ces eaux est donc contestable et ne saurait, ainsi que le dit M. Fonssagrives, faire oublier les dangers miasmatiques qu'elles présentent[5].

Dans l'atmosphère mouvementée des régions chaudes l'électricité démontre à chaque instant sa présence. Lorsque l'air est pur, les couches les plus voisines du sol s'échauffent fortement, diminuent de densité et s'élèvent vers les hautes régions où elles abandonnent sous formes de nuages la vapeur d'eau

[1] Reclus, *l. c.*
[2] *Revue scientif.*, année 1882, n° 14 p. 455. *Question de l'eau en Tunisie.*
[3] *Recherches sur le climat du Sénégal*, p. 190-197.
[4] *Revue scientif*, année 1881, n° 20, p. 609 et suivantes.
[5] Fonssagrives. *Climat*, *l. c.*, p. 52.

quelles avaient peu à peu absorbée. Dès qu'un nuage d'une épaisseur suffisante s'est formé, il joue vis-à-vis des couches inférieures le rôle d'un écran, ainsi que nous le faisions remarquer plus haut. Cet écran détermine au-dessous de lui la production d'un centre de froid qui devient le point de départ de courants horizontaux divergeant vers les parties voisines pour remplacer l'air chaud enlevé par les courants ascendants. Le brassage qui se produit dans les masses d'air de températures différentes amène des phénomènes de condensation. Ces derniers déterminent au moins en partie le développement de l'électricité orageuse[1] sans que la dépression atmosphérique soit faible[2].

Quand la condensation de la vapeur d'eau est peu active, que la pluie est douce et continue, l'électricité ne décèle pas sa présence, mais lorsque la condensation et la précipitation de la vapeur d'eau se font abondamment, des échanges ont lieu entre les nuages ou entre le sol et les couches d'air qui ont des tensions électriques différentes. L'harmonie se rétablit par de violentes décharges accompagnées d'éclairs, donnant le spectacle d'un ciel noir de nuages où d'éblouissantes étincelles s'épanchent en nappes ou jaillissent en longs dards tortueux. La foudre fait entendre sa voix dans le fouillis de la végétation tropicale[3].

Le plus souvent les orages se déclarent après le coucher du soleil[4].

Il est fort rare que les pluies violentes des régions tropicales et la tension hygrométrique dont elles sont la conséquence n'influencent pas l'état électrique de l'atmosphère[5]. Les contrées voisines de l'équateur sont le théâtre du maximum de fréquence et de force des orages, la zone des calmes équatoriaux et celle des moussons sont les points de la terre où le tonnerre gronde le plus souvent, surtout pendant la saison appelée hivernage[6]: La foudre y tombe fréquemment[7]. Les orages diminuent seulement quand on se rapproche des pôles.

[1] Voir *Revue scientif.*, n° 59, 1880, p. 910. *Observation des orages.*

[2] Remarque de M. Franc. in *Revue scient.*, *l. c.*, p. 911.

[3] Voir Reclus, p. 581. *Les Orages.*

[4] Borius. *Recherches sur le climat du Sénégal*, p. 112.

[5] M. Lévy, *l. c.*, t. I, p. 265. *Électricité.*

[6] Reclus, *l. c.*, p. 585. — Layet, *l. c.*, p. 201. — Rochard. *Climat*, *l. c.*, p. 60.

[7] Voir Borius, in *Recherches sur le climat du Sénégal*, p. 240.

On constate en effet :

60 jours d'orages	à	Calcutta. Rio-de-Janeiro.
59	—	à la Martinique.
19	—	à Smyrne.
12	—	à Paris.
9	—	à Saint-Pétersbourg.
8	—	à Londres[1].

Ces chiffres montrent que plus on se rapproche de l'équateur, plus les orages augmentent en fréquence et en intensité[2]. A Palembamg, dans l'île de Sumatra et tout près de l'équateur, on a relevé 114 orages par an, au Bengale 50 à 60, dans les Antilles 40 en moyenne. C'est dans une de ces îles que le tonnerre se fait le plus fréquemment entendre, à Port-aux-Princes; un des ports de Saint-Domingue, on a enregistré jusqu'à 129 jours avec orages[3].

Il faut joindre à ces moyennes celle des jours orageux dans lesquels la foudre ne parle pas, se rappelant ces mots du père de la médecine : *Non solum interest quales dies sint, sed quales etiam ante præcesserunt.* Le docteur Borius a en effet relevé 87 journées orageuses pour 28 orages dans la saison d'hivernage du Sénégal[4]. Cette saison est le plus souvent presque entièrement orageuse.

Dans ces moments l'atmosphère doit être chargée, comme le dit le docteur Féris, d'une grande quantité d'ozone[5], surtout dans les parties qui avoisinent le bord de la mer[6] ou les eaux stagnantes[7]. La surcharge électrique jointe à l'humidité produit une grande activité de la végétation[8]; dans cette eau, cette chaleur, cette électricité se trouve le point de départ de beau-

[1] Foissac. *De l'influence des climats sur l'homme.*

[2] Reclus, p. 381. *Les Orages.*

[3] Reclus, *l. c* , p. 384-384.

Il faut comparer ces chiffres à ceux relevés dans nos pays, à Paris par exemple. Dans ce dernier lieu la moyenne annuelle des orages est de 12. (Fonssagrives)

[4] Fonssagrives. *Hygiène*, p. 534.

[5] Féris, *l. c.*, p. 340. — Voir aussi Fonssagrives. *Climat, l. c.*, p. 53.

[6] D'après les recherches de Jansen, de Michelly, d'Edimbourg, de Jacolot.... Delteil a trouvé, à La Réunion, que la moyenne d'ozone, indiquée par les papiers iodurés amidonnés était de 8,70. in *Arch. de méd. navale*, juillet 1881. art. cité, p. 28.

[7] De l'oxygène naissant a été constaté à la surface des eaux soumises à une forte lumière et à une température élevée. — L'électricité atmosphérique peut agir sur lui.

[8] Fonssagrives. *Climat, l. c.*, p. 54. C'est en se basant sur l'action de l'électricité sur la végétation que le docteur C. W. Siemens a proposé l'horticulture électrique. *Rev. scientif*, n° 39, 1880, p. 927.

coup de phénomènes de putréfaction et de fermentation qui peuvent expliquer les faits pathologiques observés[1].

Ces journées orageuses ont sur la santé une influence fort marquée ; elles surexcitent à l'excès les constitutions nerveuses et amènent le plus souvent des recrudescences dans les maladies[2]. Rien n'est comparable à l'anxiété dans laquelle se trouve l'Européen. La fatigue qu'il éprouve n'est pas la même que celle éprouvée par une personne qui vient de se livrer à un travail violent. C'est une faiblesse des membres et surtout des jambes, un malaise indéfinissable qui porte à éviter tout mouvement, tout travail physique ou intellectuel et ne permet cependant pas le sommeil. Il cherche vainement l'air qui semble faire défaut; sa tête est comme serré par un cercle de fer. Les forces intellectuelles sont plus déprimées encore que ne le sont les forces physiques. Il faut que le tonnerre gronde, que la pluie tombe, que l'air redevienne frais, que l'atmosphère rétablisse son harmonie, pour que l'économie humaine reprenne son équilibre.

Les orages secs, c'est-à-dire sans pluie, sont ceux qui tendent le plus le système nerveux. Les effets paraissent d'autant plus sensibles, d'une façon générale, que les nuages sont plus bas, c'est-à-dire lorsque les échanges entre les groupes nuageux ou les nuages et le sol se font plus près de l'homme[3]. La nature de l'électricité a aussi une influence; la résineuse amène de l'accablement, des douleurs vagues, de la céphalalgie chez les personnes bien portantes, des exacerbations des souffrances chez les malades[4]; l'électricité vitrée produit plutôt de l'excitation[*].

L'atmosphère des pays chauds avec une température élevée, pression barométrique un peu amoindrie, humidité excessive, surcharge électrique, ne serait pas supportable si les vents ne venaient en tempérer les effets. La salubrité d'une contrée est le plus souvent sous la dépendance de l'aération ; la chaleur et l'humidité sont atténuées par les courants qui font subir aux

[1] Fonssagrives. *Climat*, *l. c*,, p. 55.

[2] J. Rochard. *Climat*, *l. c.*, p. 59. — Dutroulau, *l. c.*, p. 105.

[3] Voir *Recherches sur les causes des phénomènes électriques de l'atmosphère*, par Peltier, in *Annales de physique et de chimie*, 1842.

[4] M. Lévy, t. I, p. 302. *Électricité* et Boudin, t. I, p. 422. *Des Orages*.

[*] Suivant M. Reveillère, in *Revue scientif.*, février 1883, p. 255, la radiation solaire prenant la forme d'électricité donnerait naissance aux phénomènes magnétiques. La zone équatoriale serait le point d'origine de ces phénomènes comme elle est l'agent de la circulation aérienne ou aqueuse.

couches aériennes un brassage continu[1]. Les brises plus ou moins fortes sont considérées par beaucoup d'observateurs comme les grands arbitres des changements atmosphériques dans les climats partiels de la zone torride[2].

Le système circulatoire des vents offre dans ces régions une grande régularité[3]. L'effet calorifique des rayons du soleil s'y fait principalement sentir; les couches supérieures de l'air, celles qui sont le plus chauffées, se soulèvent au-dessus de leur niveau naturel, non par un tirage vertical, mais par un courant ascendant qui se fait en masse[4]. Les couches en rapport avec le sol et chauffées par lui tendent également à monter en se dilatant. Dans cette vaste nappe qui se soulève au-dessus de son niveau naturel il se dessine des courants particuliers assez semblables à ceux de la mer[5], tandis que les vides qui se sont produits se remplissent par des couches voisines. De là des vents par aspiration[6] qui doivent se faire sentir dans les hautes couches de l'atmosphère et aussi près du sol; vents d'autant plus forts que la chaleur est plus active et que l'air est plus dilaté. Ces courants sont modifiés par la rotation de la terre[7], ils se portent de l'est à l'ouest en se concentrant vers l'équateur[8].

Ces faits expliquent pourquoi, parmi les grands mouvements atmosphériques saisonniers, ceux de l'est sont les plus fréquents. Ces vents soufflent les cinq sixièmes de l'année. Les vents de l'ouest sont plus rares, ils ne se font sentir que par courtes séries. dans la saison de l'hivernage qui est souvent pluvieuse; ils soufflent particulièrement le jour.

Les vents dépendant du nord sont un caractère de la saison fraîche, les vents dépendant du sud un attribut de la saison chaude ou hivernage.

Les souffles de l'est au nord l'emportent sous le rapport de la force, ceux de l'ouest et du sud sont habituellement faibles, ce n'est que par exception qu'ils acquièrent une violence extrême

[1] Voir Pauly. *Endémies et climats partiels*, in *Recueil des Mémoires de méd. de chirurgie et de pharmacie militaires*, 1867, p. 191.
[2] Dutroulau, *l. c.*, p. 106.
[3] Reclus, t. II. p. 295. *Les Vents alizés*.
[4] Voir *Rev. scientif.*, 1881, n° 25, p. 796. *Astronomie*.
[5] In *Idem*, p. 797.
[6] Fonssagrives. *Climat*, *l. c.*, p. 48.
[7] *Revue scientif.*, 1881, *l. c.*, p. 797.
[8] Layet, *l. c.*, p. 195.

et produisent les tornades, les coups de vents avec perturbations électriques (Fitz-Roy)[1] et dépressions barométriques étendues (Rochard)[2], les cyclones....

Outre ces vents saisonniers, il existe des brises de terre et de mer qui soufflent alternativement sur toutes les côtes des pays intertropicaux. La brise de mer se fait sentir le jour, la brise de terre pendant la deuxième partie de la nuit et dans la matinée. « Il n'est pas difficile de comprendre, dit le docteur Layet[3], que ces brises se forment par suite de l'inégalité de température qui existe entre la surface de la mer et celle de la terre. Dans la saison sèche le refroidissement nocturne étant plus considérable, la brise de terre est plus prononcée qu'elle ne l'est dans la saison chaude. La brise de mer prend naissance à une distance plus ou moins grande des côtes suivant l'étendue des terres que le soleil échauffe pendant le jour. Dans la saison des pluies, elle se confond souvent avec le vent saisonnier, et durant la saison fraîche, elle souffle parfois avec une véritable force devenant ainsi une brise rafraîchissante. »

Dans certaines îles ces souffles alternatifs de terre et de mer offrent une telle régularité qu'ils ont reçu le nom de *virazones* (girations)[4].

Les brises sont nuisibles ou utiles à la santé dans les pays chauds suivant une foule de circonstances. En se basant seulement sur les mouvements imprimés à l'atmosphère, sur l'anémométrie, M. Pauly pense que l'on doit chercher dans la direction et la force du vent la salubrité comparative de l'hémisphère austral, de l'Australie, de la Nouvelle-Zélande, de la Calédonie, des groupes insulaires disséminés au milieu du Grand-Océan, des côtes de l'Afrique et de l'Amérique australes ; dans le manque de ventilation régulière et énergique sous les calmes équatoriaux l'insalubrité proverbiale du bassin de l'Amazone, des plages africaines du Congo, des grandes îles asiatico-océaniennes qui font exception à la salubrité générale des terres australiennes. Nous ne pouvons rentrer dans des vues aussi générales qui regardent la climatologie

[1] *Le Livre du temps*, p. 16.
[2] J. Rochard. *Climat. l. c.*, p. 59.
[3] Layet, *l. c.*, p. 202.
[4] Reclus, t. II, p. 316. *Les brises.*

de tout le globe et qui demandent encore de nombreuses recherches.

Une étude plus détaillée permet de constater que les mouvements de l'air enlèvent du calorique au corps humain, quand la température ne dépasse pas celle de l'organisme, par contact et en activant les fonctions de l'enveloppe cutanée [1]. Le refroidissement peut même être tel que la suppression de la sueur et de la perspiration en soient les conséquences. Des hyperhémies actives et des inflammations du parenchyme pulmonaire, de la muqueuse intestinale... peuvent être constatées [2] et suivre cette suppression.

Les effets des vents chauds sont différents, ils n'enlèvent pas de chaleur à l'économie, ils crispent les tissus ou leur soustraient beaucoup de liquide; ils surexcitent et fatiguent. Les vents de l'est qui arrivent sur les comptoirs de la côte du Sénégal chargés de la chaleur empruntée aux sables du Soudan en sont un exemple ; il en est de même du khamsin en Egypte [3], du simoun en Algérie. Sous leur souffle embrasé, le thermomètre monte rapidement, le psychromètre et l'hygromètre indiquent une grande sécheresse [4] ; plantes, animaux, hommes souffrent et attendent qu'une brise moins chaudes succède à ces vents. L'impression en est encore plus pénible quand ils sont chargés de poussière et d'électricité, ce qui arrive fréquemment (Bertillon, Thévenot, Thaly, Fonssagrives) [5].

La direction étudiée dans un climat bien limité semble exercer une grande influence. Les vents d'est, particuliers à la saison fraîche, sont salubres d'une façon générale, quand ils n'ont pas passé sur un terrain chauffé ou marécageux ; ils apportent avec eux une sensation de fraîcheur agréable sous l'influence de laquelle l'activité psychique et morale se relèvent. Ceux de l'ouest qui appartiennent à l'hivernage sont plus rares, ils sont accablants quand ils se tournent vers le sud ; leur nocuité réside dans leur état hygrométrique qui s'ajoute

[1] Voir Edwards. *Action des agents physiques sur la vie*, p. 590 et 608.

[2] Voir Mahé, *l. c.*, p. 331.

[3] Dutroulau, *l. c.*, p. 10.

[4] Voir in *Arch. de méd. navale*. 1875, p. 170. — *Une étude sur Port-Saïd*, par Vauvray.

[5] Bertillon. *Dict. encyclop.* art. *Acclimatement*, t. I. p. 295. — Thévenot. *l. c.*, p. 57. — Thaly, in *Arch. de méd. navale*. 1867. p. 165. — Fonssagrives. *Climat*, *l. c.*, p. 51.

aux pluies et dans leur arrivée au moment de la saison des orages.

Les vents du nord sont rafraîchissants, ils se montrent dans la partie fraîche de l'année; ceux du sud ont un effet contraire[1].

Les brises d'ouest, ainsi que l'humidité, ont été incriminées comme cause de la malaria par quelques auteurs; on a prétendu que la fièvre paludéenne ne sévissait que lorsque l'atmosphère ambiante se trouvait près de son point de saturation hygrométrique et quand les vents soufflaient dans une direction qui leur permettait de se charger de cet air humide et porteur de germes (Mairieu, Julia Rigaud de Lisle, Becchi, Salisbury...)[2]. Mais à côté de cette hypothèse nous trouvons d'autres assertions qui ne sont pas aussi pessimistes et qui n'incriminent pas autant la ventilation. Ainsi, en parlant du Cap, M. de Fonpertuis s'exprime ainsi: « Le climat, quoique chaud, est très salubre, circonstance que les médecins attribuent surtout aux brises fréquentes qui parcourent le pays et lui épargnent ces fièvres intermittentes d'un pernicieux caractère qui sont le résultat, dans beaucoup de pays, de miasmes paludéens et d'une atmosphère à la fois embrasée et tranquille[3]. » Avant d'accuser les vents, il faudrait pouvoir juger du degré de pureté de l'air qu'ils charrient. L'atmosphère en voyageant et décrivant par ses fleuves d'air, ainsi que les appelle M. Reclus, de puissantes spirales à la surface de la terre, entraîne sur ses ondes tous les corps légers qui ne sont pas fixés à sa surface[4]. Quels sont ces corps si importants à connaître puisque Ramazzini n'hésitait pas à dire dans ses : *Constitutiones epidemicæ*: « *Tales sunt corporis nostri humores aut spiritus qualis aer* » ? Des études ont été faites pour pénétrer leur nature ; malheureusement la flore et la faune microscopiques de l'air tropical ne sont pas encore assez avancées. Il en est de même de l'analyse chimique , malgré les travaux de Lewy[5], de Daniell[6] auxquels nous pouvons joindre les re-

[1] Dutroulau, *l. c.*, p. 107.
[2] Voir Mahé, *l. c.*, p. 345,
[3] In *Revue scientif.*, 1881, n° 13, p. 399. *L'Afrique australe.*
[4] Reclus, t. II, p. 308 et suivantes.
[5] Voir Boudin, t. I, p. 157.
[6] *Idem*, p. 158. *Air atmosphérique.*

cherches de Salisbury[1], de Cunningham[2], de Corre[3] sur différents théâtres : (l'Amérique, l'Inde, le Sénégal).

Sol. — L'action des agents météorologiques ne peut être appréciée complètement que par l'étude des rapports avec le sol[4] ; un lien mystérieux unit la nature céleste et la nature terrestre, disait de Humboldt. Des échanges continuelles ont lieu entre l'atmosphère et la terre ; l'homme qui se trouve au point de contact, ne peut rester étranger à ce mouvement[5].

Le sol des terres tropicales, ainsi que le fait remarquer le docteur Mahé[6], a été souvent exploré et interrogé dans le but de trouver la cause des maladies endémo-épidémiques si meurtrières de nos colonies. Mais « la composition géologique des terrains n'y diffère pas sensiblement de celle des pays tempérés. Peut-être dans quelques parties continentales les terres basses sont-elles un peu plus noyées et inondées par la mer qui refoule le cours des eaux douces et constitue d'immenses lagunes marécageuses.... Quant aux îles qui figurent pour une part importante dans la superficie de la zone tropicale, où elles sont volcaniques, parfois calcaires et de formation relativement récente ou madréporiques[7]. »

La chaleur agit puissamment sur les couches de ce sol et suivant la capacité calorifique y reste plus ou moins longtemps emmagasinée[8] ; La partie où elle cesse d'être variable est située d'autant moins profondément qu'on se rapproche plus de l'équateur (Becquerel. Les sables, les roches qui ne sont

[1] *Revue des cours scientifiques*. 1869.

[2] Mahé, *l. c.*, p. 545.

[3] Surtout Corre. *Arch. de méd. navale*, 1877.

[4] Les études sur les germes de l'air faites dans nos pays et exposées d'une façon remarquable par M. Miquel (Voir *Thèses de doctorat de la Faculté de médecine de Paris*, 1883. — Voir *Journal de pharmacie et de chimie*, mai 1883) ont montré que, par un temps chaud et sec, le chiffre des semences s'abaisse. L'humidité amène un grand développement : il en est de même des orages qui ne réalisent que pour un temps très court l'épuration de l'atmosphère et laissent après eux un nombre bien plus considérable de germes.

Des expériences faites dans les différentes saisons ont montré que le maximum des germes de l'air se rencontrait en juin. (Voir la *Revue scientif.*, mars 1883, p. 290-297. Article de M. Louis Olivier).

[5] Voir Dutroulau. *l. c.*, p. 175. *Acclimatement météorologique*.

[6] Mahé, *l. c.*, p. 417.

[7] Mahé, *l. c.*, p. 418.

[8] Voir in *Revue scientif.*, 1881, n° 20. *Les Grandes Dunes du Sahara*, p. 611.

Voir aussi Fonssagrives. *Climat*, *l. c.*, p. 31.

protégés par aucune verdure peuvent accuser des températures de 100 degrés[1], des terrains pierreux 65 à 70 degrés[2]. Les terrains ferrugineux absorbent aussi beaucoup, mais ils perdent facilement[3]. Bien différent est l'argile (et aussi l'humus) qui imprégné d'humidité est moins sensible à la chaleur et à la lumière[4].

La couleur exerce une influence. Un sol blanc absorbe moins qu'un sol noir, mais il retient plus. Le noir rayonne plus facilement ce qu'il a absorbé, de sorte que le thermomètre trouve souvent le premier avec une température plus élevée[5].

La végétation joue aussi un grand rôle. Un sol couvert de verdoyantes forêts n'a jamais les extrêmes de température de sols dénudés et secs[6]. Tandis que le thermomètre indique quelques degrés au-dessus de zéro dans un lieu boisé, il marque 50 degrés sur des roches granitiques avoisinantes. C'est à un manque de végétation que certaines localités comme Massarrah, Aden, doivent leur réputation, la première d'un enfer, la seconde d'un purgatoire[7].

La configuration des terres demande également à être examinée. La forme des limites qui existent entre le sol et l'atmosphère, entre le sol et les masses liquides qui l'environnent, a une grande importance[8]. A la première question se rattache l'étude des altitudes, à la seconde l'étude des climats maritimes ou continentaux[9].

Les climats insulaires et les climats côtiers diffèrent sensiblement de ceux que l'on trouve à l'intérieur des terres chaudes. Si cette distinction entre les régions insulaires et les régions continentales n'existait pas pour nos pays tempérés, il faudrait la créer pour la météorologie tropicale. Il est impossible de comparer la vie chez les animaux et les végétaux de la partie méditerranéenne de l'Algérie, pour prendre un exemple, avec la vie dans les parties montagneuse, le Tell et

[1] Voir *Rev. scient.*, 1882, n° 6, p. 185. *L'Australie.*
[2] Fonssagrives. *Climat.*, *l. c.*, p. 52.
[3] Pauly, *l. c.*, p. 213.
[4] *Idem*, *l. c.*, p. 213.
[5] Boudin, t. 1, p. 228. *Forêts et déboisements.*
[6] Fonssagrives. *Climat.*, *l. c.*, p. 51.
[7] Voir *Revue scientif.*, 1880, n° 24, p. 572. *Le Golfe d'Aden.*
[8] M. Lévy, *l. c.*, t. 1, p. 445. *Configuration du sol.*
[9] Layet, *l. c.*, p. 206.

le massif Saharien. La différence devient encore plus sensible quand on s'avance plus au sud et quand on pénètre dans la région désertique[1].

Lorsque l'on prend deux points presque sur le même parallèle et situés l'un dans l'intérieur des terres, l'autre sur les bords ou au milieu de la mer, on constate des différences sensibles. Gorée et Bakel, dans notre colonie du Sénégal n'ont pas la même température moyenne pour l'année. Situé dans l'intérieur des terres, le poste de Bakel a une moyenne plus élevée de 5 degrés[2]. Tous les comptoirs côtiers de la Sénégambie ont un aspect différent de celui que l'on trouve dans le haut Sénégal et sur les plateaux montagneux qui se dirigent des environs de Médine vers Sierra-Leone[3].

Pour ne pas quitter le continent africain, nous rappellerons les différents climats qui s'échelonnent du Cap vers le centre du pays[4].

« Les climats continentaux participent surtout de l'irrégularité et du conflit des phénomènes que fait naître la configuration variée d'une vaste étendue de terres et sont par cela même des climats essentiellement variables[5]. » Les climats insulaires sont plus constants. Par suite du mélange incessant des eaux qui s'opère dans son bassin, la mer égalise la température[6]. Non seulement le grand tournoiement des flots apporte la fraîcheur sous les zones brûlantes[7], mais encore la chaleur reste comme emmagasinée dans les masses d'eau qui entourent les îles et les côtes, et compense ainsi les faibles variations locales provoquées par la nature et les accidents des terrains[8].

Les mers ne modifient pas seulement la météorologie par la température de leurs courants, elles l'influencent par l'humidité considérable dont elles imprègnent l'atmosphère[9]. Les

[1] Voir Trabut. *Les Régions botaniques et agricoles de l'Algérie*, in *Revue sc.* 1881, p. 400.
[2] Borius. *Recherches sur le climat du Sénégal*, p. 277.
[3] Voir Dutroulau. — Thévenot.
[4] Voir *Revue scient.*, 1881, n° 13. *Afrique australe.*
[5] Layet, *l. c.*, p. 206.
[6] Reclus, t. II, p. 471. *Les Climats dans les deux hémisphères.*
[7] Reclus, t. II, p. 471.
[8] Layet, *l. c.*, p. 206.
[9] Fonssagrives. *Climat.*, *l. c.*, p. 51.

vents, quelle que soit leur direction, arrivent toujours sur les îles et sur les côtes fortement empreints de vapeur d'eau[1]. Malgré la quantité de pluie qui tombe, malgré la saison, l'altitude, le degré de végétation du sol, l'humidité est toujours assez grande pour mettre obstacle au rayonnement nocturne et rendre ainsi les variations nycthémérales peu amples.

Le caractère de constance se retrouve dans les températures saisonnières. Une comparaison entre les chiffres extrêmes que nous avons vu relever dans le Soudan et la Tripolitaine par le voyageur Duveyrier, et les mêmes données enregistrées dans les comptoirs de la Sénégambie, un rapprochement entre ces observations et celles qui ont été faites dans nos colonies des Antilles, montrent la différence qui existe entre les climats continentaux et les climats insulaires.

Ces derniers ont une physionomie spéciale[2] que nous pouvons résumer ainsi : les phénomènes météorologiques s'y lient moins intimement, réagissent moins facilement les uns sur les autres, de telle sorte que les saisons sont mieux définies sur les côtes et surtout dans les îles[3]. Nous devons ajouter que les pluies commencent souvent plus tard et ont une durée moindre[4].

Les côtes et les climats insulaires, dans les parties qui avoisinent la mer ou qui sont à l'embouchure des grands fleuves, paraissent les points indiqués pour la colonisation européenne. Malheureusement les terres basses et marécageuses, recouvertes à certains moments par la mer interdisent fréquemment ce séjour[5]. C'est là que l'eau de mer se mélange avec l'eau de source ou de pluie, et exerce une influence pernicieuse parce que les plantes marines et les plantes fluviales réunies dans le mélange ne peuvent vivre ni les unes ni les autres et se décomposent[6]. Daniell, médecin anglais, a reconnu dans l'air des estuaires des fleuves de l'acide sulfhydrique, de l'hydrogène carboné, résultant de l'action des

[1] Layet, *l. c.*, p. 206.
[2] Layet, *l. c.*, p. 207.
[3] Layet, *l. c.*, p. 206.
[4] Layet, *l. c.*, p. 207.
[5] Voir Dutroulau, p. 31. *Antilles.*
[6] De Niemeyer. *Traité de pathol. int. et de thérap.*, t. II, p. 757, *Fièvres paludéennes ou palustres.*

immenses quantités de matières animales et végétales de l'eau ou de ses bords sur les sulfates de la mer[1].

L'altitude est une plus grande modification. Le climat est tempéré sur les hau teurs même quand on se perd dans les terres. Les régions montagneuses de l'Algérie[2], du Cap[3], de l'Inde[4], les stations établies dans les hauteurs de nos possessions coloniales[5], montrent qu'en s'élevant on voit la température diminuer et présenter des moyennes analogues à celles du printemps dans nos pays. On a même essayé de faire une loi mathématique pour la chute du thermomètre, on a avancé que chaque ascension de 78 à 85 mètres correspondait, entre certaines parallèles géographiques, à un degré de déplacement en latitude vers le nord[6]. Mais la nature et la configuration du sol, si variable dans les montagnes, l'exposition des versants, les cours d'eau, les mouvements ascendants et descendants de l'air, la fréquence capricieuse des brouillards et des pluies font différer les altitudes même quand elles sont situées sous des latitudes voisines ou semblables. Nous croyons plus exact de dire que la météorologie des lieux est modifiée par l'élévation du terrain, que l'altitude joue un rôle considérable dans la différenciation des climats partiels, sans préciser aussi exactement. Nous résumerons en disant qu'à partir de 1000 à 1200 mètres le climat devient très semblable à celui de l'Europe centrale[7].

Les sanitarias placés plus bas sont encore habitables pour l'Européen et peuvent lui rappeler la mère-patrie. Nous citerons comme exemple le Camp-Jacob, à 545 mètres au-dessus du niveau de la mer, dans notre colonie de la Guadeloupe. Tandis que le littoral possède les attributs d'un climat torride, le plateau placé sur le flanc d'un pic volcanique a un climat tenant le milieu entre le torride et le chaud de la côte

1. Voir à ce sujet, *De la fièvre intermittente*. Thèse de Paris, juillet 1872. A. Jousset

2 Voir Trabut, *l, c.*, p. 465.

3 Voir *Afrique australe*, in *Revue scientif.*, art. cité.

4 Voir Mahé, in *Arch. de méd. navale*, 1879, p. 65.

5 Voir Dutroulau. *Antilles et Réunion*.

6 Voir Le Roy de Méricourt, art. *Altitudes*, in *Dict. encyclop. des sc. méd.*, 1re série, t. III, p. 404-406.

7 Trabut, *l. c.*, p. 465.

d'Algérie[1]. Nous ne pourrions que répéter les mêmes choses pour le climat de Salazie, à La Réunion; la température moyenne annuelle pour ce point, à 872 mètres au-dessus du niveau de la mer, est de 5 à 6 degrés au-dessous de celle d'une ville du littoral, Saint-Denis par exemple[2].

Mais avec cette diminution de la température coïncide une grande augmentation de l'humidité qui se traduit par des pluies plus fréquentes, par des brouillards[3]... Salazie dont nous venons de parler est humide surtout pendant l'hivernage[4]. Mahabalechvar, lieu de plaisance des Anglais au Malabar, à 1360 mètres d'altitude sur le versant des Ghâtes, a une moyenne annuelle de pluie de 6^{m}, 18 au pluviomètre (Schlagintweit) ; Cherra-Ponjie qui se trouve également à 1360 mètres sur les monts Garrows, au nord de la vallée du Brahmapoutrah, a des périodes de trois mois et demi de pluie sans discontinuer, le pluviomètre peut atteindre 15^{m},75[5]..... Des faits analogues ont été relevés par les Hollandais dans les points les plus élevés de Java, Sumatra[6]...

Le sommet des montagnes attire les nuages et les brouillards. Les eaux pluviales qui s'évaporent, les arbres réunis en masse qui transpirent... voilà autant de causes pour que l'hygrométrie relative soit plus grande sur les plateaux que sur le littoral[7], pour que les jours pluvieux soient plus nombreux. Le docteur Carpentin a relevé 266 jours de pluie par année au Camp-Jacob, l'électricité était le plus souvent abondante au moment de l'hivernage[8]. La grêle peut également se montrer lorsque l'atmosphère se refroidit, ainsi que cela a été constaté à Sierra-Leonce[9], à La Réunion[10]... Ce dernier phénomène est fort rare; on ne l'a constaté que trois fois en vingt années à La Réunion, suivant M. Delteil[11]; on l'a observé plus souvent à Sierra-Leone, dans les hauteurs qui dominent la ville de Free-

[1] Carpentin. *Etude hygiénique et médicale du Camp*-Jacob, in *Arch. de méd. navale*, 1873, p. 434.
[2] *Arch. de méd. navale*, 1881, p. 15.
[3] Trabut, *l. c.*, p. 445.
[4] Delteil. *Arch. de méd. navale*, 1881. p. 15.
[5] Reclus, *l. c.*, p. 355. *L'Abondance des pluies*.
[6] Voir *Arch. de méd. navale*. Colonies néerlandaises.
[7] Carpentier, *l. c.*, p. 442.
[8] *Idem*, *l*, *c.*, p. 444.
[9] *Arch. de méd. navale*.
[10] *Arch. de méd. navale*, 1881, p. 27.
[11] *Arch. de méd. navale*, p. 27-28.

town, suivant M. Borius [1]. Les grêlons dans ce dernier point ont atteint un diamètre de 1 à 2 centimètres et demi.

L'humidité est un inconvénient du séjour sur les plateaux à certains moments de l'année. On la rencontre dans toute la zone des altitudes que nous pouvons appeler moyenne. Cette zone peut monter à 1500 mètres, les pluies y sont plus fréquentes et plus abondantes que dans la plaine. Une zone supérieure serait plus sèche que la précédente [2], mais elle se rapprocherait des lieux à grands écarts de température; plus haut on trouverait la glace et la neige qui recouvrent les sommets haut placés [3].

Rien de plus saisissant que ces ascensions ; ainsi que le dit L. Biard, dans *Les impressions d'un jeune naturaliste au Mexique*, on quitte l'été brûlant avec la plaine, pour trouver le printemps sur les plateaux et apercevoir l'hiver sur sa tête.

Les altitudes peuvent rendre des services comme lieux de refuge, comme établissements de convalescence. Les inconvénients indiqués plus haut montrent qu'elles ne peuvent remplacer complètement les régions tempérées. L'expérience a déjà parlé; la vie. ce réactif sur le lequel on doit toujours s'appuyer en pareille étude, a prouvé qu'elles avaient une action limitée, qu'elles pouvaient aider les hommes valides à supporter les ardeurs d'un climat, qu'elles ne convenaient pas à tous les convalescents [4].

Saisons. — Les modifications apportées aux climats [5] des altitudes par l'hygrométrie et l'état électrique de l'air, montrent qu'il est impossible de se baser sur un seul agent pour établir la climatologie d'un lieu. Il est difficile, bien que les instruments de physique n'enregistrent que des caractères isolés [6], de séparer ces agents les uns des autres pour apprécier leur action originale. « Veut-on parler de la lumière et des fluides impondérables, l'air intervient comme modificateur. Veut-on décrire

[1] *Arch. de méd. navale*, année 1881, p. 481. *Topographie médicale du Sénégal.*

[2] Le Roy de Méricourt, *l. c.*, p. 406.

[3] Delteil, *l. c.*, p. 27.

[4] Voir Dutroulau, *l. c.*, p. 175. *Acclimatement sous les tropiques.*

[5] Nous mettons climats parce que nous partageons l'avis de M. Le Roy de Méricourt (altitudes). Il n'y a pas dans les hauteurs une climatologie spéciale, ayant un caractère défini, mais des climats ayant quelques points de rapprochement.

[6] Voir Dutroulau, *l. c.*, p. 108. *Rapports des climats partiels entre eux.*

l'air, il importe de connaître sa composition, sa pesanteur, ses oscillations, sa température, l'histoire de ces vapeurs. Tous ces agents se modifient, se confondent, s'influencent[1]. » La division en saisons indique comment la nature groupe ces agents, le concours qu'ils peuvent se prêter, les modifications communes.... l'influence sur la salubrité générale[2].

Suivant que l'on se rapproche plus ou moins de l'équateur on reconnaît que l'année se compose de quatre ou de deux saisons. Les régions les plus rapprochées en ont quatre : deux sèches et deux pluvieuses; celles qui se trouvent sous les tropiques deux : une sèche, une pluvieuse. Le Dr Féris a proposé d'appeler les premières, celles comprises entre l'équateur et le 10e degré de latitude Nord d'une part, et le 4e et 5e degré de latitude Sud d'autre part, climats diplorique ou à double saison; les seconds, climats dioriques ou à deux saisons[3].

L'année près de l'équateur pourrait se partager ainsi :

Hémisphère boréal	Hémisphère austral
Grande saison des pluies ;	Grande saison des pluies ;
Petite saison sèche ;	Grande saison sèche ;
Petite saison des pluies ;	Petite saison des pluies ;
Grande saison sèche.	Petite saison sèche[4].

La marche du soleil règle la distribution de ces saisons dans les deux parties du monde ainsi que leur durée.

Dans les régions tropicales les deux périodes pluvieuses empiètent sur l'une des saisons sèches de façon à la faire disparaître entièrement[5]. Il ne reste donc plus qu'une saison sèche et une saison de pluie[6].

Dans les deux cas la distribution est bien différente de ce que nous observons dans nos régions tempérées. Il est quelquefois possible de reconnaître une période de l'année se rapprochant des saisons intermédiaires de ces dernières[7], de retrouver les traces d'un printemps, d'un automne[8]; mais on ne

[1] Foissac. *Influence des climats sur l'homme*. Paris, 1837.
[2] Dutroulau, *l. c.*, p. 108.
[3] Féris. *Etude sur les climats équatoriaux en général*, *l. c.*, 325.
[4] Féris, *l. c.*, p. 330.
[5] Féris, *l. c.*, p. 325.
[6] Dutroulau, *l. c.*, p. 108.
[7] Colin, art. *Saisons*, in *Dict. encyclop des sc. méd.*, *l. c.*, p. 199.
[8] Dutroulau, *l. c.*, p. 109.

voit jamais l'année séparée en ces quatre périodes qui changent si profondément notre météorologie et que nous voyons se succéder dans nos pays européens.

La chaleur fait toujours sentir son action; la température est constamment élevée, ses variations diurnes, mensuelles, annuelles sont peu amples. Tous les jours de l'année sont chauds et ne diffèrent entre eux que par l'hygrométrie de l'air qui augmente à des moments précis. Le soleil tend, dans sa course à entraîner l'anneau équatorial des nuages et des calmes, anneau qui sépare les deux zones des alizés (alizés nord-est et alizés sud-est). Cet anneau joue le rôle le plus important pour la succession des saisons, il a pour mission, dans sa promenade oscillante, de déterminer la période des pluies dans toutes les régions qu'il couvre successivement de son ombre, lorsqu'il se trouve au zénith des localités[1]. Les alizés qui le suivent ramènent la sécheresse et changent la saison.

L'humidité accompagne le plus souvent les maxima de la température[2], la saison chaude ou hivernage est la saison des pluies. La chaleur est moins élevée, surtout la nuit, le matin et le soir, dans la saison sèche. C'est à ce moment de sécheresse que l'on observe les plus grandes variations nycthémérales[3]. Cette saison est en général plus longue que la saison chaude.

Quelques exceptions pourraient être notées, parmi elles la Cochinchine française[4].

La direction des vents est une autre caractéristique. Les forts vents d'est donnent de la fraîcheur, ils appartiennent à la saison sèche; les faibles vents d'ouest, qui coïncident avec les ondées et la saturation électrique de l'atmosphère, appartiennent à la saison pluvieuse et chaude[5].

[1] Féris, *l. c.*, p. 323.

[2] Dutroulau, *l. c.*, p. 108.

On signale cependant des exceptions, pour n'en donner qu'un exemple en prenant dans nos colonies, nous dirons avec Dutroulau, (*l. c.*, p. 108) : « A Cayenne les pluies coexistent avec les fraîcheurs, la sécheresse avec la chaleur.... Aux Antilles, la moitié de la saison fraîche est aussi pluvieuse que la saison chaude et celle-ci présente quelquefois de longues périodes de sécheresse. En Cochinchine la moitié de la saison chaude est sèche. » Ces faits sont opposés à ce que l'on observe dans d'autres régions, au Sénégal par exemple : la saison sèche est la saison fraîche, la pluvieuse celle que l'on doit appeler chaude.

[3] Dutroulau, *l. c.*, p. 103.

[4] Dutroulau, *l. c.*, p. 108.

[5] Dutroulau, *l. c.*, p. 106

En résumé, l'année tropicale se caractérise par la permanence et l'intensité de la chaleur. Six mois de sécheresse et six mois d'humidité ; entre ces saisons, des saisons intermédiaires fort courtes... n'affectant que les degrés supérieurs de l'échelle thermométrique.

L'année équatoriale a de plus longues périodes de pluie.

On ne peut se figurer dans nos pays combien sont justifiés ces noms de saison sèche et de saison pluvieuse. Sur les côtes mêmes de l'Algérie et de la Tunisie, c'est-à-dire sur le littoral méditerranéen de l'Afrique, le passage d'une saison à une autre se fait si brusquement que la durée du printemps se réduit à quelques semaines. La faune et la flore changent, l'homme lui-même est impressionné[1].

Les moyennes thermométriques sont moins élevées dans la saison sèche, surtout aux environs des tropiques. Les oscillations de la température, les différences entre les moyennes saisonnières sont moins appréciables quand on se rapproche de l'équateur. Bissao et Sierra-Leone, pour ne pas quitter la terre d'Afrique à laquelle nous venons d'emprunter des exemples, présentent des climats plus constants que Gorée et Saint-Louis du Sénégal (Borius). Exactement sous l'équateur, au Gabon, on ne peut surprendre un écart de plus de 10 degrés centigrades entre la matinée la plus froide de l'année et l'après-midi la plus chaude[2].

L'acclimatement paraît moins pénible dans les parties du globe où l'on constate un hiver réel ou, pour mieux dire, une saison fraîche. L'économie peut se relever de l'alanguissement dans lequel la chaleur l'avait jetée, et résister aux attaques des endémies des pays chauds[3]. L'acclimatement est plus difficile dans les régions où la chaleur est toujours élevée, surtout quand l'hygrométrie est sensible. Quel été! s'écriait M. d'Albertis, après un voyage dans la Nouvelle-Guinée. Par suite de sa position géographique, cette grande île ne connaît qu'une saison, l'été. Les pluies équatoriales y développent une végé-

[1] Voir *Revue scientif.*, 1881, n° 15, p. 460 et suiv. *Les régions botaniques et agricoles de l'Algérie*, par Trabut.

[2] Ricard, in *Hygiène des entreprises à la partie intertropicale de la côte occidentale d'Afrique*. Paris, 1855.

[3] Voir à ce sujet Pauly, *Climats et endémies* p. 492-497 ;
Borius, *Arch. de méd. navale*. 1882 ;
Griesinger, Dutroulau. Fonssagrives.

lation magnifique, mais elles rendent en même temps le climat humide et insalubre [1].

La chaleur sèche, en activant les sécrétions du poumon et de la peau, permet à l'économie de se débarrasser d'une quantité de calorique. L'hivernage, avec son extrême chaleur et son extrême humidité, impressionne plus fortement l'organisme, parce que l'élévation continue de la température rend les fonctions de la peau plus actives parce que la saturation de l'air ambiant empêche l'évaporation de la sueur. « Je n'ai jamais beaucoup souffert, disait le Dr Borius, de la chaleur dans l'intérieur du Sénégal, lorsque dans la saison sèche, à Dagana, le thermomètre se maintenait pendant plusieurs heures entre 32 et 35 degrés centigrades; tandis qu'à la côte de Guinée une chaleur de 28 degrés presque constante et toujours humide me paraissait extrêmement pénible [2]. » L'épiderme devient meilleur conducteur de la chaleur quand il est humide [3] ; l'air chaud impressionne plus désagréablement la peau. Le poumon ne peut suppléer, puisque l'évaporation pulmonaire diminue avec l'hygrométrie croissante de l'atmosphère [4] ; la respiration s'exécute péniblement ; la circulation est modifiée ; le pouls devient petit à cause de la dilatation du système vasculaire périphérique. la température s'élève, la digestion se fait moins bien, le foie tend à s'engorger, une sensation de pesanteur et de torpeur se fait sentir dans tous les organes.

Nous ne pousserons pas plus loin cette comparaison. On a pu voir que les pays chauds décrits tour à tour comme un eldorado ou comme un enfer ne sont ni l'un ni l'autre. S'il existe des points où la nature est inclémente pour l'homme, où le *struggle for life*, comme dit Darwin, est incessant, douloureux, il en est d'autres où elle semble une amie et donne une large hospitalité. Avant donc de se prononcer sur la question de l'acclimatement, il faut examiner et suivre pas à pas l'homme vivant dans ces régions. Ce réactif, témoignant par sa modalité fonctionnelle et par ses manifestations patholo-

[1] Voir *Revue scient.*, 1880, n° 14, p. 428. *La Nouvelle Guinée.*

[2] *Recherches sur le climat du Sénégal*, p. 61 et p. 268.

[3] Art. *Chaleur* du *Dict. de méd. et chirurgie pratiques*, t. VI, p. 745 et suivantes.

[4] In *Idem*, p. 750.

giques[1], peut seul nous renseigner. « La vie humaine, dit Fonssagrives, examinée dans ses formes, dans sa durée, dans les troubles pathologiques qui la traversent, constitue un réactif plus faillible sans doute que la vie animale et surtout que la vie végétale dont la spontanéité est réduite au minimum, mais encore les enseignements puisés à la première de ces sources ne sont-ils nullement à dédaigner[2] », surtout quand on veut savoir ce que devient l'homme transplanté.

II. — PHYSIOLOGIE DES HOMMES DE RACES TROPICALES[3].

> Un naturaliste qui n'aurait jamais vu ni nègre, ni Hottentot, ni Australien, ni Mongol, et qui aurait à comparer ces différents types, s'apercevrait, tout d'abord, qu'ils diffèrent par une multitude de caractères, les uns faibles, les autres considérables. Après enquête, il reconnaîtrait qu'ils sont adaptés pour vivre dans des climats fort dissemblables.
> (DARWIN. *La descendance de l'homme*[4]).

Les observations recueillies dans les régions tempérées de l'Europe où l'année comprend quatre périodes distinctes, ont permis de constater que la vie a des manifestations variables

[1] M. Lévy, t. I, p. 490.
[2] Art. *Climat, l. c.*, p. 16.
[3] Nous appelons de ce nom les hommes qui vivent dans les régions chaudes, qui sont nés sous les tropiques et qui passent leur existence dans les contrées qu'un auteur moderne, M. V. Fournel, nomme les pays du Soleil. Cette expression a été employée par un de nos savants confrères, le docteur Saint-Vel, pour désigner une partie de la population des Antilles, celle qui vit près du créole blanc et de l'Européen transplanté. Nous aurions pu, faisant une division des races ou des variétés, intituler ce chapitre : *Physiologie des hommes de race noire ou africaine, des hommes de race jaune ou mongolique et accessoirement des hommes de race jaune ou américaine.* Cette division n'aurait pas indiqué la provenance des sujets. Parlant de la race noire africaine observée au Sénégal et dans les Antilles, nous aurions dû, pour continuer notre étude des nègres, emprunter aux tableaux des Hindous, ceux qui se rapprochent par la couleur et quelques autres signes des noirs de provenance africaine. Il suffira pour se convaincre de parcourir l'article *Nègres* du *Dictionnaire encyclopédique des sciences médicales*, signé par notre érudit confrère de Rochas. Nous serions tombé dans l'embarras et dans la confusion ; nous aurions dû modifier et recommencer plusieurs fois nos tableaux. Pour éviter ces ennuis, nous avons fait comme le docteur Orgeas dans son travail sur la *Colonisation de la Guyane* (*Archives de médecine navale,* année 1883). Ce confrère admet la division de blanc et de nègre; nous, nous admettons celle des hommes vivant aux régions tempérées et des hommes vivant sous les tropiques. Ces derniers : nègres, mulâtres, Chinois, Cochinchinois, Hindous, nous les appelons sujets de races tropicales.
[4] Traduction de Moulinié et de Barbier, t. I, p. 240.

suivant les saisons. La machine humaine subit des modifications intimes pour se mettre en rapport avec les différentes conditions météorologiques[1]; elle présente une physiologie du printemps, une physiologie de l'été, des physiologies de l'automne et de l'hiver[2].

Si la climatologie des régions tropicales ressemblait aux étés des parties méridionales de l'Europe, il suffirait d'examiner le jeu des organes au moment des fortes chaleurs, de pousser, par un moyen quelconque, les faits à leur summum, pour donner un aperçu de la physiologie des hommes habitant plus ou moins près de l'équateur. Mais la formule climatologique des pays chauds hyperthermiques[3] ne nous autorise pas à agir ainsi, l'année tropicale est loin d'être la reproduction d'un de nos étés, ainsi qu'on a pu le constater[4].

Le moyen le plus sûr de pénétrer les effets de cette chaleur accompagnée d'électricité, d'humidité... est d'examiner les modifications importantes produites dans l'économie humaine par le séjour dans les régions toujours fortement chauffées par le soleil, de noter les influences spéciales qui résultent de l'action des principaux agents physiques qui entourent les personnes vivant dans ces parties du globe[5]. Il faut étudier l'habitant des climats tropicaux ou équatoriaux dans les conditions les plus ordinaires de l'existence. Éprouvant les effets de la chaleur dès la naissance, l'organisation de cet homme composée d'éléments d'une hérédité spéciale, les subit jusqu'à sa mort; elle semble donc l'expression la plus vraie et la plus puissante de cet agent[6].

Les individus qui habitent les pays chauds sont de races fort différentes et de provenances multiples; à côté d'une population sédentaire créole ou créolisée, qui existe et se propage depuis la fondation des établissements coloniaux[7], vit une population flottante venue des autres parties du monde. Cette dernière se compose de l'effectif des garnisons, des

[1] *Hygiène navale* de Fonssagrives, 2e édit., p. 517. *Vicissitudes climatériques.*
[2] *L. c.*, p. 517.
[3] *L. c.*, p. 531.
[4] Chap. Ier. *Aperçu sur les pays chauds.*
[5] *Hygiène publique et privée.* Becquerel, 4e édit., p. 325. *Des climats.*
[6] Michel Lévy, t. I, p. 490. *Des climats chauds.*
[7] Dutroulau, *l. c.*, p. 169.

fonctionnaires, des Européens amenés ou retenus par leurs intérêts et coudoyant l'Africain, le Chinois, le Coolie du Bengale[1].

Lorsque l'on recherche quel est le groupe sur lequel le climat a plus spécialement imprimé son cachet, on trouve qu'il est composé de deux faisceaux : celui des blancs nés sous ce ciel de feu de parents qui s'y sont implantés, à une époque plus ou moins éloignée, et celui des hommes de races dites tropicales[2], originaires du pays ou venant de bandes climatériques également chaudes, les Africains, les Chinois, les Hindous[3]. Les derniers sont même ceux que l'on peut appeler les fils des climats torrides ; ils le sont plus que les descendants de ces Européens qui sont venus partager leur existence et ont dû bien souvent lutter pour s'adapter au milieu nouveau. L'attention paraît donc devoir se porter plus particulièrement sur ce deuxième faisceau et n'être dirigée sur l'étranger indigénisé que pour établir une transition entre la physiologie des créoles et celle des Européens qui commencent le travail de l'acclimatement.

L'étude de la vie chez les hommes de races tropicales n'est pas toujours chose facile. Rien que pour réunir les données relatives à la phase externe des phénomènes, l'observateur se heurte à des embarras provenant, et de l'appréhension des sujets, et de leur mauvaise volonté, et d'autres impedimenta résultant des voyages et des relations[4]. Les recherches suivies ne sont possibles que dans les colonies où l'Européen vit, côte à côte, avec les indigènes et peut capter leur confiance; en s'associant à leur vie journalière, celui-ci trouve le moyen

[1] Voir Saint-Vel. *De l'acclimatement aux Antilles*, in *Annales d'hygiène et de médecine légale*, 1867, p. 327.

Voir aussi Lagneau. *Recherches anthropologiques sur les conscrits et les soldats*, in *Bulletin de la Société d'anthropologie de Paris*, 1869, p. 596-97.

[2] Voir p. 48, ce que nous pensons de cette dénomination.

[3] Dutroulau dans son *Traité des maladies des Européens aux pays chauds*, fait remarquer que les Chinois, les Indiens, les Africains, les Européens se trouvent fréquemment réunis sur les mêmes points du globe et établissent entre eux un commerce facile. Le savant médecin ajoute que ces étrangers remplacent dans certaines localités la population primitive (dans les Antilles par exemple). Voir *l. c*, p. 33-34.

Voir même opinion dans le *Traité des maladies des régions intertropicales* de Saint-Vel.

[4] Le docteur Ballay a signalé les inconvénients et les difficultés de ces recherches au banquet qui lui fut offert par la presse médicale en 1880. (Voir les *Arch. de méd. navale* de cette année.)

Nous nous sommes heurté à des difficultés analogues.

d'enregistrer quelques faits ayant rapport aux principales fonctions et de familiariser les sujets avec la vue et avec l'emploi des instruments nécessaires pour les travaux précis.

La chaleur animale, la circulation, la respiration, c'est-à-dire les grandes fonctions, sont celles qui se présentent d'abord à l'attention. L'examen de ces premiers faits porte insensiblement à l'étude des autres parties de la physiologie, parce que l'on sent que toutes les fonctions s'enchaînent et qu'elles demandent à être passées en revue comparativement[1]. Mais bien que tous les actes fonctionnels marchent parallèlement, bien qu'il ne puisse y avoir un changement dans l'un d'eux sans que les autres s'en ressentent, on comprend qu'une étude de détails peut seule donner des résultats en permettant d'appliquer facilement l'esprit d'analyse et l'expérimentation[2].

Pour nous conformer à ce programme, nous allons commencer par un travail analytique et examiner, tout d'abord, les phénomènes respiratoires.

1° *Respiration.* — L'ensemble des recherches nécessaires pour connaître cette fonction, pour pénétrer ce que l'on pourrait appeler l'idiosyncrasie thoracique[3], repose sur l'examen de plusieurs données : l'amplitude du thorax, l'énergie de l'hématose mesurée par l'exhalation de l'acide carbonique, la capacité respiratoire[4]. Deux de ces points vont surtout attirer notre attention.

La capacité de la poitrine est le plus souvent proportionnelle au volume du poumon[5]. Quoique cette cavité splanchnique contienne le cœur, quelques gros vaisseaux et les premières parties du tube digestif, elle est d'autant plus développée qu'elle renferme des organes respiratoires plus volumineux[6].

[1] Topinard. *L'anthropologie*, p. 426, 1re édition.
[2] Fonssagrives. *Hygiène*, p. 518.
[3] M. Lévy, t. I, p. 189. *Rapports de la force avec les idiosyncrasies.*
[4] M. Lévy, t. I, p. 189-195.

Ne pouvant étudier que la phase physique des phénomènes dans nos voyages aux pays chauds, nous nous sommes surtout attaché à reconnaître l'amplitude du thorax et à mesurer la capacité respiratoire. Le cyrtomètre, le mètre, les galons métrés nous permettaient une étude facile de la première ; le spiromètre pouvait nous aider dans l'examen de la seconde.

[5] Cruveilhier. *Traité d'anatomie descriptive*, 4e édition revue par M. Sée et Cruveillier fils, t. I, p. 170.

[6] Voir Richet. *Traité pratique d'anatomie médico-chirurgicale*, p. 593 et suiv. *De la poitrine en général.*

Voir aussi Cruveilhier, *l. c.*, p. 169. *Du thorax en général.*

Les diamètres transverses [1] et les diamètres obliques [2] représentent assez exactement l'espace occupé par les lobes pulmonaires. Le diamètre antéro-postérieur qui mesure l'espace rempli par le cœur, les vaisseaux et l'œsophage, présente moins d'intérêt [3], mais on ne peut le négliger, car sa comparaison avec le transversal et les obliques donne une idée de la forme du thorax. Il n'en est pas de même des diamètres verticaux ; pour avoir la hauteur de la poitrine, il faut prendre des mesures de convention, la longueur du sternum en avant, le double de cette longueur en arrière [4].

L'ampleur peut aussi être indiquée par le périmètre thoracique relevé au niveau de la huitième ou de la neuvième côte [5]. La forme, prise en ce point, par le cyrtomètre, fournit des

[1] Le diamètre transversal s'étend d'un côté de la poitrine à l'autre. Cette mesure doit être prise dans l'endroit où les côtes sont le plus écartées l'une de l'autre, c'est-à-dire dans le point où la courbe est la plus accentuée. Ce diamètre doit être mesuré vers la neuvième côte, dans l'endroit qui correspond à la base du poumon. La circonférence inférieure du thorax ne présente une prépondérance sur la circonférence supérieure que parce qu'elle répond à la base des deux poumons toujours si largement développés eu égard au sommet. Richet, *l. c.*, p. 594.

[2] Nous appelons ainsi les diamètres allant de la partie la plus reculée des gouttières vertébrales, en arrière, à la partie la plus saillante des cartilages costaux en avant et du côté opposé. Les lignes sont conduites sur un plan horizontal ayant servi à tracer le diamètre transversal.

Cruveilhier parle, dans son *Traité d'anatomie* d'une autre mesure : celle du diamètre antéro-postérieur prise obliquement de la gouttière costale au sternum. Cette mesure est un peu différente de celle que nous appelons diamètre oblique. (Voir Cruveilhier, *l. c.*, p. 171.)

[3] Mesure de la colonne vertébrale au sternum, ce diamètre indique la place occupée par le cœur et par les gros vaisseaux. (Cruveilhier, p. 171.)

[4] On ne peut considérer la poitrine comme tout l'espace abrité par la cage osseuse, depuis la première jusqu'à la douzième côte. Le diaphragme qui constitue la paroi inférieure et prend les insertions sur les côtes est une cloison musculeuse éminemment contractile et diversement soulevée suivant le volume des viscères abdominaux.... La hauteur du sternum représente, à peu près, le diamètre vertical antérieur, le double de cette hauteur, le diamètre vertical postérieur, suivant M. Sappey.

[5] Les auteurs ne sont pas tous d'accord sur les moyens à employer pour mesurer le tour du thorax et sur l'endroit où l'on doit exercer les mensurations. Les recherches de M. Vallin (Voir *Recueil des Mémoires de méd., de chir. et de pharm. militaires*, septembre et octobre 1876) ont réveillé l'attention sur ces divergences.

Le médecin du Val-de-Grâce rappelle que Lœffler mesurait les hommes soumis à son observation, aussi haut que possible sous les aisselles et qu'il prenait le périmètre *thoracique, au niveau de l'insertion du deuxième cartilage* au sternum. Toldt, chargé par le gouvernement autrichien d'étudier la question au point de vue du recrutement militaire, proposa la mensuration à la base de l'appendice

courbes ou diagrammes sur lesquels il est possible de promener le compas d'épaisseur[1].

La circonférence du thorax ou périmètre thoracique est la mesure qui a été le plus étudiée par les auteurs. Les savants de la *Novara* qui portèrent leur attention sur des hommes de races différentes, se préoccupèrent également des diamètres transverse et antéro-postérieur, mais ils insistèrent davantage sur le périmètre.

Le livre de l'*Anthropologie* de M. Topinard relève quelques chiffres relatifs à ce sujet; ce sont les suivants :

151	Néo-Zélandais (Thompson) avaient un périmètre de		89cm,8
25	Todas des Nilghiris (Shortt)	—	81cm,8
50	Sujets des tribus inférieures des Nilghiris	—	76cm,6
60	Mongols (Shortt)	—	78cm,8
1792	Nègres (Gould)	—	89cm,0
719	Mulâtres (Gould)	—	88cm,7
15	Nègres de Fernando-po (Thompson)	—	95cm,2

Ces chiffres ne donnent qu'un aperçu vague; M. Topinard dit lui-même qu'il ne saurait garantir l'endroit où le ruban

xyphoïde ou au bord du grand pectoral. Cette méthode opposée à celle de Lœffler fut combattue par Frolich sous le prétexte que les viscères abdominaux atteignent le niveau proposé sous le dôme formé par le diaphragme.

Cette dernière méthode a cependant été adoptée par les médecins militaires et par les anthropologistes. (Voir Topinard, 2e édit. p. 416). Prise à trois centimètres au-dessous du mamelon, ainsi que le conseille M. Vallin, la mesure indique le périmètre le plus étendu dans le point où les viscères abdominaux ne font pas encore partie de la poitrine.

La mensuration peut être faite avec un soulèvement léger des bras, puisque, dans cet endroit, la position des membres thoraciques ne change presque pas les chiffres obtenus.

Le sujet doit être debout, sans émotion, la respiration au repos, la bouche ouverte ; la mensuration n'est définitivement prise qu'entre deux respirations régulières si le repos ne peut être obtenu.

Le ruban dont on se sert doit être flexible pour tourner facilement autour du thorax; mais il ne doit pas être trop extensible.

Nous croyons bon de rappeler, avant de terminer, que les nombreuses mesures enregistrées par les médecins américains lors de la guerre de sécession ont été relevées dans le point que nous avons indiqué. (Voir in *Recueil de méd., de chir. et de pharmacie militaires*, 1864, un article sur le sujet dû à M. le docteur Ely).

[1] Le cyrtomètre dont nous nous sommes servi ressemblait à celui proposé par le docteur Nielly, dans les *Arch. de méd. navale*, juin 1874. C'était une lame métallique faite d'un alliage de plomb et d'étain, large de deux centimètres, épaisse de deux millimètres environ, longue de 50 centimètres. Nous prenions des points de repère sur la poitrine, nous mesurions, et après avoir porté un des bords de la bande sur un papier, nous tracions avec la pointe d'un crayon, la courbe prise par la lame du cyrtomètre. Des mensurations étaient pratiquées avec un mètre ordinaire sur la figure ainsi dessinée et servaient à contrôler celles que nous avions relevées à l'aide du compas d'épaisseur sur le sujet lui-même.

métrique a été placé pour chacun, et ajoute que les chiffres de Thompson pour les noirs lui inspirent quelques craintes[1].

— Les sujets que nous avons mesurés et sur lesquels nous avons pris les courbes cyrtométriques étaient au nombre de 517, tous du sexe masculin, parce que l'homme est plus accessible aux mensurations, ils formaient six groupes ainsi composés :

381 Coolies hindous;
20 Coolies chinois;
21 Cochinchinois;
20 Nègres de Sénégambie;
16 Nègres du Congo;
39 Nègres et Mulâtres des Antilles.

— Les Hindous examinés, à plusieurs reprises, à la Martinique, dans l'Inde anglaise et sur un bâtiment qui faisait le service de l'émigration indienne, avaient en moyenne $0^m,82$ de tour de poitrine pour $1^m,64$ de taille.

Une première partie de 31 personnes, parias ou poulleyers[2], avait un périmètre moyen de $0^m,79$ pour $1^m,62$.

Les sujets	de 18 à 24 ans	avaient	$0^m,78$	pour	$1^m,59$.
—	de 24 à 32	—	$0^m,82$	—	$1^m,65$.
—	de 32 à 36	—	$0^m,80$	—	$1^m,60$.
—	de 36 à 40	—	$0^m.79$	—	$1^m,63$.

Une seconde, également de 31 personnes examinées dans l'Inde même, avait un tour de poitrine moyen de $0^m,84$ pour une taille de $1^m,66$.

Les sujets	de 18 à 23 ans	avaient	$0^m,78$	pour	$1^m,59$.
—	de 23 à 31	—	$0^m,83$	—	$1^m,69$.
—	de 31 à 36	—	$0^m,88$	—	$1^m,72$.
—	de 36 à 45	—	$0^m,82$	—	$1^m,66$.
—	de 45 à 50	—	$0^m,87$	—	$1^m,65$.

Ces sujets choisis parmi les Brahmines et les Musulmans pour former la milice des cipahis étaient plus vigoureux que les hommes du premier groupe.

Le troisième se composant de quelques brahmes et de poulleyers, formait un ensemble de 319 personnes[3] avec un périmètre thoracique moyen de $0^m,80$ pour une stature de $1^m,62$.

[1] *L'Anthropologie*, 1re édit., p. 350, 2e édit., p. 418.

[2] Voir la définition de ces termes dans : *Contributions à l'anthropologie de l'Inde*, in *Arch. de méd. navale*, 1869.

[3] Les tableaux du travail présenté à l'Académie de médecine en 1880, donnent le détail des mesures prises sur chaque personne. Nous avons pensé que ces tableaux longs, pénibles à parcourir, attireraient moins l'attention qu'un résumé précis.

Les sujets	de 10 à 18 ans	avaient	0m,69	pour	1m,45.
—	de 18 à 26	—	0m,80	—	1m,62.
—	de 26 à 32	—	0m,82	—	1m,60.
—	de 32 à 40	—	0m,85		1m,72. [1]

L'examen détaillé des tableaux qui permirent d'établir ces moyennes présenta les chiffres les plus forts dans la période de la vie comprise entre 25 et 32 ans, 1m,65 avec un périmètre de 0m,82. Quelques groupes de cipahis possèdaient des moyennes plus élevées analogues aux mesures données par les docteurs Marshall-Hall et Boudin pour les soldats indiens de Madras et de Bombay[2]; mais ces chiffres rapprochés de ceux pris sur d'autres groupes n'élevaient pas la moyenne générale au-dessus de ce que Roubaud[3] et d'autres observateurs avaient signalé, c'est-à-dire 1m,62 à 1m,64.

Cette donnée doit être rapprochée de celles relevées sur les Karens de l'Indo-Chine par Mason, 1m,64 de taille, sur les Singhalais de Ceylan par Davy, 1m,638[4], sur les Hindous examinés par Shortt.

Les moyennes des périmètre thoraciques pris sur les trois groupes s'écartent sensiblement de celles relevées par Roubaud sur un grand nombre d'Hindous mesurés sous les aisselles. La circonférence thoracique était, en ce point, de 0m,48 pour une taille de 1m,61 à 1m,62[5]. Cette différence de 28 à 30 centimètres entre la circonférence supérieure et la circonférence inférieure de la poitrine plus considérable que celle des Européens[6], indiquerait une cage thoracique fort conoïde.

[1] Nous avons fait un voyage de 3 mois avec ces personnes sur *le Wenifred*, bâtiment anglais chargé de transporter des Coolies de Calcutta à la Martinique, en passant par le cap de Bonne-Espérance (années 1876-1877).

[2] In *Etudes ethnologiques sur la taille et le poids de l'homme chez les divers peuples et sur l'accroissement de la taille et de l'aptitude militaire en France*, in *Recueil des Mémoires de méd., de chirur. et de pharmacie militaires*, 1863.

[3] Voir Roubaud, *l. c.*, p. 5 et suiv., surtout p. 11.

[4] Voir Topinard, 1re édit., p. 354. 2e édit., p. 330.

[5] Roubaud, *l. c.*, p. 13.

[6] Quelques mesures nous ont permis de constater que la différence était moins sensible chez les Européens, elle n'était d'après nos mensurations que de 12 centimètres pour les hommes européens de stature égale. Hirtz cherchant à apprécier comparativement la circonférence inférieure du thorax (au niveau de l'appendice xyphoïde) et la supérieure (sous les aisselles) a trouvé que la première l'emportait de 7 centimètres. Ce résultat, différent du nôtre, indique que le ruban métrique ne portait pas sur les mêmes points du thorax. Nous n'avons pas cru, pour cette raison, rapprocher les chiffres d'Hirtz de ceux que nous avions relevés.

(Voir Michel Lévy, t. I, p. 190. *Rapports de la force avec les idiosyncrasies.*)

Cruveilhier mesurant le diamètre transverse, tout à fait en haut de la poitrine,

La hauteur des mêmes poitrines représentée par les diamètres verticaux, était en moyenne de $0^{m},16$ en avant et $0^{m},32$ en arrière chez les sujets de $1^{m},60$, et de $0^{m},19$ en avant et $0^{m},38$ en arrière chez ceux de stature plus élevée.

Le diamètre antéro-postérieur de $0^{m},20$ à $0^{m},205$ correspondait à un diamètre transversal de $0^{m},25$ à $0^{m},267$ et à des obliques de $0^{m},25$ à $0^{m},27$ (planche I).

Ce petit écart entre l'antéro-postérieur et les autres fait que la courbe obtenue avec le cyrtomètre se rapproche de la figure d'un cercle. Cette conformation de la poitrine, que nous avons déjà vue plus conoïde dans son ensemble, est désavantageuse puisque Woillez résumant les conditions exigées pour une bonne hématose demandait un diamètre transversal plus étendu à l'œil que l'antérieur[1]. Guillet a démontré mathématiquement que plus un thorax est aplati et conique, plus il est dilatable[2]. L'aplatissement et la conicité seraient, suivant cet auteur, proportionnés au volume du poumon. Ajoutons que, d'une façon générale, le développement des parties occupées par le poumon est plus important que celui des parties occupées par le cœur et les vaisseaux.

Nous devons signaler, avant de terminer cet examen de la poitrine chez l'Hindou, que la forme varie suivant la race. Le Dravida aurait, suivant Roubaud[3], la poitrine bombée en avant, le Poulleyer l'aurait moins déveveloppée que le Dravida, tandis que le Toulkou l'aurait plus large mais moins bombée[4]. Les nombreuses courbes prises sur les mêmes

entre les premières côtes et descendant le mètre au niveau de la neuvième côte dans l'endroit le plus large a trouvé que la différence entre ces deux diamètres était de 1/3. (Voir *Traité d'anatomie*, t. I, p. 172.)

[1] In *Recherches pratiques sur l'inspection et la mensuration de la poitrine.*

[2] Thèses de Paris, 1859. *Sur quelques différences individuelles des organes respiratoires.*

[3] *L. c.*, p. 8.

[4] *L. c.*, p. 9 et 10.

PLANCHE I. — Courbes cyrtométriques relevées sur des hommes de races différentes. Ces types choisis parmi un grand nombre de courbes réduites au dixième sont marqués de lettres différentes indiquant la race ou la provenance des sujets.

H	désigne l'Hindou.	C	désigne le Chinois.	M	désigne le Mulâtre.
Co	— le Cochinchinois.	N	— le Nègre.	E	— l'Européen.

Pl. I.

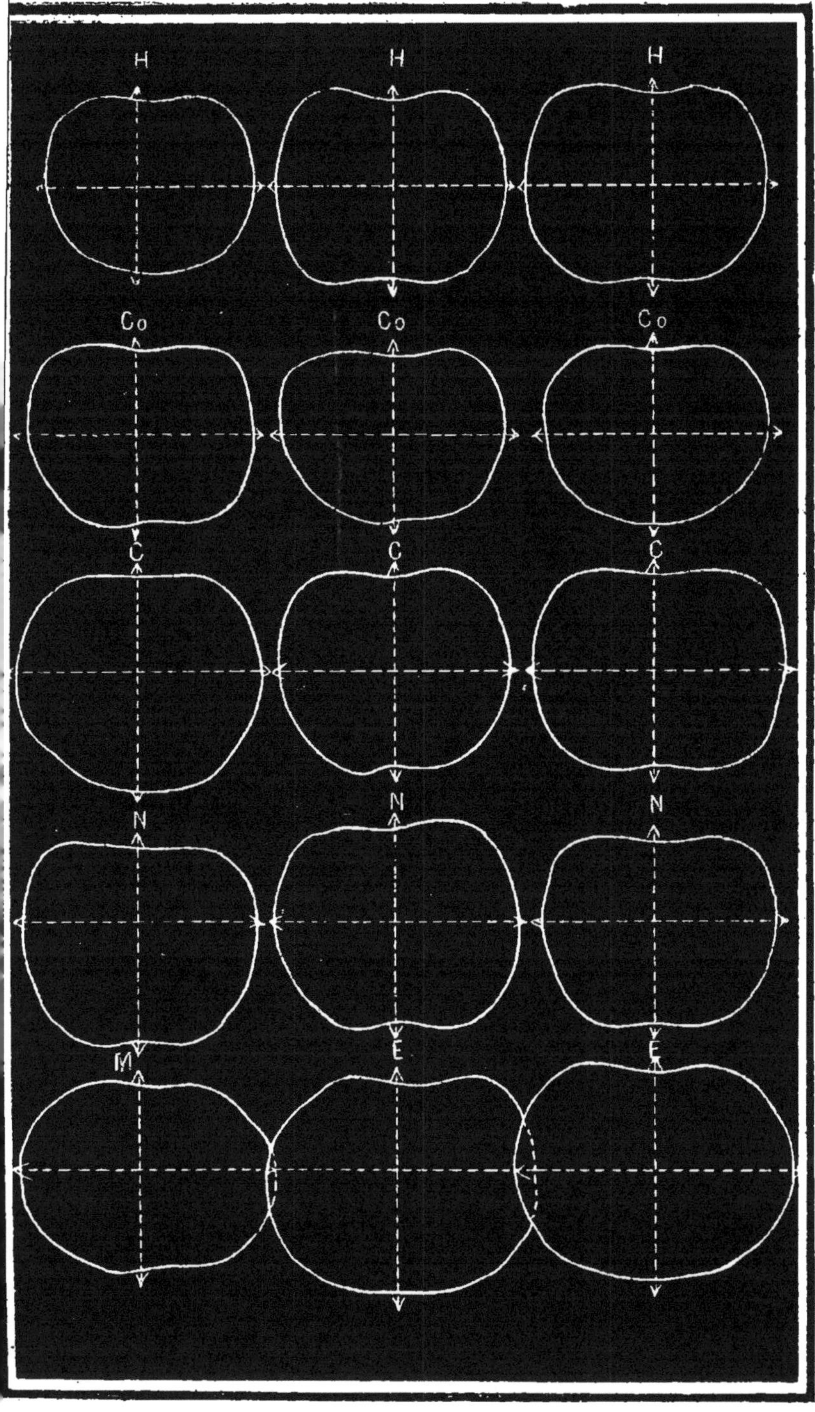

hommes ont également indiqué une région sternale peu prononcée et les deux côtés du thorax rarement égaux[1].

— Les Cochinchinois (au nombre de 21) que nous examinâmes à la Guadeloupe, avaient un périmètre thoracique moyen de 0m,79 pour une taille de 1m,60. La stature était bien celle indiqué par les observateurs étudiant l'Asie[2].

Les sujets de 21 à 32 ans	avaient	0m,79	pour 1m,60.
— de 32 à 39	—	0m,79	— 1m,58.
— de 42 à 50	—	0m,77	— 1m,62.

Les chiffres les plus élevés se trouvaient après 30 ans et avant 40 ans; ils étaient au-dessous de ceux que M. Mondière, dans ses notes sur l'anthropologie de la race annamite, avait observés: 0m,83 pour 1m,59 de taille[3].

La moyenne de nos chiffres et de ceux recueillis par M. Mondière serait 0m,81 pour 1m,60, au niveau des mamelons. Au-dessous, c'est-à-dire en se rapprochant de la ceinture, les chiffres décroissent et donnent, au bas de la cage osseuse, une moyenne de 0m,72[4].

Les hauteurs de la poitrine, de 0m,15 en avant et de 0m,30 en arrière, correspondaient à un diamètre antéro-postérieur de 0m,20, un transversal de 0m,26, des obliques de 0m,24.

Ces dernières mesures indiquaient encore une poitrine presque cylindrique, que le cyrtomètre permit de figurer et qui ressemblait beaucoup à celle des Hindous. Des inégalités se

[1] 100 sujets de l'Inde avaient :

52 fois prédominance du côté droit sur le gauche;
10 fois prédominance du côté gauche sur le droit;
38 fois égalités des côtés.

Ces chiffres ont été relevés sur des courbes cyrtométriques.

[2] Voir Topinard, *l. c.*, 2e édit., p. 330-331.

Voir aussi de Quatrefages, *l. c.*, p. 43. *Entrecroisement et fusion des caractères.*

[3] In *Mémoires de la Société d'anthropologie de Paris*, 1875, p. 236. Notes sur l'anthropologie, la démographie et la pathologie de la race annamite.

M. Mondière mesurait la poitrine sous les aisselles; le chiffre de 0m,83 correspondait à une taille de 1m,596.

Le peu de différence qui existe entre nos chiffres et ceux de cet observateur nous fait croire que la poitrine a été mesurée, dans les deux cas, près de la huitième ou neuvième côte.

[4] Mondière, *l. c.*, p. 236.

retrouvaient encore dans les rapports des volumes pour les deux côtés de la cavité thoracique[1] (planche I).

— Le troisième groupe d'hommes de provenance asiatique se composait de Chinois employés comme travailleurs dans notre colonie de la Martinique. Ces personnes avaient un périmètre de $0^m,86$ pour une taille de $1^m,66$. La stature était au-dessus de la moyenne donnée par Weisbach[2], c'est-à-dire $1^m,63$. nous mesurâmes des sujets ayant $1^m,73$ et $1^m,77$, chiffres que M. de Quatrefages donne comme maximum, mais le plus grand nombre avait une stature moindre.

Les sujets	de 26 à 35 ans	avaient	$0^m.85$	pour	$1^m,65$.
—	de 35 à 45	—	$0^m,86$	—	$1^m,67$.
—	de 45 à 48	—	$0^m,86$	—	$1^m,66$.

Un examen détaillé indique le maximum vers 34 et 35 ans, et montre la moyenne périmétrique de $0^m,86$ correspondant à une hauteur ou diamètre vertical antérieur de $0^m.17$, un diamètre antéro-postérieur de $0^m,22$, un transversal de $0^m,28$ et des obliques de $0^m,27$.

Quoique le thorax des Célestials soit plus développé que celui des Cochinchinois et celui des Hindous, la différence entre les mesures antéro-postérieure et transversale n'est pas plus considérable que dans ces deux groupes. La poitrine a donc encore une forme presque cylindrique, quoiqu'elle soit moins globuleuse que celle des Hindous. Ajoutons que les côtés sont plus réguliers[3] (planche I).

— L'examen de notre quatrième groupe nous met en présence des Africains : des Sénégambiens, des Congos, des Nègres des Antilles.

Les noirs de notre possession d'Afrique appartenaient aux

[1] 100 Annamites présenteraient :

66 fois prédominance du côté droit sur le gauche ;
5 fois prédominance du côté gauche sur le droit ;
29 fois égalités des côtés.

[2] Voir de Quatrefages, *l. c.*, p. 43-44.

[3] 100 Chinois présenteraient :

55 fois prédominance du côté droit sur le gauche ;
44 fois égalités des côtés.

différentes races qui vivent plus ou moins près de la côte depuis le Cap-Vert jusqu'aux environs de Sierra-Leone[1].

Au nombre de 21, ces nègres avaient une taille moyenne de 1^{m},67 à laquelle correspondait un périmètre de 0^{m},85.

Les sujets	de 15 à 22 ans	avaient	0^{m},78	pour	1^{m},53.
—	de 22 à 28	—	0^{m},86	—	1^{m},70.
—	de 28 à 44	—	0^{m},85	—	1^{m},64.

Les moyennes les plus élevées correspondaient à la période comprise entre 22 et 32 ans.

Les données de nos tableaux ne doivent pas être prises pour des exceptions ; celles fournies par d'Abbadie, Barth, Livingstone, Thaly, indiquent que la stature de 1^{m},67 à 1^{m},70 est plutôt une moyenne qu'un chiffre trop élevé.

Thaly observa souvent des hommes de grande taille dans le Haut-Sénégal[2]. Barth fit la même remarque. Dans les extraits des voyages du docteur Livingstone, M. Bertillon put relever bien souvent de fortes statures[3].

— Les nègres du Congo[4] qui se présentèrent à nous étaient moins bien partagés sous le rapport de la taille ; ils avaient 1^{m},64 en moyenne. Le périmètre était 0^{m},84 en moyenne.

Les sujets	de 23 à 28 ans	avaient	0^{m},84	pour	1^{m},64.
—	de 28 à 40	—	0^{m},84	—	1^{m},66.
—	de 40 à 46	—	0^{m},84	—	1^{m},63.

Ce fut chez les personnes de 28 à 38 ans que nous relevâmes les statures les plus élevées coïncidant, le plus souvent, avec des thorax développés. Un sujet de 28 ans avait 1^{m},76, chiffre se rapprochant de celui de 1^{m},727 observé chez les nègres Calabar de Guinée par W. Daniel[5] et de 1^{m},68 relevé sur 15 noirs de Fernando-Po par Heywood Thompson[6].

[1] On peut les diviser en trois variétés principales : Poules ou Peules ; Malinkés ou Mandingues ; Ouolofs et Sérers.

Quelques habitants du pays de Kroow (région située plus au sud) vivent à côté des Sénégambiens. (Voir Dutroulau, *l. c.*, p. 8).

[2] Thaly, in *Arch. de méd. navale*, 1867. *Essai de topographie du haut Sénégal.*

[3] *Documents relatifs à l'anthropologie extraits du voyage du docteur Livingstone*, in *Bulletin de la Société d'anthropologie de Paris*, 1860.

[4] Ces noirs furent observés dans nos colonies des Antilles, Guadeloupe et Martinique; ils faisaient partie du groupe des travailleurs africains.

[5] Topinard, *l. c.*, 1re édit., p. 353.

[6] Topinard, *l. c.*, p. 354.

La stature des hommes du Congo serait le plus souvent élevée d'après Hamilton, les nègres d'Angola auraient une taille moyenne de $1^m,75$[1].

Dans le groupe observé par nous, la hauteur du thorax était de $0^m,16$ en avant et $0^m,32$ en arrière ; le diamètre antéro-postérieur de $0^m,21$, le transversal de $0^m,26$ à $0^m,27$, les obliques de $0^m,25$.

Bien que la poitrine fût plus développée que chez les Sénégambiens, elle conservait une forme cylindrique provenant du petit écart existant entre le diamètre antéro-postérieur, les transversales et les obliques. Les courbes cyrtométriques confirmaient les suppositions basées sur les données métriques et avaient la forme d'un cercle[2] (planche I).

— Les nègres des Antilles se rapprochaient plus des Sénégambiens que des Congos; ils avaient une taille de $1^m,71$ avec un périmètre de $0^m,86$.

Les sujets	de 19 à 22 ans	avaient	$0^m,85$	pour	$1^m,70$.
—	de 22 à 30	—	$0^m,87$	—	$1^m,73$.
—	de 30 à 42	—	$0^m,84$	—	$1^m,69$.

La moyenne la plus élevée était entre 23 et 32 ans, avec un maximum de 25 à 31. Le périmètre avait le plus d'ampleur vers 25 ans.

La hauteur du thorax était, en avant, de $0^m,15$ à $0^m,16$, le diamètre antéro-postérieur de $0^m,22$, le transverse de $0^m,29$ à $0^m,31$, les obliques de $0^m,26$. La poitrine avait encore une forme cylindrique que les courbes cyrtométriques permirent d'apprécier; le fait était moins sensible chez les mulâtres.

Ces hommes plus ou moins teintés avaient en moyenne $1^m,67$ de taille avec un périmètre de $0^m,84$.

Les sujets	de 16 à 21 ans	avaient	$0^m,80$	pour	$1^m,66$.
—	de 22 à 33	—	$0^m,87$	—	$1^m,69$.
—	de 33 à 45	—	$0^m,87$	—	$1^m,66$.

Le maximum était entre 21 et 32 ans pour la taille et pour le périmètre.

[1] Topinard, *l. c.*, p. 353.

[2] 100 sujets de cette provenance présenteraient :

32 fois égalités des côtés;
50 fois prédominance du droit ;
18 fois prédominance du gauche.

La hauteur du thorax était de 0^m,15 à 0^m,16 en avant, le diamètre antéro-postérieur 0^m,21 à 0^m,25, le transversal 0^m,29, les obliques 0^m,26.

Ces chiffres indiquent une poitrine plus aplatie dans le sens antéro-postérieur, c'est-à-dire d'avant en arrière ; les courbes cyrtométriques parlent aussi dans ce sens[1] (planche I).

— On a pu remarquer que les observations les plus détaillées reposaient sur les données fournies par des sujets de 24 à 34 ans, c'est-à-dire par ceux que l'on peut supposer arrivés à complète croissance.

Le résumé des mesures peut ainsi se formuler :

Hindous	de 25 à 32 ans	taille	1^m,65	pér.	0^m,82	diam. trans.	0^m,26.
Cochinchinois	de 25 à 32	—	1^m,60	—	0^m,79	—	0^m,26.
Chinois	de 35 à 40	—	1^m,66	—	0^m.86	—	0^m,28.
Sénégambiens	de 25 à 32	—	1^m,70	—	0^m,86	—	
Congos	de 25 à 38	—	1^m,66	—	0^m,84	—	0^m,26.
Nègres des Antilles	de 25 à 36	—	1^m,72	—	0^m,87	—	0^m,30.
Mulâtres des Antilles	de 25 à 36	—	1^m,66	—	0^m,87	—	0^m,29.

Les hommes de race mongolique sont au-dessous des sujets de race africaine pour la hauteur. Les mesures de ce tableau répondent à ce que M. Topinard disait de la stature des hommes de l'Asie[2]. « En Asie, la taille est, sans aucun doute, petite et d'une façon uniforme. Au nord, là où sont les débris de ce qu'on appelait jadis la race hyperboréenne, au centre où se rencontrent les Mongols et les Chinois, au midi où apparaissent les Malais et un substratum noir très sensible dans toute l'Inde, partout les races sont petites. Toutefois, ajoute le même auteur, on entrevoit, çà et là, un mélange avec quelque élément ethnique de haute stature, appartenant à l'élément thibétain ou à ceux qu'on pourrait appeler Dravidien, Touranien. »

Les hautes statures des noirs africains ou de provenance africaine correspondent aux données présentées par Living-

[1] 100 sujets de cette provenance présenteraient :

22 égalités des côtés ;
43 prédominance du côté droit ;
35 prédominance du côté gauche.

[2] Topinard, *l. l.*, 2e édit. p. 331.

stone, Mann, Brocks, par le colonel Napier, par Thaly et par M. de Fontpertuis[1], à celles fournies par le docteur Saint-Vel affirmant que la taille des créoles des Antilles est le plus souvent élancée et au-dessus de la moyenne.

— Ne voulant point nous arrêter à la croissance aux différents âges, nous avons porté plus spécialement notre attention sur le périmètre thoracique, et afin de comparer les mesures relevées sur les sujets de races tropicales avec celles prises sur des Européens, nous avons examiné plusieurs groupes de militaires et de matelots venus des pays tempérés pour vivre momentanément sous les tropiques.

20 soldats d'infanterie de marine examinés et mesurés à la Martinique et à la Guadeloupe avaient :

Une taille de 1^{m},64 avec un périmètre de 0^{m},85 et un diamètre transversal de 0^{m},30.

Ces mesures correspondaient à une hauteur de poitrine de 0^{m},17, un diamètre antéro-postérieur de 0^{m},22, des obliques de 0^{m},26.

22 artilleurs, dans les mêmes localités, âgés de 23 à 40 ans, avaient :

Une taille de 1^{m},73 pour un périmètre de 0^{m},92 et un diamètre transversal de 0^{m},31, une hauteur de poitrine de 0^{m},18, un diamètre antéro-postérieur de 0^{m},23 et des obliques de 0^{m},28.

10 soldats disciplinaires, casernés à Fort-de-France (Martinique), âgés de 25 à 40 ans, avaient :

Une taille de 1^{m},70 pour un périmètre de 0^{m},86 et un diamètre transversal de 0^{m},27, une hauteur de poitrine de 0^{m},17, un diamètre antéro-postérieur de 0^{m},22, des obliques de 0^{m},25 à 0^{m},26.

57 matelots, examinés au Sénégal et dans les Antilles, de 17 à 49 ans, avaient :

Une taille de 1^{m},64 avec un périmètre de 0^{m},89 et un diamètre transversal de 0^{m},31, une hauteur de poitrine de 0^{m},18, un diamètre antéro-postérieur de 0^{m},24, des obliques de 0^{m},28.

Ces mesures étaient supérieures d'une façon générale à celles relevées sur les hommes habitant d'une façon perma-

[1] Voir *Arch. de méd. navale. Topographie médicale du haut Sénégal*, 1867. Voir *Rev. scient.*, 1881, n° 13. *L'Afrique Australe.*

nente les régions tropicales. Quelques rapprochements de chiffres feront saisir plus exactement les différences.

Les tailles de $1^m,64$ chez les soldats et les matelots correspondaient à des périmètres de $0^m,85$ et $0^m,89$, tandis que les mêmes statures et celles de $1^m,65$ se montraient chez les Hindous avec un périmètre de $0^m,82$.

Les artilleurs avaient une stature de $1^m,72$ pour un périmètre de $0^m,92$, tandis que les nègres des Antilles avaient $1^m,72$ et $0^m,87$.

Les tailles et les périmètres thoraciques des disciplinaires et des Sénégambiens étaient les seuls qui se ressemblaient.

— Un autre moyen d'examiner le volume de la cage thoracique est de comparer le périmètre à la demi-taille[1]. Les recherches de Neudoerfer, Bernstein, Hammond, Seeland et des médecins français ont conduit à cette loi que « chez les individus bien conformés et sains, le périmètre thoracique dépasse d'au moins 2 centimètres la demi-taille[2]. » Les hommes des races tropicales sont-ils dans ces conditions?

[1] L'examen de la stature serait d'une grande utilité suivant quelques auteurs. Hutchinson a, en effet, posé comme loi, dans ses études sur la capacité pulmonaire, que le volume d'air inspiré à l'état normal croît en proportion régulière, sinon mathématique, avec la stature. Cette opinion a été adoptée par Wintrich, Simon, Longet.... Le professeur de Paris a été plus loin que Hutchinson, il a affirmé que la circonférence de la poitrine chez l'adulte n'augmentait pas en proportion du volume d'air inspiré ou expiré (examen de 994 personnes) et s'appuyant sur la mobilité des parois thoraciques, il a soutenu que des personnes à poitrine étroite peuvent dilater leur thorax plus que d'autres chez lesquelles le périmètre est plus ample. (*Traité de physiologie*. t. I, p. 619, 3e édit.)

Hecht, Arnold d'Heidelberg, M. Sappey se sont élevés contre cette manière de voir.

Sans nier que la taille ait une influence (ce que le docteur Maréchal a bien prouvé en examinant plur de 3000 personnes. Voir *Revue maritime et coloniale*. 1874), nous ne pouvons admettre avec les auteurs que nous venons de citer que l'étude du périmètre thoracique et du diamètre transversal, ne soit pas au moins aussi importante que celle de la taille. Arnold s'appuyant sur un ensemble important de faits émet cette opinion. Hecht fait remarquer que la taille n'a d'influence que jusqu'à une certaine hauteur. Broca, dans ses études ethnologiques sur la France, admet que le volume du thorax indique plus sérieusement la force respiratoire que la taille. Sappey trouve que l'amplitude du diamètre transversal permet de juger plus sûrement la respiration. C'est probablement pour ces raisons que les médecins militaires attachent une grande importance à l'examen du périmètre thoracique et mettent les données prises sur la cage thoracique en regard de celles fournies par la taille.

[2] Voir *Recueil des Mémoires de méd., chirurgie et pharmacie militaires*, surtout article de M. Vallin.

Les Hindous	ont 0m,82	pour une demi-taille	de 0m,82.
Les Cochinchinois	ont 0m,79	—	de 0m,80.
Les Chinois	ont 0m,86	—	de 0m,83.
Les Sénégambiens	ont 0m,86	—	de 0m,85.
Les Congos	ont 0m,84	—	de 0m,83.
Les Nègres des Antilles	ont 0m,87	—	de 0m,86.
Les Mulâtres des Antilles	ont 0m,87	—	de 0m,83.

Les Chinois et les mulâtres ont des périmètres dépassant de 3 et 4 centimètres la demi-taille; mais les autres groupes sont moins favorisés. Sénégambiens, Congos, nègres des Antilles n'ont qu'un centimètre en plus. Les Hindous ont un périmètre égal à la demi-stature et les Cochinchinois ont un tour de poitrine de 1 centimètre au-dessous.

Il n'en était pas de même des Européens examinés par nous :

Les soldats avaient	0m,85 pour	une demi-taille	de 0m,82
Les artilleurs	0m,92 pour	—	de 0m,86
Les disciplinaires	0m,86 pour	—	de 0m,85
Les matelots	0m,89 pour	—	de 0m,82

Le maximum était de 6 centimètres chez les hommes d'Europe; les disciplinaires avaient seuls des chiffres peu élevés.

Nous pouvons joindre à ces moyennes quelques chiffres empruntés aux médecins militaires :

0m,87 pour une demi-taille de 0m,82 chez les chasseurs de la garde (Bernard)[1];

0m,90 pour une demi-taille de 0m,83 chez les chasseurs à cheval (Allaire)[2];

0m,94 pour une demi-taille de 0m,83 à 0m,84 chez d'autres sujets de 22 à 25 ans du même corps (Allaire)[3];

0m,86 pour une demi-taille de 0m,82 chez les miliciens de Surrey examinés par le colonel Lane Fox et dont l'âge moyen était de 26 ans[4].

Nous ne possédons que des chiffres approximatifs sur le périmètre thoracique dans les travaux de Boudin, de Galton, de Pagliani....[5], dans les lettres de Quételet sur

[1] Voir *Recueil des Mémoires de méd., chirurgie et pharmacie militaires*, 1875, p. 1-18 et 1876, p. 569-603.

[2] In *idem*, *Étude sur la taille et le poids du soldat français*, 1863.

[3] In *idem*, *Études sur la taille et le poids de l'homme dans le régiment des chasseurs à cheval de la garde*, 1865.

[4] Voir *Gazette hebd. de méd. et de chirurgie* 1877. — Art. *Anthropométrie* de Dally.

[5] In *idem*, décembre 1877.

les théories de probabilités, dans les recherches des médecins américains au moment de la guerre de Sécession...[1], mais toutes ces données paraissent confirmer les faits que nous venons d'avancer. Non seulement, les chiffres des périmètres dépassent, d'une façon générale, la demi-taille de 2 centimètres au moins chez les sujets bien constitués, mais encore la différence peut, dans quelques cas, être de $0^{m},10$ et même plus. MM. Arnould et Vincent ont relevé un excès moyen de 6 centimètres sur la garnison de Dellys[2]; si nous faisions le même calcul sur notre groupe d'hommes de races tropicales, nous trouverions un peu plus de 1 centimètre, nous n'atteindrions certainement pas la moyenne de 2.

Le docteur Topinard propose de rapprocher la circonférence absolue de la circonférence rapportée à la taille, pour mieux faire saisir les différences qui peuvent exister[3].

Nous empruntons les chiffres suivants au livre *l'Anthropologie :*

			Circonférence absolue	Rapport à taille
Hommes de races tropicales	1792	Nègres (Gould)	89.0	52.5
—	719	Mulâtres (Gould).	88.7	52.1
—	25	Todas des Nilghiris (Shortt).	81 8	50.9
—	50	Tubris inférieurs des Nilghiris (Shortt)	76.6	48.8
Européens	5738	Ecossais (Quételet) . . .	100.0	56.7
—	1080	Anglais (Hutchinson) . .	95.9	54.0
—	462	Allemands (Gould). . . .	91.2	53.8
—	4930	Russes (Seeland)	88.7	53.4
—	400	Français (Bernard) . . .	87.9	53.0

Cet ensemble met encore en relief la différence qui existe entre l'Européen et l'homme de race tropicale.

[1] Voir in *Recueil des Mémoires de méd., de chirurgie et de pharm. militaires*, 1869. *Le recrutement dans l'armée fédérale des États-Unis, pendant la guerre de la sécession*, Ely.

[2] Voir *l. c.*, Vincent. *Du choix du soldat*, même recueil 1861.

L'article du docteur Vallin cité plus haut renferme de nombreux détails sur ce sujet. (Voir *Recueil*, numéros de novembre et décembre 1876). L'examen des médecins militaires dont on trouve les noms dans ce mémoire a porté sur la taille, le périmètre thoracique et le poids dans l'armée française.

Le travail du docteur Arnould que nous avons également cité (janvier et février 1875), présente des recherches du même genre faites pour reconnaître le degré d'aptitude physique de recrutement à l'École spéciale militaire pour l'année 1874-75. Notre confrère s'occupe surtout des rapports du périmètre thoracique avec la taille.

[3] Voir *l. c.*, p. 418. La première colonne indique la circonférence absolue et la seconde la même circonférence rapportée à la taille, = 100.

— Les diamètres transversaux les plus intéressants ainsi que les obliques, puisqu'ils mesurent les parties occupées par les lobes pulmonaires, étaient de beaucoup supérieurs chez les Européens. La moyenne était de $0^{m},30$, tandis qu'elle ne dépassait chez les hommes de races tropicales que fort peu $0^{m},27$. Il en était de même des obliques, qui étaient au-dessus de 2 centimètres en moyenne.

La hauteur de la poitrine indiquée par le sternum variait entre $0^{m},17$ et $0^{m},18$ chez les Européens, entre $0^{m},15$ et $0^{m},16$ chez les hommes des races tropicales. La mesure de ce diamètre vertical montrait qu'une moins grande hauteur correspondait à une ampleur moindre de la poitrine.

La forme indiquait également une hématose moins parfaite. Les données métriques prises d'avant en arrière, puis transversalement, à la base du thorax, se rapprochaient plus chez les sujets habitant les pays chauds que chez les soldats et les matelots, ainsi que le montrent les tableaux :

	Hindous	Cochinchinois	Chinois	Congos	Nègres	Mulâtres des Antilles
Diam. transv.	0.26	0.26	0.28	0.26	0.29	0.29
Diam. ant. p.	0.205	0.20	0.22	0.11	0.21	0.22

Différence 5 à 7 centimètres.

	Soldats	Artilleurs	Disciplinaires	Matelots
Diam. transv.	0.30	0.31	0.27	0.31
Diam. ant. p.	0.22	0.23	0.22	0.24

Différence 5 à 8 centimètres.

Dans le second tableau, le chiffre minimum était presque une exception, on ne le relevait que sur un petit groupe de personnes, chez tous les autres il y avait une différence de 7 et 8 centimètres. Les courbes cyrtométriques relevées indiquaient également que la poitrine était plus cylindrique chez les personnes de races tropicales [1].

[1] Ces considérations peuvent-elles faire admettre un caractère d'infériorité dans l'échelle animale? Nous ne le pensons pas, puisque des faits analogues ont été constatés dans le rapprochement de certains groupes européens et dans les recherches particulières de Boudin sur l'antiquité. Le savant médecin militaire remarqua que la forme du thorax n'était pas la même dans les statues représentant le Macé-

La conclusion de toutes ces recherches serait que :

1° La poitrine a une hauteur moindre chez ces sujets ;

2° Le périmètre thoracique est moins ample ;

3° La différence entre les diamètres antéro-postérieur et transversal est moins grande ;

4° La poitrine est plus cylindrique ;

5° Le périmètre pris sous les aisselles et le périmètre pris au niveau de l'appendice xyphoïde, immédiatement sous les mamelons, diffèrent sensiblement, ce qui indique une poitrine plus conoïde [1].

La différence entre la circonférence supérieure du thorax et la circonférence inférieure, proportionnellement plus considérable que chez l'Européen, peut tenir au développement exagéré des viscères abdominaux qui soulèvent le diaphragme et écartent un peu les dernières côtes. Presque tous les observateurs ont été étonnés par la proéminence ventrale des hommes de couleur vivant dans les latitudes chaudes. Cette disposition est très appréciable chez les Hindous ; le docteur Clavel, dans une étude des races humaines [2], a signalé la poitrine étroite et le ventre grand de ces hommes.

Les mensurations de nos tableaux ont été prises sur des sujets âgés le plus souvent d'au moins 20 ans et ne dépassant pas 48 à 50 ans [3].

Le développement du thorax ne paraît pas aussi rapide et par conséquent aussi nécessaire chez l'homme des régions tropicales que chez celui des pays tempérés ou froids. Des remarques faites sur notre groupe le plus nombreux, celui des Hindous, nous ont permis de constater que de 18 à 25 ans,

donien et le Spartiate mourant. La poitrine du dernier était plus bombée (Voir *Bulletin de la Société d'anthropologie de Paris*, 1860, t. I, p. 307).

M. Jouvencel a fait des remarques analogues à celles de M. H. Martin, dans son *Histoire de France*, sur les cuirasses portées par les Français et par les Prussiens pour protéger la poitrine ; les premières étaient bombées par devant, les secondes aplaties dans le même sens. (Voir le même recueil 1861, p. 465. *Discussion sur le cerveau*).

[1] Ces données prouvent que les races tropicales ont une circonférence thoracique plus faible que les races européennes. (Topinard, 2e édit., p. 418) ; elles confirment ces lignes de M. de Quatrefages (*Espèce humaine*, p. 293) : Par suite de la forme du sternum, du plus ou moins de courbure des côtes, la cage thoracique est généralement large et effacée chez le blanc, étroite et proéminente chez le nègre et chez le Boschiman.

[2] *Les races humaines et leur part dans la civilisation*. Paris, 1860, p. 22.

[3] Voir Michel Lévy, t. I, p. 193. *Idiosyncrasie thoracique.*

le périmètre thoracique n'augmentait que de 5 centimètres. Allaire a pu relever une augmentation de 10 et 11 centimètres pour la même période chez un groupe de soldats.

Ce fait ne doit pas surprendre, il tient à ce que la respiration est moins active, ainsi que nous allons pouvoir le constater, chez les habitants des pays chauds. La gymnastique continue du thorax semble être une des causes de son développement, l'emploi plus soutenu et fréquent d'un organe fortifie peu à peu cet organe, le développe, l'agrandit et lui donne une puissance proportionnée à la durée de cet emploi. Les recherches expérimentales du major Hammersley et du docteur Abel ont confirmé la chose pour la fonction respiratoire[1].

— Pour résumer, nous disons : le thorax est d'une façon générale moins développé chez l'homme des régions tropicales Les Chinois et les mulâtres observés dans les Antilles se rapprochent seuls, pour l'ampleur de la poitrine, des habitants des régions tempérées.

Coindet était arrivé, dans ses études sur le Mexique, en prenant des mesures sur les Indiens, les Mexicains et les Européens, à des données analogues; suivant ce savant, les Européens se présenteraient toujours avec une cage thoracique plus large que celle de leurs voisins[2].

— L'énergie respiratoire est-elle en rapport avec le volume de la poitrine ? Les mouvements respiratoires suppléent-ils à la capacité moindre? Ces deux questions demandent un examen détaillé.

Bien que l'on puisse admettre qu'il est impossible de trouver dans l'économie un appareil dans lequel l'énergie fonctionnelle soit plus rigoureusement liée à l'état des organes, bien qu'il soit permis d'avancer que les sujets qui ont la poitrine la plus large et la plus développée ont les poumons les plus volumineux, il nous semble préférable de contrôler les mensurations par les données spirométriques[3].

[1] Voir in *Gazette hebdomadaire*, 1877, l'article *Anthropométrie médicale*, déjà cité.

[2] Cette appréciation basée sur des recherches numériques diffèrent complètement de celle que d'Orbigny et Jourdanet ont soutenue.

[3] Le spiromètre dont nous nous sommes servi était le spiromètre à boule de caoutchouc de Boudin. (Voir *Description :* art. *Caoutchouc du Nouveau Dict. de méd. et chirurg. prat.*, t. VI, p. 266, ou dans *Nouveaux éléments de pathologie générale* de Bouchut. 2e édit. p. 873). Nous prenions la précaution de placer

Les Hindous, examinés à plusieurs reprises, avaient un pouvoir respiratoire[1] moyen de 2900 à 3080 centimètres cubes. Le chiffre le plus élevé fut de 3700, mais la plupart des données prises sur trois groupes ne dépassèrent pas 3000. Les sujets de haute taille, à périmètre thoracique développé, eurent les pouvoirs les plus étendus.

En réunissant les chiffres des sujets examinés à la Martinique, à la Guadeloupe, à Chandernagor et dans le golfe du Bengale, nous trouvâmes :

2951 pour les sujets qui avaient un périmètre de 0^{m},81.
3047 pour — — 0^{m},82.
3082 pour — — 0^{m},84.

Cette capacité vitale était bien au-dessous de celle relevée par Hutchinson sur des Européens, par Lane Fox sur ses miliciens, puisque le premier observateur constatait :

3500 chez 11 sujets ayant en moyenne 0^{m},75 de tour de poitrine.
3856 — — 0^{m},87 —
le second 3719 chez les miliciens qui avaient 0^{m},86 —

Les chiffres paraîtraient plus élevés chez les Européens si nous rapprochions les groupes en ne tenant compte que de la taille, puisque nous avons déjà fait remarquer que le thorax était plus développé, pour une taille donnée.

La spirométrie était donc moins étendue chez les Hindous,

près du nez de notre sujet un tampon de ouate de façon à diminuer le débit de l'air par cette ouverture au moment de l'expiration ; cette précaution était indiquée par la largeur de l'ouverture nasale antérieure chez le plus grand nombre des hommes de races tropicales. (Voir *De la morphologie du nez*. Topinard, in *Bulletin de la Société d'anthropologie*, 1873.) L'expiration dans la vessie spirométrique avait lieu après une ou deux grandes inspirations effectuées debout, la tête un peu renversée en arrière, le cou dégagé de toute entrave. (Voir *Arch. générales de méd.*, 1857, p. 240. Lois données par Hutchinson.)

Voir aussi M. Lévy, t. I, *l. c.*, p. 193-194.

[1] Nous avons indistinctement appelé la donnée fournie par le spiromètre : numéro spirométrique, pouvoir respiratoire, capacité pulmonaire ou vitale, bien qu'elle n'indiquât que la capacité respiratoire vitale. Ainsi que le dit M. Lévy, l'expression de pouvoir respirateur serait la moins vague, puisque nous avons dans l'acte respiratoire : une quantité d'air qui reste confinée dans les poumons pendant la vie et après la mort — air résidual — ; une quantité d'air qui reste dans les poumons pendant les expirations ordinaires — air réservé — ; l'air qui circule dans la respiration normale ; l'air que peut faire pénétrer une inspiration forcée. — Le pouvoir respiratoire n'a d'influence que sur les trois derniers termes.

il en était de même chez les Cochinchinois qui, avec un périmètre de 0m,79, avaient un pouvoir respiratoire de 3040 centimètres cubes, chiffre de beaucoup inférieur à celui relevé chez les personnes examinées par Hutchinson et qui avaient un périmètre de 0m,75.

Les Chinois, avec un périmètre de 0m,86, présentaient un pouvoir respiratoire moyen de 3465, un chiffre maximum de 4000 et plusieurs données de 3500; mais la moyenne ne put dépasser les 3465 centimètres cubes restant au-dessous de celle relevée par Hutchinson sur les sujets ayant 0m,87 (c'est-à-dire 3850).

Les nègres du Sénégal, avec un tour de poitrine de 0m,86, atteignirent, au spiromètre, le chiffre moyen de 3050, avec un maximum de 3500. Les noirs du Congo, avec un périmètre moindre, 0m,84, ne purent arriver qu'à 2810, quoique le maximum fût aussi 3500.

Les Africains transportés à la Martinique et les noirs nés dans la colonie avaient une moyenne de 3340. Un groupe de sujets qui avait en moyenne 0m,87 de tour de poitrine dépassait et arrivait à 3478, chiffre encore au-dessous de ceux de Hutchinson et de Lane Fox.

Les mulâtres, dont le thorax se rapprochait le plus de celui des Européens pour la forme et pour le volume, atteignaient une moyenne de 3535, avec des chiffres souvent élevés.

Le résumé de toutes ces moyennes donne un numéro spirométrique de

2951	pour	l'Hindou dont le périmètre	thoracique moyen	est	0m,81
3040	—	le Cochinchinois	—	—	0m,79
3465	—	le Chinois	—	—	0m,86
3050	—	le Sénégambien	—	—	0m,86
2810	—	le Congo	—	—	0m,86
3340	—	le Noir des Antilles	—	—	0m,86
3535	—	le Mulâtre des Antilles	—	—	0m,87

Ces hommes avaient donc, pour des périmètres de 0m,79 à 0m,87 des pouvoirs respiratoires de 2810 à 3535 centimètres cubes, chiffres au-dessous de ceux relevés par Hutchinson en Angleterre, et par nous sur les Européens vivant dans les régions chaudes.

— Pour des circonférences thoraciques égales, les hommes de race africaine et de race mongolique ont une spirométrie moindre que les hommes des régions tempérées. Sarkes avait entrevu ce fait, puisqu'après recherches dans l'Inde, ce savant concluait à une diminution de la fonction respiratoire chez les indigènes[1]. Quelques groupes d'hommes à thorax développé, Chinois et nègres des Antilles, possédent des sujets à périmètre thoracique ample et à pouvoir respiratoire élevé. Plusieurs asiatiques ont des périmètres de $0^m,89$ avec une spirométrie de 4300, des hommes de couleur noire des tours de poitrine de $0^m,91$ avec un numéro spirométrique de 3950. Ces chiffres, plus forts que ceux relevés chez les hommes d'Europe et égaux à ceux des militaires examinés dans les régions tropicales, n'empêchent pas les moyennes d'être fort basses et de rentrer dans la loi commune.

Le pouvoir respiratoire est donc moindre chez les hommes des régions chaudes. Le fait observé se retrouve-t-il chez les blancs créoles?

Les tableaux de Coindet ont montré que l'Indien, le métis et l'Européen créole des plateaux de l'Anahuac avaient une spirométrie peu différente, que le créole était même au-dessous de l'Indien. Les Français venus pour vivre momentanément près de ces indigènes avaient un pouvoir respiratoire plus grand, ainsi que les chiffres suivants l'indiquent :

Age moyen	Sujets	Spirométrie
19.8	5 Français arrivés depuis quelque temps.	6320^{cc}
21.0	5 Blancs créoles	6010^{cc}
20 8	5 Indiens	6110^{cc}
21.4	5 Métis.	6060^{cc} [2]

Quatre créoles examinés par nous à la Martinique, en 1874, avaient :

Un commerçant	de 25 ans	pour un périmètre de	$0^m,84$	3650^{cc}
—	de 33 ans	—	$0^m.84$	3600^{cc}
Un colon	de 36 ans	—	$0^m,86$	3500^{cc}
Un magistrat	de 36 ans	—	$0^m,82$	3500^{cc}

ce qui fait une moyenne de 3,527, chiffre peu élevé, à peu près le même que celui des mulâtres.

[1] Voir *Arch. de méd. navale*, juin 1872, p. 430.

[2] Voir *Recueil des Mémoires de méd. de chirurgie et de pharm. militaires* 1868, p. 290.

Cette moyenne est bien faible, comparée à celles de beaucoup d'Européens observés, peu de temps après leur arrivée dans les latitudes chaudes. Les soldats d'infanterie avaient seuls un chiffre analogue : 3,454, mais les disciplinaires atteignaient 3,660, les artilleurs 4,176 et les matelots près de 4,000[1]. Chez beaucoup de ces hommes on relevait des pouvoirs respiratoires de 5,000 et plus, ce que l'on ne pouvait obtenir chez les indigènes.

La supériorité de l'Européen paraît se faire sentir non seulement sur l'homme fait, mais encore chez les sujets au-dessous de vingt ans. Deux groupes de sujets de quatorze à dix-huit ans furent comparés ; les indigènes avaient une moyenne de 2,400, les nouveaux arrivés 2,700 à 2,800.

La respiration normale ou moyenne[2] est également plus basse chez l'homme des régions chaudes, tandis que les Européens examinés ne descendaient que rarement au-dessous de 3,000, les autres avaient :

L'Hindou	2180 à 2200
Le Cochinchinois	2100
Le Chinois.	2300
Le Sénégambien	2060
Le Congo	2000 à 2100
L'homme de couleur des Antilles . .	2200 à 2500

Cette supériorité, sensible surtout dans les groupes un peu nombreux, se maintient un assez long temps, ainsi que nous le verrons plus loin, quand nous ferons le parallèle des indigènes et des Européens.

— La mécanique respiratoire est-elle la même dans ces deux groupes ? Nous pouvons répondre non, puisque le jeu de la poitrine, c'est-à-dire la différence entre les deux circonférences mesurées pendant l'inspiration et pendant l'expiration, est moindre chez les hommes de couleur, ainsi que nous avons pu le constater et que M. Gould l'a reconnu. Le tableau ci-après donne cette différence en centimètres de longueur dans la première colonne, et le volume en centimètres cubes de la capacité thoracique auquel elle correspond dans la seconde.

[1] Voir chap. III : données relevées sur les Européens.

[2] Nous nommons ainsi la respiration ordinaire, celle qui consiste à expirer dans la vessie spirométrique sans grand effort, après avoir fait une inspiration moyenne.

Chinois	$5^c,0$	$32^{cc},2$
Hindous	$4^c,0$	$25^{cc},7$
Nègres (Gould)	$4^c,1$	$26^{cc},4$
Nègres	$4^c,6$	$30^{cc},0$
Mulâtres (Gould)	$4^c,0$	$25^{cc},7$
Mulâtres	$4^c,2$	$36^{cc},5$

Dans les mêmes conditions des soldats américains accusaient, suivant M. Gould, $6^c,9$ correspondant à un volume de $44^{cc},5$, des marins $6^c,3$ correspondant à $44^{cc},4$.

Le chiffre des mouvements respiratoires est, par contre, plus élevé chez l'homme des pays chauds, il peut même paraître exagéré et se tenir aux environs de trente respirations à la minute.

Des Hindous examinés à plusieurs reprises, dans l'Inde et aux Antilles, formaient une moyenne de 25,6, donnée en rapport avec celles de Roubaud qui relevait chez le Toulkou 21, chez le Dravida 22 et chez le Mounda 21 [1]. Les nombreuses observations faites sur ces coolies, nous montrèrent une respiration le plus franchement abdominale, se faisant par expansion lente ou brusque, du ventre en avant et sur les côtés, quelquefois aussi par une inspiration profonde suivie d'une prompte expiration.

Le diagramme ci-contre indique la différence qui existe dans le rythme respiratoire entre ces hommes et l'Européen ; il parle plus aux yeux que ne pourrait le faire une description détaillée. L'expansion de la paroi abdominale semble se faire lentement pour l'entrée de l'air dans le thorax, l'inspiration paraît filée, l'expiration est moins longue (Planche II).

Nous avons essayé de figurer la chose en donnant la courbe de plusieurs mouvements respiratoires et en la rapprochant de celle qui a été relevée sur les hommes d'Europe. Cette courbe supposée, c'est-à-dire construite sans l'aide de l'anapnographe, explique ce que l'on constate chaque fois que l'on examine un homme de couleur, sans que son attention soit éveillée. Le thorax a l'air immobile, il se développe lentement; un retour brusque de la partie inférieure et un aplatissement de la paroi abdominale antérieure montrent que l'air est chassé et qu'une expiration sensible a succédé à une inspiration lente et peu appréciable (Planche III).

[1] Voir Roubaud, *l. c.*, p. 11.

Les Cochinchinois avaient également 23,7 mouvements en moyenne. La respiration était un peu moins abdominale ou ventrale, mais on ne pouvait constater un type costo-inférieur bien franc.

Pl. II.

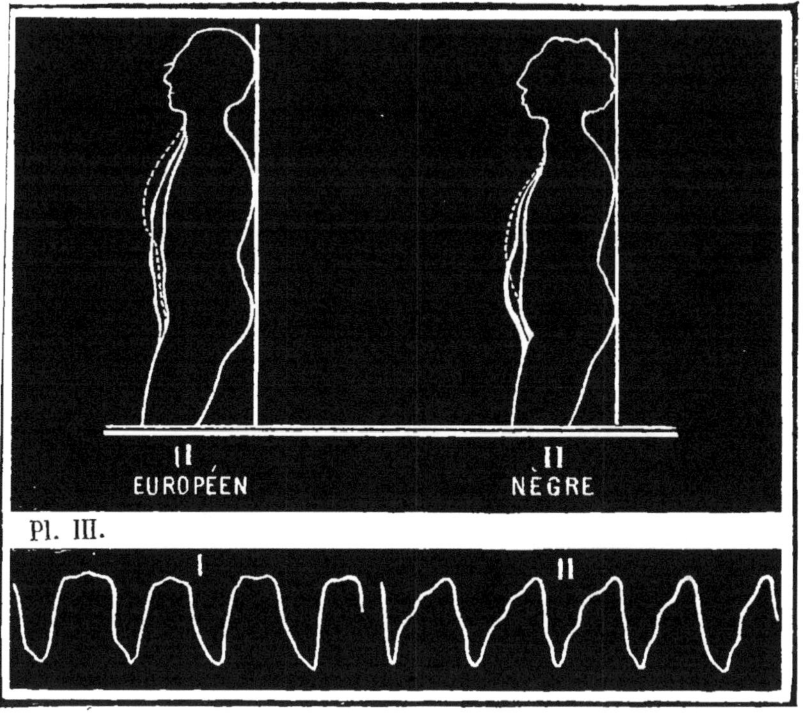

PLANCHE II. — Diagramme de la respiration chez l'européen et chez le nègre.

PLANCHE III. — 1. Graphique respiratoire de l'européen (d'après Marey.)
2. Graphique respiratoire de l'homme des régions tropicales.

Chez les Chinois la moyenne était de 22,4, la respiration paraissait plus thoracique, bien que les muscles abdominaux entrassent beaucoup en jeu. L'inspiration et l'expiration semblaient plus vives que dans le groupe précédent.

Les noirs du Sénégal avaient 22 à 23 mouvements respiratoires par minute, ceux du Congo le même chiffre, ceux des Antilles 24 à 25. La respiration franchement abdominale chez les sujets de la côte africaine, l'était moins chez les personnes observées aux Antilles.

L'ensemble de tous ces chiffres donne une moyenne de 23,6

pour 346 personnes observées à plusieurs reprises et dans les conditions les plus ordinaires de l'existence. La moyenne relevée par Roubaud sur les Hindous, se rapproche de la nôtre, celle prise sur les Annamites par Mondière est un peu moins élevée — entre 20 et 21.

Les respirations sont donc plus fréquentes chez les hommes de races tropicales, vivant aux pays chauds, que chez les sujets des pays tempérés. La fréquence est de 21-23 chez les premiers, elle est de 16-18 seulement chez les seconds[1].

— Quelle est l'influence du moment de la journée sur la fonction respiratoire? Des observations nombreuses ont permis de constater que la spirométrie était plus élevée le matin et le soir que dans l'après-midi, chez les Hindous, les Chinois et les Africains.

Le nombre des mouvements respiratoires était au contraire plus élevé dans l'après-midi que le soir.

Ainsi les Hindous avaient	le matin une spir.	de	3002	et	20.7	respir.
—	vers midi	—	2902	et	22.1	—
—	vers 4 h. soir	—	2987	et	23.4	—
—	vers 6 h. soir	—	3080	et	21.7	—
Les Chinois avaient	le matin	—	3300	et	22.8	—
—	vers 5 h. soir	—	3170	et	23.8	—
Les Africains avaient	le matin	—	3260	et	23.0	—
—	vers midi	—	3200	et	23.8	—
—	le soir	—	3170	et	24.2	—

— Quelle est l'influence de la saison? La saison chaude diminue la spirométrie et la saison fraîche l'élève chez le plus grand nombre des sujets.

Des Hindous qui avaient 2,951 dans la saison chaude, atteignent 3,000 dans la saison fraîche.

Des Cochinchinois passaient de 3,040 à 3,100 ; des Chinois, de 3,200 à 3,500 ; des Sénégambiens, de 3,005 à 3,100 ; des Congos, de 2,890 à 3,230 ; des Martiniquais, 3,207 à 3,300.

Les Hindous furent donc les seuls que la saison fraîche laissa avec un pouvoir respiratoire peu élevé ; tous les autres groupes, sous l'influence d'une température plus basse, virent leur spirométrie devenir plus forte.

La mécanique respiratoire fut moins modifiée, le nombre des mouvements varia fort peu ; il passa de 22,8 à 24,1 chez

[1] Voir Beaunis. *Nouveaux éléments de physiologie humaine*, p. 571.

les Africains de Sénégambie, mais il resta à 23 chez ceux du Congo. Les chiffres relevés chez les Chinois donnèrent une moyenne de 22,2 à 22,6 dans les deux saisons.

Le résumé de cet ensemble de recherches est que la spirométrie est moins élevée chez les sujets de races tropicales et que la fréquence des mouvements respiratoires est plus grande.

2° *Circulation.* — L'état du sang, la forme et la fréquence du pouls ont été fort peu étudiés dans la gamme des races humaines[1]. Quelques auteurs ont bien porté leur attention sur ce point, mais les données relevées par eux sont loin de former un tout satisfaisant. Les travaux ne donnent le plus souvent que des appréciations d'ensemble.

Le Dr Benvenisti de Padoue a essayé de comparer le système circulatoire chez les hommes de races différentes. Ce savant a prétendu que la race blanche devait être appelée race artérielle, la race nègre veineuse, hépatique, la mongolique lymphatique glandulaire[2]. Les recherches de Pruner-Bey ont confirmé l'observation sur le système veineux de la race nègre qui serait fort étendu, elles ont également appelé l'attention sur les flexuosités nombreuses des petites artères chez les mêmes hommes[3].

On peut joindre à ces faits quelques remarques sur l'état du sang que l'on a trouvé contenant peu d'albumine, chez les Arabes des deux sexes (Fegneux[4]), que l'on a reconnu pâle, séreux, menaçant d'épanchement le tissu cellulaire et les cavités splanchniques chez les Hindous[5]. Ces renseignements confirmés par Roubaud et par quelques médecins militaires expliquent la prédisposition aux maladies qui ont pour caractère un appauvrissement du sang, soit dans ses éléments solides (globules), soit dans tous ses éléments[6], mais ne donnent aucun renseignement précis sur la physiologie, sur la constitution exacte du liquide.

[1] Topinard, 2e édit., p. 415.
[2] Voir *Bulletin de la Société d'anthropologie*, 1873, p. 231.
[3] Voir *Mémoire sur les nègres*.
[4] Voir *Arch. de méd. navale*, 1865, p. 508.
[5] Voir Huillet. *Hygiène des blancs, des mixtes et des Indiens à Pondichéry* et *Topographie médicale de Pondichéry*, in *Arch. de méd. navale*, 1867.
[6] Voir Roubaud. *Relation médicale d'un voyage d'émigrants indiens*, 1868, p. 46-47.

La forme du pouls a été quelquefois indiquée. Le Dr Gestin, dans une thèse sur le Sénégal[1], cite une grande lenteur dans la circulation coïncidant avec une plus grande force dans les pulsations artérielles. Dans ses recherches sur les habitants de l'Inde française le Dr Huillet fait remarquer que le pouls des Hindous est mou, peu vigoureux, quelquefois intermittent[2].

La fréquence fut l'objet d'études plus étendues. Dans les travaux de Pruner-Bey[3], de Roubaud, dans l'*Anthropologie* de M. Topinard, on peut relever les chiffres des pulsations chez les nègres, les Hindous, chez les Javanais, les Nicobariens, les Polynésiens, les Chinois. On trouve chez

1505 Nègres (Gould).	74.0	
.... Nègres (Pruner-Bey)	60.0	— 70.0
708 Mulâtres (Gould).	76.9	
.... Hindous (Roubaud).	82.0	
24 Chinois (Novara).	77.0	
54 Nikobariens (Novara). . . .	77.0	
... Annamites (Mondière). . . .	82.0	

Les moyennes dans ces groupes sont comprises entre 67 et 82, le plus grand nombre des données étant à 77 ou aux environs.

— L'examen de nombreux tableaux dressés avec des chiffres pris à la Martinique, à Chandernagor et dans le golfe du Bengale, montre une fréquence de 84 à 87 pulsations chez les Hindous. Le pouls est en général élevé, les battements peuvent bien descendre au-dessous de 60, même à 58, comme nous l'avons observé, mais ils sont le plus souvent au-dessus de 80 avec des maxima allant au delà de 100.

La moyenne de 85 pulsations se rapproche de celle de Roubaud comptant 80 chez le Toulkou, 80 chez le Mounda, et 86 chez le Dravida[4].

Les Cochinchinois que nous examinâmes avaient un peu moins, en moyenne 81 pulsations, chiffre analogue à celui relevé par Mondière chez les Annamites, c'est-à-dire 82.

Les femmes de même race, suivant cet observateur, auraient 96.

Les Chinois avaient un pouls moins rapide, dépassant rare-

[1] Thèse intitulée : *De l'influence des climats chauds sur l'Européen*, p. 20.
[2] *Arch. de méd. navale*, 1867, *l. c.*
[3] *Mémoire sur les nègres*, p. 311 surtout.
[4] *Arch. de méd. navale*, 1869, p. 11.

ment 100 pulsations, et se tenant en moyenne entre 70 et 80. Le chiffre de 78,6, moyenne générale, était proche de celui donné par M. Topinard pour 26 Chinois, c'est-à-dire 77. Si nous joignons à ces moyennes celle des neuf Javanais examinés par l'expédition de *la Novara* et qui était de 84, celle de 34 Nicobariens sur lesquels on releva une fréquence de 77 pulsations, on voit que la fréquence est chez les hommes d'Asie entre 77 et 85, qu'elle oscille entre ces deux données moyennes au lieu d'osciller entre 70 et 80 comme chez les hommes des pays tempérés.

— Les sujets de race africaine ou noire avaient des chiffres semblables : les nègres du Sénégal 79, ceux du Congo entre 79 et 80, ceux des Antilles 80 à 85. La fréquence était très grande chez un grand nombre des derniers, mais les chiffres les plus communs étaient aux environs de 80. Le pouls des Africains serait donc plus élevé que Pruner-Bey l'a observé en Egypte, puisque cet observateur dit qu'il ne bat que 60 à 70 fois à la minute[1].

Les chiffres réunis par ce dernier savant parlent d'une plus grande fréquence chez la femme noire et d'une grande accélération du pouls chez les jeunes sujets qui auraient de 74 à 96 pulsations. Beaucoup de données relevées par nous confirment cette assertion.

On peut donc répéter que dans ces groupes le pouls oscille, à la période moyenne de la vie, entre 77 et 86 pulsations, chiffres plus forts que les données physiologiques de nos contrées. — Les extrêmes observés dans les tableaux furent :

	Maxima	Minima
Noirs du Sénégal.	96	64
— du Congo	102	68
— des Antilles	110	76
Hindous	110	68
Chinois.	100	70
Cochinchinois	92	63

Les chiffres les plus élevés furent enregistrés d'une façon générale chez les hommes les plus jeunes, les plus bas chez les sujets d'un âge assez avancé.

[1] *L. c.*, p. 311.

— Peut-on établir un rapport entre le nombre des respirations et celui des pulsations chez ces hommes ?

L'Hindou	avec	23	respirations à	85	pulsations ;	rapport	3.69
Le Cochinchinois . .	—	23	—	81	—	—	3.51
Le Chinois.	—	22	—	78	—	—	3.54
Le Sénégambien . .	—	23	—	79	—	—	3.43
Le Congo	—	23	—	79	—	—	3.43
Le Nègre des Antilles	—	25	—	88	—	—	3.56

Le rapport entre le nombre des respirations et celui des pulsations est compris entre 3,43 et 3,69. La moyenne générale 3,52, donnée par le groupe complet, est peu éloignée de celle que le Dr Marcé a relevée chez l'adulte de nos contrées, c'est-à-dire 3,55[1].

Ce rapprochement ne permet-il pas de dire que les rapports normaux entre la respiration et la circulation ne varient pas d'une race à une autre dans les conditions ordinaires de la vie. Ces chiffres prouvent que le rapprochement entre les deux fonctions proposé comme mesure de l'état physiologique par Petit-Radel, Double, Ch. Hooper, Marcé[2], peut servir à la pathologie des races tropicales.

Il est bon toutefois de faire remarquer en passant qu'avant l'âge de vingt ans, les rapports peuvent varier en moins ou en plus, descendre à 3,20 ou monter à 4. On ne peut donc appliquer cette observation qu'aux sujets d'âge adulte[3].

— Quelle est l'influence du moment de la journée et de la période de l'année?

Le chiffre des pulsations est moins élevé le matin que le soir chez le plus grand nombre des sujets. Un groupe de 45 Africains avait une moyenne de 70 pour la matinée et de 73 pour la soirée; un autre groupe de 10 Hindous avait 76 à 80 pulsations avant 10 heures du matin, 90 et même plus, dans la seconde partie du jour. Le chiffre maximum était vers 4 heures du soir.

L'influence de la saison étudiée sur les deux mêmes groupes se traduisit par une augmentation pour la saison chaude et une

[1] *Arch. générales de méd.*, 1855, surtout p. 65. *Recherches sur les rapports numériques qui existent chez l'adulte à l'état normal et à l'état pathologique entre le pouls et la respiration.*

[2] Voir *Travail de Marcé*, *l. c.*, p. 76-79.

[3] *L. c.*, p. 79.

diminution pour la saison fraîche. Les Sénégambiens qui avaient en moyenne 79 pulsations au moment des fortes chaleurs n'avaient que 76,8 dès que les fraîcheurs étaient nettement établies. Les Hindous présentaient des chiffres analogues.

— La forme du pouls, plus difficile à saisir, ne pouvait être donnée que par le sphygmographe[1]. Appliqué aux Hindous, l'instrument fournit des tracés avec une ligne d'ascension plus ou moins oblique indiquant une amplitude plus grande que chez l'Européen. La hauteur variait de 3mm1/2 à 14mm. Les tracés les moins amples avaient une ligne d'ascension oblique avec un sommet assez acuminé et deux ondulations dans la ligne de descente (tracés 1, 2, 3, 8). Les tracés les plus amples montraient une ligne ascensionnelle plus verticale suivie d'une ligne de descente se faisant plus ou moins brusquement avec dicrotisme ou avec plusieurs ondulations (tracés 5, 6, 9, 10, 11).

Dans beaucoup de ces figures on pouvait constater un débit du sang assez large indiqué par la ligne d'ascension, une tension peu élevée indiquée par la ligne de descente, une élasticité assez grande des parois du vaisseau (surtout dans les tracés 6, 7, 11).

Quelques-uns de ces tracés présentaient des intermittences (tracés avec astérisques). Le sphygmographe relevait ce qu'avait remarqué le Dr Huilliet. Dans son étude sur Pondichéry, cet observateur avait signalé une circulation sans vigueur, un pouls avec des intermittences (tracés 12, 13, 14).

Les tracés sphygmographiques des Cochinchinois se rapprochaient de ceux des Hindous pour la forme, mais ils étaient plus amples. Les lignes ascensionnelles de 8 à 9 millimètres étaient communes (tracés 4, 5, 6, 7). Dans les tracés les moins grands l'ascension était un peu oblique, la descente le plus souvent dicrote ou polycrote (tracés 1, 2, 3). On retrouvait le peu de tension des tracés pris sur les Hindous et les signes d'une élasticité assez grande des parois vasculaires. Les intermittences ne se montraient point.

[1] Nous avons employé le sphygmographe de M. Marey en prenant toutes les précautions possibles. Notre désir était de connaître la forme générale du pouls, sa tension.... Nous ne nous sommes jamais préoccupé de détails trop particuliers, ces détails pouvant provenir de l'application rapide de l'instrument et des difficultés rencontrées dans certains cas.

Chez les Chinois on obtenait des tracés plus uniformément amples ; le dicrotisme faisait place le plus souvent à des ondulations nombreuses sur une ligne de descente plus ou moins lente. Le sphygmographe parvenait plus facilement à saisir la forme du pouls de ces Asiatiques que celui des Cochinchinois et des Hindous ; l'indication fournie, par le doigt placé sur le vaisseau, d'une pulsation plus forte, se retrouvait indiquée par l'instrument.

Ce premier groupe avait, en moyenne, le pouls moins fort que les hommes des pays tempérés. En était-il de même chez les Africains ?

Les Sénégambiens donnèrent des tracés variant entre 5 et 13 millimètres de hauteur, ainsi que l'indiquent nos figures. Les tracés amples étaient les moins fréquents. La ligne d'ascension le plus souvent très peu oblique (tracés 1, 4, 5, 6, 7), indiquait que le sang pénétrait largement dans les vaisseaux et faisait supposer que la tension y était peu considérable. Le sommet acuminé était suivi d'une ligne de descente dans laquelle un dicrotisme marqué confirmait le peu de tension. Cette seconde partie du tracé se montrait quelquefois avec plusieurs ondulations (tracés 3, 4, 5).

Il nous a semblé que l'on pouvait conclure de cet examen que le pouls de ces nègres avait une tension peu élevée. Les ondulations étaient probablement dues à l'élasticité du vaisseau conservée et peut-être exagérée.

Les tracés obtenus sur les nègres du Congo indiquaient une fréquence moindre que chez les noirs du Sénégal, mais plus d'amplitude, puisque des lignes d'ascensions atteignaient 14 et 15 millimètres (tracé 6). Ces dernières, plus obliques, accusaient un débit moins rapide du liquide sanguin, elles étaient suivies d'un sommet moins acuminé et d'une ligne de descente avec dicrotisme accusé ou avec polycrotisme, si nous pouvons nous exprimer ainsi (tracés 5, 6, 7). Il semblait dans le cas des trois ou quatre ondulations que le pouls, après une chute plus ou moins forte, voulait remplacer l'ondée de retour par plusieurs petites ondées. Là encore, la circulation parais-

Planche IV. — Péduction. $\frac{1}{2}$.

Première série. — Tracés sphygmographiques pris sur les Hindous.

Deuxième série. — Tracés sphygmographiques pris sur les Cochinchinois.

Pl. IV.

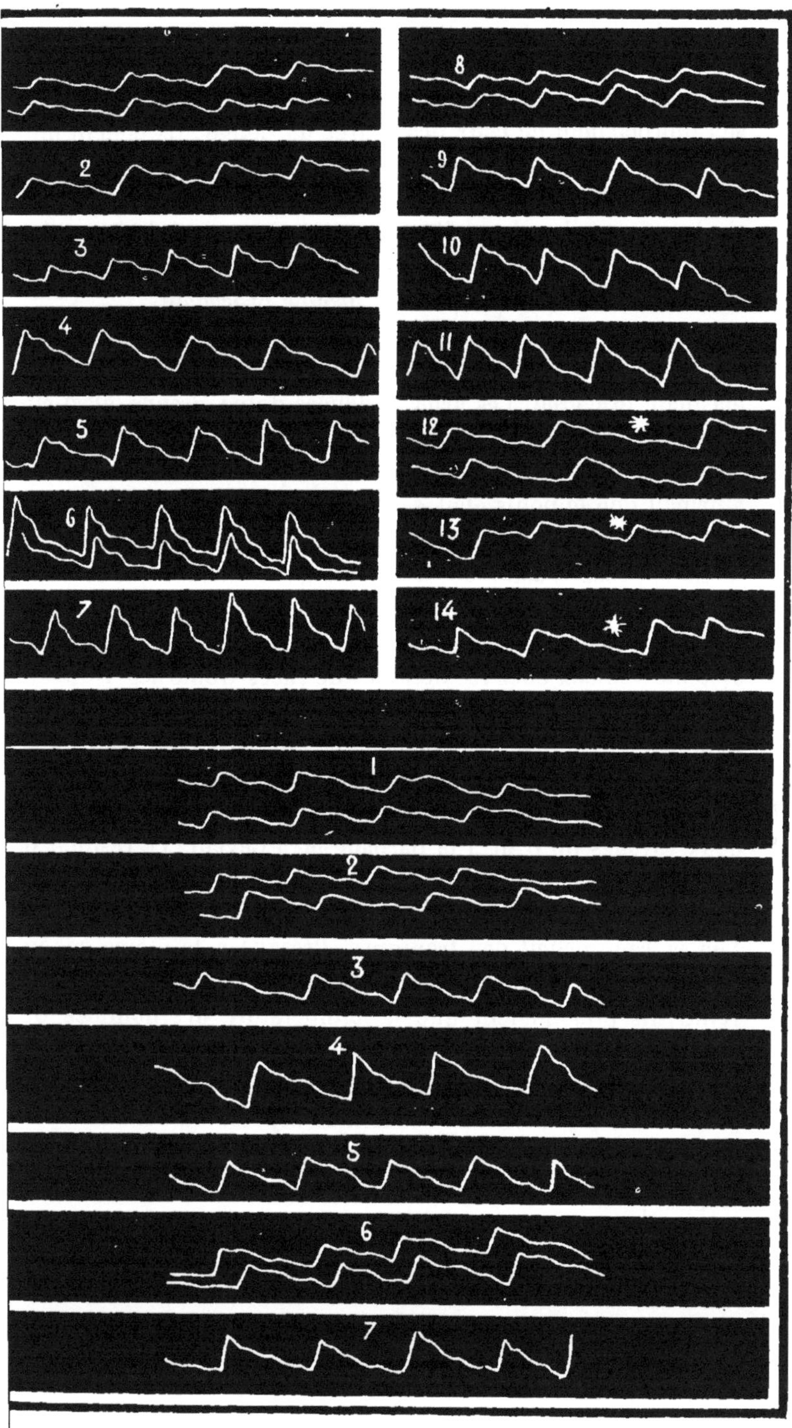

sait avoir une faible tension, quoique l'élasticité des parois du vaisseau fût manifestement conservée.

Les tracés sphygmographiques des nègres de la Martinique se rapprochaient de ceux des nègres du Congo; ils étaient plus amples d'une façon générale, quoique n'atteignant au maximum que 13 millimètres. Une ligne ascensionnelle plus verticale, une tendance manifeste au dicrotisme ou à la formation de plusieurs ondées sur la ligne de descente amenèrent aux mêmes conclusions que pour le groupe précédent.

Il semble que l'on peut ainsi résumer les observations prises sur ces groupes nègres : fréquence du pouls, tension diminuée, élasticité exagérée. Les artères douées d'une grande élasticité semblent contenir un liquide dont la tension est moindre.

Le fait avait été entrevu par Souty, puisque cet observateur affirmait que le pouls était sans résistance aux pays chauds et se laissait facilement déprimer. Cette opinion était complètement opposée à celle de M. Gestin qui soutenait que le pouls des noirs avait plus de force[1].

Nous ne connaissons pas de recherches suivies sur l'état du système veineux chez les hommes de races tropicales[2].

3° *Chaleur animale.* — La température du corps des hommes de couleur, vivant dans des milieux continuellement chauffés, a depuis longtemps attiré l'attention des observateurs. J. Davy fut un des premiers à s'occuper de la question dans deux voyages qu'il fit à la Barbade et à Ceylan. Le résultat de ses recherches fut que les races avaient des températures variant de quelques dixièmes de degré au fur et à mesure que l'on se rapprochait des tropiques. Presque à la même époque Chrisholm et Chalmers émettaient une opinion un peu différente; ils prétendaient que la température des hommes des pays chauds était à peu près celle des Anglais examinés chez eux, qu'elle était quelquefois inférieure.

Des observations ont été recueillies depuis, mais elles ne concordent pas encore toutes. Tandis que Pruner-Bey, Rattray....

[1] *L. c.*, p. 20.
[2] Voir *Arch. de méd. navale*, 1865, p. 505. Article de M. Chassaniol.

PLANCHE V. — Réduction $\frac{1}{2}$.

Première série. — Traces sphygmographiques pris sur les Chinois.

Deuxième série. — Tracés sphygmographiques pris surl es noirs de Sénégambie.

Pl. V.

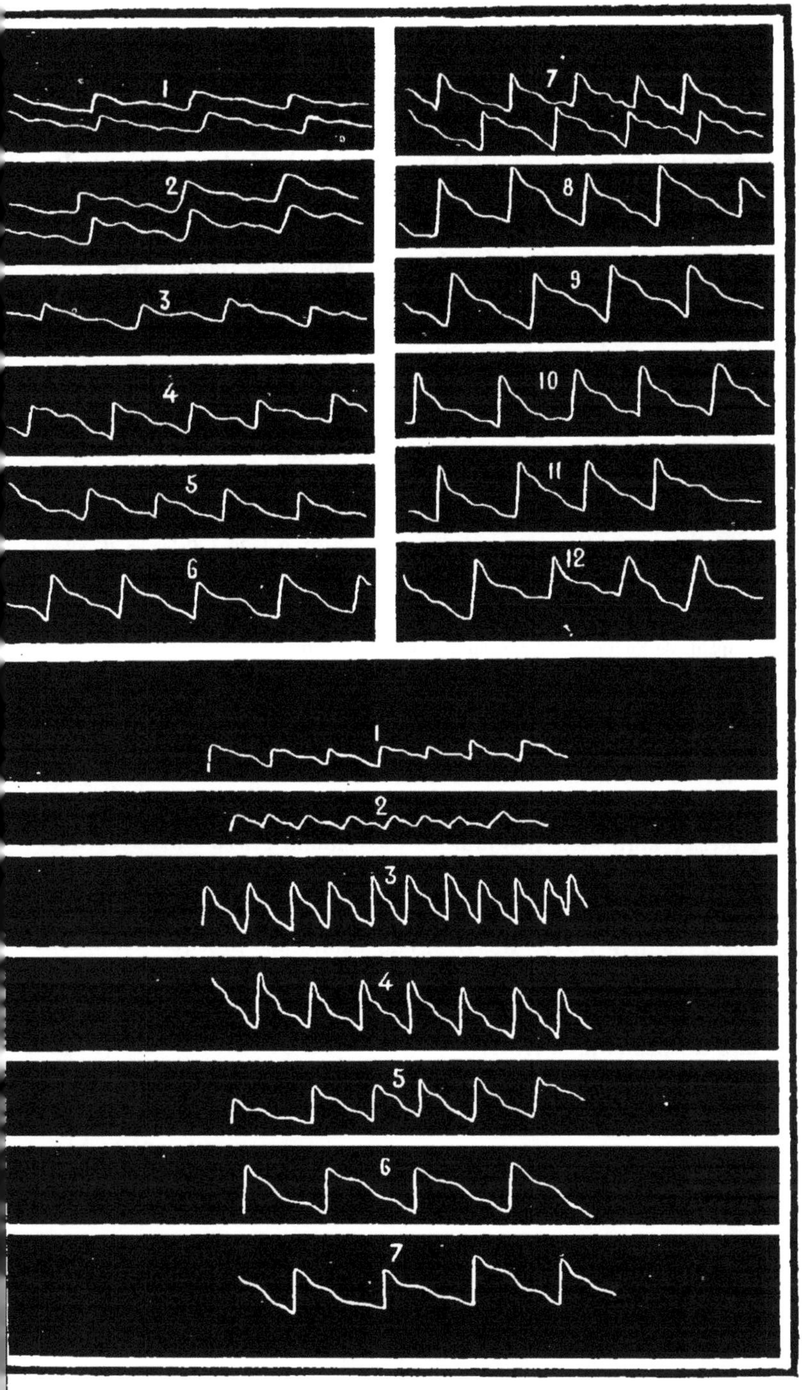

partagent l'avis de Davy, Livingstone, Thornley et Furnell sont d'un avis contraire. Après avoir vécu un long temps avec les Africains, le premier affirme que la température des indigènes lui paraît de deux degrés inférieure à la sienne[1]; les seconds soutiennent que les Hindous examinés à Madras avaient des températures également au-dessous de la moyenne obtenue chez les Européens[2].

Cette question demande donc de nouvelles recherches.

Examinons d'abord les chiffres recueillis par J. Davy à Ceylan[3], lorsque le thermomètre était placé dans la bouche des sujets.

Sujets observés	Température		Chaleur ambiante
2 Nègres de Madagascar	36.67	23.3	Ile-de France.
5 Hottentots de 25 à 40 ans. . . .	36.52	15.5	. . . . .
1 Nègre de Mosambique	37.22	23.3	Ile de France.
5 Nègres africains.	36.82	23.3	Kandy.
6 Singhalais de 8 à 50 ans	38.27	25.0 à 26.1	Colombo (Ceylan).
3 Kandiens de 24 à 30 ans	37.08	24.4	Ceylan.
2 Kandiens de 15 à 16 ans	37.12	24.4	—
3 Vaidas de 30 à 60 ans	36.76	25.5	—
6 Cipahis de Madras de 19 à 38 ans.	37.03	26.6	—
4 Malais de 17 à 35 ans	37.15	27.2	—
7 Métis singhalais de 10 à 17 ans.	38.15	25.0	—
4 Albinos de 12 à 17 ans.	38.57	25.0	—

La température dans la bouche des nègres oscillait entre 36.52 et 37.22 pour des températures de 15°.5 à 23° centigrades; celle des Hindous et des Malais entre 36.76 et 38.5 pour des températures de 25° à 27°.2.

La moyenne serait de 37.50 et plus pour le groupe d'hommes observés par Davy. Des Anglais examinés presque en même temps avaient 36.8 à 37.4.

La chaleur de la main était moins sensible chez quelques-uns de ces sujets. Ainsi :

[1] In *Travels, in South Africa*, p. 500.
[2] *The Lancet*. Mai et juillet 1878.
[3] In *Arch. générales de méd.*, 1827. Art. reproduisant *Edim. Philosophical Journ.*, oct. 1825 et janv. 1826.

PLANCHE VI. — Réduction $\frac{1}{2}$.

Première série. — Tracés sphygmographiques pris sur les noirs du Congo.

Deuxième série. — Tracés sphygmographiques pris sur les hommes de couleur des Antilles.

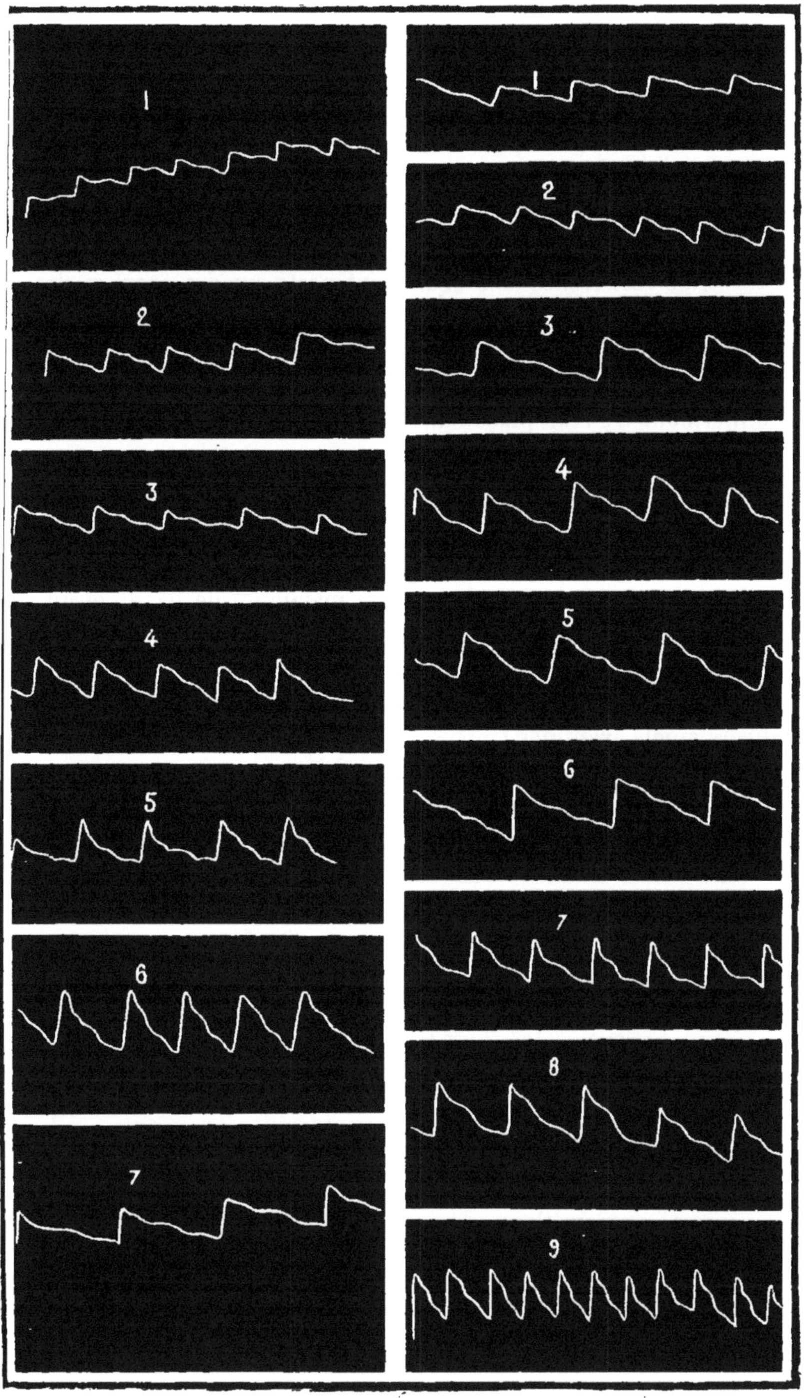

Pl. VI.

1

2

3

4

5

6

7

1

2

3

4

5

6

7

8

9

Sujets observés	Température	Chaleur ambiante
5 Nègres africains avaient . . .	36.67	23.3
3 Kandiens.	36.64	24.4
3 Védas	35.37	25.5
6 Cipahis	35.91	26.6
4 Malais.	36.59	27.2
7 Métis	37.33	25.0

La moyenne était dans les environs de 36.4.

— Nos recherches ont également porté sur des groupes de sujets de provenances différentes, les mêmes que ceux des tableaux précédents.

Les Sénégambiens examinés étaient au nombre de quinze ; le thermomètre était placé dans l'aisselle[1].

6 avaient	une	température	de 37.80 à 37.85
5	—	—	de 37.70 à 37.80
4	—	—	de 37.60 à 37.65

La moyenne était 37.70 avec un maximum de 37.85 et un minimum de 37.60.

Les nègres du Congo, moins nombreux, avaient également dans l'aisselle une température moyenne de 37.80. Sur les divers sujets examinés :

4 avaient	une	température	de 37.95 à 38.20
3	—	—	de 37.80 à 38.00
3	—	—	de 37.40 à 37.80

Le maximum était 38.20, le minimum 37.40.

La moyenne était la même chez les nègres et les mulâtres de la Martinique. Examinés au nombre de 14, ces sujets avaient :

5 avaient	une	température	de 38.00 à 38.20
2	—	—	de 37.90 à 38.00
7	—	—	de 37.50 à 37.90

Le maximum était 38.20, le minimum 37.50.

Les groupes de sujets africains réunis avaient une température moyenne oscillant entre 37.70 et 37.80, pouvant aller au delà de 38 et descendre à 37.40. Des écarts analogues à

[1] Les indications prises, en ce point, nous ont parues plus exactes que celles relevées sous la langue parce que les sujets inondent l'instrument de salive et ouvrent fréquemment la bouche pour respirer.

ceux signalés par Davy furent relevés; le chiffre maximum de nos tableaux, 38.50, fut semblable à celui constaté chez 4 albinos, 38.57.

La chaleur animale atteint donc un chiffre élevé chez ces hommes, la moyenne de la thermometrie restant aux environs de 37.80. La température est forte, non seulement dans l'aisselle et dans la bouche, mais dans les différentes parties du corps, ainsi que le montre le tableau suivant :

Températures du corps chez un jeune Africain de 21 ans :

Température	moyenne	37.70
—	de l'avant-bras (région antérieure)	36.40 [1]
—	du bras —	36.25
—	de la paroi abdominale	36.60
—	de la cuisse (région interne)	36.20
—	de la jambe —	35.10

— Les moyennes relevées chez les Asiatiques furent peu différentes.

Les Hindous observés à plusieurs reprises dans des atmosphères variant entre 27° et 30° centigrades avaient 37.85 avec un maximum de 38.50 et un minimum de 37.20.

Dans un tableau donnant les chiffres relevés sur 52 Hindous et comprenant 130 températures, nous avons constaté :

63	données au-dessus	de 38.00
8	—	de 38.00
24	—	entre 37.70 et 38.00
5	—	entre 37.50 et 37.70
30	—	entre 37.40 et 37.50

La moyenne se présente élevée; les chiffres dépassant 37.80 sont nombreux... tout indique que la température de ces hommes est beaucoup au-dessus des chiffres moyens relevés en Europe.

Les Cochinchinois avaient une moyenne un peu inférieure, 37.60. Sur quinze observations :

[1] Pour ces recherches, comme pour toutes celles que nous avons faites sur la température, nous nous sommes servi de thermomètres Fastré ou Alvergniat, par conséquent, de thermomètres de précision. Lorsque nous voulions prendre la température d'une partie superficielle nous mettions le thermomètre à plat, nous le recouvrions d'un morceau de liège concave habillé de flanelle et nous assujétissions le tout avec une bande de flanelle. (Voir pour le manuel opératoire. *Longet physiologie*, t. II, p. 491. *Chaleur animale*.)

2 seulement avaient	plus de	38.00
7	—	plus de	37.50
6	—	moins de	37.50

Le maximum était de 38.10, le minimum 37.50.

Les Chinois se rapprochaient davantage des moyennes précédentes, ils avaient 37.85 avec un maximum de 38.4 et un minimum de 37.4.

Sur les dix sujets examinés :

3 avaient	une température	de 38.00 à 38.40
5	—	—	de 37.50 à 38.00
2	—	—	de 37.40 à 37.50

Le groupe des sujets asiatiques avait donc une température moyenne oscillant entre 37.60 et 37.90, pouvant aller à 38.50 et descendre à 37.20.

Ces données sont presque semblables à celles des sujets africains.

Dans les deux groupes, les chiffres atteignent quelquefois chez les hommes jeunes un degré élevé, ainsi que d'Abbadie l'a observé chez les jeunes nègres. D'après Davy, le fait serait assez commun, puisque ce savant releva une température moyenne de 38.1 chez les enfants de couleur de Ceylan, et que nous avons constaté des températures avoisinant 38 chez des Sénégambiens et des Martiniquais de 10 à 17 ans. Un enfant de quatre ans examiné par Davy avait sous la langue 38.9.

— Le résumé de ces recherches est que chez l'homme de race tropicale et adulte, la température moyenne s'élève à 37,78.

L'Hindou.	de 24 à 30 ans	a une chaleur	de 37.85	dans l'aisselle.
Le Cochinchinois. .	—	—	de 37.60	—
Le Chinois.	—	—	de 37.85	—
Le Sénégambien . .	—	—	de 37.70	—
Le Congo	—	—	de 37.80	—
Le Noir des Antilles.	—	—	de 37.80	—

Cette moyenne est au-dessus de celle que l'on observe dans les pays tempérés, puisque, suivant Beaunis, la température de l'homme serait dans l'aisselle 37° (entre 36°,6 et 37°,4 maximum) pour les régions que nous habitons[1].

— Les effets produits par le moment de la journée ont une

[1] Beaunis. *Physiologie*, p. 707. *Température du corps humain.*

légère diminution dans la matinée, ainsi qu'on peut le constater par le tableau suivant pris sur 5 Africains :

Sujets	Ages	8 heures du matin	3 heures du soir
1	25 ans	37.50	37.70
2	28 ans	37.60	37.60
3	28 ans	37.70	37.80
4	30 ans	37.25	37.30
5	32 ans	37.40	37.80
	Moyennes	37.49	37.64

Les mêmes remarques peuvent être faites sur le tableau contenant les données relevées sur 5 Hindous :

Sujets	Ages	8 heures du matin	3 heures du soir
1	22 ans	37.80	38.00
2	24 ans	37.85	37.92
3	24 ans	38.20	38.45
4	28 ans	37.60	37.60
5	30 ans	37.60	37.70
	Moyennes	37.81	37.93

La température du corps est plus élevée le soir, au moment où la chaleur ambiante est la plus forte ; mais les différences entre les chiffres pris aux deux moments de la journée sont moins marquées que chez des Européens examinés dans les mêmes conditions.

Les saisons ont, ainsi que les moments du jour, une action manifeste; la période fraîche diminue un peu les moyennes. De 37.70 chez 15 Sénégambiens, le thermomètre tombe à 37.52, tandis que la chaleur ambiante passe de 28 à 23 centigrades. De 37.85 chez 9 noirs du Congo, il tombe à 37.50 pour le même écart. De 38.20, il tombe à 37.88 chez 20 Hindous passant d'une température de 30 à 22 centigrades.

Des remarques analogues ont été faites à Ceylan, par Davy, sur 6 sujets de 20 à 40 ans. La température sous la langue était de 37.06 quand la chaleur extérieure était à 20.25, tandis qu'elle atteignait 37.55 quand le thermomètre à l'extérieur était à 27,30. La température dans l'aisselle suivait les mêmes variations.

— Nous croyons pouvoir affirmer, après examen détaillé de

tous ces chiffres, que la température des hommes de races tropicales, à quelque moment du jour et de l'année qu'on la prenne, est plus élevée que la température de l'homme des régions tempérées.

4° *Digestion.* — Nos connaissances sur ce point de physiologie sont peu étendues ; cela tient à ce que l'alimentation varie d'une race à une autre, se modifie avec les exigences du climat et tend à produire des effets différents qui peuvent devenir permanents[1]. Sans pouvoir établir de règles précises, nous croyons pouvoir dire que le plus grand nombre des sujets de races tropicales, bien que paraissant efflanqués, possèdent un ventre en saillie qui empêche de délimiter nettement la taille[2]. Pruner-Bey, dans son Mémoire sur les nègres, a appelé l'attention sur ce point, signalant les parois abdominales plus flasques, plus lâches que chez le blanc européen. M. de Rochas partage cet avis et fait remarquer, dans son article NÈGRES du *Dictionnaire encyclopédique,* la prédominance des viscères abdominaux sur ceux que contient la cavité thoracique[3]. Nous avons pu constater la même disposition du ventre chez les Hindous ; ces hommes ont, ainsi que le disait Clavel[4], le ventre grand et la poitrine étroite. Chez beaucoup la projection de l'abdomen en avant est augmentée par la courbure lombo-sacrée très prononcée[5]. Il en est de même chez les Chinois originaires des parties sud du Céleste-Empire et chez les Annamites, dont le corps se présente trapu et large, avec une taille à peine indiquée[6].

Quelques mesures prises sur les groupes examinés par nous permettent de donner les chiffres suivants :

Les Hindous, qui avaient un périmètre de 0m,82, avaient un tour de taille au niveau de l'ombilic de 0m,92 ;

Les Cochinchinois 0m,79 avec 0m,90 ;

Les Chinois 0m,86 avec 0m,92-94 ;

Les nègres 0m,86 avec 0m,95-96[7].

[1] Topinard. 2e édit., p. 418. *Digestion.*

[2] Voir Topinard, *l. c.*, p. 419. Ce savant conseille de considérer la courbure lombo-sacrée.

[3] Art. *Nègres. Dict.*, 2e série, t. XII, p. 63.

[4] Clavel, *l. c.*, p. 22.

[5] Topinard, *l. c.*, p. 419.

[6] *Dict. encyclop.*, 1re série, t. XVIII, p. 221. Art. *Cochinchine.*

[7] Ces chiffres sont très variables, on le comprend sans peine.

Ces chiffres seraient plus accentués si nous donnions le mesures prises après les repas se composant d'une forte quantité de féculents, de légumes et de liquides... L'abondance exagérée ou l'insuffisance de la nourriture, le régime herbivore ou carnivore, tendent à accentuer ou à diminuer cette proéminence.

Quelques recherches ont montré qu'il existe sous les tropiques des populations remarquablement sobres et vivant exclusivement de substances végétales, sans que l'organisme souffre[1]. Les nègres africains, les Arabes, les Hindous, les Cochinchinois sont presque complètement végétariens, leur bromatologie est toute, ou presque toute, tirée du règne végétal. L'azote ne fait pas défaut dans ces aliments, mais la graisse en est absente[2]; cela explique la conservation de l'organisme sans souffrance, et, l'absence de la vigueur nécessaire pour résister longtemps aux travaux pénibles[3]. Sous l'influence d'un régime modéré, beaucoup de ces hommes peuvent conserver une gracilité de formes, un embonpoint modéré, mais chez le plus grand nombre la nonchalance, la paresse favorise la tendance à une obésité plus ou moins prononcée. Ce qui se passe chez les Mongols, les Chinois, les Polynésiens en est un exemple[4]. L'activité pourrait seule combattre une tendance au développement, à l'expansion pour ainsi dire, mais la chaleur ne pousse pas aux exercices[5].

La pathologie des régions tropicales indique une grande susceptibilité des organes abdominaux. La facilité et la régularité des évacuations alvines signalée chez les sujets de race éthiopienne[6] font souvent place à des flux de ventre mortels. L'inflammation du foie, les altérations du pancréas, l'hypertrophie des ganglions mésentériques[7]... s'observent également, tandis que les maladies des voies respiratoires sont moins fréquentes, surtout moins graves que dans les pays tempérés et froids. La lecture des chapitres écrits sur la pathologie des

[1] De Quatrefages, *l. c.*, p. 302. *Caractères physiologiques.*

[2] Voir *Rev. scientif.*, année 1880, n° 5, p. 116. *Le végétarisme.*

[3] *L. c.*, p. 117.

[4] Topinard, p. 412. *Le poids du corps.*

[5] *L. c.*, p. 412.

[6] Voir *Contributions à la pathologie de la race nègre*, docteur Chassaniol, in *Arch. de méd. navale*, 1865, p. 505-520.

[7] *L. c.*, p. 511. *Maladies des voies digestives.*

différentes races qui habitent nos colonies montre que les Hindous, les Chinois, les Cochinchinois... sont dans le même cas [1].

L'examen nécropsique permet de constater, chez la plupart des sujets, un assez grand développement de l'estomac et du canal intestinal. Tout le long du tube digestif, des saillies accusent, à l'intérieur, le volume des organes sécréteurs, le fait est le plus sensible dans l'estomac et dans le colon. L'intestin contient des mucosités très épaisses, ayant l'apparence de corps gras. Les grosses glandes qui se rattachent au canal digestif sont remarquablement développées, surtout le foie; elles présentent toutes un état habituel d'hypérémie veineuse. Ces faits ont été constatés chez les nègres et chez les Javanais [2].

La masse intestinale et les glandes abdominales paraissent remonter fortement sous le diaphragme et, comme le disent Francis et Sarkes [3] se basant sur des autopsies faites dans l'Inde anglaise, semblent prendre possession d'une partie de la cavité thoracique.

Des recherches, pour connaître le volume réel des organes contenus dans ces deux parties du corps, sont encore à en treprendre; elles pourront faire connaître les rapports précis qui existent entre le développement du poumon, du foie et des autres glandes (rate, pancréas, reins et leurs capsules [4]).

5° *Peau et reins.* — La physiologie de la peau et du rein, c'est-à-dire l'étude des deux principaux appareils de sécrétion, a été fort peu suivie chez les hommes de races tropicales. Les connaissances sur ces deux points se bornent à des données générales.

La peau est un appareil complexe, qui se compose d'organes anatomiquement et physiologiquement distincts [5] : La peau proprement dite, les organes producteurs des villosités,

[1] Voir les articles cités, surtout *Arch. de méd. navale*, 1867. *Chine* du *Dict encyclop. des sc. méd.; Cochinchine* du même ouvrage. Dutroulau, *l. c.*

[2] De Quatrefages, *l, c.*, p. 301. *Caractères anatomiques.*

[3] *Arch. de méd. navale*, juin 1872, p. 439.

[4] Voir art. *Mésologie* du docteur Bertillon, in *Dict. encyclop.*, 2e serie, t. VII. p. 229.

[5] De Quatrefages, *l. c.*, p. 267. *Caractères extérieurs.*

les glandes sudoripares, les glandes cutanées... Quelle est l'action de la chaleur sur chacun de ces départements?

Le bain d'air chaud dans lequel l'homme des tropiques est continuellement plongé, fait affluer le sang à la surface du corps et active les fonctions de l'enveloppe cutanée. C'est à cette excitation que l'on peut attribuer, avec Pruner-Bey, l'épaisseur des différentes couches et surtout du derme[1]. Cette augmentation n'enlève pas la souplesse, puisque la surface cutanée est, le plus souvent, molle et satinée. La perspiration active produite par l'irrigation sanguine entretient cette souplesse et donne aux couches épidermiques une sensation de fraîcheur appréciable par le contact.

Suivant M. de Quatrefages, on a remarqué que les races des pays chauds suent beaucoup moins que les races des pays tempérés[2]. Le sang, appelé sans cesse à la périphérie de l'enveloppe cutanée, alimenterait moins les glandes sudoripares profondément placées et enfoncées dans le tissu adipeux. La perspiration suffirait et remplacerait la transpiration qui ne se montrerait qu'après un travail actif et l'exposition prolongée à la chaleur.

Les glandes sébacées placées plus superficiellement que les glandes sudoripares ont une irrigation sanguine plus active; elles prennent un grand développement et donnent à la peau l'odeur propre à certaines races. Il semble qu'il y a un rapport entre cette odeur et la couleur des tissus[3].

Les bulbes pileux sont moins bien partagés que les glandes sébacées; placés trop profondément pour que le sang les alimentent, ils ne se développent pas. La surface cutanée des hommes des pays chauds porte peu de villosités; chez le nègre africain, chez la plupart des hommes de races jaunes, on ne rencontre de poils que dans certains points privilégiés[4].

— La sécrétion urinaire a beaucoup moins attiré l'attention que les sécrétions cutanées. La quantité, la densité, la composition... tout est encore à approfondir. On a bien remarqué que les variations journalières dépendaient, comme dans les

[1] De Quatrefages, *l. c.*, p. 267.
[2] De Quatrefages, *l. c.*, p. 267.
[3] Darwin, *l. c.*, *Descendance de l'homme*, t. I, p. 274. *Sur les races humaines.*
[4] Topinard, *l. c.*, p. 361. *Développement du système pileux.*

régions tempérées, du nombre des repas, du genre de l'alimentation, de la quantité des boissons, mais on n'a pas précisé les faits.

La quantité du liquide enlevé à l'économie par la perspiration influence la sécrétion urinaire. Le liquide de la miction moins abondant présente des fluctuations analogues à celles que l'on constate en été, dans les régions tempérées, c'est-à-dire augmente le jour et diminue la nuit[1]. Plus concentrée, l'urine a souvent une densité entre 1025 et 1030, elle est foncée en couleur, surtout quand le régime est presque entièrement végétal. L'urée, le chlorure de sodium et les autres principes subissent une diminution; les phosphates et les sulfates paraissent seuls ne pas changer.

La pathologie des races tropicales contient peu de cas d'affections des reins. Les maladies de l'appareil urinaire rares chez les nègres (Chassaniol)[2], un peu plus fréquentes chez les Hindous (Morehead, Webb...)[3], sont loin d'occuper la place qu'elles tiennent dans la nosologie des régions froides.

6° *Fonctions sensorielles.* — Ce chapitre est également un de ceux qui sont peu avancés. Des auteurs jugeant à un point de vue général, ont prétendu que l'Européen était moins bien partagé que l'homme de race tropicale. Rengger, ayant constaté que les cavités du crâne occupées par les divers organes des sens étaient plus larges et plus profondes chez le dernier, voulut en conclure qu'il existait des différences dans le volume des organes et que l'Européen les avait moins volumineux. Il s'appuya, pour avancer le fait, sur les remarques de Blumenbach et de Pritchard qui parlaient dans ce sens. L'opinion la plus récente sur le sujet est celle de Darwin qui, dans son ouvrage de la *Descendance de l'homme*[4], cite l'infériorité des Européens comparés aux sauvages, sous le rapport de la vue et des autres sens. Ce savant attribue cette infériorité à un défaut d'usage accumulé et transmis pendant un grand nombre de générations.

Les données précises enregistrées sur des groupes ne sont

[1] Voir Beaunis, *l. c.*, p. 123.
[2] Voir *Contributions à la pathologie de la race nègre*, *l. c.*, p. 512.
[3] Voir *Arch. de méd. navale*, 1879, p. 50.
[4] *L. c.*, t. I, p. 129. *Mode de développement.*

pas nombreuses et pourtant ces données pourraient seules renseigner sur ce qui est exact dans ces dires.

Les quelques chiffres réunis jusqu'à ce jour ne parlent pas dans ce sens.

Plusieurs savants ont porté leur attention sur la conformation de la cavité orbitaire; ils ont relevé la capacité de l'orbite[1], la profondeur[2], puis ils ont comparé les principaux diamètres[3]. Leurs recherches ont tout d'abord montré que les indices orbitaires (rapport du diamètre vertical de la base de l'orbite au diamètre horizontal[4]) variaient énormément chez les individus et que l'on ne pouvait établir de séries que pour les races.

Quelques chiffres sur des groupes d'hommes montreront la chose d'une façon plus saisissante :

Chez 27	Chinois l'indice était	93.8
— 17	Indo-Chinois	90.2
— 30	Péruviens	93.1
— 40	Polynésiens	92.0
— 43	Javanais	91.1
— 84	Nègres d'Afrique	85.4
— 20	Nègres de Kordofan	83.6
— 62	Néo-Calédoniens	80.6
— 8	Tasmaniens	79.3
— 11	Guanchos	77.0[5]

La réunion des sujets de mêmes races fait mieux saisir les différences; elle permet d'établir l'indice orbitaire moyen :

85.4 à 79.3 dans les races noires,
90.0 à 77.0 dans les races blanches,
93.4 à 88.2 dans les races jaunes[6].

Ces chiffres indiquent que l'indice varie beaucoup dans les différentes races, que les blanches tiennent le milieu entre les jaunes et les noires[7]. Les races ne peuvent pas être disposées

[1] Topinard, *l. c.*, p. 265.
[2] Topinard, *l. c.*, p. 265.
[3] Topinard, *l. c.*, p. 263.
[4] Voir Topinard, *l. c.*, p. 263. Le premier diamètre part de l'endroit où la suture malo-maxillaire rencontre le rebord orbitaire inférieur et coupe perpendiculairement le diamètre horizontal. Le second va du dacryon au point opposé du grand axe de la base.
[5] Topinard, *l. c.*, p. 264.
[6] Topinard, *l. c.*, p. 263.
[7] Topinard, *l. c.*, p. 264.

suivant une série graduelle, ainsi que le dit M. Topinard[1]; ces caractères permettent seulement de nommer les jaunes mégasémiques, les noires microsémiques et de ranger les blanches entre les deux[2]. Les nègres (surtout les nègres de l'Océanie) s'éloignent autant des races jaunes, plus même, que des races blanches sous le rapport de l'indice orbitaire[3]. Il nous paraît donc impossible d'admettre d'une façon générale que l'Européen soit moins avantagé pour la capacité orbitaire. Les hommes de races jaunes semblent mieux partagés, mais les hommes de races noires le sont moins.

Le poids du globe orbitaire et des parties accessoires est-il plus grand? La chose est difficile à établir. Quelques anatomistes ont prétendu que le poids et le volume de l'œil étaient plus forts chez les habitants des pays chauds[4].

Comment fonctionne cet œil? Le moyen de le savoir est d'étudier la vision dans son étendue et dans son appréciation des couleurs.

Le Dr Gould a recherché la proportion, pour cent, de myopes, d'intermédiaires et de presbytes chez les blancs, les mulâtres et les nègres[5]; voici un tableau basé sur ses recherches :

	Myopes	Intermédiaires	Presbytes
Soldats blancs . . .	2.7	80.9	15.4
Marins blancs . . .	9.3	87.7	3.0
Nègres	2.0	84.8	13.2
Mulâtres	2.4	81.0	16.6

L'épreuve fut faite avec des caractères d'imprimerie portés sous les yeux et tenus à moins de 50 centimètres, à 50 centimètres, puis à 1m,50 et plus.

Les mêmes caractères répondant à l'épreuve n° 11 de l'échelle de Jæger, permirent de dresser une échelle de la distance à laquelle la vision était la plus nette[6].

[1] Topinard, *l. c.*, p. 264.

[2] M. Broca a créé trois dénominations s'appliquant à tous les caractères craniométriques s'exprimant par des chiffres. Mégasème lorsque l'indice est grand, mésosème lorsqu'il est moyen, microsème lorsqu'il est petit.

[3] Topinard, *l. c.*, p. 264.

[4] Voir *Traité iconographique du système nerveux et des organes des sens de l'homme*. Ludovic Hirschfeld, 2e édit. *Appareil de la vision*, p. 424.

[5] Topinard, *l. c.*, p. 469.

[6] Topinard, *l. c.*, p. 419. *Vision*.

Chez les soldats blancs la distance moyenne était			1m,59
Chez les marins blancs	—	—	0m,92
Chez les nègres	—	—	1m,15
Chez les mulâtres	—	—	1m,18

La vision simple était plus étendue chez les hommes blancs, surtout chez les soldats, bien qu'ils eussent présenté moins de vues normales que les hommes de couleur.

L'examen du sens chromatique, ou l'appréciation des couleurs étudiée chez les jeunes nègres de la Colombie, est encore un pas fait en avant dans le domaine de l'œsthésiologie[1]. Le Dr Swan, M. Burnett, ayant examiné 3.040 enfants noirs, — 1,349 garçons et 1,691 filles, — a pu constater que : sur les 1,349 garçons, il y en avait 21, c'est-à-dire 1,6 pour 100, aveugles pour les couleurs de la façon suivante :

17 pour le rouge ;
3 pour le vert ;
1 pour le violet.

Il y en avait 78, c'est-à-dire 5,7 pour 100, atteints d'un affaiblissement du sens chromatique.

Sur les 1,691 filles, on n'en trouva que deux aveugles pour les couleurs, une pour le rouge, l'autre pour le violet. Il y en avait 31 atteintes d'affaiblissement du sens chromatique.

La différence dans la fréquence de l'achromatopsie parmi les individus de ces deux groupes est conforme aux résultats présentés par O. Just, de Zitteau, sur les enfants de la race blanche[2]. La cécité pour la couleur rouge, plus fréquente que celle pour le vert ou pour le violet, est également celle que l'on rencontre le plus souvent chez les personnes de nos régions tempérées[3].

Rien n'autorise, dans cette nomenclature, à affirmer que le sens chromatique est moins développé chez les hommes de races noires que chez les hommes blancs et *vice versa*.

L'action prolongée de la chaleur et de la lumière peut à la longue, amener de l'affaiblissement de la vue sans que l'on puisse noter un état franchement pathologique. C'est tantôt de

[1] Voir *Journal d'oculistique et de chirurgie*, n° 92, 1880, p. 266. *Examen du sens chromatique chez 3040 enfants nègres en Colombie*, par Swan M. Burnett.

[2] Voir le même recueil. 1879, p. 155.

[3] Voir *Nouveaux éléments de physiologie de Beaunis*, p. 827. *Vision.*

la paresse de l'accommodation, comme cela a été observé chez les indigènes de Bornéo[1], tantôt des kératites et des conjonctivites[2] fréquentes chez les Arabes et chez les nègres. Les recherches faites sur la côte d'Asie Mineure par Barret[3], en Chine par les médecins anglais et français[4] montrent que les effets de la chaleur et de la lumière répondent à ce que les expériences dans les milieux chauffés artificiellement ont appris sur la diminution de l'acuité visuelle et sur la production de quelques états pathologiques[5]. La perte de diaphanéité du cristallin signalée chez quelques chauffeurs, chez les forgerons, sans trouble appréciable de la vue, a été constatée chez les hommes de race tropicale par Rufz de Lavison. Le dernier observateur admet que les reflets grisâtres peuvent faire croire à une cataracte, mais que l'épaississement ne semble troubler en rien la fonction chez les adultes; il ajoute que cet état du cristallin est analogue à celui qui a été constaté chez des vieillards en Europe[6].

Cette question reste encore obscure dans beaucoup de points, quoique la physiologie et la pathologie de la vision aient été plus étudiées que le goût et l'odorat.

Nous ne connaissons aucune recherche précise sur la gustation.

L'olfaction paraît avoir attiré un peu plus l'attention des anthropologistes, puisque des observations ont été recueillies sur la morphologie du nez et sur l'ouverture des cavités nasales.

L'écart considérable qui existe entre l'Européen, le Mongol et le nègre africain, dans l'ouverture nasale antérieure, doit influencer la fonction. Le nez développé en saillie antéro-postérieure chez l'Européen, est aplati chez le Mongol et le nègre; nous pouvons nous demander s'il n'y a là qu'une question de physiognomonie. La distinction en platyrrhiniens,

[1] *Arch. de méd. navale*, 1875, p. 477 et suiv. *Notes d'ophtalmologie recueillies à la côte ouest de l'île Bornéo*, par le docteur Abrahamsz.

[2] *Arch. de méd. navale*, 1877, p. 311. Corre in *Recherches sur la maladie du sommeil, contribution à l'étude de la scrofule dans la race noire.*

[3] *Contribution à la géographie médicale. Beyrout*, in *Archives de médecine navale*, 1878.

[4] *Campagne de la Dryade.* Docteur Huguet, in même recueil, 1866, p. 169.

[5] Voir in même recueil. *Étude sur l'hyg. et les maladies profess. des ouvriers de la fonderie de Ruelle*, 1878, p. 178.

Voir aussi Becquerel. *Hygiène....*, p. 163. *De la chaleur.*

[6] *Chronologie de Saint-Pierre.* Voir *Arch. de méd. navale*, 1869, p. 261.

mésorrhiniens et leptorrhiniens pour distinguer les noirs des Mongols et des hommes de races blanches, ne restera probablement pas toujours dans le domaine des études morphologiques [1]. Quelques remarques tendent à faire admettre que la race mongole et la race nègre ont, en raison de l'amplitude des forces nasales, un odorat plus parfait et plus étendu que les peuples d'Europe; les Kalmouks sont cités, entre tous les Asiatiques, pour la finesse extraordinaire de l'odorat. On rapporte aussi que les nègres ont ce sens très délicat; quelques-uns peuvent distinguer les traces d'un blanc de celles d'un noir [2]. Des recherches méthodiques pourront seules renseigner sur ce point de physiologie; celles qui ont été faites jusqu'à ce jour sont trop générales pour que l'on puisse affirmer.

— Nos connaissances sur l'ouïe et le toucher sont encore dans l'enfance. L'oreille externe n'a pas été étudiée plus que le nez; la forme a seule attiré l'attention [3]; les oreilles moyennes et internes plus profondément situées ont été laissées dans l'oubli. L'acuité auditive ne paraît pas moindre chez les hommes de races tropicales, elle semble même, dans certains cas, extraordinairement développée pour percevoir les bruits. Nous ne pouvons en dire autant des sons, surtout des sons rythmés; la musique est encore dans l'enfance chez beaucoup de peuples de races noires et jaunes. Il suffit d'avoir entendu le chant monotone et lent des Hindous, d'avoir été frappé par l'effet sinistre, presque diabolique, d'un bruit lointain de voix nègres, pour comprendre que l'éducation musicale est presque toute à faire chez ces peuples livrés aux impulsions de la nature et ne parvenant que difficilement à moduler leurs sons. Leur musique est le plus souvent parlée avec des intonations dominant l'articulation des sons [4], elle ressemble assez à ces récitatifs pour lesquels l'oreille populaire a conservé dans nos régions un goût instinctif [5]. Des cris de joie ou des gémissements douloureux ont été le point de départ de la plupart de ces chants; l'intonation des mots ne se dégage que

[1] Topinard, *l. c.*, 261-262 et surtout p. 368.

[2] *Éléments de physiologie de Béraud et Robin*, t. II, p. 553. *Fonctions de l'appareil olfactif.*

[3] Topinard, *l. c.*, 372.

[4] Voir *Revue scientifique*, août 1882, p. 169. *Les sensations musicales*, par Héricourt.

[5] *L. c.*, p. 170.

bien rarement des mots eux-mêmes[1]. Il serait difficile de constituer chez beaucoup un langage spécial que l'on pourrait franchement nommer musique[2]. Si les chants qu'ils font entendre sont la représentation de l'idéal, ainsi que le disait Fétis[3], par un moyen spécial approprié à l'organe auquel il s'adresse, c'est-à-dire à l'oreille par la combinaison des sons, nous pouvons admettre que l'idéal est loin d'être le même dans toutes les races[4].

Le peu de souci que les personnes prennent aux pays chauds pour assurer le fonctionnement régulier des organes des sens, explique la fréquence des affections de l'oreille, des myringites, des otites catarrhales moyennes, qui sont communes dans la saison de l'hivernage et qui se produisent sans doute sous l'influence de l'humidité excessive. Les altérations du tympan et de la caisse succèdent à ces processus et compromettent plus ou moins l'audition[5].

Le toucher est un des sens les plus développés; c'est à son éducation que les hommes de ces races doivent le talent d'imitation dont ils sont doués. Les corpuscules du tact paraissent fort amplifiés; chez le nègre, en particulier, ils sont en rapport avec le volume des nerfs périphériques plus accentués que chez l'Européen. Ces corps se montrent bordés d'un filet de pigment plus ou moins sombre suivant la coloration de la peau du sujet[6]. Quoique noyés dans un derme assez épais, ils conservent leur exquise sensibilité parce que l'épiderme, toujours humecté, reste souple et satiné.

Les recherches avec l'œthésiomètre ont permis de constater que le minimum d'écart pour que le sujet accusât la per-

[1] Voir *Rev. scientif.*, oct. 1882. *L'origine de la musique chez l'homme et chez les animaux*, p. 559 et 560.

[2] C'est sur ce point que s'appuie la théorie de M. Spencer pour ses études de l'origine et de la fonction de la musique.

[3] Voir *La Musique*, par Casimir Colomb.

[4] L'effet produit par une musique dont le système diffère des nôtres est fort pénible à notre oreille; nous n'avons cependant pas le droit, ainsi que le dit M. Héricourt, de déclarer que les Indiens ou les Arabes chantent faux. Il faut, ajoute cet auteur, avoir appris une langue pour la comprendre, et il suffit, en somme, d'une assez forte accoutumance pour trouver tout à fait supportable, sinon agréable, une musique qui nous avait parue sauvage et cacophonique à la première audition. (Revue citée, p. 172).

[5] *Arch. de méd. navale*, nov. 1882, p. 333.

[6] Voir *Couleur de l'épiderme*, in *Éléments d'histologie humaine de Kölliker*. 2e édit. française, p. 252.

ception des deux pointes était dans les expériences faites sur les nègres :

	Millimètres
Bout de la langue	1.4
Bords rouges des lèvres	4.8
Face palmaire de la deuxième phalange	4.6
Face palmaire de la troisième phalange	2.6

Les chiffres recueillis sur les Hindous étaient peu différents, ils indiquaient également des sensations tactiles un peu moins nettes que chez les blancs et confirmaient cette opinion de Pruner-Bey, que la peau germanique est la plus impressionnable.

Des recherches sont encore à faire sur les sensations de pression, de traction, de température. Nous pouvons supposer que la chaleur et la lumière sont plus facilement appréciées par l'Européen, mais nous ne savons pas exactement quelle différence précise existe entre lui et l'homme de race tropicale.

7° *Système nerveux.* — Les points de vue auxquels on aurait à traiter le vaste sujet des phénomènes nerveux de la vie de relation et de la vie animale pour comparer les différentes races entre elles sont infinis. Pour les fonctions cérébrales seules, il faudrait, ainsi que le dit M. Topinard, se livrer à une analyse minutieuse touchant chaque race fondamentale, séparer tout ce qui est dû au perfectionnement naturel, aux institutions incidentes, aux influences des autres races[1]. Il y aurait à juger en quelque sorte la puissance de chaque faculté, puis à examiner et les sentiments et les instincts.

Les auteurs qui ont étudié ce point de science d'une façon générale, ont avancé que l'activité cérébrale était autant engourdie dans les races inférieures qu'elle était prodigieuse et variée chez les races réputées supérieures[2]; ils ont donné comme exemple les différences radicales qui existent entre le nègre et le blanc[3]. La science moderne demandant une étude plus détaillée et plus précise, ces vues d'ensemble ont fait place aux recherches sur l'organe et sur les manifestations

[1] Topinard, *l. c.*, p. 424. *Les fonctions cérébrales.*
[2] *L. c.*, p. 424.
[3] Voir de Quatrefages, *l. c.*, p. 22. *Doctrines anthropologiques.*

fonctionnelles. La conformation de la boîte crânienne, sa capacité, sa formation, le développement des parties qu'elle contient, ont tour à tour fixé l'attention.

La détermination méthodique de la forme du crâne a établi que les races nègres sont généralement très dolichocéphales et le plus grand nombre des races mongoles brachycéphales[1] ou mésaticéphales[2]. Les rapports généraux de la longueur et de la largeur apparaissent dès la naissance, mais la dolicocéphalie s'accentue avec l'âge[3] par le développement des parties occipitales chez le nègre[4].

L'étude du développement des parties de la boîte crânienne a permis de constater que les sutures antérieures se soudaient les premières chez ces hommes, tandis que l'oblitération commençait par les postérieures chez les races supérieures. La persistance des sutures antérieures, en particulier de la médio-frontale, se rencontre moins souvent que dans la race blanche ; il est fort rare de la constater chez le nègre. La totalité des sutures tend à disparaître de bonne heure et à arrêter le développement du cerveau qui se fait d'une manière moins lente et moins continue que chez le blanc européen[5].

Le volume des organes contenu dans la cavité crânienne peut être apprécié par l'examen de la cavité et par l'examen des organes eux-mêmes, d'une façon directe ou d'une façon indirecte, comme le dit Charlton Bastian[6].

Ne pouvant toujours mesurer, puis peser le cerveau et ses annexes, des auteurs ont pensé que l'on pourrait jauger la cavité qui les contient, cette cavité ayant le plus souvent une influence sur la configuration et sur le volume des organes y contenus[7]. Davis, Weisbach, Welker, Broca, ont essayé d'arriver à une appréciation exacte en employant différents moyens de cubage[8].

[1] Topinard, *l. c.*, p. 243.

[2] Voir de Quatrefages, *l. c.*, p. 275. *Caractères ostéologiques.*

[3] Il résulte des recherches de Gratiolet que la dolichocéphalie tient à un développement relatif des os qui varie avec l'âge. Elle serait essentiellement occipitale chez le nouveau-né, temporale chez l'enfant et frontale chez l'adulte. (De Quatrefages, *l. c.*, p. 278-279.)

[4] Voir de Quatrefages, *l. c.*, 279.

[5] De Quatrefages, *l. c*, p. 280. *Caractères ostéologiques.*

[6] *Le cerveau, organe de la pensée*, t. II, p. 14, in *Bibliothèque scient. internationale.*

[7] Topinard, *l. c.*, p. 229. *Mensuration de la cavité crânienne.*

[8] Le jaugeage a été pratiqué avec de l'eau (Sœmmering, Virey, Treadwel) ; avec

Les premières opérations ont montré que les races inférieures ont une capacité moindre que les supérieures. Ces dernières contiennent plus de crânes volumineux [1], la différence entre les deux sexes est également plus sensible [2].

Quelques détails précis ont permis de dresser des tableaux; nous donnons ici des chiffres produits par Morton et par Davis [3] :

Chez	79	Nègres d'Afrique (Morton)	on trouva	1364gr
—	10	— d'Océanie (Morton).	—	1234gr
—	12	— du Dahomey (Davis)	—	1452gr
—	18	Mongols (Morton)	—	1421gr
—	21	Chinois (Davis).	—	1452gr

Les Australiens, les Péruviens, les Mexicains observés par les mêmes avaient de 1250 à 1340 grammes.

Le Bon, ramenant le nombre des sujets examinés à cent et comparant les nègres et les Australiens aux Européens, surtout aux Parisiens, a trouvé que les Australiens avaient le plus souvent une capacité crânienne de 1,200 à 1,300, pouvant aller à 1,400; que les nègres étaient un peu plus favorisés, mais que les Australiens ne dépassaient jamais 1,600, les nègres 1,700 grammes [4].

Chaque observateur ayant opéré suivant ses habitudes, ces chiffres ne peuvent malheureusement servir à des estimations générales [5]. Les observations de Davis, cherchant à diminuer les causes d'erreur du jaugeage en comparant le poids spécifique du sable desséché de celui de la substance cérébrale, ne donnent également que des résultats approximatifs [6]. Nous présentons cependant quelques-uns des chiffres obtenus :

Le cerveau chez 25 Chinois devait peser	1357gr	en moyenne
— chez 9 nègres du Dahomey .	1322	—
— chez 17 Australiens	1197	—

du mercure (Broca); avec du sable (Hamilton, Davis); avec du millet (Tiedmann et Mantegazza): avec de l'orge perlée (Welker); du plomb en grain (Morton et (Broca); des ballons en caoutchouc...., M. Charlton Bastian demande, avec juste raison (*l. c.*, p. 16), qu'une méthode internationale soit adoptée.

[1] Le Bon. Voir *Rev. d'anthropologie*, janv. 1879.

[2] Charlton Bastian, *l. c.*, p. 17.

[3] Voir Topinard, *l. c.*, p. 234.

[4] Le Bon, *l. c.*, p. 75.

[5] Topinard, *l. c.*, p. 233,

[6] Topinard, *l. c.*, p. 321. *Poids du cerveau.*

Le cubage du crâne de 21 Anglais examinés en même temps donnait un poids de 1425 grammes[1].

Cette méthode ne peut donner que des résultats approximatifs, parce qu'elle est quelquefois infidèle[2]. Elle n'indique qu'une chose : une capacité moindre chez les hommes des races tropicales. L'examen anatomique, quelques mesures pouvaient faire préjuger ce résultat, le jaugeage le confirme.

Il est difficile de dire d'une façon exacte sur quels points de la cavité porte la différence, l'étude des projections crâniennes indique que c'est probablement dans les parties frontale et sphéno-pariétale [3]. Les fosses sphénoïdales sont, chez quelques noirs, fort étroites dans le sens antéro-postérieur, la portion écailleuse du temporal s'unit au frontal sans l'interposition partielle des ailes du sphénoïde [4].

La pesée du cerveau donne des résultats plus précis. Malheureusement la manière d'agir n'est pas toujours la même pour les différents observateurs[5] ; les conditions d'expériences peuvent encore varier [6]. Malgré cela nous devons produire quelques données éclairant la question :

Chez	7	Nègres africains (divers) le cerveau	pesait	1238gr
—	8	— (Broca)	—	1289gr
—	1	Noir de Pondichéry (Broca)	—	1330gr
—	1	Annamite (Broca)	—	1233gr
—	1	Hottentot (Wyman)	—	1417gr
—	1	Nègre du Cap (Broca)	—	974gr [7]

Le poids moyen de ces cerveaux qui, à l'exception de celui du Hottentot de Wyman, était compris entre 974 et 1330, se trouvait au-dessous de celui d'une série d'Européens (Anglais,

[1] Topinard, *l. c.*, p. 522.

[2] Voir de Quatrefages, *l. c.*, p. 271.

Voir aussi Manouvrier. *La crâniologie*, in *Revue scientifique*, 1881, n° 15, p. 45 et suiv.

[3] Voir de Quatrefages, *l. c.*, p. 280-281.

[4] Voir de Quatrefages, *l. c.*, p. 279. *Mesures crâniennes.*

[5] Voir Charlton Bastian, *l. c.*, p. 19.

[6] Topinard, *l. c.*, p. 318. *Poids du cerveau.*

[7] Topinard, *l. c.*, p. 320.

Nous devons faire remarquer que les cerveaux des femmes des différentes races présentent pour la pesée des écarts moins grands que les cerveaux des hommes. Les chiffres moyens des pesées se rapprochent davantage chez elles des données fournies par le jaugeage. (Voir Topinard, *l. c.*, p. 320-322.)

Français, Allemands, Autrichiens) examinés par Peacock, Parchappe, Huschke, Wagner, Weisbach, et donnant entre 1342 et 1427 grammes[1].

Quelques recherches faites par le docteur C. Clapham sur des coolies chinois, lors du grand typhon qui sévit en 1874 à Hong-Kong, donnèrent des chiffres plus élevés, mais il ne faut point oublier que si les Chinois représentent la plus ancienne et la plus persistante des civilisations du monde, si leurs cerveaux se rapprochent de ceux des Européens cultivés, leur encéphale a généralement moins de poids que dans les races dites Caucasiennes.

Chez les sujets observés le poids devait être légèrement élevé par la congestion due au genre de mort[2]. Malgré ces remarques, nous reproduisons le tableau emprunté au *Journal of the anthropolog. inst.*, vol. VII, p. 90.

Numéros	Age probable	Poids
1	30	1410 grammes
2	28	1418 —
3	45	1516 —
4	40	1587 —
5	50	1410 —
6	40	1360 —
7	25	1518 —
8	48	1530 —
9	55	1405 —
10	30	1467 —
11	35	1510 —
	Moyenne. . . .	1450 grammes.

La moyenne chez 5 femmes de même race, âgées de 18 à 70 ans, était de 1.295 grammes.

Ces pesées dépassent les moyennes données par Davis ; elles font supposer que le Chinois est celui des hommes de races tropicales qui se rapproche le plus de l'Européen.

Nous devons rappeler ici que nous avons émis la même opinion dans les mesures du périmètre thoracique.

— Le Dr Thurnam, comparant le poids moyen des cerveaux de nègres à celui des Européens, a trouvé sur :

[1] Topinard. *l. c.*, p. 319.
[2] Voir Charlton Bastian. p. 23.

Hommes		Grammes	Proportions
Européens.		1390	100
Nègres (Tiedemann 4). .		1252	90
— (Peacock 5). .		1255	90
— (Barkow 3). .		1261	90
Moyenne. . . .	12	1255	90

Ces chiffres s'accordent pour montrer que le poids du cerveau du nègre est le même que celui de la femme européenne[1]. Des statistiques diverses ont, en effet, prouvé que le crâne de la femme, dans un rapport de 85,8 pour 100 avec celui de l'homme, contenait un encéphale de 88,9 à 90 par rapport à celui de son voisin[2].

M. de Quatrefages, réunissant les données prises en Europe sur les cerveaux de nègres, a trouvé des chiffres analogues. Le poids moyen était de 1248 grammes, tandis que le poids moyen des cerveaux européens adultes atteignait 1405,88[3]. Le savant anthropologiste récuse donc l'opinion de Blumenbach et de Tiedemann, il trouve que le cerveau du nègre est moins volumineux que celui du blanc, qu'on s'appuie sur le jaugeage ou sur les pesées[4]. On peut répéter les mêmes remarques pour les Nubiens, les Tasmaniens, les Australiens, les Chinois, les Hindous, d'après les quelques chiffres relevés[5]. Suivant Thurnam, les cerveaux de ces hommes pèseraient encore moins que celui du nègre[6].

Les éléments complexes de cette question n'ont pas encore permis de réunir des chiffres précis sur la stature, le développement du squelette, la force musculaire, qui sont des facteurs importants dans cette étude[7].

— Les rapprochements faits par M. Sandifort Hunt, sur 405 cerveaux de blancs, de noirs et de métis, parlent encore dans

[1] Voir Charlton Bastian, *l. c.*, p, 22.

[2] Voir Charlton Bastian, *l. c.*, p. 22. — *Rev. scientif.*, février 1885, p. 212. Art. de Manouvrier, *Sur la force des muscles fléchisseurs des doigts chez l'homme et chez la femme et sur le poids de l'encéphale.* — De Quatrefages. *l, c.*, p. 297,

[3] De Quatrefages, *l. c.*, p. 297. *Caractères anatomiques. Cerveau.*

[4] De Quatrefages, *l. c.*, p. 297.

[5] Charlton Bastian, *l. c.*, p. 22. Topinard, *l. c.*, p. 320-322. *Poids du cerveau.* De Quatrefages, *l. c.*, p. 283. *Caractères ostéologiques.*

[6] Thurnam, *l. c.*

[7] Manouvrier. *Revue scientif.*, *l. c.*, p. 212.

le sens de l'infériorité des races africaines. 24 soldats blancs américains donnèrent une moyenne de 1424 grammes, tandis que 141 nègres n'avaient qu'une moyenne de 1331. Le maximum, chez les premiers, était de 1814 grammes, chez les seconds, de 1507 seulement[1].

Le poids diminuait avec le métissage, comme le montre le tableau suivant :

24 Blancs avaient en moyenne . . .	1424	grammes[2].
25 trois quarts de blancs.	1390	—
47 demi-blancs ou mulâtres	1334	—
51 un quart de blancs.	1319	—
95 un huitième de blancs	1308	—
22 un seizième de blancs.	1280	—

Ainsi que le dit M. Topinard, il semble résulter de cet ensemble que le sang blanc, lorsqu'il prédomine chez un métis, exerce une action prépondérante en faveur du développement cérébral, tandis que la prédominance inverse du sang nègre laisse le cerveau dans un état d'infériorité vis-à-vis même du nègre pur[3].

Morton avait également signalé le fait pour la capacité crânienne qui serait moindre, d'après lui, chez les nègres créoles d'Amérique que chez les nègres d'Afrique. Meigs a confirmé cette assertion curieuse à bien des titres, ainsi que le dit M. de Quatrefages, en donnant les chiffres proportionnels suivants :

Européens ou blancs	100.0
Nègres Africains.	83.7
Nègres d'Amérique.	80.8

Pourtant tous les témoignages sont unanimes pour reconnaître que les nègres nés en Amérique sont intellectuellement supérieurs à leurs frères africains. Nott lui-même convient qu'il en est ainsi[4].

Il est impossible, avec les données actuelles de la science, de fixer les idées sur ce point. Nous pouvons seulement faire remarquer que : un poids donné de substance cérébrale semble plus nécessaire chez les blancs que chez les nègres aux manifestations cérébrales. Chez les premiers, pour qu'un cerveau soit

[1] Voir Topinard, *l. c.*, p. 321.
[2] Topinard, *l. c.*, p. 320-321.
[3] Topinard, *l. c.*, p. 321.
[4] De Quatrefages, *l. c.*, p. 281.

apte à fonctionner, il faut qu'il pèse au moins 1133 grammes ainsi qu'il résulte des recherches de Wagner. Chez les seconds: Boschimans, Australiens et sujets d'autres races, le poids du cerveau peut descendre jusqu'à 907 grammes sans que les facultés soient abolies [1].

—Aucune différence fondamentale n'a encore été découverte pour la structure externe du cerveau et des circonvolutions d'une race à une autre [2]. On rencontre bien des variations dans la forme quand on regarde l'organe par sa face supérieure, variations tenant aux formes diverses du crâne dans les races [3]. Le cerveau du nègre est plus étroit et plus allongé que celui du blanc [4], mais il est impossible de noter une différence fondamentale. Par sa pointe arrondie, par son lobe postérieur moins développé, cet organe ressemble au cerveau des enfants européens; par la saillie du lobe pariétal, il se rapproche du cerveau des femmes blanches, quoiqu'il soit plus large [5]; Les circonvolutions sont plus grosses, plus étalées, moins compliquées [6]. il faut descendre aux détails pour trouver des notions plus exactes.

Gratiolet qui avait examiné le cerveau de la Vénus hottentote, dont l'intelligence n'était pas remarquablement défectueuse, avait constaté le peu de complications des circonvolutions. « Ce qui frappe tout d'abord, disait le savant, c'est la simplicité, l'arrangement des deux circonvolutions qui composent l'angle supérieur du lobe frontal. Si l'on compare ceux des deux hémisphères, les replis présentent une symétrie presque parfaite, telle qu'on ne la rencontre presque jamais chez les cerveaux normaux de la race caucasique. Cette symétrie, cette régularité, rappellent involontairement la régularité et la symétrie des circonvolutions cérébrales chez les espèces animales inférieures [7]. »

[1] De Quatrefages, *l. c.*, p. 298.

[2] Topinard, *l. c.*, p. 317. *Système nerveux.*

[3] Charlton Bastian, *l. c.*, p. 47.

— Gratiolet a proposé de distinguer, d'après cet aspect, les races : en races frontales, pariétales et occipitales, caractérisées par la prédominance des régions antérieure, moyenne et postérieure du crâne et du cerveau.

[4] Voir Topinard, *l. c.*, p. 317. *Système nerveux.* De Rochas, art. *Nègres*, in *Dict. encyclop. des sc. méd.*, *l. c.*, p. 64.

[5] De Quatrefages, *l. c.*, p. 300.

[6] Voir Charlton Bastian, *l. c.*, p. 37.

[7] Il est nécessaire de faire remarquer en passant que depuis les recherches de

Marshall, dans un mémoire sur le cerveau d'une Boschimane, a donné des détails précis parmi lesquels nous relevons : « un étranglement sensible au niveau de la scissure de Sylvius, fait qui rapprocherait du cerveau fœtal ; une ouverture sensible de cette scissure permettant de voir une petite partie de l'insula de Reil, encore une disposition fœtale; un état contracté des lobes antérieurs, se retrouvant dans les surfaces orbitaires qui ont une forme carrée, c'est-à-dire différente de la forme simienne; des lobes temporaux étroits, des lobes occipitaux étroits et amincis, encore un caractère éminemment fœtal; des circonvolutions primaires plus petites et moins compliquées que chez l'Européen ; des circonvolutions unissantes encore plus défectueuses; des scissures moins longues et moins développées sur les circonvolutions... » Ce cerveau paraissait cependant plus complexe et plus avancé dans le développement de ses circonvolutions que celui de la Vénus hottentote [1].

Les conclusions à tirer sont que le cerveau du nègre se rapproche du cerveau de l'enfant européen [2] ou aryen, que le développement asymétrique des circonvolutions est seulement un peu plus marqué que chez les animaux voisins de l'homme [3], que les circonvolutions sont moins compliquées et plus lisses.

Le cervelet paraît plus long que chez le blanc, mais il est moins large et moins volumineux [4]. Chez quelques hommes de couleur américains il dépasse cependant le cerveau [5], ce qui peut tenir ou à une disposition spéciale ou à un manque de développement de la région occipitale, ainsi que cela a été observé sur le cerveau de la Boschimane de Marshall [6].

— Les expansions nerveuses périphériques sont plus volumineuses chez le nègre que chez l'Européen. Ce fait, signalé par Sœmmering, a été mis en relief par les préparations de Jacquart. Les troncs nerveux sont plus gros, les filets plus nom-

Gratiolet, Dareste et Baillarger...., il faut admettre d'autres influences que celle de la race. Le développement des plis tient au développement de l'encéphale ; il tient également à la stature de l'individu. Les races petites ont un cerveau moins plissé que les grandes. (Voir de Quatrefages, *l. c.*, p. 300.)

[1] Voir Ch. Bastian p 38-45.

[2] De Rochas, *l. c.*, p. 64.

[3] Charlton Bastian, *l. c.*, p. 54.

[4] De Rochas, *l. c.*, *Nègres*, p. 64. De Quatrefages, *l. c.*, p. 300.

[5] De Quatrefages, *l. c.*, p. 360. *Caractères anatomiques.*

[6] Charlton Bastian, *l. c*, *p.* 40.

breux, plus faciles à conserver, probablement parce qu'ils sont plus faciles à isoler [1].

La couleur est à remarquer chez le noir. Le cerveau enveloppé de ses membranes offre une teinte bistrée ; une couche de matière noire se retrouve sous les méninges. On constate également la coloration dans la protubérance, le bulbe rachidien et quelques autres points des centres nerveux (Rayer, Gubler [2]...).

— Le jaugeage de la cavité crânienne, la pesée du cerveau ne peuvent servir qu'à donner des notions approximatives sur le degré d'intelligence. Les variations individuelles qui dépendent de l'âge, du sexe [3], de la taille [4], de la mort du sujet [5], de la culture intellectuelle [6]... dominent trop les éléments du problème pour que l'on puisse affirmer en se basant seulement sur ces données. Suivant Wallace, qui s'appuie sur les chiffres de Galton et sur ses propres expériences, le degré d'intelligence des hommes des races tropicales serait bien au-dessous de ce qu'on pourrait le supposer d'après les renseignements fournis par l'examen anatomique. Le cerveau de ces sujets serait à celui des Européens dans le rapport de 5 à 6, mais les manifestations intellectuelles seraient dans le rapport de 1 à 1000 [7]. Quelques économistes et savants vont au delà [8], ils considèrent l'esprit de ces hommes comme endormi plus ou moins profondément [9] (Lubbock).

Des différences existent non seulement entre les sujets de race tropicale et les Européens, mais encore entre les groupes indigènes au point de vue des manifestations intellectuelles. Il est impossible de ne pas être frappé par le contraste qui existe entre les habitants taciturnes et sombres de l'Amérique du Sud

[1] De Quatrefages, *l. c.*, p. 297.

[2] De Quatrefages, *l. c.*, p. 301.

[3] Voir *Rev. scientif.*, 1882, p. 682. Voir même recueil, février 1883, p. 212. Plusieurs auteurs ont avancé sans preuve suffisante, que la différence sexuelle de la cavité crânienne allait en augmentant des races inférieures aux races supérieures. Cette assertion n'est que la paraphrase ou mieux l'exagération d'un fait relevé autrefois par Broca. (Manouvrier).

[4] De Quatrefages, *l. c.*, p. 300.

[5] Charlton Bastian, *l. c.*, p. 23. Topinard, *l. c.*, p. 318.

[6] De Quatrefages, *l. c.*, surtout p. 300.

[7] De Quatrefages, *l. c.*, p. 86. *Développement intellectuel.*

[8] De Quatrefages, *l. c.*, p. 22. *Monogénisme et polygénisme.*

[9] Topinard, *l. c* p. 424. *Fonctions cérébrales.*

et les nègres légers et babillards, quelquefois même par le contraste qui existe entre deux races voisines, presque du même pays, séparées par un étroit bras de mer ou de rivière, ainsi que l'a remarqué Wallace [1]. Mais en faisant abstraction de ces impulsions inhérentes à la matière cérébrale [2], de la valeur des caractères intellectuels aussi sensibles que les caractères physiques [3], on peut constater que les manifestations des facultés affectives et intellectuelles ne sont pas les mêmes chez les sujets de race nègre et de race mongole dont nous nous sommes principalement occupés.

La sensualité est le grand levier des actions de ces hommes, elle guide presque tous leurs actes et les empêche souvent de comprendre la civilisation européenne. Les qualités qu'ils acquièrent viennent fréquemment de l'imitation; car, des deux facultés communes à tous les êtres humains, celle de l'imitation et celle du perfectionnement, la première paraît seule leur apanage [4]. La culture de la seconde ne peut être poursuivie et soutenue longtemps, ainsi que le prouvent certains faits de l'histoire des races mongoliques. Après avoir brillé d'un éclat assez vif, la vie intellectuelle des hommes d'Asie est restée stationnaire, pour ainsi dire immobile [5]. Les Africains sont restés loin derrière les hommes de race jaune ; ils comprennent encore moins de nos jours la bienveillance et la justice qui sont nécessaires pour réunir les personnes et former des agglomérations [6]. On trouve plus souvent chez eux l'incurie pour la création d'un foyer, l'insouciance pour l'installation d'un abri domestique. La femme est plus respectée chez les races mongoliques, les enfants sont plus surveillés. Songeant

[1] Voir Darwin. *La descendance de l'homme*, t. I, p. 240. *Sur les races humaines.*

[2] Topinard, *l. c.*, p. 425. *Fonctions cérébrales.*

[3] Topinard, *l. c.*, p, 425.

[4] De Rochas, art. *Nègres*, *l. c.*, p. 75.

[5] Certains hommes de race mongolique après avoir eu une littérature basée sur leur langue et leur écriture monosyllabiques ou isolantes, état le plus rudimentaire du langage humain dès les premiers siècles de notre ère, sont restés au-dessous des peuplades nègres qui parlent des langues agglutinatives et à plus forte raison au-dessous des peuples d'Europe qui ont des langues à flexion. Nous pourrions donner d'autres exemples tirés des arts, des sciences.... (Voir de Quatrefages, *l. c.*, p. 325. *Le langage.*)

[6] De Quatrefages, *l. c.*, p. 87. *Opinion de Wallace*, in *Développement intellectuel.*

seulement aux moments présents, le noir a moins le souci de l'avenir et pour lui et pour les siens[1].

Nous ne croyons pas devoir insister plus longuement sur un sujet que les ethnologistes peuvent traiter d'une façon plus précise[2].

8° *Génération.* — Bien que les recherches de ce travail aient principalement porté sur l'homme, qui se prête mieux aux examens et aux mensurations anthropologiques, nous ne pensons pas devoir laisser de côté la question de la génération si intéressante pour l'étude de la conservation de la race.

La femme joue le rôle le plus important dans l'acte de la reproduction, qu'on la considère seulement comme un organisme chargé de la génération d'un nouvel être ou qu'on lui assigne un rôle plus élevé en rapport avec la civilisation du milieu dans lequel elle est née.

— L'utérus et ses annexes ne présentent pas de différences bien appréciables dans les races. Suivant Pruner-Bey et de Rochebrune[3], le col de la matrice serait plus gros et plus allongé, pouvant faire croire à prolapsus un dans son premier degré, chez les négresses. Il en serait de même chez beaucoup de femmes hindoues[4]. Cet allongement est-il le résultat d'une influence ethnique ou des conditions de milieu, d'alimentation, d'habitudes journalières[5]? Nous ne pouvons encore préciser.

La vulve est reportée plus en haut chez les négresses que chez les femmes d'Europe, la longueur du périnée est plus considérable. Tandis que l'on obtient une moyenne de 0m,012 pour l'Européenne, on trouve 0m,025 pour la Ouolove, ce qui donne une différence en plus de 0m,013 [6]. » Chez beaucoup les organes génitaux externes sont peu développés : mont de

[1] Voir Topinard, p. 153. *Fonctions générales.* Art. *Chine* du docteur Morache. De Quatrefages, *l. c.*

[2] Voir de Quatrefages, p. 310 et suiv. *Caractères psychologiques de l'espèce humaine.*

[3] Pruner-Bey. *Mémoires sur les nègres.* (*Mémoires de la Société d'anthropologie de Paris*, 1860-68).

De Rochebrune. *Étude morphologique, physiologique et pathologique sur la femme et l'enfant dans la race ouolove.* (*Revue d'anthropologie*, 15 avril 1881).

[4] Voir Corre. *La mère et l'enfant dans les races humaines*, p. 3.

[5] Voir Corre, p. 2-4.

[6] De Rochebrune, cité par Corre, p. 9.

Vénus peu saillant, grandes lèvres modérément saillantes, petites lèvres en quelque sorte rudimentaires, clitoris seul proéminent et accusé[1].

Ce dernier fait se retrouve dans la race sémitique, qui présente un développement plus prononcé des organes génitaux externes, ainsi que cela a pu être constaté chez la Chinoise, chez la femme arabe, etc.[2].

— L'étude du bassin, intéressante pour la parturition, a excité l'intérêt d'un grand nombre de savants (Vrolick, Weber, Stein, Pruner-Bey, Joulin, Verneau, de Quatrefages...).

Camper et Sœmmering avaient remarqué que le bassin du nègre était d'une façon générale plus étroit que celui du blanc[3]. Le docteur Topinard, résumant des données prises sur des bassins de sujets de races différentes, et désignant par 100 la longueur moyenne, a pu dire que la largeur était de

125,7 chez 2 sujets de races jaunes.
121,5 chez 17 nègres africains.
128,9 chez 14 Néo-Calédoniens.
126.2 chez 25 hommes de races blanches[4].

Les différences sont plus sensibles chez la femme. Les mêmes recherches donnent :

138.5 chez 2 femmes de races jaunes.
133,8 chez 8 négresses africaines.
129,9 chez 5 Néo-Calédoniennes.
135.6 chez 2 Boschimanes,

tandis qu'elle était de 139,1 chez 4 femmes blanches[5].

Ces chiffres expliquent pourquoi le bassin des femmes de races colorées, surtout celui des négresses, présente une forme

[1] Corre, *l. c.*, p. 8.

[2] Corre, *l. c.*, p. 10.

Nous n'avons pas cru devoir insister sur le développement exagéré du clitoris constaté chez quelques femmes de races nègres et sémitiques, ainsi que sur l'allongement naturel ou artificiel des petites lèvres. Les Hottentotes ont depuis longtemps attiré l'attention des voyageurs et des savants par cette particularité qu'on désigne sous le nom de tablier. C'est dans le même groupe de femmes, dans la race boschimane, que la stéatopygie a été signalée.

Voir sur ces sujets le livre du docteur Corre, p. 5-12.

[3] Topinard, *l. c.*, p. 314. *Proportion du bassin.*

[4] Topinard, *l. c.*, p. 315.

[5] Topinard, *l. c.*, p. 315.

allongée qui rappelle celle du pelvis chez l'enfant de race blanche[1].

La circonférence est moindre d'une façon générale chez la négresse, chez la Chinoise, chez la Hindoue que chez l'Européenne[2]. La largeur exprimée par la distance entre les deux crêtes iliaques mesure :

27.0 à 28.0 chez la femme blanche d'Europe,
24.0 . .... chez la femme hindoue,
21.5 à 25.2 chez la femme de race mongole,
22.0 . .... chez la femme des races nègres[3].

Weber[4], portant son attention sur le détroit supérieur, c'est-à-dire sur l'orifice supérieur de l'excavation, a signalé quatre formes se rencontrant dans toutes les races : la forme ovale fréquente chez l'Européenne, la carrée chez la Mongole, la cunéiforme chez la négresse, la ronde chez l'Américaine. Le diamètre transverse de ce détroit prédomine toujours sur l'antéro-postérieur; mais la différence entre les diamètres obliques et le transverse est moins sensible dans les races colorées. On peut facilement juger par ces chiffres[5] :

Dans les races européennes le diam. transv. est	13.0	l'oblique	12.0	différ.	1.0
Dans les races mongoles — —	12.5	—	11.9	—	0.6
Dans les races nègres — —	12.3	—	11.9	—	0.4
Maurel[6] trouva chez une femme hindoue	11.7	—	11.0	—	0.7

Les mesures prises sur l'excavation montrent que les bassins de races noire et jaune ont une capacité moindre que ceux de la race blanche ; ils sont moins profonds et l'arcade pubienne est plus large de quelques degrés. Le diamètre antéro-postérieur reste cependant toujours étendu, entre 11.1 et 12.0[7].

Le détroit inférieur est plus large chez l'Européenne que chez la Mongole. Souvent rétréci par la saillie intérieure des épines sciatiques, ce point gênerait la parturition de la né-

[1] Corre. *La mère et l'enfant*, p. 23.
[2] Corre, *l. c.*, p. 18-26.
[3] Corre, *l. c.*, p. 18-25.
[4] Topinard, *l. c.*, p. 314.
[5] Corre, *l. c.*, p. 18-25.
[6] Corre, *l. c.*, p. 20.
[7] Corre, *l. c.*, p. 18-25.

gresse s'il n'y avait pas chez elle une symphyse moins élevée et une arcade plus ouverte[1].

Les ischions sont plus verticaux chez la Mongole et l'Ethiopienne, les fosses iliaques paraissent plus épaisses.

L'inclinaison pelvienne semble être plus sensible chez les races inférieures[2].

Le docteur Corre a résumé le résultat de ces données par ces lignes : « Si, dans la race européenne, le bassin est plus large que dans la race noire, chez celle-ci le détroit supérieur conserve dans son diamètre oblique, suivant lequel se fait l'engagement, et l'excavation dans son diamètre antéro-postérieur, auquel répond le principal diamètre de la présentation après la rotation interne, des dimensions relatives assez considérables pour que la parturition ne soit pas sensiblement modifiée dans ses deuxième et troisième temps. D'un autre côté, la symphyse est moins élevée et l'arcade plus ouverte chez la négresse, disposition favorable au dégagement et réellement compensatrice des désavantages que pouvait créer un certain amoindrissement relatif des diamètres pelviens.

La race mongole, ajoute le même auteur, semble placée dans les meilleures conditions pour l'acte parturitif : chez elle, en effet, avec des dimensions peu différentes de celles qu'on observe chez les Européennes, aux détroits et à l'excavàtion, la hauteur de la symphyse atteint son minimum et l'ouverture de l'arcade sa moyenne maximum[3]. »

— Il existe donc des différences entre les bassins des sujets de races différentes[4] ; mais il paraît difficile d'admettre qu'ils puissent être divisés en deux groupes seulement : l'Européen et le Mongol nègre. Les races mongolique et éthiopienne n'ont pas le même bassin[5].

— Le pelvis chez la femme, comme chez l'homme, se développe

[1] Corre, *l. c.*, p. 25.

[2] Corre. *La mère et l'enfant*, p. 26.

[3] Corre, *l. c.*, p. 25 et 26.

[4] Joulin et Vrolich n'admettaient que des différences légères. Voir *Traité complet d'accouchement de Joulin*, p. 31-38.

[5] Joulin prétendait qu'il était impossible de les différencier, *l. c.*, p. 35. (Cette opinion était bien différente de celle de Lenoir. Ce dernier soutenait que la race éthiopienne ou noire était celle dont la conformation héréditaire du bassin s'éloignait le plus du type de la race blanche.)

pleinement à l'époque de la puberté. C'est aussi à ce moment que les appétits sensuels se développent [1]; la chaleur paraît les activer agissant fortement sur les trompes de Fallope, le vagin, les organes vibratiles... ainsi que l'ont démontré les expériences de Calliburcès [2]. Mais la femme n'entre dans la période de reproduction qu'avec la menstruation; cette fonction est le phénomène caractéristique de l'activité fonctionnelle. Le moment de son apparition est difficile à préciser [3]; les auteurs ne sont pas tous arrivés aux mêmes conclusions.

M. Raciborski, réunissant ses propres recherches à celles d'un grand nombre d'autres médecins, a cru pouvoir conclure que chaque degré de latitude abaisse ou élève d'un peu plus d'un mois l'âge de la puberté, selon que l'on marche dans le sens de l'équateur ou du pôle, à condition que la température croisse ou décroisse comme la latitude [4]. L'influence des circonstances extérieures semblerait plus active que la question de race [5]. Des Chinoises, des négresses, des blanches placées dans les mêmes conditions et dans le même milieu seraient réglées à la même époque ou à des époques peu éloignées [6].

Joulin, en réunissant un grand nombre de chiffres, a pensé que l'on pouvait fixer son apparition à la douzième année chez les femmes hindoues (Goodeve, Leith, Decan, Roberton, Webb, Dubois [7]), Chinoises (Hureau, Morache [8]), négresses (Elliot, Bowel, Nicholson, Pruner-Bey [9]).

On ne peut nier que dans certaines régions de la zone chaude et dans certaines races, les femmes soient réglées deux et même trois années plus tôt que dans les pays tempérés ou froids et dans les races européennes, mais on peut faire une

[1] Nous laissons avec intention de côté toute la question de la copulation sur laquelle, pour beaucoup de raisons, nos connaissances sont peu avancées. Quelques notes sur le sujet seront lues avec intérêt dans les livres de M. Topinard, *l'Anthropologie*, p. 373. *Organes génitaux externes;* De M. Corre, *La mère et l'enfant*.... p. 53 et suiv. *Nubilité et mariage, fécondité et stérilité.*

[2] Voir *Arch. générales de méd.* 1858. 5e série, t. XII, p, 748.

[3] Topinard, *l. c.*, p. 378.

[4] De Quatrefages, *l. c.*, p. 307. *Puberté.*

[5] Topinard, *l. c.*, p. 378. De Quatrefages, *l. c.*, p. 307.

[6] De Quatrefages, *l. c.*, p. 307.

[7] Joulin, *l. c.*, p. 114-118. Surtout tableau, p. 117.

[8] Joulin, *l. c.*, p. 115. Morache, art. *Chine*, in *Dict. encyclop. des sc. méd.*, p. 186.

[9] Joulin, *l. c.*, p. 115. De Rochas, in *Dict. encyclop*.... Art. *Nègres*, p. 75.

loi générale avec les faits observés. En effet, si de Rochebrune fixe la première époque entre onze et douze ans pour la femme ouolove[1], Moras parle d'une époque plus éloignée[2]. Les recherches de Levacher et Saint-Vel aux Antilles, celles de quelques observateurs anglais également faites sur des femmes noires, dans différentes régions, appuient l'opinion de ce dernier : les négresses seraient souvent réglées entre quatorze et seize ans[3]. Morache parle également de l'âge de quatorze ans[4], Mondière de l'âge de seize ans pour l'établissement des menstrues chez les Chinoises[5]. Les Annamites, les Cambodgiennes, les métisses de Chinois et d'Annamites, appelées Minhuongs, peuvent être placées à côté des Chinoises.

Les observations sur la durée et l'abondance de la perte sanguine sont encore peu nombreuses. D'après Burdach, l'écoulement serait de 90 grammes dans les pays froids, de 150 à 180 dans les régions tempérées, de 360 dans les contrées méridionales et de 600 entre les tropiques. Ce sont là, ainsi que le dit le docteur Corre[6], des évaluations qu'il ne faut accepter qu'avec une grande réserve, puisque Saint-Vel n'a pas remarqué, à la Martinique, que le climat apportât des modifications dans la quantité du flux menstruel[7], puisque de Rochebrune pense que la perte chez la femme ouolove est moins abondante et très-courte également, puisque Morache la dit très peu abondante chez la Chinoise. L'opinion générale est que les femmes perdent davantage dans les pays chauds[8], des faits contradictoires et nombreux pourront seuls modifier cette idée.

L'époque de la ménopause paraît dépendre de la durée de la vie, suivant M. R. Cowrie[9]. Dans l'Inde, quoique Webb cite des cas de femmes réglées fort tard[10], la disparition des menstrues a généralement lieu entre 35 et 40 ans (Ro-

[1] De Rochebrune, *l. c.*, p. 281.
[2] Voir Corre, *l. c.*, p. 36.
[3] Voir Corre, *l. c.*, p. 37.
[4] In *Pékin et ses habitants*, p. 149.
[5] Corre, *l. c.*, p. 39.
[6] *L. c.*, p. 46.
[7] *L. c.*, p. 403.
[8] Corre, *l. c.*, p. 46.
[9] Topinard, *l. c.*, p. 378. *Menstruation*.
[10] Voir Corre, *l. c.*, p. 48

berton, Haller)[1]; en Chine elle dépasse rarement ce dernier âge (Morache)[2]. L'époque de retour se présente un peu plus tard chez l'Annamite, la Cambodgienne et la métisse; d'après Mondière, c'est entre 44 et 46 ans[3]. Chez la négresse elle survient entre 35 et 40. Le résumé de ces recherches est que, si la menstruation peut, chez un certain nombre de femmes, durer aussi longtemps que dans les régions tempérées (Saint-Vel, Pugnet), elle disparaît le plus souvent, chez les sujets de races tropicales, un peu avant le moment où le fait est constaté chez les blanches.

Nous ne pouvons dire si le fait relevé par Raciborski pour nos contrées, que les règles persistent d'autant plus que les accouchements ont été plus nombreux[4], peut être appliqué aux races jaune et noire. La donnée générale à laquelle nous venons d'arriver serait opposée, les faits particuliers pourront seuls éclairer ce point de physiologie.

—L'apparition des règles marque chez la femme l'aptitude de concevoir, mais il faut qu'elle soit nubile et apte à faire les frais d'une grossesse. L'époque à laquelle les mères ont leur premier enfant est peu connue; quelques chiffres précis ont été fournis par Mondière pour les femmes de l'Indo-Chine : pour la Chinoise, ce serait à dix-huit ans, pour la Minhuong, à vingt ans, pour l'Annamite, à peu près au même âge, pour la Cambodgienne, à vingt-deux[5].

La fécondité des unions est un peu mieux connue.

Chez les Hindoues et chez les Arabes une foule de causes tendent à l'amoindrir[6].

Les Chinois ont autant d'enfants que leurs femmes peuvent en mettre au monde, aussi relève-t-on, dans le Céleste Empire, pour une période de six années, 1 enfant sur 54 habitants, tandis qu'en France la proportion est de 1 sur 26 (Mondière : *Recherches faites dans l'Indo-Chine*).

La fécondité est variable dans la race nègre. Si de Rochebrune, Thévenot, Féris, l'ont trouvée élevée en Sénégam-

[1] Joulin, *l. c.*, p. 135. Ménopause.
[2] Morache. Art. *Chine*, *l. c.*, p. 186.
[3] Voir Corre, *l. c.*, p. 48.
[4] De Quatrefages, *l. c.*
[5] Corre, *l. c.*, p. 56.
[6] Corr, *l. c.*, p. 56.
Voir aussi *Avortement* dans le même ouvrage.

bie, au Bénin, à la côte des Esclaves, d'autres voyageurs ont constaté qu'elle était limitée par une foule de pratiques monstrueuses en beaucoup d'autres points[1].

— La grossesse a partout la même durée : dans toutes les races et sous tous les climats elle présente les mêmes relations pathologiques, prédispose aux mêmes maladies, mais avec des variations de fréquence, subordonnées aux conditions de l'hygiène sociologique[2].

L'accouchement se fait assez facilement chez la négresse pour les motifs que nous avons exposés plus haut ; la longueur du périnée pourrait seule prolonger un peu le travail chez les primipares. Les cas de dystocie sont moins nombreux que chez l'Européenne[3]. Il paraît en être de même des Chinoises, des Annamites, des Hindoues, des Australiennes[4].

D'une manière générale, on peut dire qu'après l'accouchement, la réaction est en raison inverse de l'élévation thermique du milieu et de l'élévation sociale de la race ou des individus[5].

— Le temps de l'allaitement est fort variable ; les habitudes, les mœurs, jouent ici un rôle prépondérant[6]. Chez les peuples des régions chaudes, l'enfant reste longtemps suspendu aux seins de sa mère ; il continue à téter tout en se nourrissant à la table ou au plat de la famille. La négresse allaite habituellement deux années[7], la longue durée est une pratique générale à la côte occidentale d'Afrique[8]. Les négrillons du Darien restent encore plus longtemps, il n'est pas rare de les voir continuer jusqu'à quatre ans. En Chine, les femmes, pour éviter une nouvelle grossesse, conservent leurs nourrissons jusqu'à cinq ans. Lorsqu'une nouvelle conception a lieu, malgré leurs précautions, elles continuent à allaiter. Le même fait a été

[1] Voir Corre, *l. c.*, p. 57. — Morache, *l. c.*, p. 187. — De Rochas, *l. c.*, p. 75.

[2] Corre, *l. c.*, p. 76. Pour la grossesse, l'accouchement on consultera avec avantage l'intéressant ouvrage de *La mère et l'enfant dans les races humaines* auquel nous avons emprunté beaucoup de détails.

[3] *Contributions à la pathologie de la race nègre*. Chassaniol, in *Arch. de méd. navale*, 1865, p. 517. — Corre, *l. c.*, p. 115-125.

[4] Voir Topinard, *l. c.*; p. 380. — Cauvin, *l. c.*, p. 136.

[5] Corre, *l. c.*, p. 527.

Nous devons ajouter à toutes ces remarques que dans toutes les races la présentation du sommet est la règle. Voir sur ce point Corre, *l. c.*, p. 121 et suiv.

[6] De Quatrefages, *l. c.*, p. 507.

[7] De Quatrefages, *l. c.*, p. 507.

[8] Corre, *l. c.*, p. 155.

constaté chez des Australiennes qui allaitaient des enfants de 2 et 3 ans, en portaient un autre dans leur sein, et ne paraissaient pas éprouver de modifications dans la quantité du lait[1]. Au Japon, le sevrage est inconnu et la mère allaite son enfant jusqu'au moment où il préfère une autre nourriture[2]. Mêmes habitudes en Indo-Chine, au Cambodge. L'Inde fait seule exception, l'enfant est sevré de bonne heure, vers le sixième mois[3].

Peu d'analyses ont été faites sur la composition du lait des femmes de diverses races. Il est probable que si ces variations existent, elles sont peu prononcées, ainsi que le dit le Dr Corre, puisque les nourrissons d'une race quelconque s'accommodent de n'importe quelles nourrices, pourvu qu'elles soient en bonne santé[4].

9° *Force et résistance vitale.* — La force ou l'énergie vitale peut se mesurer de beaucoup de manières : par le poids du corps, par la force musculaire, par le travail ou la dépense de chaque jour, par la résistance aux différentes épreuves.

— Le poids du corps tient à bien des causes : l'hygiène, l'alimentation, le genre d'occupation, le tempérament ; il n'en mérite pas moins d'être signalé. Entre l'Arabe sec et nerveux des bords de la mer Rouge, l'Asiatique maigre des steppes de l'Asie et l'Arabe des villes devenu obèse, le Chinois doué d'un grand embonpoint, il n'y a aucune comparaison. Quoique les seconds aient plus de poids, ils ont une force et une énergie moins grandes[5].

Le nombre des pesées doit être très étendu pour corriger les exagérations des individualités et servir à établir des comparaisons entre les groupes.

Nous donnons ici quelques chiffres relevés sur des sujets habitant les pays chauds :

	kilogrammes
1775 nègres (Gould) pesaient en moyenne.	64.9
680 mulâtres (Gould)	65.8
50 Hindous de castes supérieures (Short).	53.2
50 Hindous de castes inférieures (Short)	48.7
50 indigènes supérieurs des Nilghiris (Short)	44.6
39 indigènes inférieurs de la côte de Madras (Short) . . .	42.7[6]

[1] Cauvin, *l. c.*, p. 307.
[2] *Etude sur l'hyg. au Japon*, 1880, p. 155. Godet.
[3] Corre, *l. c.*, p. 156.
[4] Corre, *l. c.*, p. 149.
[5] Topinard, *l. c.*, p. 412. *Le poids du corps.*
[6] Topinard, *l. c.*, p. 412. Le poids des corps.

Ces chiffres seraient plus instructifs s'ils étaient présentés comme ceux de Roubaud, dans ses *Contributions à l'Anthropologie de l'Inde*[1], et s'ils indiquaient l'origine des sujets, leur état d'embonpoint.

Suivant Roubaud, le Dravida de taille moyenne (1^m,64), d'un embonpoint médiocre, sans tendance à l'obésité, pèserait de 58 à 60 kilogrammes, tandis que le Poulleyer, d'origine nomade, de taille plus petite (1^m,61), doué d'un embonpoint faible, n'aurait que 56 kilogrammes, et le Toulkou (avec une stature de 1^m,62) 49 kilogrammes. — Ces mesures et pesées furent prises sur les sujets destinés à l'émigration, c'est-à-dire sur des hommes d'apparence valide et proposés pour les travaux agricoles des différentes colonies d'Asie et d'Amérique.

Ces chiffres indiquent d'une façon générale que les sujets de races tropicales pèsent moins que les Européens et que les hommes des régions tempérées[2], ils répondent à l'opinion émise par le Dr Saint-Vel sur l'apparence des travailleurs de nos colonies[3].

La vie active dans les pays chauds, en dehors des centres populeux, montre, d'une façon générale, peu de sujets avec de l'embonpoint ; il suffit de citer les Arabes, les nègres africains, les Cochinchinois[4]. Les cas d'obésité se présentent principalement dans les villes, et plutôt chez les métis. Les Mongols, les Chinois et les Polynésiens sont ceux qui sont cités comme devenant le plus facilement obèses[5].

— La force musculaire a plus de valeur, quoiqu'il faille compter, ainsi que le dit M. Topinard[6], avec l'état de santé, l'alimentation, l'âge, le sexe, l'éducation des muscles.

Les données empruntées à Péron, Quoy, Gaimard, et aux savants de la Novara, indiquent chez :

1600 nègres (Gould), une force des reins de	. . . .	14.2 kil.			
704 mulâtre (Gould)	—	. . . .	15.8		
57 chinois (Péron)	—	. . . .	11.1	des mains.	46.8
30 australiens (Péron)	—	. . . .	10.0	—	48.0
23 Insulaire de Hawai	—	. . . .	17.1	—	60.1
84 micronésiens	—	. . . .	15.0	—	56.8
86 timoriens	—	. . . .	11.8	—	52.4

[1] Voir *Archives de médecine navale*, 1865, p. 7-14.
[2] Voir Topinard, *l. c.*, p. 412.
[3] Voir *Traité des maladies des régions intertropicales*.
[4] Topinard, *l. c.*, p. 412.
[5] Topinard, *l. c.*, p. 412.
[6] Topinard, *l. c.*, p. 414. force musculaire.

L'âge est à consulter, car il exerce une grande influence[1] :

A l'âge de 17 ans	44 nègres avaient une force rénale de			131 kilog.
— 20	142	—	—	140 —
— 25	124	—	—	155 —
— 30	39	—	—	153 —
— 35	81	—	—	165 —
— 50 et au-des.	11	—	—	132 —

Le maximum de ce tableau se trouve à l'âge de 35 ans; il correspond à celui observé sur des groupes d'Européens[2].

La provenance des sujets, leurs races, demandent aussi un sérieux examen, puisque le Dr Bestion, suivant au Gabon les indigènes du Sénégal et ceux de la côte de Krow, observa des différences assez sensibles. Les premiers, avec un poids moyen de 67 kilogrammes, avaient une force de traction horizontale de 36 kilogrammes, indiquée par un dynanomètre à cadran; les seconds, pour un poids de 72k,5, atteignaient 43 kilogrammes[3].

Ces rapprochements peuvent être placés à côté des recherches faites avant ce jour. Ils prouvent ce que les expériences de Péron et Freycinet amenaient à conclure : que les races sauvages sont inférieures aux races européennes.

Mais les indigènes sur lesquels on a opéré n'étaient pas dans leurs forêts, ils étaient plus ou moins impressionnés[4]. Comme les conditions physiologiques priment les conditions anthropologiques, de nouvelles recherches sont encore nécessaires pour arriver à des comparaisons exactes sur des sujets vivant dans le même milieu et dans la dépendance des mêmes besoins.

En attendant que ces données soient enregistrées, pouvons-nous mesurer l'énergie par la résistance au travail et à l'action des agents météorologiques?

Les peuples qui habitent les régions chaudes sont remarquables par leur mollesse, leur inertie et leur paresse. On peut dire que d'une façon générale, la débilité de leur système musculaire les pousse au repos et à la nonchalance. Les exercices physiques violents leur déplaisent, à moins que l'état nomade ne les ait habitués à maîtriser ou annuler ces dispositions[5]. On

[1] Topinard, *l. c.*, p. 413. *Force musculaire.*
[2] Voir Topinard, *l. c.*, p. 413.
[3] *Etude sur le Gabon*, in *Arch. de méd. navale*, déc. 1881, p. 411 et 412.
[4] Topinard, *l. c.*, p. 414.
[5] Becquerel. *Traité élémentaire d'hygiène*, p. 327. *Des climats.*

dirait qu'ils sont tous comme ces habitants des pays voisins du Phase qui ne marchaient guère que pour aller à la ville ou au marché et qui étaient naturellement enclins à éviter tout ce qui pouvait les fatiguer, parce qu'ils n'avaient pas de vigueur[1]. Lorsqu'ils se livrent à l'agriculture, à l'élevage des bestiaux, au commerce, ils restent le plus souvent au-dessous des Européens[2].

Il serait facile de trouver dans les pays chauds une foule de points où les indigènes ressemblent à ces laboureurs de la haute Égypte dont P. S. Girard parlait en 1800. « Ces cultivateurs, disait le membre de l'Institut, n'ont de fatigue à essuyer que celle de l'arrosement des terres, quand elles n'ont point été inondées naturellement ou quand on entreprend de leur faire produire plusieurs moissons dans le cours d'une année. C'est en mesurant le travail de ces arrosements que nous avons pu évaluer la force ordinaire des hommes en Egypte. Soit à cause de la transpiration continuelle qui les affaiblit sous un soleil ardent, soit parce que les aliments dont ils se nourrissent sont peu substantiels, soit peut-être parce que le désir d'améliorer leur sort ne peut exciter leur activité sous un ordre de choses qui ne leur permet pas l'espérance d'un meilleur avenir, les manœuvres employés aux arrosements ne fournissent, par l'emploi utile de leurs forces, que les deux tiers environ de l'effet que fournissent dans nos climats des hommes de même stature qui travailleraient pendant le même temps. Il est vrai que cette différence se fait remarquer également dans le travail des animaux[3]. »

Ces hommes sont incapables de résister longtemps aux fatigues, ainsi que l'ont montré les essais de colonisation faits sur certains points de la Guyane par des hommes de race tropicale[4], ainsi que l'ont prouvé les embarras éprouvés avec les ouvriers marocains engagés pour le chemin de fer du haut Sénégal[5].

[1] Hippocrate. *Des airs, des eaux et des lieux*. Trad. Daremberg, p. 211.

[2] *Comparaison entre l'agriculture chez les colons et chez les indigènes de l'Algérie*, in *Rev. scientif.*, juin 1882, p. 684. Art. de M. Wahl : *L'Algérie au point de vue agricole*.

[3] Voir *Rev. scientif.*, août, 1882, p. 180.

[4] Voir *Colonisation de la Guyane par la transportation*, docteur Orgéas, in *Arch. de méd. navale*, mars 1883, p. 195 surtout.

[5] *Rev. scientif.*, février 1883, p. 180. *Un chemin de fer dans le Haut-Sénégal*, docteur Bayol.

— Pouvons-nous trouver dans l'histoire des renseignements sur cette question du travail aux pays chauds?

Les premiers peuples colonisateurs, comprenant qu'ils ne pourraient impunément cultiver un sol comme celui des régions tropicales et braver en toutes saisons un ciel de feu, demandèrent au continent africain des travailleurs pour les transporter dans leurs colonies. Le blanc promena alors le nègre un peu partout[1]. « La charrue, que les émigrants français avaient introduite à l'origine, disparut dès que l'on eut autorisé la traite des noirs et procuré aux planteurs une main-d'œuvre à vil prix. Le dédain pour tout autre instrument que la houe de l'esclave devint à la mode pendant deux cents ans[2]... » L'esclavage produisit les mêmes changements dans les colonies anglaises quand les grands planteurs écrasèrent le travail des petits par les travaux de leurs nègres[3]. Les Hollandais, les Danois, purent constater les mêmes effets dans leurs colonies[4]. Les Espagnols aussi bénéficièrent de ce travail forcé, surtout quand la traite eut disparu des colonies françaises et anglaises[5].

Le code noir fut inventé pour courber des malheureux sous le joug; les colonies furent considérées, par beaucoup, comme d'immenses fabriques dont le but était de produire le plus possible avec des instruments appelés esclaves ou Piezas de Indias[6].

Malgré cela, les résultats obtenus dans certains pays furent si peu avantageux qu'un savant proposa, vers 1792, à l'Académie des sciences, de décerner un prix à la personne qui pourrait résoudre cette question : trouver les meilleurs moyens ou les meilleurs instruments pour économiser et suppléer la main-d'œuvre des nègres[7]. Les travailleurs noirs donnaient une mortalité considérable[8] ; dans des recherches statistiques sur l'esclavage colonial, parues en 1842, Moreau

[1] De Quatrefages, *l. c.*, p. 161. *Influence du milieu et de la race.*
[2] Duval. *Les colonies de la France*, p. 154.
[3] Leroy-Beaulieu, *l. c. De la colonisation anglaise*, surtout p. 121.
[4] Leroy-Beaulieu, *l. c.*, p. 63-189.
[5] Leroy-Beaulieu, *l. c.*, p. 257.
[6] Leroy-Beaulieu, *l. c.*, p. 171.
[7] Voir *Rev. scientif.*, 1880, n° 3, p. 64. *Les fondations des prix de l'Académie des sciences*, par E. Maindron.
[8] Voir Leroy-Beaulieu, *l. c.*, p. 202. *Colonies à plantation de l'Angleterre.*

écrivait que la traite, qui avait duré plus de 320 ans, avait tiré au moins 12 millions de nègres de l'Afrique. Les Portugais avaient joué le plus grand rôle dans ce mouvement; les négociants de ce pays, voyant que le commerce des Indes leur échappait, l'avaient remplacé par la traite des nègres [1]. Quelques autres avaient suivi l'exemple.

Lorsque la croisade humanitaire entreprise par William Wilberfoce eut réussi [2], quand la traite fut supprimée, les machines reprirent dans la culture du sol la place qu'elles occupaient. La charrue remplaça la houe, la herse devint d'un usage plus général, on créa des usines, des chemins de fer [3]; mais on demanda encore l'aide des travailleurs d'origine tropicale. Les Africains purent alors s'engager volontairement et venir travailler quelque temps dans les colonies européennes [4]. Quoique la question eût changé de face, l'acclimatement de la race nègre et son aptitude au travail ne purent être sérieusement appréciés de suite [5]. On acquit plus rapidement la preuve que dans beaucoup de régions le noir rend plus de services que le Chinois et l'Hindou [6], qu'il peut, quand les lois réglementent son hygiène et sa vie journalière, développer sa famille [7]; mais on put constater qu'il ne s'acclimatait pas sous les tropiques dans un grand nombre de localités. L'Egypte [8], le Brésil [9], Cuba, la Guyane, Bourbon, Maurice, Ceylan [10], sont des pays néfastes pour cet homme, et l'on peut répéter avec le Dr Papillaud [11] que le noir est, sous les tropiques, dans son

[1] Voir Leroy-Beaulieu. *l. c.*, p. 52 et suiv. *De la colonisation portugaise.*

[2] Ce fut en 1773 que William Wilberforce, simple étudiant sur les bancs de l'école de Poklington, écrivit un pamphlet contre la traite des noirs.

[3] Voir Leroy-Beaulieu, *l. c.*, p. 210.

[4] Voir Leroy-Beaulieu, *l. c.*, p. 237. *Colonies françaises.*

[5] J. Rochard, art. *Acclimatement, l. c.*, p. 205.

[6] Voir une étude sur le sujet dans le *Constitutionnel* des 16 et 20 juillet 1861. Voir aussi Boudin. *Essai de pathologie ethnique*, in *Annales d'hyg. et de méd. légale*, 1862

[7] Voir dans *Revue scient.*, février 1883, p. 191, un article tiré du *The popular science Monthly* et dû à la plume du professeur Gilliam, intitulé *Conséquences sociales de l'accroissement des noirs*, cet article semble prouver que depuis l'abolition de l'esclavage, la population noire a un accroissement supérieur à celui de la population blanche.

[8] Voir Bertillon, art. *Acclimatement du Dict. encyclop.*, p. 281.

[9] Saint-Vel. *Hygiène....* p. 9.

[10] J. Rochard, *l. c.*, p. 205.

[11] In *Union médicale*, 1848. p. 142. *Brésil.*

véritable climat, mais que dans beaucoup de pays la race éthiopienne est en décroissance.

Lorsque la traite africaine fut supprimée, les colons s'enquirent des moyens de se procurer des travailleurs pour remplacer les esclaves qui les avaient quittés; ils cherchèrent dans les autres races les groupes d'hommes que leur état social pouvait disposer à se prêter aux conditions de la domesticité avec expatriation lointaine. Leur attention se porta principalement sur les personnes capables, par leur constitution physique, de résister à l'influence des climats tropicaux; ils s'adressèrent à la Chine et à l'Hindoustan [1].

Les Chinois furent des premiers à répondre aux avances faites, poussés le plus souvent par la nécessité. L'émigration ne fut pas, chez eux, un effet de la surabondance de la vitalité, ainsi que l'ont prétendu des auteurs assimilant le mouvement à l'émigration anglo-saxonne vers l'Amérique, elle fut causée par la misère dans les provinces dévastées par la guerre civile. Les nombreux émigrants qui se pressèrent aux agences accusaient tous un besoin de se procurer des moyens pour assurer leur existence [2]. Comparés aux Juifs pour la puissance de l'acclimatement, les Célestials se répandirent dans l'Inde, dans l'empire Birman, à Maurice, à La Réunion, au Cap [3], et en continuant leur route, aux Antilles, à la Guyane, aux États-Unis. Aptes à tous les travaux, ces hommes préfèrent ceux de l'intérieur, tels que le ménage, le commerce, l'industrie [4]. Mais ils sont, dans quelques cas, difficiles à conduire et rebutants par leur saleté [5]. Ils forment une population souvent instable [6], toute masculine, étrangère par la langue, la religion et les mœurs; ils greffent les vices asiatiques sur les vices européens et africains [7]. Ces faits expliquent l'augmentation du chiffre des crimes et des délits dans beaucoup de colonies [8], la haine que leur portent les hommes chez lesquels ils se sont

[1] *Les Coolies indiens et les nègres à la Guyane.* Alglave. in *Rev. scientif.* 1880, p. 779. n° 33.

[2] Voir art. *Chine du Dict. encycl.*, t. XVI. 1re série, p. 158.

[3] Voir J. Rochard, *l. c.*, p. 205. Arnould. *Hygiène*, p. 253.

[4] Voir *Revue scientif.*, année 1881, n°. 3. *L'immigration chinoise et le travail chinois en Californie.* surtout p. 86,

[5] Leroy-Beaulieu, *l. c.*, p. 237, *Colonies françaises.*

[6] Leroy-Beaulieu, *l. c.*, p. 259. *Colonies espagnoles.*

[7] Leroy-Beaulieu, *l. c.*, p. 260. *Colonies espagnoles.*

[8] Leroy-Beaulieu, *l. c.*, p. 237. *Colonies espagnoles.*

implantés[1] et les représailles cruelles par lesquelles on a quelquefois arrêté leurs révoltes, comme les Hollandais ont dû souvent le faire dans les îles de la Sonde[2].

Les Hindous sont plus recherchés à cause de leur docilité et de leur intelligence ; ils ont rendu quelque service à Bourbon[3], c'est-à-dire à peu de distance de leur pays, mais dans les Guyanes et les Antilles ils n'ont pas répondu à ce que l'on attendait d'eux. Quelques essais faits pour employer les Indiens noirs, communément appelés Malabars, en qualité de travailleurs des champs ou d'hommes de peine à Nossi-Bé, une dépendance de Bourbon, n'ont pas réussi[4]. Ces hommes se plient difficilement, malgré leur douceur, aux habitudes des colonies. Appartenant, comme les Chinois, non à des sociétés primitives dont les membres sont prêts à se fondre par un instinct naturel dans les sociétés plus avancées, mais à des sociétiés vieilles et décrépites, ils conservent, avec ténacité, leurs habitudes et leurs mœurs anti-européennes. Leur langue, leur culte sont des obstacles infranchissables à une union avec les autres éléments des îles ou colonies continentales ; c'est une juxtaposition de population que rien ne justifie et que rien n'atténue. Empruntée généralement aux couches les plus basses et les plus viles des peuples, privée de famille, ne comptant qu'une femme sur dix hommes, et souvent moins, cette tourbe prend des mœurs d'un cynisme révoltant.... [5].

La comparaison du Nègre, de l'Hindou et du Chinois, transportés dans les mêmes colonies et destinés aux travaux réguliers des champs et des usines, paraît tout à l'avantage du premier. Le Noir est plus apte à supporter les fatigues d'un travail suivi ; l'Hindou n'en est guère plus capable que l'Européen lui-même ; le Chinois aime mieux les occupations de l'intérieur et du commerce. Des preuves statistiques ont montré dans quelques colonies que les Hindous ne peuvent pas toujours travailler sans danger et que leurs services sont parfois onéreux[6]. D'après M. Leroy-Beaulieu, l'émigration des

[1] Voir *Revue scient.*, 1881, article cité.
[2] Leroy-Beaulieu, *l. c.*, p. 288. *Les colonies hollandaises.*
[3] J. Rochard, *l. c.*, p. 205.
[4] Voir *Arch. de méd. navale*, août 1883, p. 133.
[5] Leroy-Beaulieu, *l. c.*, p. 237.
[6] In *Rev. scient.* déjà citée. Alglave.

deux derniers groupes serait déplorable, au point de vue économique et social; les colonies se seraient chargées de bras tandis qu'il fallait des machines pour rétablir l'ordre matériel[1].

Les coolies de races aryennes, c'est-à-dire congénères des peuples d'Europe, quoiqu'ils aient vécu dans un climat chaud, ne peuvent donc fournir des travailleurs remplaçant le nègre africain. Appartenant à des races différentes l'homme d'Afrique supporte beaucoup mieux et le climat et les fatigues[2]. La supériorité de ce travailleur n'est plus à démontrer au point de vue des services rendus aux colons[3]. Déposant pour quelque temps les instruments agricoles, l'Africain peut encore aider l'Européen dans les expéditions de terre[4] et de mer[5].

La résistance aux agents climatologiques n'est pas la même pour tous ces hommes[6]. Ils supportent plus facilement les hautes températures que l'Européen, mais bien qu'ils soient habitués à la chaleur et qu'ils soient vêtus de façon à atténuer les effets d'un soleil étincelant et chaud, ils peuvent fournir des exemples d'insolation graves.

Le docteur Falot a signalé de nombreux cas de mort dus à cette cause chez les Chinois. D'autres médecins de la marine ont décrit des observations analogues en relatant les décès de Cochinchinois et d'Hindous[7].

Les nègres, quoique moins sensibles, ne jouissent pas d'une immunité complète. Si les enfants noirs du Sénégal, posés sur le dos de leur mère, bravent peu après leur naissance, tête nue et rasée, les rayons du soleil le plus ardent[8], les petits noirs du Darien sont fréquemment frappés suivant M. A. Reclus[9]. Les adultes peuvent également succomber sous les coups de l'*heat apoplexy* (coup de chaleur)[10]; quoique plus habitués à la chaleur que les étrangers ils prennent des pré-

[1] Leroy-Beaulieu, *l. c.*, p. 237 et 239, p 781. *Colonies françaises.*

[2] *Revue scientif.*, *l. c.*, p. 780. Alglave.

[3] Voir Boudin. *Géographie et statistique médicales.* t. 2.

[4] Voir Thèses des médecins de la marine, principalement celles de Berger. sur les tirailleurs Sénégalais, Montpellier juillet 1868.

[5] *Revue scientif.*, 1880, *l. c.*, p. 780.

[6] Voir de Quatrefages, *l. c. Influence du milieu et de la race.*

[7] Voir *Considérations sur l'insolation*, p. 18. Grimaud. *Thèse de Paris,* 1872.

[8] *Arch. de méd. navale,* mars 1882, p. 246.

[9] Voir Corre. *La mère et l'enfant dans les races humaines*, p. 258.

[10] Thèse de Grimaud, p. 19.

cautions lorsque la température s'élève trop et que le soleil embrase le sol et l'air[1]. Lors de la saison sèche, dit le docteur Borius, dans ses *Recherches sur le climat du Sénégal*, l'effet de l'irradiation solaire est tellement prononcé que les noirs eux-mêmes se réfugient dans leurs cases vers le milieu du jour.

L'impressionnabilité au froid est plus sensible, la chute du thermomètre au moment de la saison fraîche, le passage du jour à la nuit à cette époque font grelotter l'homme des pays chauds[2]. Nos médecins des Antilles ont pu constater ce fait maintes fois. Les Anglais l'ont observé également dans leur guerre contre les Ashantis en 1873 : les noirs transportés des Antilles à la Côte d'Or, au moment de la saison fraîche, souffraient d'affections pulmonaires et de douleurs rhumatismales par suite des variations entre la journée et la nuit[3]. Les diarrhées compliquées d'état bilieux sont signalées aux mêmes époques, lorsque le thermomètre descend beaucoup au moment du coucher du soleil[4].

Les mulâtres paraissent souffrir de ces variations tout autant que le nègre[5].

Cette sensibilité au froid est accusée par les Hindous même dans leur pays natal. Dans ses notes sur Mahé, le docteur Chanot[6] indique la chose en parlant des changements nycthéméraux. Cette observation n'a rien qui puisse surprendre puisque nous savons cette race peu vigoureuse[7].

La même remarque peut être répétée pour les Chinois ; ces hommes résistent difficilement aux variations de température quand ils n'ont pas une nourriture appropriée[8], ou bien quand ils ont une affection légère. Ils prennent une foule de précautions dans leur pays pour se garantir du froid[9]. Placés à côté des Hindous ils semblent un peu moins susceptibles, ils

[1] Voir *Recherches sur le climat du Sénégal*, p. 137.

[2] Saint-Vel. *Hygiène*, p. 6. Pruner-Bey. *Mémoires sur les nègres*, p. 526.

[3] *Étude médicale sur l'expédition anglaise contre les Ashantis*, in *Arch. de méd. navale*, 1874, p. 330.

[4] Même recueil, 1882, p. 328-329. *Topographie médicale de Nossi-Bé.*

[5] Même recueil, 1866, p. 155.

[6] Même recueil, 1872, p. 9. Notes sur Mahé, *Inde française.*

[7] Voir dans même recueil. *Mémoires des docteurs Richaud et Huillet.*

[8] Morache : *Pékin et ses habitants*, in *Annales d'hygiène et de médecine légale*, 1869, p. 59.

[9] Morache, in *Dict. encyclop.*, *l. c.*, p. 169, art. *Chine.*

se plaignent moins que le Coolie de l'Inde de la fraîcheur de certaines nuits[1].

Les faits que nous venons d'exposer expliquent pourquoi les races nègre et mongolique ne peuvent s'adapter aussi facilement qu'on aurait pu le penser aux différentes influences climatologiques des bandes tropicales et souffrent quelquefois d'un faible changement. Les Africains transportés du Gabon à Bakel dans le fleuve du Sénégal sont fréquemment moissonnés par la dysenterie[2]. Les Kroumans venus du pays des Palmes à Gorée succombent à des affections des voies respiratoires[3].

Ces faits sont même appréciables pour des migrations à courtes distances[4] puisque les Ouolofs de Saint-Louis portés à Bakel, point militaire situé dans le fleuve dont ils habitaient l'embouchure, succombent fréquemment à la dysentérie et à l'hépatite, tandis que les tirailleurs sénégalais enrôlés dans le haut du fleuve et casernés à Saint-Louis meurent de phthisie pulmonaire[5]. Il semble que ces hommes ne puissent s'éloigner beaucoup du pays dans lequel ils ont habitude de vivre. Les Cafres réussissent à Nossi-Bé, dit le docteur Guiol, parce qu'en y venant ils ne changent pour ainsi dire pas de pays, c'est entre leurs mains qu'est l'avenir de l'île au point de vue du travail des champs[6]. Ces hommes périraient si on les transportait plus loin.

Les Sénégambiens ne sont pas les seuls hommes d'Afrique qui souffrent du changement de climat, les Algériens sont affectés par ce que Bertillon appelle le petit acclimatement. Les tirailleurs envoyés en 1855 dans notre comptoir de Saint-Louis du Sénégal ne purent résister aux nouvelles conditions climatériques[7]. Il est à présumer qu'il en sera de même des Marocains engagés pour les travaux du chemin de fer du Sénégal, puisque le docteur Bayol avouait dernièrement[8] que

[1] Saint-Vel. *Hygiène*, p. 6.

[2] Voir *Bulletin de la Société d'Anthropologie de Paris*, 1864, p. 526. *Documents sur le Sénégal*, par Berchon.

[3] In *Idem*, Girard et Huard, p. 527.

[4] In *Idem*, Berchon, p. 527.

[5] In *Idem*, p. 527-528.

[6] Voir *Arch. de méd. navale*, nov. 1882, p. 355.

[7] Voir *Arch. de méd. navale*, 1881, p. 328.

[8] Voir *Revue scient.*, mars 1885, p. 180.

sur 600 hommes 400 avaient été arrêtés par les premiers terrassements. Des exemples du même genre pourraient être empruntés à la vie des Hindous et des Chinois [1].

La résistance aux conditions nouvelles de l'existence est encore moins grande quand le moral est affecté. Le milieu moral pour les races inférieures semble aussi dangereux que le milieu atmosphérique nouveau ; le nègre lui-même qui paraît avoir peu de soucis, qui vit surtout par les sens, se laisse déprimer par la nostalgie et par la crainte de la maladie. La civilisation en troublant la morne tranquillité dans laquelle il vit paraît l'affecter [2]. Le coolie Hindou qui n'a quitté son pays que poussé par la misère devient également et fréquemment la proie de la nostalgie ; il se montre triste, indolent, et l'on peut constater que sa nutrition souffre, que sa faiblesse musculaire devient extrême [3]. La mort ne tarde pas alors à survenir. Il en est presque de même du coolie chinois qui se laisse facilement abattre. Employés, en grand nombre, à la construction du chemin de fer de Panama, les Célestials virent leurs rangs ravagés par les épidémies. Au lieu de réagir, ils se postèrent sur les bords de la mer et se laissèrent engloutir par la marée montante en portant leurs regards vers les lieux où ils supposaient la patrie absente [4].

— La résistance aux agents pathologiques présente aussi ses particularités. Tout autant que l'état physiologique l'état morbide s'accuse dans les groupes humains avec des variétés qui peuvent être considérées comme des caractères [5] ; l'immense majorité des maladies paraît commune à tous les hommes et se montre seulement avec des modifications d'un groupe à un autre [6].

La fièvre paludéenne a moins de prise sur ces personnes que sur les Européens. Le nègre y est moins sujet dans son pays, mais quand il s'expatrie il perd de son immunité. Boudin comparant la mortalité du noir et du blanc pour 17 localités réparties sur presque tous les points du globe, de Gibraltar à

[1] Même recueil, Novembre, 1882, p. 355.

[2] Arnould. Voir *Nouveaux éléments d'hygiène*. p. 351. *Météorologie*.

[3] Voir sur ce sujet Thèse de Dorvau. *Considérations sur l'hygiène et la pathologie des chercheurs d'or à la Guyane française*, p. 25. Montpellier, 1876.

[4] Proust, *l. c.*, p. 600. *Les climats torrides*.

[5] De Quatrefages, *l. c.*, p. 311. *Caractères pathologiques*.

[6] De Quatrefages, *l. c.*, p. 312.

la Guyane, et de la Jamaïque à Ceylan, a trouvé que le chiffre des décès était plus considérable pour le blanc, mais qu'il montait ou s'abaissait à peu près toujours dans la même localité et en même temps pour les deux races. Les enfants indigènes sont plus souvent maltraités que les adultes; à la côte d'Afrique la fièvre intermittente sous différentes formes enlève un grand nombre des sujets peu avancés en âge[1]. Les adultes ont des accès quelquefois fort graves[2] prenant le plus souvent la forme tierce; le nègre, le mulâtre, le Maure en souffrent dans leurs voyages sur les rives du Sénégal où le commerce les attirent[3]. L'hypertrophie de la rate, la cachexie sont signalées chez ces hommes comme chez les traitants d'Europe[4].

Les Hindous sont également sujets à prendre la fièvre, il en est de même des Cochinchinois et des Chinois[5]. Les manifestations seules varient d'une race à une autre; les accès contractés dans le même lieu et en même temps prennent des types différents[6].

Les croisements paraissent en augmenter plutôt qu'en diminuer les atteintes. On a remarqué que les mulâtres étaient plus facilement frappés que les noirs, que les Tagals et les Européens vivant côte à côte à Luçon, une des Philippines, étaient également sujets à la fièvre affectant différents types et menant rapidement à la cachexie[7].

Les accès pernicieux sont rares chez le noir adulte, cependant on en trouve des observations dans quelques thèses. Le docteur Berville a décrit un cas de fièvre comateuse chez un noir pendant un voyage dans le fleuve du Sénégal[8]. Le docteur Beaufils a soigné deux Annamites pour accès algide et accès comateux[9].

La fièvre bilieuse hématurique, considérée, par beaucoup,

[1] Voir *Arch. de méd. navale*, 1881, p. 349.
[2] Voir de Quatrefages, *l. c.*, p. 312.
[3] *Arch. de méd. navale*, 1881, p. 349,
[4] Voir in art. *Nègres du Dict. encyclop.*, *l. c.*, p. 75. *Opinion de Winterbottom, Livingstone, de Rochas....*
[5] Voir *Arch. de méd. navale*, août 1882, p. 134. Même recueil, juin 1882, p. 459.
[6] Voir *Rev. scientif.*, année 1881, n° 6, p. 185. *De l'anthropologie pathologique.*
[7] Voir *Arch. de méd. navale*, sept. 1882, p. 165.
[8] Même recueil, mars 1882, p. 235 et Thèse de Paris. 1857. *Remarques sur les maladies du Sénégal.*
[9] *Arch. de méd. navale*, avril 1882, p. 268.

comme l'expression la plus élevée de l'empoisonnement paludéen dans les climats chauds[1], peut frapper l'homme de race tropicale. En 1864, Vilette, médecin en chef du Sénégal, observa un cas de fièvre bilieuse mélanurique suivi de mort chez un noir natif du haut pays. M. Bérenger-Féraud donna en 1871 l'observation d'un cas semblable chez un mulâtre de Gorée. Le docteur Horton a cité de nombreux cas de fièvre rémittente bilieuse dans la population indigène de Sénégambie. Le docteur Borius a décrit deux cas de fièvre bilieuse hématurique à Sainte-Marie de Madagascar : l'un sur un mulâtre, l'autre sur un Chinois[2].

La fièvre jaune n'épargne pas toujours les indigènes des régions placées sous les tropiques ou près de l'Equateur; cette affection paraît être sous la dépendance du milieu plutôt qu'une affection spéciale[3].

Les nègres du Soudan et de la Nubie transportés au Mexique résistèrent aux épidémies produites par le souffle empesté qui repousse la colonisation européenne des Etats mexicains de Vera-Cruz, Tabasco, Yucatan. Les matelots nègres levés à la Martinique et à la Guadeloupe résistèrent également[4]. Mais Thévenot a pu constater de nombreux décès dans l'épidémie de 1830 qui frappa Gorée et Saint-Louis du Sénégal. Des apparitions nouvelles du typhus amaril emportèrent des noirs et des mulâtres en 1859 et 1866[5]; la dernière épidémie, celle de 1881, fut marquée par des faits semblables.

Les Chinois n'échappent pas à la maladie dans les milieux endémo-épidémiques, quoiqu'ils paraissent moins sensibles que les Européens[6]. Les Hindous à la Guyane, à la Martinique, à la Guadeloupe, fournissent un plus ou moins grand nombre de décès[7].

Les Arabes qui faisaient partie d'un bataillon de turcos à la Vera-Cruz, lors de notre expédition au Mexique, furent frappés avec sévérité[8].

Les Indiens eux-mêmes ne peuvent résister dans les Terres

[1] Même recueil, avril 1882, p. 235.
[2] Même recueil, avril, 1882, p. 239.
[3] De Quatrefages, *l. c.*, p. 313.
[4] *Arch. de méd. navale*, février 1882, p. 95.
[5] Même recueil, mai 1882, p. 388-89.
[6] Même recueil, février 1882, p. 97.
[7] Même recueil, février 1882, p. 97.
[8] Même recueil, février 1882, p. 96-97.

chaudes à l'influence épidémique [1]; les Mexicains qui descendent des hauts plateaux augmentent encore le nombre des victimes [2], lorsque la maladie frappe sévèrement.

Nous ne pouvons, dans cette étude, nous étendre longuement sur les effets pathologiques des climats chauds sur les hommes de races tropicales. Nous signalerons la grande fréquence des maladies de l'abdomen [3] et le chiffre peu élevé des affections du thorax, faits en rapport avec ce que nous avons observé pour l'activité des différents organes [4].

— La réaction sous l'influence des agents thérapeutiques n'est pas toujours la même; on dirait que chaque race a des prédilections pathologiques et veut avoir sa thérapeutique. Les nègres supportent des doses énormes de tartre stibié; on peut leur en donner un gramme en vingt-quatre heures sans que cela leur fasse plus d'effet que 0gr,05 chez un blanc. La race jaune supporte à merveille les purgatifs drastiques. Les mêmes doses d'alcool données à un blanc, à un jaune ou à un noir ne produisent pas l'ivresse au même moment et le même genre de perturbations [5].

— L'aptitude à sentir la douleur, c'est-à-dire la sensibilité générale, est moindre chez les hommes de couleur. La même opération chirurgicale ne fait pas souffrir un Chinois comme un Européen [6]. L'Annamite supporte stoïquement des opérations réputées très douloureuses ; quand on le voit faire des démonstrations, donner des marques exagérées de vive douleur, pousser des plaintes et des gémissements, on doit soupçonner son intention [7]. La résistance du nègre au traumatisme est analogue, elle est chose bien connue des médecins qui ont

[1] *Arch. de méd. navale*, février, 1882, p. 97.

[2] Voir *Rev. scientif.*, juin 1882, p. 750.

[3] La diarrhée, la dysentérie, l'hépatite sont les maladies les plus communes. Les sujets de race mongolique paraissent moins prédisposés à la dernière que les sujets de race nègre (Voir *Arch. de méd. navale*, avril 1882, p. 266), mais le sujet mériterait d'être étudié plus longuement.

[4] Voir ce sujet, in Dutroulau, *l. c. Maladies des indigènes*.

Nous n'avons pas voulu pousser plus loin et examiner la résistance des races en face du choléra (Voir de Quatrefages, *l. c.*, p. 513). *De la variole*. (*Idem*, *l. c.*, p. 513. *Arch. de méd. navale*, nov. 1882, p. 326....) pour ne pas entrer dans le domaine de la pathologie et nous étendre sur un sujet différent de celui que nous nous étions proposé d'étudier.

[5] A. Bordier. *Rev. scient.*, 1881, n° 6, p. 182.

[6] De Quatrefages, *l. c.*, p. 302. *Caractères physiologiques*.

[7] *Arch. de méd. navale*, avril 1882, p. 259.

pratiqué aux pays chauds[1] ; il semble que la chair de cet homme ne soit pas la même que la chair du blanc, ainsi que le disait spirituellement Velpeau.

La sensibilité générale semble décroître progressivement avec les manifestations intellectuelles ; les Australiens, qui se rapprochent par ce côté des nègres africains, offrent une résistance aussi grande à la douleur[2].

La réaction générale contre les causes traumatiques est en rapport avec la résistance à la douleur. Quoiqu'il soit difficile de déterminer ce qui est l'effet de la race et ce qui dépend du climat, on doit admettre que la race a une certaine influence. La fièvre traumatique n'acquiert, presque jamais, un degré d'acuité capable de compromettre la guérison ; les plaies marchent rapidement vers la cicatrisation[3].

— Les physiologistes se demandent, en présence de ces aptitudes différentes de celles des Européens, si la vie est plus courte ou plus longue chez les peuples des races tropicales. La précocité dans le développement organique accusée par la puberté peut faire supposer une durée proportionnellement plus courte[4]. La vie près de l'équateur paraît moins longue (Adanson, Winterbottom, Oldfield.... [5]), mais quand on observe le nègre transporté hors de son pays et placé dans des conditions qui ne lui sont pas toujours favorables on le voit vivre aussi longtemps que l'Européen (Pritchard [6]). Les Chinois et les Hindous peuvent également atteindre un âge très élevé. Des cas de longévité ont été signalés dans toutes les races ; mais on doit supposer que la durée normale de la vie n'atteint pas le même chiffre moyen dans toutes[7]. Les grandes phases de l'existence : enfance, adolescence.... n'ont pas toujours la même durée ; les hommes appartenant aux races jaunes conservent plus longtemps les apparences de la virilité [8].

[1] De Rochas. Art. *Nègres*, in *Dict. encycl. des sc. méd.*, p. 77.

[2] Voir in *Arch. de méd. navale*, année 1881, p. 307. *La race indigène de la Nouvelle Galles du Sud.* Cauvin.

[3] Voir *Arch. de méd. navale*, avril 1882, p. 335.
Voir aussi Thèse de Moinet. Montpellier, 1866. Thèse de Cantellauve. Paris, 1872. *Sur le traumatisme aux pays chauds.*

[4] De Quatrefages, *l. c.*, p. 308. *Durée de la vie.*

[5] De Quatrefages, *l. c.*, p. 310.

[6] De Quatrefages, *l. c.*, p. 309.

[7] Topinard, *l. c.*, p. 377 *Durée de la vie.*

[8] Topinard, *l. c.*, p. 378.

10° *Races métisses.* — Nous nous sommes attaché, dans cet examen, à ne parler que des grands groupes d'hommes formés par l'action du milieu et par l'hérédité. A côté de ces sujets de races déterminées se trouvent les races métisses. Leur physiologie est-elle différente de celles que nous venons d'examiner?

Nous avons déjà étudié les manifestations extérieures de la respiration, de la circulation, de la chaleur animale chez quelques mulâtres, nous avons même parlé de leur résistance aux différents agents, nous allons réunir ici en un seul faisceau les données principales.

Le blanc entraîné par son ardeur inquiète envahit tout le globe[1], il va chercher chez elles les races colorées et mêle partout son sang à leur sang. De là des croisements et des produits métis qui tendent à donner naissance à de nouvelles races[2].

L'Européen s'est mélangé au Tagal, au Chinois[3], au Hindou[4], à l'Annamite[5].... Les hommes nouveaux vivent à côté des métis du Chinois et du Mongol, du Chinois et de l'Annamite, du Chinois et du Cambodgien[6].

Du contact européen sont nés également un grand nombre de métis dans l'Amérique du Sud, dans l'Amérique du Nord, dans l'Océanie[7].

Le mélange de races qui a le plus vivement attiré l'attention est celui de la race blanche et de la race nègre[8]. L'élément sémitique a non seulement pénétré jusqu'au centre de l'Afrique[9] laissant sur ses traces des rejetons vivaces tels que les Basters ou Boers, croisements du Hollandais et du Hottentot[10], mais encore il s'est greffé sur l'élément noir dans les autres parties du monde et surtout dans les deux Amériques et les îles avoisinantes[11]. L'acclimatement des deux races n'a pas empêché la fusion[12]

[1] De Quatrefages, *l. c.*, p. 211. *Influence du métissage.*
[2] De Quatrefages, *l. c.*, p. 194 et suiv. *Formation des races humaines métis.*
[3] De Quatrefages, *l. c.*, p. 196.
[4] Topinard, *l. c.*, p. 386. *Croisements.*
[5] Art. *Cochinchine*, in *Dict. encyclop.*, *l. c.*, p. 222.
[6] Topinard, *l. c.*, p. 385.
[7] Topinard, *l. c.*, p. 385 et suiv. De Quatrefages, *l. c.*, p. 196 et suiv.
[8] Topinard, *l. c.*, p. 387. De Quatrefages, *l. c.*, p. 197.
[9] De Quatrefages, p. 204.
[10] De Quatrefages, p. 196.
[11] Voir les mêmes et surtout Topinard, p. 487-490.
[12] De Quatrefages, *l. c.*, p. 198.

et l'homme né de ce croisement a pris le nom général du mulâtre [1].

Ce contact des races a-t-il modifié avantageusement les individus[2] ? Le métis a-t-il été doué d'aptitudes particulières et favorables à la vie dans les régions voisines des tropiques et de l'équateur ?

Nous avons pu constater chez les mulâtres de la Martinique que le thorax était plus largement développé que chez le nègre et que le pouvoir respiratoire était plus élevé. Mais il semble que les croisements font disparaître cette supériorité puisque les mesures prises sur les mulâtres de sang plus ou moins mélangés ont permis à Gould de formuler que la circonférence de la poitrine était plus forte chez le nègre[3], puisque les données spirométriques deviennent à la longue inférieures chez lui à ce qu'elles sont chez le noir de race pure [4].

Nous pouvons répéter les mêmes données pour la circulation. Le sang tend à perdre chez le nègre créole et le mulâtre de la plasticité[5] (Visinié). Quant au nombre des pulsations il reste à peu près le même pour les hommes vivant dans les mêmes conditions[6].

Nous ne pouvons rien préciser pour la température du corps ni pour les autres fonctions excepté pour la sécrétion cutanée qui diminue et perd son odeur[7].

La prédominance du sang blanc chez le métis exerce une action sensible sur le développement cérébral, ainsi que nous avons pu le constater par l'examen des tableaux de Davis. Ainsi, tandis que les trois quarts de blancs avaient un cerveau pesant 1390, les seizième de blancs n'avaient que 1280. Les nègres avaient en moyenne 1331.

Examinés dans leur ensemble les mulâtres sortis du mariage d'un blanc, paraissent s'en rapprocher pour les fonctions et pour le développement intellectuel. Thévenot, qui avait vécu longtemps avec eux à la côte d'Afrique, disait : « Le mulâtre peut tout ce que peut le blanc, son intelligence est

[1] Topinard, *l. c.*, p. 387.
[2] De Quatrefages, *l. c.*. p. 185 et suiv.
[3] Topinard. *l. c.*, p. 418. *La respiration.*
[4] Topinard. *l. c.*, p. 417. *La respiration.*
[5] De Quatrefages, *l. c.*, p. 191.
[6] Voir Topinard, *l. c.*, p. 416. *La circulation du sang*,
[7] De Quatrefages. *l. c.*. *Archives de l'hérédité et du milieu*, p. 191.

égale à la nôtre[1] ». Rufz émettait une opinion analogue au sujet du mulâtre des Antilles, il le désignait « fort, alerte, bien développé, plus apte que le nègre aux applications industrielles[2] ».

Ce dernier médecin le disait plus salace. Nous voudrions accepter son affirmation, mais elle est en opposition avec ce que les docteurs Yvan, Nott, Simonnot[3], Bérenger-Féraud[4], Borius[5] ont observé sur les mulâtres du Sénégal, de l'Amérique.... avec ce qui faisait dire à l'un d'eux qu'ils avaient une neutralité ethnologique qui ne leur assurait qu'une durée éphémère dès qu'ils étaient abandonnés à eux mêmes[6].

« Avec la cessation de l'apport de sang européen, dit Robert Knox, le mulâtre de toutes nuances doit bientôt cesser d'exister ; il ne peut pas étendre sa race, car il n'est d'aucune race ; il n'y a pas de place pour lui dans la nature. Je ne crois pas qu'aucune race exclusivement mulâtre puisse se maintenir au delà de la troisième ou de la quatrième génération. Il faut que les mulâtres s'unissent avec des races pures ou bien qu'ils périssent, car la nature ne crée pas de mulets et ne les souffre pas[7]. »

Une des choses les plus importantes de ces observations est que les mulâtres sont propres aux exercices du corps et plus intelligents que les nègres. L'immunité pathologique dont ils jouissent pour beaucoup de maladies les rend également aptes à vivre dans les pays chauds et à y prospérer.

[1] De Quatrefages, *l. c.*, p. 211. *Influence du métissage.*

[2] De Quatrefages, *l. c.*, p. 198. *Races métisses.*

Voir aussi opinion de Rufz, dans la discussion sur les croisements à la Société d'anthropologie, in *Bulletin*, 1860, p. 265.

[3] De Quatrefages, *l. c.*, p. 197.

[4] *Rev. d'anthropologie.* Note sur la fécondité des mulâtres au Sénégal 16 oct. 1879.

[5] In *Arch. de méd. navale*, nov. 1881, p. 333 et suiv. *Topographie médicale du Sénégal.*

[6] Voir de Quatrefages, *l. c.*, p. 197.

[7] In *The races of man.*

Cette opinion soutenue par de Gobineau, le docteur Nott, R. Knox, le docteur Périer, et d'une manière moins exclusive par Broca, Simonnot.... n'est pas admise par M. de Quatrefages. Ce dernier soutient que le métissage a ses phénomènes propres qui persistent même après bien des générations ; qu'une race métisse uniformisée et assise peut jouer, dans de nouveaux croisements, le rôle d'une race primaire. L'avenir appartiendrait aux races croisées ; un jour les métis couvriraient la surface de la terre. (Voir *L'espèce humaine. Races métisses*, surtout p. 205).

Voir aussi *Races humaines*, in *Dict. encycl. des sc. méd.*

En est-il de même des autres métis résultat du mélange des Européens aux races jaunes?

Ceux qui sont nés d'Européens et d'Annamites paraissent plus vigoureux que les indigènes; ils résistent mieux aux fatigues et à la chaleur (Morice)[1]. Il en est de même des mélanges entre les Espagnols et les Chinois[2], entre les Anglais et les populations océaniennes[3].

Nous ne pouvons dire la même chose pour les métis indiens qui sont moins vigoureux que leurs parents et qui, sans changer de localités, donnent dans leur pays une mortalité supérieure à celles des Hindous et plus élevée que celle des Européens vivant à côté d'eux[4].

Bien des points restent encore obscurs; il faudra encore un long temps pour que la physiologie des races soit sérieusement établie. Ce que nous venons d'examiner peut cependant permettre de comparer les groupes entre eux, de voir si les individus diffèrent autant dans leurs organisations que certains hommes de sciences l'ont prétendu. Un parallèle entre l'homme des races tropicales et l'homme des régions tempérées est le seul moyen d'arriver à préciser le travail nécessaire à l'émigrant pour se mettre en rapport avec le climat nouveau, pour arriver à adapter le milieu intérieur au milieu extérieur de telle façon que la vie soit toujours et facile et commode. *Non est vivere, sed valere vitâ*, ainsi que le disait Salerne.

[1] Topinard, *l. c.*, p. 386. *Croisements.*
[2] Topinard, *l. c.*, p. 386.
Voir aussi *Arch. de méd. nav.*, juillet 1882, p. 45.
[3] Topinard, *l. c.*, p. 386.
[4] Voir *Bulletin de la Société d'anthropologie*, année 1860, p. 207.

III. — PHYSIOLOGIE DES EUROPÉENS AUX PAYS CHAUDS.

> S'il est vrai qu'à chaque saison nouvelle, notre machine subit des modifications intimes qui la mettent en rapport avec les conditions météorologiques nouvelles qu'elle va traverser ; si nous avons une physiologie de l'hiver, une physiologie de l'automne, une physiologie du printemps (et qui pourrait en douter?), les changements de climat tendent, outre mesure, cette aptitude d'accommodation et la maintiennent dans une perpétuelle mobilité.
>
> (FONSSAGRIVES. *Hygiène navale*[1].)

Lorsqu'un Européen quitte son pays pour aller vivre plus ou moins longtemps dans des régions rapprochées de l'équateur, il laisse un milieu auquel sa constitution s'était adaptée et vient prendre place dans un monde nouveau pour lui. Conservera-t-il ses aptitudes physiologiques? En prendra-t-il de nouvelles? Quand l'organisme se modifiera-t-il ? A quelle époque les modifications les plus importantes seront-elles accomplies ?.... Pour la solution de ces questions diverses, il faut, ainsi que le disait Becquerel, suivre dans les pays chauds les immigrants aisés, étudier chez eux les effets des localités à température élevée, les habitudes nouvelles que contractent leurs organes.... faire un examen détaillé de chacune des fonctions.

Cette étude devrait être divisée en deux périodes : une première dans laquelle l'économie le plus souvent surexcitée paraît douée d'une vie exubérante ; une seconde, dans laquelle l'organisme habitué à la chaleur semble moins impressionné.

Le premier effet sur l'arrivant est une sorte d'excitation générale qui produit un sentiment de force et d'activité inaccoutumé[2].... Davy comparait cet état à une excitation fébrile, puisqu'il y a élévation de la température du corps, accélération de la circulation et de la respiration[3]. L'Européen sup-

[1] *Hygiène navale*. 2e édit., p. 518. *La navigation*.

[2] Rufz de Lavison cité par Bertillon, in *Dict. encycl. des sc. méd.*, art. *Acclimatement*, p. 284.

[3] Voir *Annales d'hyg. et de méd. légales*. 1846, p. 527. *Voyage à la Barbade*.

Voir aussi Saint-Vel. *Maladies des régions tropicales*, p. 3.

porte sans peine le travail, la marche, en plein soleil, vêtu comme dans les pays tempérés [1]. Toutes les distances paraissent petites, toutes les fatigues sont hardiment abordées. Mais cette exaltation fonctionnelle qui peut aller jusqu'à la pléthore calorifique [2] ne tarde pas à tomber et à laisser l'immigrant vivre plus tranquillement de son existence nouvelle [3]. Tout en tenant compte de l'excitation des premières heures, il ne faut commencer l'étude des fonctions que lorsqu'elles ont repris un rythme pouvant être considéré comme physiologique, lorsqu'elles sont arrivées à la seconde période.

1° *Respiration*.— Étudiée à un point de vue général par quelques auteurs, cette fonction fut trouvée tantôt plus lente dans les régions hyperthermiques (Copland, Fonssagrives...), tantôt analogue pour le rythme à ce qu'elle est aux pays tempérés (J. Davy....), tantôt enfin un peu exagérée (Rattray, Crevaux...).

Le médecin anglais Rattray, s'appuyant sur les chiffres obtenus à l'aide des instruments de précision dans un voyage à Bahia, a pu formuler des faits plus précis. Suivant lui, la capacité pulmonaire varierait avec la température, elle augmenterait sous les tropiques, diminuerait dans les climats froids et tempérés [4]. Le chiffre des mouvements respiratoires serait dans les mêmes circonstances moins élevé que dans les pays à basse température [5]. Ces données indiqueraient une respiration plus calme et plus profonde [6].

Dans un voyage aux Antilles, nous avons pu suivre plusieurs groupes de sujets et nous avons observé également une augmentation du chiffre spirométrique lors du passage dans les zones chaudes.

Dans un premier groupe de 6 personnes la spirométrie ne tarda pas à passer d'une moyenne de 3950 à une de 4175;

[1] J. Rochard. Art. *Acclimatement*, *l. c.*, p. 123.

[2] Voir art. *Chaleur* du *Nouveau Dict. de méd. et chirurgie pratique*, art. *Chaleur*, p. 718 du t. VI.

Voir aussi *Traité d'hygiène* du professeur Bouchardat.

[3] Simonnot. (Voir *Congrès de Paris*, 1866.)

Voir aussi *Rev. scientif.*, n° 24, p. 740.

[4] *Arch. de méd. navale*, juin 1872. *Modifications physiologiques importantes produites dans l'économie humaine par les changements de climats*, p. 432.

[5] *L. c.*, p. 434.

[6] *L. c.*, p. 441.

dans un second groupe de 6 autres personnes de 3700 à 4083; dans un troisième de 20 individus de 3750 à 3900, puis à 4300.

Ces données nous permirent de formuler comme Rattray que le pouvoir respiratoire augmentait lors du changement de climat. Mais cette augmentation était-elle définitive ou temporaire? Question que s'était posée l'observateur anglais[1].

L'examen du premier groupe de 6 personnes poursuivi quelques mois nous montra qu'elle n'était que temporaire. La spirométrie, qui était montée de 3950 à 4175, tomba au bout de trois mois à 3906, puis à 3795.

Dans plusieurs recherches antérieures faites au Sénégal nous avions déjà pu constater sur 17 Européens que la capacité vitale qui atteignait en quittant la France 3490 était, après plusieurs mois de séjour, descendue à 3252. Non seulement les respirations amples étaient diminuées, mais encore les respirations ordinaires, fait que le docteur Rattray avait cru remarquer dans une campagne à Montévidéo postérieure à celle dont nous avons parlé[2].

Plusieurs groupes de sujets ayant un temps de colonie plus ou moins long furent examinés pour contrôler cette observation ; 58 personnes donnèrent leurs numéros spirométriques :

7	personnes de	21 à 23 ans	avaient une moyenne spiromét. de	3541	après	2 mois de colonie.
2	—	23 à 26	— —	3800	—	3 —
7	—	19 à 24	— —	3678	—	6 —
10	—	21 à 33	— —	4030	—	12 —
11	—	21 à 40	— —	3772	—	24 —
13	—	21 à 38	— —	3901	—	30 —
8	—	25 à 40	— —	3640	—	48 mois et plus.

Ces moyennes indiquent plutôt une diminution du pouvoir respiratoire après un certain temps de séjour. Un examen détaillé des chiffres spirométriques pris sur chacune de ces personnes montrerait le fait d'une manière encore plus saillante.

Une conclusion analogue peut être tirée du tableau suivant formé avec des données prises sur 5 Européens à Chandernagor (en 1875, au moment de la saison chaude quand le thermomètre centigrade indiquait 30° à 31°.)

[1] *Arch. de méd. navale*, 1872, p. 430.

[2] Voir *Arch. de méd. navale. Nouvelles expériences sur...*, année 1874, p. 376.

S...., magistrat	âgé de	27 ans	donnait une	spirométrie de	4200
L ..., médecin	—	28	—	—	4000
J...., médecin	—	29	—	—	4100
P...., officier	—	35	—	—	3200
M...., médecin	—	58	—	—	3100

Les deux derniers avaient un certain temps de séjour dans les colonies; le dernier habitait même les comptoirs de l'Inde depuis de nombreuses années.

D'autres groupes plus ou moins nombreux observés au Sénégal et dans les Antilles présentèrent fréquemment des moyennes inférieures à celles relevées sur les mêmes catégories de sujets dans les régions tempérées, inférieures également à celles que l'on peut constater lors du retour dans les régions fraîches.

Chez 120 matelots et officiers de marine, âgés de 20 à 45 ans, les moyennes ne dépassèrent pas 3845 centimètres cubes. Quelques chiffres descendirent à 3320.

Chez 20 soldats d'infanterie de marine, elles se tinrent au-dessous et ne s'élevèrent point au-dessus de 3432.

Chez 10 disciplinaires elles ne dépassèrent pas le chiffre moyen de 3460.

Seuls les artilleurs et quelques matelots[1], chez lesquels nous constatâmes de larges périmètres pouvant aller au-dessus de un mètre, approchèrent des chiffres donnés par Hutchinson et Lane Fox sur les hommes d'Europe. Ils avaient des moyennes spirométriques de 3970 et 4176 centimètres cubes.

La capacité vitale est donc moins élevée aux pays chauds qu'aux pays tempérés ou froids. L'arrivée dans une région for-

[1] Les matelots nous ont parus supérieurs, sous beaucoup de rapports, aux hommes employés à terre. Les mensurations prises sur eux, les moyennes physiologiques relevées sur les groupes.... ont le plus souvent été supérieures à celles que nous enregistrions à côté Nous nous posons donc, comme M. Topinard une question au sujet des chiffres réunis par un Américain, M. Gould. « Il est singulier que pour la plupart des caractères physiologiques, le poids, la force musculaire, la vision, la capacité pulmonaire et même la taille, les marins soient inférieurs aux soldats dans les statistiques de M. Gould, confirmées sur plusieurs points par d'autres observateurs ». *L'Anthropologie*, p. 420. De deux choses l'une : ou M. Gould observait des corps de troupes employés à terre et choisis avec un soin particulier, ou le recrutement de la marine américaine se fait dans des conditions moins avantageuses que dans certains pays d'Europe, parmi lesquels nous pouvons placer la France.

tement chauffée élève le rythme respiratoire et semble augmenter la capacité pulmonaire, mais la surexcitation de la fonction ne dure qu'un certain temps.

Rattray croyant cette augmentation permanente avait cherché à expliquer le fait de la façon suivante[1] : « La véritable explication semble consister, disait-il, non dans un accroissement réel de la capacité ou du volume de la poitrine, ni des poumons qu'elle renferme, mais seulement dans une modification du sang par rapport à l'air qu'elle contient. Le volume des poumons reste le même sous les tropiques comme ailleurs, et ceux-ci sont même un peu déprimés dans leur activité d'excrétion ou de production de calorique. Le sang retenu vers la peau excitée et congestionnée, et vers le foie, permet l'entrée d'une plus grande quantité d'air dans les vésicules pulmonaires et dans les bronches. Dans les latitudes froides, c'est le contraire, les poumons fonctionnent davantage, la peau et le foie moins; le sang refluant vers le poumon diminue le calibre des vésicules et des bronches et par conséquent la quantité d'air à recevoir.... En résumé, les poumons, à volume égal, contiennent plus d'air et moins de sang dans les climats chauds que dans les régions tempérées. »

La capacité pulmonaire est augmentée dans les premiers mois du séjour aux pays chauds; il est même probable, ainsi que le prétend le savant anglais, que plus grande sera la variation, plus grand sera l'écart entre les températures du pays ancien et du pays nouveau, plus marquées seront les différences entre les indications du spiromètre[2]. Mais cette activité dure peu, ainsi que certaines recherches nous ont permis de l'établir, elle tombe au bout de quelques mois. Le poumon languit alors dans l'expiration comme dans l'inspiration, pour nous servir d'une phrase de Thévenot.

Lorsqu'un Européen passe de son pays dans une région rapprochée de l'équateur, il éprouve les effets d'une atmosphère remplie de chaleur et de lumière. Une excitation générale précède presque toujours la période de dépression que ne tardent pas à amener des transpirations abondantes, une digestion plus

[1] *L. c.*, 1872, p. 438.
[2] *L. c.*, p. 435.

lente, une hématose qui s'accomplit moins facilement dans un air chaud et dilaté [1].

L'activité des premiers jours explique l'augmentation du chiffre spirométrique. Le poumon essaie de prendre un volume contenant autant d'oxygène que l'air en renfermait dans les régions tempérées. Il semble nécessaire que la respiration aide l'économie surexcitée jusque dans ses éléments les plus intimes, sans cela l'individu s'userait pour arriver rapidement à l'anémie et à ses complications.

Trois causes tendent à raréfier l'air dans les régions tropicales :

1° La chaleur qui dilate l'atmosphère [2] ;

2° La présence de la vapeur d'eau qui prend la place de l'air [3] ;

[1] Thévenot, Saint-Vel, Dutroulau, Rufz de Lavison.

[2] Nous pouvons admettre que sous l'équateur la température de l'air dépasse la température de l'air des régions tempérées de $+15°$. Pour des pressions égales (760 millimètres de mercure par exemple) un litre d'air occupera dans les pays chauds un volume de $1 \times 15\ (1 + 0,00368)$ ou 1 litre 055.

Le calcul indique que ce litre d'air est appauvri de 0gr,014 d'oxygène.

Ce chiffre paraît peu de chose ; mais si l'on songe qu'un demi-mètre cube d'air, c'est-à-dire 500 décimètres cubes ou 500 litres, passe en une heure dans les poumons, on ne tarde pas à revenir de cette première impression. Le déficit est de 7 grammes d'oxygène pour une heure, de 168 grammes pour 24 heures.

[3] La quantité d'air atmosphérique absorbée à chaque respiration est moindre aux climats équatoriaux.

Supposons, en effet, que la température t soit devenue de 27 centigrades, la pression restant à 760 millimètres, que la tension de la vapeur d'eau f soit 25mm,88, ou bien si nous exprimons l'hygrométrie en centièmes qu'elle soit 92. Ces chiffres qui n'ont rien d'exagéré permettent d'établir le poids d'un litre d'air humide et chaud P.

$$P = V \frac{1,293}{1 + at} \left(\frac{H - \frac{3}{8} f}{760} \right)$$

La valeur demandée sera 1gr,159. Mais si nous cherchons quelle est la quantité ou le poids de l'air renfermé dans ce litre, nous devons retrancher le poids de la vapeur d'eau qui y est contenue. Dans la circonstance 0gr,039, il restera pour l'air 1gr,120.

La quantité d'air absorbée, à chaque inspiration, étant d'un demi-litre chaque respiration introduira $\frac{1^{gr},120}{2}$ ou 0gr,560 d'air dans le poumon.

Cette quantité est inférieure à celle que la poitrine absorbe dans les pays où la température est 0 centigrades. Si nous négligeons la minime quantité de vapeur

3° La diminution de la pression atmosphérique ou barométrique[1].

L'homme qui arrive aux pays chauds éprouverait un malaise s'il respirait le même volume d'air contenant moins d'oxygène. Il faut, pour maintenir l'état physiologique, qu'il se produise une compensation. Le docteur Féris trouve qu'elle a lieu, en grande partie, par l'accélération de la respiration et de la circulation. Nous plaçons à côté de l'exagération de la mécanique respiratoire celle de la capacité pulmonaire.

Cette activité paraît indispensable, sans elle l'organisme serait forcé de faire les frais et tomberait vite dans un état maladif. Il suffit pour s'en convaincre de jeter les yeux sur le groupe des hommes de ce tableau :

				A l'arrivée	Au bout d'un mois	Après trois mois
H.. ...	homme de	21	ans avait	4200	4500	4080
P......	—	21	—	3730	4000	3780
L......*	—	23	—	3950	4000	3350
C......	—	23	—	3950	4600	3500
B......	—	24	—	3400	3900	3250
L......*	—	37	—	3900	4050	3800

Les deux noms marqués d'un astérisque sont ceux des hommes qui souffrirent, le plus, du changement de climat. Le second resta quelque temps fatigué. Le premier dut retourner en France convalescent d'une fièvre typhoïde bilieuse.

Lorsque la surexcitation des premiers moments est tombée, il n'est pas douteux que l'économie demande une moins grande quantité d'air ou d'oxygène pour ses fonctions. « Les hautes températures, dit le docteur Rattray[2], dans les latitudes voi-

d'eau qui existe dans l'atmosphère à cette température, nous voyons qu'une respiration introduit dans la cage thoracique $\frac{1^{r},29}{2}$ ou 0gr,6465. La différence est d'environ un sixième ou 0gr,0865.

Le poumon reçoit donc moins d'air et cet air est moins riche en oxygène.

Voir *Arch. de méd. navale*, année 1878, p, 338. Mahé. *Programme de séméiologie.*

Voir *Archives de méd. navale*, 1879, p. 442 et suivantes. Féris. *La côte des esclaves.*

[1] Le troisième fait est en corrélation avec la loi de Mariotte qui établit que les volumes occupés par une même masse de gaz, à température constante, sont inversement proportionnels aux pressions.

[2] *L. c.*, p. 438.

sines de l'équateur, demandent moins d'oxygène parce que la combustion des tissus est moins rapide. Vu la diminution de l'effort du travail dans les deux parties qui composent presque le volume total du corps, les substances musculaires et nerveuses, il faut moins d'oxygène pour le travail d'épuration. Quand la nécessité ou l'inappétence diminue les ingesta, ou que le choix judicieux de ces denrées réduit la proportion de carbone qu'ils contiennent, il faut encore moins d'oxygène pour leur transformation et leur combinaison destinée à entretenir la chaleur.... » La spirométrie devient alors moins active. A quoi servirait cette prolongation de l'augment dans la capacité pulmonaire ? La respiration ne pourrait continuer à emmagasiner de l'oxygène dans l'économie pour les combustions, quand les pertes s'accentuent pour diminuer les effets de calorique sur l'organisme. Il y a diminution de la fonction respiratoire, ainsi que les docteurs Francis et Starkes l'ont constaté dans l'Inde, comme Dutroulau, Saint-Vel, J. Rochard, Richaud, l'avaient avancé après avoir vécu longtemps dans les régions tropicales.

La respiration ne se composant pas toujours d'inspirations aussi profondes que celles des expériences dans lesquelles on recherche la capacité pulmonaire, nous devions nous demander si la respiration ordinaire suit les mêmes lois d'augmentation ou de diminution suivant les climats. Quelques recherches nous prouvèrent que les faits étaient les mêmes et que la diminution s'accentuait plus rapidement pour la respiration ordinaire que pour la spirométrie.

Le docteur Rattray est du même avis. Dans un premier travail il avait cru pouvoir admettre, comme conséquence de mensurations spirométriques qui démontraient l'augmentation de la capacité vitale des poumons sous les tropiques, que la quantité d'air introduite dans les respirations calmes et ordinaires était augmentée ; mais, dans un second travail, de nombreuses expériences lui permirent d'affirmer que, dans les climats chauds, les respirations ordinaires sont moins profondes. Le savant anglais ajoute aussi moins fréquentes[1].

L'augmentation de la capacité pectorale, dans les premiers temps, vient de l'augmentation d'énergie des muscles inspira-

[1] Voir *Arch. de méd. navale*, 1874, p. 376. Expériences entreprises pendant un voyage d'aller et de retour au cap de Bonne-Espérance.

teurs, ainsi que le montre la mensuration à l'aide du cyrtomètre. Nous avons, en effet, mesuré des sujets dans une atmosphère de 10 à 12 degrés, puis dans une autre, de 30 passés ; même chez ceux qui présentaient le plus d'augmentation la circonférence extérieure du thorax ne variait pas. Nous l'avons vue également rester semblable après la période d'augment. Les mêmes remarques ont été faites par le docteur Rattray, sur 3 adultes examinés en Angleterre, en hiver (0° à 1°) puis à Lisbonne (16°)[1].

La spirométrie est-elle la même aux différentes heures du jour ? — L'influence de la période de la journée sur la capacité de la poitrine n'est pas insignifiante puisque, dans un voyage où l'équateur fut coupé et recoupé[2], Rattray releva les données suivantes :

	Sous les tropiques en tout 51 jours	Partie la plus chaude des tropiques température moyenne 25°,6
9 heures avant midi . .	4001,6	3980,3
3 heures après midi. . .	4002,5	3973,2
9 heures après midi. . .	4009,0	3980,3

La colonne numéro 2 du tableau montre les mêmes chiffres pour le matin et pour le soir; ces chiffres, plus élevés que celui de l'après-midi, indiquent que la spirométrie est plus basse au moment le plus chaud du jour.

Les mêmes résultats furent constatés chez plusieurs sujets soumis à notre observation.

— Examiné à plusieurs reprises, pendant une journée entière de la saison chaude, sur une personne de 24 ans, la spirométrie se présenta avec deux maxima accentués à 7 heures du matin et à 10 heures du soir et avec des minima à 10 heures du matin, 1 heure et 5 heures du soir. Les données mises sous forme de courbes indiquaient d'une façon manifeste une amplitude moins grande dans la partie la plus chaude de la journée (Voir la planche VII).

— 20 Européens examinés à la Martinique par une température de 29 degrés, à 8 heures du matin et 3 heures du soir, avaient une spirométrie de 3412,5 dans le premier moment, et de 3265, dans le second. Quinze fois les chiffres étaient moins élevés le soir que le matin.

[1] *Arch. de méd. navale*, 1872, p. 437.
[2] *Arch. de méd. navale*, *l. c.*, p. 433.

Le repas des hommes ayant lieu entre 11 heures et 1 heure dans le plus grand nombre des cas, on pouvait craindre l'effet de la plénitude de l'estomac sur la capacité pulmonaire. Les recherches de Legros et Onimus[1] ont en effet démontré que la respiration avait une action sur la contraction de l'estomac, probablement par le diaphragme. Il est également de connaissance vulgaire que la plénitude de cette poche gêne plus ou moins les mouvements respiratoires. Nous avons pour éviter cette cause d'erreur pris la spirométrie le matin à 8 heures, elle était de 3825 — à midi avant le repas, elle était de 3645 — le soir après 4 heures elle était à 3925.

Ces moyennes paraissent établir que le pouvoir respiratoire est le plus fort aux moments les moins chauds de la journée, le matin et le soir.

— Quel est l'effet de la saison? Un groupe nombreux d'Européens, suivis et examinés, à plusieurs reprises, dans notre comptoir de la Sénégambie, avait une moyenne spirométrique de 3252 pendant la saison chaude et une moyenne de 3330 dans la saison fraîche.

Des données semblables furent recueillies dans les Antilles du Sud; elles montrèrent un pouvoir respiratoire plus grand au moment de la période des fraîcheurs.

— La conclusion à tirer de ces faits est que la capacité pulmonaire varie avec la température, que la chaleur l'augmente passagèrement, mais qu'elle est moins élevée sous les tropiques que dans les pays froids ou tempérés.

Les saisons, agissant en petit comme les changements de latitudes, produisent les mêmes effets.

— Le chiffre des mouvements respiratoires est-il le même dans ces régions que dans les pays tempérés?

Chez les soldats d'infanterie examinés nous trouvâmes :

Une moyenne de 22,8 avec un maximum de 30 et un minimum de 14.

Chez les soldats d'artillerie :

Une moyenne de 24,2 avec un maximum de 30 et un minimum de 16.

Chez les soldats disciplinaires :

[1] Voir *Journal de l'anatomie et de la physiologie* de Charles Robin, 1869. Voir aussi Beaunis. *Physiologie*, p. 630. *Mécanique de la digestion.*

Une moyenne de 23,8 avec un maximum de 28 et un minimum de 18.

La moyenne chez ces 53 personnes était entre 22,8 et 24,2 mouvements respiratoires.

Un autre groupe de 57 Européens, employés sur les bâtiments de l'État au Sénégal et dans les Antilles, présenta les chiffres suivants :

Chez les hommes	de 17 à 20	ans	24	respirations
—	de 20 à 23	—	25.4	—
—	de 23 à 24	—	23.5	—
—	de 24 à 25	—	21.6	—
—	de 25 à 28	—	24.7	—
—	de 28 à 30	—	24.4	—
—	de 30 à 40	—	23.1	—
—	de 40 à 49	—	21.6	—

La moyenne était comprise entre 21,6 et 25,4 avec un maximum de 30 et un minimum de 16.

Le chiffre des mouvements respiratoires était un peu moins élevé chez 5 personnes examinées à Chandernagor, il était de 18,6. Deux données de 20 et 24 se trouvaient à côté de 15,16 et 18 respirations.

Malgré cela notre moyenne générale se tint au-dessus de 20 respirations et fut semblable à celle relevée chez 10 créoles blancs de la Martinique. Ces derniers avaient 21,2, en moyenne, avec un maximum de 26 et un minimum de 16.

La réunion de tous ces chiffres nous autorise à formuler que les mouvements respiratoires deviennent plus fréquents dans les pays chauds.

Une opinion contraire est celle du docteur Rattray[1]. Ce médecin affirme que le nombre de ces mouvements est moindre en s'appuyant sur le tableau suivant :

		Température moyenne à l'ombre	Chiffre le plus élevé des respirations	Chiffre le plus bas des respirations	Moyenne des respirations
Zone tempérée	Angleterre, en été (juin)	16°,6	18.00	13.50	15.68
	— en hiv. (8 fév.)	5°.5	17.50	15.00	16.50
Tropiques	Zone équatoriale (aller)	25°,5	14.50	11.00	12.74
	— (retour)	25°,4	15.00	12.00	13.74

La moyenne variant entre 16,5 et 15,68 en Angleterre se

[1] *L. c.*, 1872, p. 434.

serait abaissée à 13,74 et 12,74 dans les zones équatoriales. Le chiffre le plus élevé auquel serait arrivée la mécanique respiratoire serait 15 respirations à la minute.

Le docteur Rattray donne également les chiffres obtenus par lui et par un de ses collègues voyageant de la côte d'Angleterre vers les côtes d'Amérique[1].

	Température ambiante	Respiration moyenne
1° Voyage d'Angleterre en Amérique	Angleterre (hiver, 8 à 10°)	16.07
	Amérique (hivernage 25 à 30)	15.40
2° Même voyage	Angleterre	17.30
	Amérique.	16.00
3° Même voyage (Rattray)	Angleterre	17.50
	Amérique.	16.20

Ces chiffres parlent dans le même sens.

Une autre opinion contraire est celle de J. Davy. Le savant observateur dit avoir recueilli les données suivantes dans un voyage à Ceylan vers l'année 1816[2].

Mois de juillet	Moment de la journée	Température ambiante	Mouvements respiratoires
1	6 heures matin	26.67	14
2	6 heures —	26.11	15
3	6 heures —	26 67	14
4	6 heures —	28.33	14
6	6 heures —	27.78	13
12	6 heures —	26.11	17
12	10 h. 1/2 soir	26.11	16
14	6 heures matin	23.89	15
14	10 heures soir	26.67	17
15	6 heures matin	25.56	15
15	11 heures soir	25.00	16
18	6 heures matin	25.56	15
18	10 heures soir	22.00	17
19	6 heures matin	25.00	16
19	10 heures soir	26.11	16
20	6 heures matin	25.00	15
20	10 heures soir	26.11	15
21	6 heures matin	25.56	15
21	10 heures soir	27.22	16

La moyenne était de 14,95, en chiffres ronds 15 respirations, avec un maximum de 17 et un minimum de 13; elle était plus élevée que celle recueillie par le docteur Rattray. Le nombre le moins grand ne correspondait pas à la température ambiante la plus élevée 28°,33; le chiffre le plus élevé à la température la plus basse.

[1] Rattray, *l. c.*, p. 435.

[2] Voir *Arch. générale de méd.*, 1837, p. 109 et suiv.

Ces données paraissent indiquer que si l'activité respiratoire diminue sous les tropiques, la fréquence des inspirations diminue aussi. Le nombre des respirations serait moins grand que dans les pays tempérés [1].

Ces chiffres ne correspondent pas à ceux que nous avons recueillis dans un nombre assez considérable d'observations, et nous hésiterions à combattre une opinion s'appuyant sur les noms d'hommes marquants dans la science si nous avions été seul à constater que les pays chauds amènent de la fréquence des mouvements respiratoires. L'observation journalière sur laquelle nous nous sommes surtout appuyé indique une élévation du chiffre des inspirations ; les recherches d'autres médecins faites dans les régions chaudes parlent également dans ce sens. Les données numériques, doivent prononcer dans ce cas; nous allons donc présenter des moyennes chiffrées.

Le docteur Crevaux, médecin de la marine, ayant examiné 81 sujets pour saisir l'influence du passage d'une zone tempérée dans la zone torride sur la mécanique respiratoire, constata [2] que :

1° Chez 15 personnes le nombre moyen des respirations était plus considérable dans la zone torride ; la différence moyenne était de 3 respirations par minute ;

2° Chez 20 autres le nombre des respirations s'était accru de 3 et demi ;

3° Chez 27 autres il n'y avait pas eu de changement appréciable ;

4° Chez les 19 derniers, des circonstances particulières avaient traversé l'observation.

Nous trouvons dans ces moyennes une augmentation en faveur des pays chauds.

Nous en relevons une autre dans les données recueillies par nous lors d'un voyage de France à Saint-Louis du Sénégal, sur 17 Européens. Nous ne présentons ici que des moyennes.

Les mouvements respiratoires étaient :

A la mer (Température 18°) 19,5 avec un maximum de 24 et un minimum de 16.

Au Sénégal (Température 28°) 19,7, peu de temps après

[1] Rattray, *l. c.*, p. 441.

[2] Voir *Hygiène navale* de M. Fonssagrives, p. 520. *La mer, la navigation et les campagnes*.

l'arrivée ; puis 21,7 avec un maximum de 28 et un minimum de 16, au bout de quelques mois.

Le docteur Féris a également constaté une augmentation des respirations dans une campagne à la côte des Esclaves[1]. Chez 231 personnes examinées à Wydah et à Quittah (Température 27,05 à 29,50), la moyenne était comprise entre 21,43 et 21,44.

La respiration, suivie pendant près de 18 mois sur une personne de 24 ans dans les comptoirs de la Sénégambie, suivie également sur une autre de 27 ans dans un voyage de Marseille à Calcutta avec séjour dans l'Inde anglaise, s'est toujours présentée avec une augmentation dans son rythme mécanique.

Les mouvements respiratoires étaient très fréquents au moment où l'organisme subissait, pour la première fois, la chaleur. La moyenne était de 20 dans les mois de juin, juillet, août au Sénégal, mais le nombre pouvait s'élever, aller à 26, 28 et même 32. Cette exagération disparaissait au bout de quelque temps, le chiffre devenait moins élevé et se tenait le plus souvent aux environs de 20. Les mêmes faits furent observés dans le voyage de l'Inde, le nombre des mouvements respiratoires passa de 15 à 20 par minute.

Nous pouvons donc avancer que la respiration est plus fréquente aux pays tropicaux et dire avec le professeur Bouchardat qu'elle s'accélère pour favoriser l'évaporation aqueuse, pour abaisser la température[2]. Cette exagération coïncide avec une fréquence plus grande du pouls[3]. L'application d'une température très élevée, pendant un long temps, peut bien produire une diminution des mouvements respiratoires, ainsi que l'ont observé Vierordt et Ludwig sur les animaux[4]; mais quand la chaleur ne dépasse pas 30 centigrades, cet effet sédatif ne se produit pas.

— Le temps du séjour influence-t-il la mécanique respiratoire? Nous allons encore laisser répondre les chiffres.

38 personnes qui avaient un temps de séjour plus ou moins long dans les régions chaudes présentèrent :

[1] *Arch. de méd. navale*, 1879, p. 241 et suiv.
[2] *Traité d'hygiène* p. 339. *Influence de la température des lieux.*
[3] Bouchardat, *l. c.*, p. 363. *Climats torrides.*
[4] Bouchardat, *l. c.*, p. 271. *Chaleur.*

7 de 21 à 25 ans	après 2 mois	une moyenne de	23,1
2 — 23 à 26 —	3 —	—	24,0
7 — 19 à 24 —	6 —	—	23,9
10 — 21 à 23 —	12 —	—	22,0
11 — 21 à 43 —	24 —	—	22,2
13 — 20 à 38 —	30 —	—	23,6
8 — 25 à 40 —	4 ans et plus	—	23,0

Chez 8 de ces personnes la respiration était à 20, un homme de 21 ans n'avait même que 12 mouvements respiratoires.

Cette énumération paraît indiquer que la respiration est moins active après les premiers mois de séjour, mais que la fréquence peut se représenter, au bout de quelque temps.

Cette dernière élévation serait-elle un fait ordinaire ou une exception. Nous pensons qu'elle n'est qu'une exception, puisque nous relevons sur les blancs du pays 19-21 respirations, puisque nous ne trouvons que 15 respirations chez l'Européen de Chandermagor qui vivait depuis fort longtemps dans l'Inde.

Les données prises au Sénégal nous permettent de dire également que la respiration est moins fréquente après une année de séjour, qu'elle paraît moins impressionnable à la chaleur. Le chiffre des respirations se tient plus souvent près de la donnée moyenne 21 mouvements par minute.

Le temps du séjour n'a donc qu'une influence modérée, il fait tomber le chiffre des respirations. mais il ne le ramène pas à ce qu'il était dans les régions tempérées.

— Le docteur Féris[1] a essayé de rendre compte de cette exagération dans le nombre des mouvements du thorax. « Pour l'homme qui arrive, dans les pays chauds, il y a insuffisance de l'acte respiratoire ou, pour parler d'une façon plus précise, de la quantité d'oxygène absorbé. Il faut donc, pour maintenir l'état physiologique, qu'il se produise une compensation. Elle a lieu, en grande partie, par l'accélération de la respiration et de la circulation.

Si nous admettons, ajoute cet auteur, le chiffre de 16 à 18 donné par les physiologistes comme moyenne des mouvements respiratoires et celui de 65 à 70 comme chiffre moyen des pulsations, nous trouvons que la respiration montant à 21,4, la circulation à 85,2 pour des températures de 27°,5 et 29°,5, le travail mécanique du cœur et des poumons s'est juste aug-

[1] In *Arch. de méd. navale*, 1879, p. 344.

menté d'un sixième. Nous avons vu, plus haut, que la quantité d'air absorbée, à chaque respiration, paraissait diminuée d'environ un sixième ».

Cet aperçu fort ingénieux et expliquant parfaitement l'exagération des mouvements respiratoires dans les moments où l'économie a besoin d'une quantité d'oxygène ne nous permet pas de rendre compte de l'écart qui existe entre les chiffres des respirations chez quelques sujets. Nous avons en effet constaté que la gamme parcourue était de 12 à 32, les données au-dessous de 20 étant fort rares.

Nous devons chercher l'explication de ces faits dans quelques expériences de Lombard, de Philadelphie, étudiant l'influence de la respiration sur le pouls et la chaleur animale[1]. La température diminue sur le trajet des gros vaissaux, comme l'humérale, la radiale, la fémorale, quand le rythme respiratoire est exagéré, c'est-à-dire quand les mouvements respiratoires sont accélérés. Le même phénomène s'observe quand la respiration devient rare et profonde. La suspension momentanée amène une diminution plus sensible encore.

La question du contact entre l'air chaud et les vésicules pulmonaires que l'on pourrait invoquer dans des régions où la température est toujours élevée et en se rappellant que le poumon est plus impressionnable que la peau[2], ne peut expliquer complètement cette chute de la température dans les parties parcourues par de gros courants artériels[3]. Le fait de la ventilation pulmonaire ne peut également rendre compte de ce qui se produit; l'augmentation du coefficient de ventilation n'est proportionnelle à l'augmentation du volume de l'inspiration qu'à partir d'un certain chiffre (un demi-litre suivan M. Beaunis[4]). La gymnastique respiratoire, la durée de la pause expiratoire, ont une certaine influence sur l'élimination de

[1] Voir *Arch. de physiologie*, année 1868, p. 479 et suiv. *Recherches expérimentales sur quelques influences non étudiées jusqu'ici de la respiration sur la température du corps humain.*

[2] Michel Lévy, 1re édit., p. 384, t. I. « La respiration devient anxieuse dans une étuve chauffée à + 60° ; elle reste faible et régulière lorsque l'étuve en forme de boîte ou de siège à sudation s'arrête au cou et laisse la tête en contact avec l'air extérieur. »

[3] Voir sur la respiration de l'air chaud, P. Bert. *Leçons sur la physiologie comparée de la respiration*, p. 23.

Cl. Bernard. *Leçons sur la chaleur animale*, p. 105.

[4] *Physiologie* p. 443. *Respiration.*

l'acide carbonique[1], mais ne peuvent expliquer le phénomène observé. La cause principale de l'abaissement de température est dans les changements qui surviennent dans la circulation ainsi que les tracés sphygmographiques de M. Lombard l'ont indiqué. Les deux modes de respiration tendent à diminuer la pulsation en augmentant la pression [2].

Lorsque la respiration est fort lente, la pression peut diminuer en même temps que la fréquence[3].

Dans les circonstances ordinaires de la vie aux pays chauds, l'homme n'éprouve que rarement le besoin d'étudier ou de diriger le rythme et la fréquence de sa respiration. Lorsque la température de l'air s'élève beaucoup et que l'air semble trop chaud pour les organes européens, il s'adresse instinctivement à l'un de ces deux modes. Nous avons pu observer la preuve de ce fait dans plusieurs recherches sur les effets d'une chaleur élevée, lorsque nous examinions des chauffeurs restés un long temps devant les fourneaux des machines[4]. Une diaphorèse abondante pouvait seule assurer l'indépendance de la respiration ou lui apporter du soulagement.

Les pertes par la surface cutanée rendent la respiration plus ample. Dans un voyage en Sénégambie lorsque l'air contenait une certaine quantité de vapeur d'eau la fréquence était plus grande que dans les moments où l'air était plus sec. Les différences entre l'état hygrométrique de l'atmosphère dans nos comptoirs de l'Inde et l'état hygrométrique dans nos possessions sénégaliennes expliquent les variations dans la fréquence des mouvements respiratoires. Le nombre des inspirations était plus élevé au Sénégal.

Les recherches de Chossat, consignées dans les *Archives de physiologie normale et pathologique*[5], montrent qu'il faut arriver à une perte exagérée de liquide pour qu'il n'en soit plus ainsi.

[1] Beaunis, *l. c.*, p. 444.

[2] *Le pouls*, par Lorain, p. 142-143.

Rapports généraux des mécanismes circulatoires et respiratoires. Dupuy, in *Gazette méd. de Paris*, 1867.

[3] Voir *Physiologie méd. de la circulation du sang*. Marey, p. 299-301. *Influence de la respiration sur le pouls*.

[4] Ces recherches sont consignées dans le travail que nous avons présenté à l'Académie en 1880; elles forment le 5e chapitre et sont intitulées : *Recherches sur l'effet produit dans l'organisme humain par les hautes températures*.

Nous comptons en compléter quelques points et faire un travail à part.

[5] *Recherches sur la concentration du sang chez les Batraciens.*

— Les moments de la journée ont-ils une influence sur le chiffre des mouvements respiratoires ?

Le tableau emprunté à J. Davy et présenté plus haut (p. 208) indique une augmentation dans la soirée. Les données suivantes empruntées encore à cet auteur confirment la chose :

Heures de la journée	Mouvements respiratoires	Chaleur ambiante
6 heures matin	14	26.67
8 heures —	16	(repos dans la
10 heures —	15	chambre)[1]
16 heures 1/2	15	
1 heure soir	16	

Les mêmes faits se retrouvent dans la comparaison du nombre des respirations par minute (matin, après-midi et soir) dans les régions tropicales parcourues par le docteur Rattray :

matin :	9 heures avant midi	13.15 respirations
soir :	3 heures après midi	15.65 —
	9 heures après midi	14.18 —

Ces moyennes de 53 jours ont été recueillies sous les tropiques (lat. 32° nord et 13° sud)[2].

Des recherches analogues faites sur un groupe de 20 personnes ont présenté un écart de 3 respirations entre le matin et le soir.

Une courbe dressée avec les chiffres relevés à plusieurs reprises sur un sujet de 24 ans, pendant la saison chaude du Sénégal, puis pendant la même saison aux Antilles, a montré, des données moyennes plus élevées de 1 à 2 respirations dans la soirée.

L'exagération indiquée par J. Davy vers 7 et 8 heures du matin existait, elle était le point le plus élevé dans les premières heures (Voir les planches XI et XII).

Les maxima étaient entre 7 et 8 heures du matin.
— — 1 et 3 heures du soir.
— — vers 4 heures du soir.
Les minima étaient entre 7 et 10 heures du soir
— — vers 1 heure du matin.
— — entre 4 et 6 heures du matin.

Les différences entre les chiffres du matin et du soir s'atté-

[1] Davy, *l. c.*
[2] Rattray. *Archives*, 1872, p. 441.

nuent quand on réunit un grand nombre d'observations, ainsi que le montre ce résumé de 439 données recueillies au Sénégal sur la même personne.

Les mouvements respiratoires étaient	Heures de la journée	Nombre d'observations
entre 15 et 16	1 heure à 6 heures mat.	20
entre 19 et 10	vers 7 heures	10
entre 18.6 et 19.1	vers 10 heures	15
entre 19.2 et 19.5	vers 12 heures	32
entre 19.4 et 19.8	1 heure à 6 heures soir	336
entre 16.5 et 17.5	7 heures à 12 heures s.	26

La moyenne générale était 18.5 chez le sujet observé qui était âgé de 26 ans, avait $1^{m}.64$ de taille, et dont la respiration était au maximum entre 15 et 16 quand il habitait la France[1].

La moyenne était aux environs de 19 dans toute la partie chaude de la soirée ; elle n'atteignait pas plus de 18 dans la matinée, malgré les maxima de 7 et 8 heures du matin.

Des observations analogues faites dans un voyage aux comptoirs français de l'Inde donnèrent :

Mouvements respiratoires		Nombre des observations
15.2	à 2 heures soir	31
13.6	à 3 —	34
15.5	à 4 —	4

Les moyennes moins élevées indiquaient encore une tendance à la fréquence entre 3 et 5 heures, les heures les plus pénibles à passer dans ces régions.

Ces remarques confirment ce que disait le docteur Rattray[2] pour l'augmentation du chiffre des inspirations dans la soirée : La différence n'est pas aussi grande que dans les climats froids ou tempérés. Dans les régions chaudes, le rôle du poumon comme générateur de calorique et éliminateur d'acide carbonique et d'eau est moins actif ; aussi la respiration est-elle plus calme, plus égale. Sous les tropiques, ajoute le savant anglais, on ne note qu'une inspiration et une fraction de plus le soir, tandis qu'ailleurs on note une respiration 3/4. Cette assertion est basée sur un tableau du travail que nous avons

[1] Voir Beaunis, p. 571. *Mécanique respiratoire.*
Quételet indique une moyenne de 16 respirations pour cette période de la vie.
[2] Rattray, *l. c.*, p. 441.

Pl. VII

Archives de médecine navale

Mouvements respiratoires et spirométrie.
Saison chaude, Sénégambie.

Mouvements respiratoires	Spirométrie	Matin	Soir	Matin
		6 7 8 9 10 11 12	1 2 3 4 5 6 7 8 9 10 11 12	1 2 3 4 5
25	4,300			
	4,200			
20	4,100			
	4,000			
15	3,900			
	3,800			
10	3,700			
	3,600			

- - - - - - - - Mouvements respiratoires

———————— Chiffres spirométriques

Imp. H. Robelin, 49 Avenue du Maine Paris.

cité ce tableau qui donne une moyenne de 13.99 pour le matin et une moyenne de 15.74 pour le soir, dans les pays placés hors des tropiques; des moyennes de 13.15 pour le matin 14.18 et pour le soir, dans les régions sous les tropiques[1].

Le chiffre des respirations est donc plus élevé le soir que le matin, c'est-à-dire au moment le plus chaud du jour. Il suffit de peu de chose pour que le nombre des mouvements augmente ; le plus petit travail intellectuel ou corporel les exagère. On dirait que la nature veut suppléer par le nombre des respirations à la diminution de la spirométrie aux mêmes moments. Nous avons vu en effet que le pouvoir respiratoire paraissait moindre aux heures chaudes. Le rapprochement des chiffres indique d'une façon saisissante les rapports inverses des respirations et des numéros spirométriques (Planche VII).

Les observateurs paraissent tous d'accord sur ce point. Ainsi nous trouvons dans le travail de M. Rattray[2] :

	Spirométrie	Respirations
9 heures du matin	3792.00	13.15
3 heures du soir	3790.00	13.65
3 heures du soir	3792.00	14.18

Ces données sont analogues à celles relevées par nous.

	Spirométrie	Respirations
9 heures du matin	4000.00	19.00
4 heures du soir	3880.00	20.00
9 heures du soir	4100.00	17.00

Les chiffres de 9 heures du soir paraissent seuls différer. Nous pensons que la cause doit être attribuée à l'exagération des mouvements respiratoires qui se maintient fréquemment un peu après la chute du thermomètre produite par l'arrivée de la nuit.

— Quel est l'effet de la saison ? L'arrivée des fraîcheurs tend à changer le pouvoir respiratoire, mais elle n'influence

[1] Voir *Tableau comparatif*, p. 441.
[2] Voir *l. c.*, p. 435, tableau IV et p. 441, tableau VI.

que bien peu la fréquence des mouvements, parce que la température reste toujours assez élevée dans l'après-midi.

Quinze Européens examinés au Sénégal conservèrent, pour la plupart, l'exagération du rhythme respiratoire dans la saison fraîche; 6 seulement virent leurs mouvements respiratoires diminuer. Les moyennes de la saison fraîche qui étaient 21.6 étaient bien au-dessus de ce qu'on avait observé chez les mêmes sujets près des côtes de France, au moment où ils partaient pour la Sénégambie, c'est-à-dire 19.3.

Chez quelques sujets jeunes, ayant conservé un peu de la vigueur apportée des pays d'Europe, les mouvements respiratoires augmentèrent en fréquence et en ampleur, au moment où les brises fraîches modifièrent l'atmosphère et rappelèrent le printemps de nos pays.

L'équilibre ne tarde pas à se rétablir ainsi que nous le verrons plus loin quand nous suivrons ces personnes changeant de latitude, la fréquence diminue lorsque la spirométrie augmente.

Les mouvements respiratoires enregistrés, d'heure en heure, dans la saison fraîche et mis sous forme de courbes, indiquent que la fréquence diminue principalement le matin et le soir. A partir de 5 heures la courbe s'infléchit pour tomber à son minimum au milieu de la nuit. Le maximum de la matinée, celui constaté entre 7 et 9 heures, existe, mais moins prononcé. Dans l'après-midi la fréquence des respirations est presque la même. (Voir planche XII.)

La diminution du nombre des respirations à partir de 6 heures du soir, coïncidant avec une diminution dans le nombre des pulsations et dans le chiffre de la chaleur animale, rend le climat plus supportable en rappelant à l'économie la physiologie des régions tempérées.

Ces chiffres montrent, comme les précédents, que le nombre des mouvements respiratoires augmente dans une atmosphère à température assez élevée tandis que la spirométrie diminue. Cette donnée étant en désaccord avec celle avancée par M. Rattray, nous pensons devoir examiner ce qui se passe dans le retour des Européens pour contrôler l'assertion que nous venons d'émettre.

Les Européens, qui avaient été examinés à la Martinique et qui avaient 22 à 23 respirations avec une spirométrie de 3800, virent monter leur pouvoir respiratoire et diminuer le chiffre de leurs mouvements quand ils quittèrent les Antilles et se dirigèrent vers la France.

La spirométrie, chez un premier groupe de 6 personnes, passa de 3800 à 4520 tandis que la fréquence des mouvements diminuait et tombait de 23 à 18-19.

Un autre groupe de 6 personnes, qui avait 22,6 mouvements respiratoires et 3700 comme chiffre spirométrique, eut, en revenant en France, 20-21 respirations, avec une spirométrie de 4200.

Un troisième groupe de 20 personnes passa de 23,3 à 19,6 tandis que le pouvoir respiratoire montait de 3900 à 4300.

La fréquence dans le nombre des respirations peut durer un certain temps chez les jeunes sujets lors du passage dans les zones tempérée, (sujets marqués d'un astérique) mais la spirométrie change vite, comme l'indique le tableau ci-contre, elle augmente sensiblement.

Nos	Ages	Séjour à la Martinique Temp. 27°-28°		Retour en France Temp. 17°-18°	
1	15 ans	30	1600	22	1950
2	15 —	26	2200	24	2700
3	15 —	»	»	24	2050
4	15 —	»	»	22	2700
5	15 —	24	2450	26*	2800
6	15 — 1/2	»	»	20	2000
7	15 — 1/2	24	2000	22	2100
8	16 —	20	2700	24*	3900
9	16 —	22	2500	18.20	3800
10	16 —	»	»	24	1500
	Moyennes	24.3	2250	22.7	2550

— Le docteur Féris, étudiant le chiffre des respirations dans des conditions analogues à celles que nous venons de présenter, est arrivé à des résultats analogues. La fréquence de 20,56 en moyenne pour une température de 24,5 à 29,5 tomba à 18,35 quand l'équipage du bâtiment sur lequel il se trouvait gagna des latitudes où le thermomètre ne marquait que 20°[1].

— La spirométrie étudiée sur un ensemble de 50 Européens revenant des Antilles dans un port de France montra les

[1] *Archives de méd. navale*, 1879, p. 241.

variations suivantes, lorsque la température tomba de 27° à 18°:

Chez	10	sujets de	16 à 22	elle passa de	2780 à 3320
—	10	—	22 à 28	—	3635 à 4135
—	10	—	28 à 34	—	3730 à 4274
—	10	—	34 à 40	—	3755 à 4325
—	10	—	40 à 49	—	3[illegible]10 à 4010

L'augmentation la plus sensible fut de 570^{cc}, la moins forte de 400. On ne put relever qu'un seul chiffre sans augmentation au moment où le navire se trouva dans des parages doués d'une température fraîche. .

Cette augmentation est, à peu de chose près, ce que le docteur Rattray constata en moins dans la capacité vitale, lors d'un voyage au cap de Bonne-Espérance, quand il voulut contrôler les premières recherches faites par lui [1], c'est-à-dire une diminution de 376^{cc},878.

— Les résultats obtenus montrent que la capacité pulmonaire augmente quand la température s'abaisse tandis que le nombre des mouvements respiratoires diminue. Ils prouvent l'opinion émise plus haut : que la spirométrie diminue sous les tropiques et que la fréquence des respirations s'accentue.

Ces données expérimentales confirment ce que Thévenot, MM. Fonssagrives, Rochard, Saint-Vel, de Pietra-Santa.... avaient remarqué : que la respiration languit plutôt aux pays chauds. L'activité exagérée des premiers moments ne peut que fatiguer les organes, comme l'avait signalé M. J. Rochard étudiant l'influence de la navigation et des pays chauds sur la marche des affections pulmonaires [2].

Le pouvoir respiratoire diminue, la fréquence des mouvements tend à atténuer cette diminution sans la compenser complètement. Les éléments que nous avons réunis peuvent nous servir à fixer les idées sur les modifications éprouvées.

Nous avons vu, plus haut, que des sujets qui revenaient des tropiques aux régions tempérées accusaient une augmentation spirométrique de 506^{cc} pour un pouvoir respiratoire moyen de 3846. Cette élévation du chiffre spirométrique indique que l'abaisse-

[illegible]*e méd. nav.*, 1874, p. 376.

[illegible] *l'influence de la navigation et des pays chauds sur la marche* [illegible]*isie pulmonaire*, in *Mémoires de l'Académie de méd.*, 1856.

ment produit par les régions chaudes était de 7,6 p. 100[1].

Nous avons également constaté, plus haut, que la respiration ordinaire se compose d'inspirations moins profondes que celles obtenues pour étudier la capacité pulmonaire ; ces inspirations sont comprises entre 100 et 250^{cc}. Si nous prenons comme point de départ le chiffre de 100^{cc} nous trouvons qu'aux pays tempérés les 16 respirations à la minute donnent un nombre de 23 040 mouvements respiratoires par jour introduisant dans les poumons 2^{mc},304000^{cc}.

La respiration diminuant de 7,6 p. 100 dans les régions chaudes la même inspiration tendra à baisser et à tomber au chiffre de 85^{cc}. Les 18 respirations constatées à la minute donneront un nombre de 25 920 mouvements respiratoires introduisant dans les poumons 2^{mc},193 200^{cc}.

La différence entre les deux volumes d'air introduit sera 110 800^{cc} ou 110 litres.

Cet air dilaté au sixième comme nous l'avons dit plus haut, est pour un même volume moins riche en oxygène que dans les pays tempérés.

Cette diminution, si l'acide carbonique restait toujours le même dans l'air expiré, amènerait une perte de carbone moindre. Suivant Vierordt la respiration éliminerait 248^{gr},8 de carbone par 24 heures[2]. Nous pouvons supposer que dans notre observation ce chiffre correspondrait aux 2304 litres mis en mouvement par 16 respirations et que le chiffre de 236 correspondrait à celui de 2193 litres inspirés par 18 respirations. Cette perte de 12 grammes s'accentuerait avec l'ampleur des inspirations, elle pourrait devenir 24 grammes pour une respiration ordinaire de 200^{cc}, 48 grammes pour une respiration de 400^{cc}. La profondeur à fréquence égale augmentant la quantité d'acide carbonique[3] le chiffre dépasserait probablement 50 grammes de carbone.

Le docteur Rattray a trouvé une différence de 57^{gr},20 dans le carbone éliminé dans les 24 heures. Suivant le même auteur la différence dans la quantité de vapeur d'eau exhalée serait de 6,57 p. 100[4]. Ces résultats concordent avec les ob-

[1] Notre chiffre se rapproche sensiblement de celui de M. Rattray (7,567 p. 100. in *Arch. de médecine navale*, 1872, p. 435.

[2] Baunis, p. 501. *Statique de la nutrition.*

[3] Baunis, *l. c.*, p. 444. *Respiration.*

[4] Rattray, 1874, p. 376.

servations de Vierordt sur les races inférieures, à savoir qu'elles éliminent moins d'acide carbonique, et moins d'eau probablement aussi, quand elles sont soumises à la chaleur[1].

Les chiffres que nous venons de poser paraissent indiquer que l'activité fonctionnelle est diminuée de 20 p. 100[2].

L'idiosyncrasie, l'accélération ou l'arrêt de la respiration peuvent modifier ces données, mais il n'en reste pas moins prouvé que la respiration est diminuée, qu'elle absorbe moins d'oxygène et qu'elle élimine moins d'acide carbonique.

2° *Circulation* — La circulation subit-elle aussi l'influence du climat? La fréquence et la force du pouls l'indiquent. L'effet primitif et fondamental des grands changements de climat porte sur la circulation qui se montre ainsi que l'a dit J. Dupuy bien plus sensible que la respiration[3].

Lorsque des Européens se transportent rapidement dans un pays à température élevée, le pouls devient plus fréquent; le chiffre des pulsations peut avoisiner 80 ou dépasser ce chiffre (Bouchardat[4]).

Ainsi nous le trouvons à 79,95 dans les données et moyennes suivantes :

	Ages	Pulsations	Remarques
Étudiant en voyage. . .	24	72	La température
Irlandais jeune.	24	78	pendant les expériences
Sujet petit, vigoureux. .	24	78	était en moyenne
Allemand vigoureux. . .	30	86	à 25°,5.
Sujet robuste	30	60	
Créole grand et mince. .	30	106	
Créole grand et fort . .	30	82	
Jeune dame créole . . .	..	76	

Ces chiffres recueillis par J. Davy[5] se rapprochent de ceux que nous avons réunis au Sénégal par une température moyenne de 28-29 centigrades.

[1] Rattray, 1872, p. 436.

[2] Le savant anglais dit que l'activité fonctionnelle est diminuée de 18,43 p. 100.

[3] Voir *Gazette médicale de Paris*, 1867, p. 164. *Rapports généraux des mécanismes respiratoire et circulatoire.*

[4] *L. c.*, p. 563. *Climats torrides.*

[5] *Voyage à La Barbade, l. c.*

	Ages	Pulsations en dehors des tropiques. T. 20°	Pulsations sous les tropiques. T. 28°
1	16 ans	76	78
2	20 —	82	88
3	21 —	88	92
4	21 —	76	88
5	22 —	72	76
6	23 —	88	88
7	24 —	64	65
8	24 —	72	74
9	25 —	80	84
10	28 —	68	68
11	30 —	82	92
12	33 —	92	80
13	34 —	76	72
14	34 —	88	92
15	35 —	84	98
16	43 —	81	82

La moyenne de 79,3, près des côtes de France, passa à 82,18, c'est-à-dire augmenta de 3 pulsations à peu près.

Le chiffre de 82,3, un plus élevé que celui de Davy, est moins fort que la moyenne relevée dans un voyage à la côte des Esclaves, par le docteur Féris, c'est-à-dire 83,5 à 87 [1].

Dans un voyage à Montevidéo, Crevaux, enregistrant des nombres de pulsations un peu plus faibles, n'en arriva pas moins à constater une augmentation dans la fréquence du pouls, qui passa de 68,58 à 79,74 ainsi que l'indique ce tableau :

Température			Nombre des pulsations	Nombre d'observations
13 à 24° centigrades, zones tempérées			68.58	177
26° centigrades, zones tropicales . .			71.18	91
27	—	—	71.00	170
28	—	—	72.44	225
29	—	—	74.12	284
30	—	—	75.75	237
31	—	—	79.74	. .

La moyenne de la zone tropicale fut 72,76, la fréquence en passant de 68,58 à ce chiffre augmenta donc d'un quatorzième ou de 4,18 pulsations [2].

Ces différentes moyennes ne permettent pas d'accepter l'avis des auteurs qui prétendent que la proportion des battements

[1] *Arch. de méd. navale*, 1879, *l. c.*

[2] Fonssagrives. *Hygiène navale*, p. 519-520.

du pouls sous les tropiques est plus basse que dans les zones tempérées[1]. L'appel du sang à la périphérie est chose manifeste, les vaisseaux superficiels sont dilatés[2] ; le cœur doit éprouver moins de résistance à se vider et battre en conséquence plus fréquemment[3].

Nous croyons donc pouvoir admettre que, lors du passage d'un pays tempéré dans un pays chaud, le pouls augmente de fréquence. Le nombre des pulsations peut même être fort élevé dans les premiers moments. Davy le vit s'élever jusqu'à 106, nous l'avons vu à 108 chez des hommes jeunes.

On peut donc dire, avec le professeur Bouchardat, que, dans les climats torrides, la fréquence physiologique du pouls peut atteindre 100 pulsations par minute[4].

Nous ne parlons pas de ces cas où la fièvre s'empare du sujet et le suit pendant quelques jours ; au bout de quelque temps de séjour, le nombre des pulsations diminue et le pouls devient plus calme.

Sur 6 sujets suivis pour saisir le moment où cette excitation tomberait, nous avons constaté que les pulsations étaient au bout de 3 mois passé de 91 à 87-85. Après 5 mois elles étaient à 80-82. La diminution était de 9 pulsations à la minute.

La circulation suit donc la respiration dans son exagération des premiers temps de séjour.

Le pouls diminue-t-il de fréquence avec le temps de séjour aux colonies ? 51 Européens examinés pour éclaircir ce point nous donnèrent :

Après	2 mois	83,2	pulsations	à la	minute.
—	9 —	90,2	—		—
—	10 —	94,4	—		—
—	12 —	82,2	—		—
—	17 —	88,5	—		—
—	30 —	92	—		—
—	72 —	92	—		—

Ces moyennes indiquent que le pouls augmente de fré-

[1] Rattray. *Arch. de méd. navale*, 1872, p. 442.
[2] Voir Marey, *l. c.*, p. 318. *Circulation capillaire*.
[3] Voir Marey, *l. c.*, p. 207. *Fréquence du pouls*.
[4] *L. c.*, p. 563. *Climats torrides*.

quence. Les pulsations de 72 en moyenne dans les pays tempérés[1] atteignent 90 à 94 après quelques mois. Ce n'est qu'après un certain temps de séjour que le pouls revient à un chiffre moins élevé. La prolongation de la vie aux pays ne tend pas à diminuer la fréquence; bien au contraire.

Les chiffres recueillis sur 5 Européens à Chandernagor parlent également dans ce sens. Ainsi on trouvait chez

S. . . .	27 ans	2 ans de séjour environ	82
L.	28 —		85
J.	29 —		90
P.	35 —		94
M.	58 —	30 ans de séjour dans l'Inde	85

100 Européens examinés dans notre colonie de la Martinique avaient :

Les sujets de	16 à 18 ans	une moyenne	de	99.3	pulsations
—	20 à 23	—	—	83.8	—
—	25 à 30	—	—	80.4	—
—	30 à 36	—	—	82.0	—
—	36 à 49	—	—	77.5	—

Dans quelques cas le nombre des pulsations était élevé et allait à 118, dans d'autres il tombait au-dessous des moyennes. Chez un homme de 43 ans il descendit à 58.

Ce dernier fait montre que la chaleur peut exercer un effet sédatif sur la circulation.

Ces moyennes prises sur des sujets ayant deux années de colonie présentèrent moins de chiffres élevés que les données groupées après quelques mois de séjour. Ainsi que nous l'avons dit plus haut, le pouls est plus fréquent dans les premiers mois et peut atteindre, dans quelques circonstances, un chiffre plus élevé qu'après un certain temps de séjour.

Les jeunes sujets sont ceux qui ont le plus grand nombre des pulsations. De 15 ans à 20 ans nous n'avons pas constaté un des chiffres bas relevés sur les groupes des autres âges, le pouls se tenait toujours entre 76 et 118.

Cet ensemble ne permet-il pas d'avancer que la moyenne des pulsations des Européens dans les régions tropicales dé-

[1] Baunis, *l. c.*, p. 661. *Mécanique de la circulation.*

passe de beaucoup la moyenne observée dans les pays tempérés. Les chiffres relevés dans ces dernières sont 70 pulsations suivant Béraud et Robin, 72 suivant Quételet et suivant Baunis et Béclard, 70 à 80 chez l'adulte d'après Bouchut. La fréquence était de 82 au Sénégal, de 87 à Chandernagor, de 81 à 86 aux Antilles chez les Européens examinés par nous, dans les mêmes limites chez les personnes examinées par Féris et par Crevaux.

La moyenne générale, comprise entre 81 et 87, rapprochée de celle que nous avons obtenue en étudiant le nombre des mouvements respiratoires, 21,6 à 25,4, indique un rapport de 3,54. Ce chiffre est semblable à la moyenne trouvée par le docteur Marcé dans son travail sur les rapports numériques qui existent entre le pouls et la respiration chez l'adulte à l'état normal. Le rapport entre les respirations et les pulsations resterait donc le même dans tous les pays.

— Ainsi que nous l'avons fait pour la respiration, nous devons nous demander quelle est l'influence du moment de la journée sur la fréquence du pouls.

J. Davy en allant à la Barbade releva un chiffre de 58 à 6 heures du matin et un cfiiffre de 64 à 10 heures du soir pour une température ambiante oscillant entre 24 et 28 centigrades. L'augmentation alla dans la soirée jusqu'à 18 pulsations.

Nous résumons ainsi les chiffres obtenus :

Le matin à 6 heures la moyenne des pulsations était	58	12 observations
(Maximum.	62)	
(Minimum.	54)	
Le soir à 10 heures 1/2 la moyenne des pulsations était	64	7 observations
(Maximum.	78)	
(Minimum.	52)	

Le docteur Rattray a également constaté une fréquence plus grande le soir, mais le chiffre le plus élevé fut relevé à 3 heures de l'après-midi.

9 heures du matin. .	86.4 pulsations	53 observations
3 heures après-midi .	88.8 —	53 —
9 heures du soir. . .	87.3 —	49 —

Le maximum des pulsations fut 112, le minimum 66[1].

[1] Voir *Arch. de méd. navale*, 1872, p. 442.

De nombreuses données prises au Sénégal, dans les Antilles et dans un voyage de l'Inde, nous ont permis de grouper les moyennes suivantes :

10	heures	du soir	62 pulsations	
11	—	—	64 —	
12	—	—	64 —	
2	—	matin	82 —	68 pulsations.
3	—	—	70 —	
4	—	—	70 —	
5	—	—	68 —	
6	—	—	64 —	
7	—	—	80 —	
8	—	—	86 —	
9	—	—	90 —	
10	—	—	84 —	
12	—	—	72 —	
1	—	soir	72 —	
2	—	—	72 —	78-12[1].
3	—	—	72 —	
4	—	—	80 —	
5	—	—	90 —	
6	—	—	80 —	
7	—	—	80 —	
8	—	—	70 —	
9	—	—	70 —	

Le pouls battait 68 fois à la minute dans la période la moins chaude de la journée de 10 heures du soir à 7 heures du matin, et 78 fois dans les moments où la température était le plus élevée, avec une moyenne de chiffres assez forts de 4 heures à 8 heures du soir. La fréquence pendant ces heures de la soirée était entre 80 et 90.

Les chiffres mis sous forme de courbes indiqueraient un maximum à 9 heures du matin peu de temps après les premiers mouvements et un autre vers 6 heures du soir.

Les observations prises au Sénégal présentèrent 4 maxima : 9 heures du matin, 2 heures et 9 heures du soir. Le quatrième à 3 heures dans la nuit, était peu accentué. (Planche XI.)

Les chiffres et les courbes présentés par les observateurs dans nos pays tempérés montrent bien une augmentation le matin entre 8 et 9 heures, mais le nombre des pulsations

[1] Pour le nombre des observations aux différentes heures on peut se reporter au tableau des mouvements respiratoires. Le chiffre des pulsations fut relevé en même temps que celui des respirations.

s'élève beaucoup moins que dans les pays chauds. Le passage du décubitus à la station verticale accompagnée de quelques mouvements semble donner un coup de fouet à la circulation.

Le maximum de la soirée, de 5 à 8 heures, se trouve également dans la courbe des pulsations aux pays tempérés.

Les courbes des journées passées aux pays chauds présentent, comme les courbes des semaines, des variations considérables d'un moment à l'autre dans le chiffre des pulsations, on dirait que la plus petite cause influence le pouls et augmente le chiffre de ses battements. (Voir planches XI et XII.)

Le degré d'humidité de l'air paraît avoir une grande influence sur la fréquence. Les données prises pendant une campagne dans l'Indo-Chine, lorsque les indications du thermomètre sec et du thermomètre mouillé différaient beaucoup de celles que nous avions prises antérieurement, indiquaient un nombre moins grand de pulsations. Il semblait que la circulation périphérique fort active et produisant une sudation abondante, demandait un travail moins énergique de l'organe central. Le pouls perd, en général, de la fréquence quand la peau devient moite[1].

— Quelle est l'influence de la saison ? La chaleur diminuant un peu lors de la saison fraîche le pouls tend à descendre. Plusieurs Européens observés au Sénégal avaient une moyenne de 83 pulsations au moment des grandes chaleurs et une moyenne de 80 quand la température diminuait. La chute chez l'un d'eux fut encore plus sensible, le pouls tomba de 88 à 64.

D'autres Européens arrivés à la Martinique à la fin de saison chaude avaient 91 pulsations, mais peu après avec une température plus basse de quelques degrés le pouls tomba à 87,85 et 84. La fréquence continua bien chez quelques-uns, mais la moyenne malgré cela descendit.

La comparaison des planches XI et XII indique une diminution dans la saison fraîche.

La fréquence du pouls dépasse moins souvent 80 pulsations dans la partie la plus chaude de la journée, les accidents sont moins accentués, la chute nocturne est plus sensible, le maxi-

[1] Voir Marey, *l. c.*, p. 359.

mum du commencement de la nuit est moins prononcé. (Planche XII.)

Ces données indiquent encore que la chaleur active le pouls et que le froid le diminue. Nous pouvons donc dire que la chaleur augmente la fréquence de la circulation, que le chiffre des pulsations fort élevé dans les premiers jours lors de changement de climat reste plus fort dans les pays chauds que dans les pays tempérés ou froids.

— Continuant cette étude, nous pouvons examiner si le retour dans les régions tempérées change la force et la fréquence de la circulation :

Plusieurs groupes d'Européens examinés à cet effet nous ont permis d'avancer que :

Chez 6 hommes qui avaient de 84 à 87 pulsations, le pouls tomba à 71 en passant de 26° à 17°.

Chez 6 autres il tomba de 81 à 76 dans les mêmes conditions.

Chez 20 autres il passa de 82-84 à 76 également.

Le docteur Féris constata également, sur un bâtiment dont il était médecin-major, qu'en s'élevant dans le nord, après avoir quitté le golfe de Benin, le pouls descendait chez un grand nombre de personnes de 83 à 74[1].

Dans une de nos observations détaillées un sujet de 24 ans, qui avait séjourné 18 mois au Sénégal, vit tomber son pouls; mais il remarqua que les premiers froids avaient d'abord augmenté le nombre des pulsations. Cette élévation coïncida avec une élévation de la température dans l'aisselle et dans la bouche. L'économie dut faire un nouvel apprentissage du froid pour que le pouls perdit de sa fréquence. Le nombre des pulsations qui était à 85 revint alors à 76.

L'abaissement de la température peut donc, dans quelques cas, augmenter temporairement la fréquence du pouls en rendant de la vigueur à l'économie, mais le séjour prolongé dans une atmosphère fraîche ou tempérée diminue le plus souvent le chiffre des pulsations.

— La fréquence du pouls est d'une façon générale plus élevée sous les tropiques. Le fait se retrouve dans les pulsations du matin et dans les pulsations du soir.

[1] Voir *Arch. de méd. navale*, 1879, *l. c.*

— Le pouls est-il changé dans sa forme? Chez les émigrants sensibles à la chaleur, les tracés sphygmographiques indiquent une grande fréquence et une assez forte tension (tracés 1, 2, 3). La ligne d'ascension du tracé est brusque plus ou moins élevée (tracé 3); le sommet peut être acuminé (tracé 3), la ligne de descente faiblement dicrote (surtout tracés 1 et 2). Cet ensemble montre que les sujets sont en proie à l'éréthisme des premiers jours signalé par Davy, Rufz de Lavison....

Au bout de quelque temps de séjour, le pouls prend une autre forme. La hauteur varie quelquefois entre 4 et 9 millimètres [1], la ligne d'ascension un peu oblique (les tracés 4, 5, 6, 7, 8, ... 12) est suivie d'une ligne de descente dans laquelle le dicrotisme est marqué.

Quand l'amplitude devient plus grande (tracés 12, 13, 14) et permet au pouls d'atteindre 19 millimètres (voir tracés 15 à 23) avec une pression modérée du sphygmographe, la descente s'effectue plus ou moins lentement avec plusieurs ondulations (tracés 21, 22, 23).

Le pouls présente dans ces cas une ligne d'ascension presque droite. Les tracés les moins élevés (voir les tracés 12, 13, 17) ont une ligne d'ascension un peu oblique avec moins de tendance à ce que nous pourrions appeler le polycrotisme.

La hauteur de la pulsation, le peu d'obliquité dans beaucoup de tracés paraissent indiquer une diminution de la tension. Les parois du vaisseau semblent se laisser distendre facilement par l'ondée sanguine pour soulever le couteau du sphygmographe. La hauteur de certains tracés ne peut être d'après les recherches de Holes et de Marey, que le résultat d'une forte diminution de la tension.

L'obliquité de la ligne de descente, fort prononcée dans quelques cas, accuse une pression peu soutenue et baissant rapidement [2]; le dicrotisme montre également qu'elle est fort peu élevée [3]. Ce dernier dépend de la vitesse acquise par la colonne liquide lancée dans les vaisseaux, et de l'élasticité des

[1] Voir Lorain. *Le pouls*, p. 133. *Moyens de mesurer les tracés sphygmographiques.*
[2] Marey, *l. c.*, p. 262. *Forme du pouls.*
[3] Marey, *l. c.*, p. 266. *Cause du dicrotisme.*

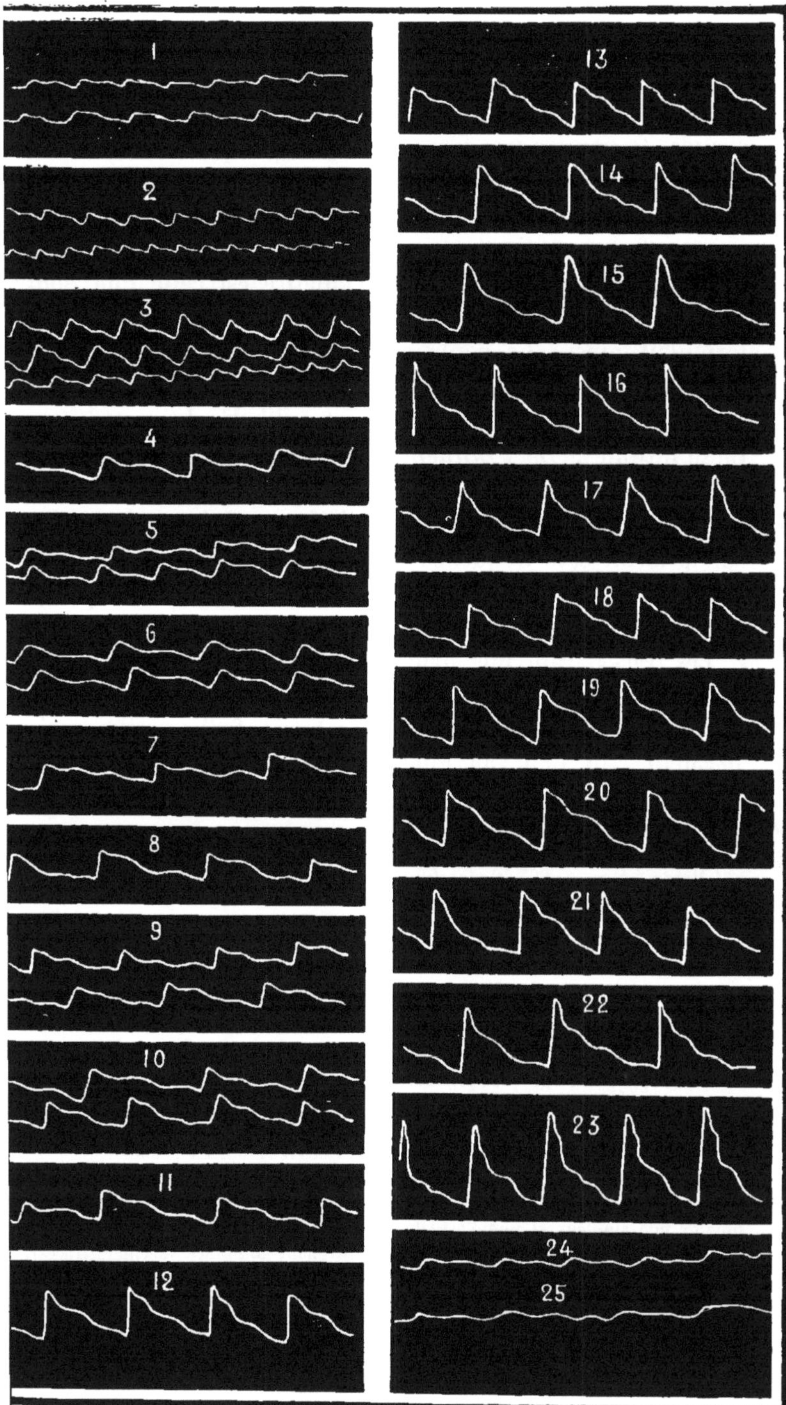

Planche VIII. — Réduction $\frac{1}{2}$.

Tracés sphygmographiques relevés sur des Européens vivant aux pays chauds.

vaisseaux qui fait osciller cette colonne liquide dans une direction alternativement centripète et centrifuge[1].

En résumé, la tension artérielle est diminuée aux pays chauds, le pouls a une force moindre, quoique l'élasticité des parois des vaisseaux semble exagérée. Cette élasticité ne disparaît qu'au moment où l'anémie se prononce et donne au pouls une des formes indiquées par les tracés 24 et 25.

L'opinion que nous venons d'émettre est celle que Souty avançait, après avoir observé dans les pays chauds, et qu'il formulait ainsi : Le pouls est plus fréquent, mais les battements sont mous et sans résistance ; c'est également celle que soutenait le docteur Gestin et qu'il développait dans la thèse intitulé : *De l'influence des climats chauds sur l'Européen*[2].

— Pour mettre plus en relief l'effet produit par la chaleur sur la forme et la fréquence du pouls nous avons suivi, pas à pas, plusieurs sujets arrivant de France, séjournant quelque temps à la Martinique, puis retournant dans leur pays.

Les tracés ayant une hauteur moyenne de 5 à 10 millimètres et une ligne de descente dicrote ne tardaient pas à avoir du polycrotisme à la place du dicrotisme. La ligne d'ascension devenait, au bout de quelque temps, plus élevée (12 à 19 millimètres) tandis que la ligne de descente tombait plus

[1] Marey, *l. c.*, p. 267. *Cause du dicrotisme.*
[2] *L. c.*, p. 20.

PLANCHE IX. — Réduction $\frac{1}{2}$.

Tracés sphygmographiques pris sur des Européens venant vivre temporairement aux Antilles et retournant en France.

— (Les tracés ont été pris dès l'arrivée aux Antilles ; les hommes ont été suivis pendant leur temps de séjour, puis examinés dès le retour en France).

Les groupes 1, 2, 3, montrent une excitation plus ou moins grande après l'arrivée (tracés deuxièmes), puis une détente (tracés troisièmes) à laquelle succèdent une grande ampleur et élasticité exagérée (tracés quatrièmes). Le pouls perd de sa hauteur et se resserre seulement en revenant en France (derniers tracés).

Le groupe 4, montre l'excitation dans les premiers moments. Le pouls perd rapidement sa tension. La diminution de tension se retrouve même sur le dernier tracé pris en France.

Le groupe 5, indique une diminution de tension dès la première heure. (Les deux derniers tracés sont pris sur l'homme malade.)

Pl. IX.

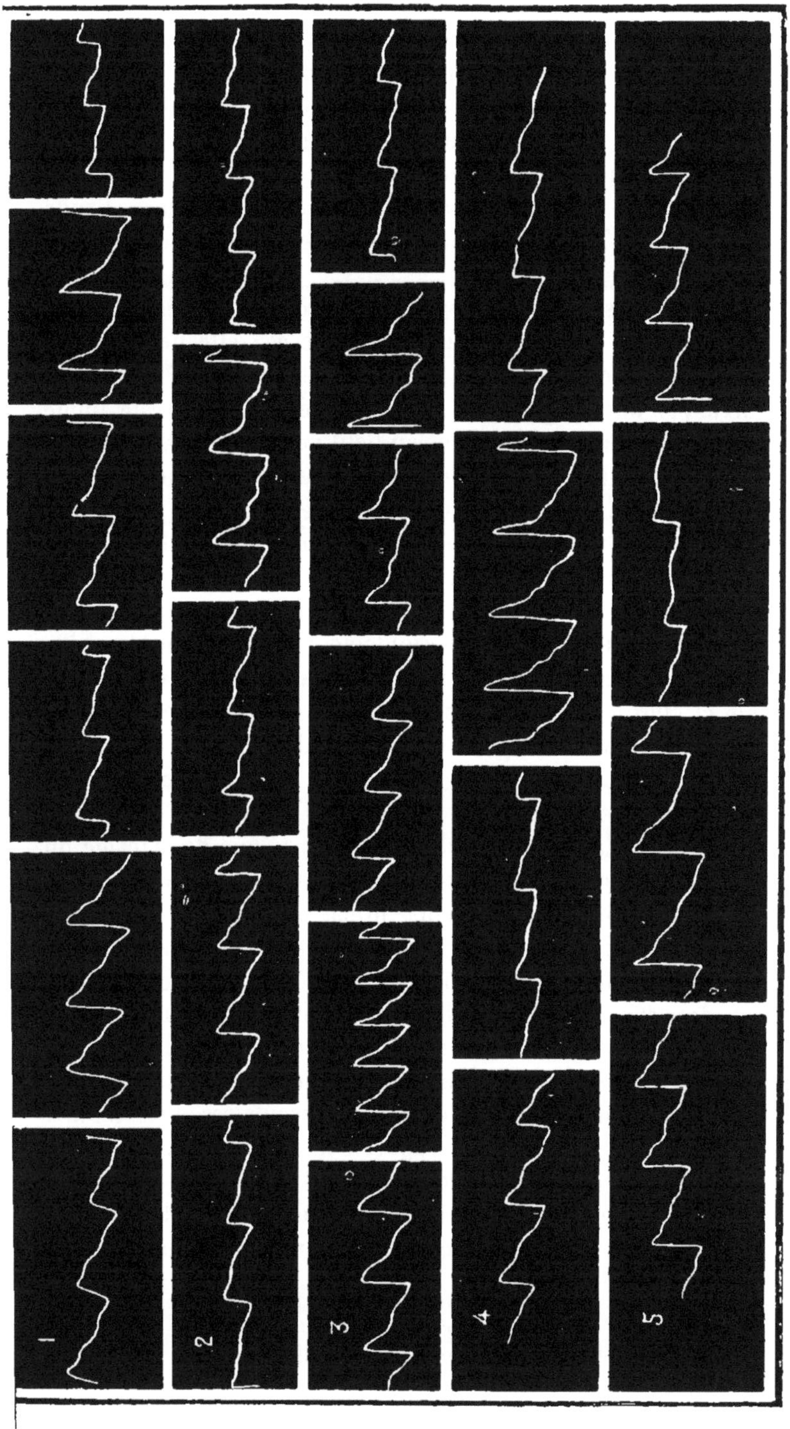

1

2

3

4

5

rapidement en accusant un polycrotisme plus prononcé. Le tracé ne paraissait moins ample qu'au moment où le sujet revenait dans les régions fraîches. Le polycrotisme continuait malgré cela à se montrer sur la ligne de descente.

Ces tracés pris, du commencement d'octobre à la fin d'avril, variaient de 91 pulsations aux moments les plus chauds à 87,80 puis 71, chiffre de pulsations observé lors du retour vers les côtes de France.

L'étude des différentes parties montre que la tension continue pendant quelque temps à être élevée; elle ne disparaît qu'après quelques mois de séjour et elle ne tarde pas à être suivie par une exagération de l'élasticité. Le pouls reste ample pendant quelque temps, mais au bout de quelques semaines il peut tomber et se tenir à une hauteur de 5 à 6 millimètres.

Cette chute se fait quelquefois rapidement, chez les sujets que la chaleur fatigue et mène vers l'anémie ou la cachexie avec ses différentes formes, c'est ce que montre le tableau des tracés relevés chez un sujet de 23 ans qui ne put supporter le choc du climat et qui tomba rapidement malade (gamme n° 5).

Les choses se passent le plus souvent d'une façon moins brutale et chez les sujets minés par la fièvre ou par une affection organique il faut une plus longue période de mois pour que le pouls prenne une des formes indiquées dans la planche VIII (tracés 24 et 25).

— Nous n'avons parlé, dans cet exposé, que de la forme du pouls indiquée par les tracés sphygmographiques. Nous n'avons pu donner de renseignements précis et sur l'état du liquide circulant dans les vaisseaux et sur l'état des parois vasculaires; nos connaissances sur le sujet ne nous ont pas permis de fixer les idées sur ces points et de désigner le rôle de chacun de ces éléments. Les tracés ont montré une tension moindre dans le système artériel; ils ont également indiqué la conservation de cette qualité toute physique des parois vasculaires, l'élasticité[1]. Rien ne peut indiquer les rapports entre le contenant et le contenu, rapports si importants d'après Brucke[2].

La plasticité des liquides n'est pas sans influence dans l'écoulement par un tube[3], ainsi que M. Poiseuille l'a démontrée par

[1] Voir *Cours de physiologie de Kus et Duval*, p. 169. Marey, *l. c.*, p. 136-137.
[2] Voir *Idem*, p. 197. *Usages généraux de la circulation.*
[3] Voir *Manuel de physique médicale de Gréhant*, p. 97.

des expériences. Nous pouvons supposer qu'il doit en être de même pour le cours du sang dans l'intérieur des vaisseaux. Quelles sont nos connaissances sur ce point? Nous ne pouvons répondre qu'en donnant le résultat des recherches faites par quelques savants.

Le sang aurait, suivant Davy, une couleur plus rutilante chez les hommes vivant dans les régions torrides ; le sang veineux serait lui-même plus rouge. Ce fait pouvait être attribué ou à la présence d'une moins grande quantité d'acide carbonique ou à la marche plus rapide du sang dans les vaisseaux (Onimus [1]). Le docteur Vésinié a constaté que le noir perdait de la plasticité et de la couleur noire de son sang en se croisant avec le blanc [2].

Le liquide sanguin contient moins d'oxygène. Les expériences de MM. Mathieu et Urbain ont montré que ce fait dépendait de la température ; l'endosmose entre deux gaz séparés par une membrane humide est plus rapide quand la température s'abaisse [3].

L'examen au microscope montre que le liquide est moins riche en globules ; le docteur Pedro de Magalhaes observant à Rio de Janeiro [4] a compté dans un millimètre cube 2 400 000 à 2800000 hématies, rarement plus, Les sujets qui avaient 4000 000 étaient fort rares. Ces chiffres sont au-dessous de la moyenne des pays tempérés, 4180 000 à 5500 000 par millimètre cube [5].

Cette hypoglobulie, ou anémie globulaire [6], peut être attribuée à beaucoup de causes. Elle est due principalement à l'anoxyhémie légère [7] qu'un air continuellement dilaté et hu-

[1] Voir *Théorie dynamique de la chaleur dans les sciences biologiques*.

[2] De Quatrefages, *l. c.*, p. 191. *Actions du milieu et de l'hérédité.*

[3] Voir Baunis, *l. c.*, p. 106.

Voir aussi *Arch. de physiologie*, 1871-72.

[4] Voir *Notas micrographicas. Sangue dos beribericos. Gazette méd. de Bahia*, 1881.

Voir aussi *Arch. de méd. navale*, août 1852, p. 87.

[5] Voir G. Sée. *Du sang et des anémies.* 2e tirage, p. 16.

La moyenne physiologique du sang fourni par le doigt serait, d'après Welcker, 4600000 ; — d'après Cramer, 4726900 ; — d'après Hayem, 5000000 ; — d'après Vierordt, 5174000.

Voir *Recherches sur l'anatomie normale et pathologique du sang*, par Hayem, p. 11.

[6] Voir G. Sée, *l. c.*, p. 59. *Chimie des diverses anémies.*

[7] Voir Féris. *Arch. de méd. navale*, 1879-1882, surtout août 1882, p. 87.

mide produit à la longue; les pertes de l'organisme se réparant tout autant par l'oxygène respiré que par l'alimentation [1], une diminution dans la quantité de ce gaz agit comme une diminution du régime alimentaire. On pourrait joindre l'action de la chaleur sur les nerfs et, par leur intermédiaire, sur les muscles respirateurs (Tardieu, G. Sée[2]), parler des pertes d'origine sécrétoire (sueurs, bile, liquides intestinaux[3]), mais la cause la plus fréquente est cette anémie du groupe respiratoire[4] que le docteur Féris appelle anémie des latitudes[5].

Cette anémie se produit le plus souvent lentement; mais certains états pathologiques peuvent hâter sa genèse. Dans la pléthore ad vasa qui caractérise les premiers temps du séjour et qui provoque une véritable fièvre (Ridereau[6]) le nombre des globules diminue rapidement. Lorsque l'élément paludéen se joint à l'élément chaleur la marche est encore plus rapide, les globules blancs diminuent proportionnellement plus que les rouges (Kelsch[7]). La moyenne des dimensions globulaires est bien souvent inférieure à la normale, comme dans toutes les anémies d'une certaine intensité; les globules rouges présentent un affaiblissement plus ou moins prononcé de leur teinte propre, affaiblissement très marqué dans les globules géants[8]. Les pertes par l'intestin produisent des effets analogues (Mahé)[9].

L'anémie globulaire peut suivre un long temps la personne qui a vécu dans les régions tropicales, sans qu'elle ait été trop maltraitée par la fièvre ou une des endémies. Le professeur Hayem, ayant observé le sang d'un ancien militaire qui avait fait plusieurs voyages dans les pays chauds et avait été à plusieurs reprises atteint de fièvre intermittente, constata que, 6 ans après son retour en France, il n'avait que 1 950 000 globules, équivalent à 900 000 globules sains. Cependant cet

[1] G. Sée, *l. c.*, p. 71. *Anémies d'origine nutritive et respiratoire.*

[2] G. Sée, *l. c.*, p. 131. *Étiologie des anémies respiratoires.*

[3] G. Sée, *l. c.*, p. 88. *Anémie d'origine sécrétoire.*

[4] G. Sée, *l. c.*, p. 71.

[5] Féris. *Arch. de méd. navale*, 1882, p. 87.

[6] *Recueil des mémoires de méd., de chirurgie et de pharmacie militaires*, 1868, p. 286-289.

[7] Voir *Arch. de physiol. normale et pathol. Contributions à l'anatomie pathologique des maladies palustres endémiques de l'Algérie*, 1875

[8] Hayem, *l. c.*, p. 44-47.

[9] *Arch. de méd. navale*, 1876.

homme était dans un état de santé assez satisfaisant pour pouvoir faire dans un hôpital le métier d'infirmier[1].

Le savant médecin pense que les faits de ce genre sont fréquents dans les pays chauds et palustres. Le sang peut subir des pertes considérables de globules sans que l'existence soit compromise[2].

Nous avons pu constater un fait semblable chez une personne de 34 ans qui avait longtemps séjourné aux pays chauds et qui était revenue en France. Après une période de 10 années elle n'avait encore que 3 200 000 globules par millimètre cube de sang pris au doigt.

La diminution dans la proportion des globules s'accompagne d'une diminution du chiffre de la fibrine. Le sang des émigrants anémiés, portant sur leur figure cette teinte jaunâtre que l'on pourrait prendre pour un ictère, sujets au cortège habituel des phénomènes de l'aglobulie (excitabilité, vertiges) paraît en contenir moins qu'aux pays tempérés. Les expériences de Magendie sur des animaux soumis à de hautes températures, les observations de Catteloup, Gestin, Dutroulau.... sur la rareté des affections franchement inflammatoires aux pays chauds[3], l'hydrémie si commune dans ces pays, tendent à le prouver.

Le résumé de ces observations est que le sang est moins riche en globules dans les régions chaudes; nous pouvons ajouter qu'il contient moins de fibrine et est par conséquent moins plastique[4].

Ces recherches permettent d'établir que dans les régions tropicales la circulation diffère de ce qu'elle est aux régions tempérées. La fréquence des battements du cœur est plus grande, le pouls a plus de pulsations. Cette exagération commence dès les premiers moments[5], elle se continue plus longtemps que l'exagération de la respiration. La plus légère cause peut, lorsque la chaleur est devenue chose habituelle pour l'économie, élever le chiffre des pulsations. On dirait que le cœur veut faire parcourir au liquide qu'il met en mouvement

[1] *Recherches sur l'anatomie normale et pathologique du sang*, p. 65.
[2] Voir *l. c.*, p. 65.
[3] Gestin. Thèse citée, p. 26.
[4] Voir G. Sée, *l. c.*, p. 61. *Influence des globules sur la coagulation.*
[5] Voir *Arch. de méd. navale*, 1874, p. 376.
Voir aussi Dupuy, *l. c*, *Gaz. méd. de Paris*, 1876.

un plus grand nombre de fois le poumon pour l'artérialiser et pour lui faire prendre l'oxygène auquel il est habitué[1].

L'organe central bat d'autant plus souvent qu'il rencontre moins de résistance dans les vaisseaux que la chaleur dilate à la périphérie du corps, ainsi que nous le disions plus haut. Les petits vaisseaux sont dans le relâchement, le sang qui s'écoule des artères plus facilement et plus vite s'y accumule en quantité moins grande; la tension artérielle est moindre[2]. Ce relâchement explique l'effet de l'ondée sanguine et la hauteur du pouls; la pulsation se fait d'autant plus facilement sentir que la pression est moins grande. L'élasticité conserve encore aux vaisseaux cette action propre qui leur est nécessaire pour régulariser la force déployée par le cœur et indiquée par la tension[3]; cette élasticité semble même augmentée parce que la pression est diminuée.

Le pouls, aux régions tropicales, est plus fréquent et moins vigoureux.

3° *Température du corps.* — Dans ses lettres sur la chimie, Liebig représente le corps humain se comportant avec les alentours comme tous les corps chauds, recevant de la chaleur si la température est élevée, en cédant si le milieu dans lequel il est plongé a une température plus basse.

Les choses ne se passent pas d'une façon aussi simple. Placé dans un milieu plus ou moins chaud le corps est protégé par le peu de perméabilité de ses tissus (Tyndall, P. Bert....) par l'évaporation pulmonaire, par l'évaporation cutanée, par l'activité plus ou moins grande d'autres organes importants, tels

[1] Ce mouvement plus actif du sang tend-il à faire passer un volume plus grand de liquide dans l'intérieur du poumon en l'espace d'un jour?

Supposons un sujet chez lequel le pouls bat 70 fois à la minute et chez lequel 20000 litres de sang (Voir Kus, p. 530) parcourent le poumon en 24 heures, chaque battement du cœur tend à produire une irrigation de 0 litre 198. Ce sujet quitte les régions tempérées pour gagner les tropiques, son cœur bat 76 fois à la minute, son pouls devient plus fréquent. En admettant que l'ondée sanguine mette la même quantité de liquide en mouvement, 21 716 litres passeront par le poumon en 24 heures. 1716 litres viendront au contact de l'air inspiré prendre de l'oxygène et perdre de l'acide carbonique; l'irrigation sanguine sera augmentée d'un douzième au maximum. Cette augmentation est loin d'égaler la diminution constatée dans la fonction respiratoire, c'est-à-dire un vingtième.

Nous ne donnons pas cette appréciation comme fort exacte, nous la présentons seulement pour tâcher d'expliquer quelques faits de l'anémie des latitudes.

[2] Marey, *l. c.*, p. 139. *De la tension artérielle.*

[3] Marey, *l. c.*, p. 137. *De la contractilité artérielle*, p. 277. *Variation du dicrotisme.*

que le foie et le rein.... Ainsi que le dit Borius, si l'on veut comparer le corps humain à un thermomètre, il faut tout au moins le comparer à un thermomètre mouillé [1].

Lors du passage dans les pays torrides, la température du corps augmente; mais elle ne s'élève pas d'une façon aussi régulière qu'on pourrait le supposer avec la chaleur extérieure. Les causes de déperdition tendent à se mettre en équilibre avec celles de la production. Sans parler de l'exagération constatée au moment de l'arrivée, exagération coïncidant le plus souvent avec un chiffre élevé de respirations et de pulsations, le plus grand nombre des auteurs affirment cette augmentation (Davy, Rufz, Dutroulau, Rochard, Rattray...). Les chiffres des uns donnent une moyenne fort élevée, les chiffres des autres une augmentation minime.

C'est avec intention que nous avons dit le plus grand nombre des auteurs, puisque des observateurs ont présenté une opinion opposée. Chalmers, dans une étude sur la Caroline du Sud, Chisholm dans des recherches sur la température animale entre les tropiques, donnent une température moins élevée pour les latitudes chaudes. Les docteurs Boisseau, Thorneley et Furnell, médecin de l'hôpital général de Madras, ont dernièrement soutenu une opinion analogue ; ils ont prétendu que la température des habitants des pays chauds n'était pas plus élevée que celle des personnes des régions tempérées, que dans certaines parties du corps elle était même inférieure. Nous avons déjà parlé de ces assertions au sujet des hommes de races tropicales.

Les données que nous avons recueillies ne nous permettent pas d'admettre cette dernière opinion, elles nous portent à affirmer une augmentation qui dans quelques cas peut être élevée.

13 Européens vivant au Sénégal avaient, au moment de la saison chaude et quand le thermomètre marquait 30°, une température moyenne de 37.7. Un seul sujet présentait une donnée moindre que 37.5. Le thermomètre placé sous la langue ou dans l'aisselle indiquait toujours un chiffre plus élevé chez les 12 autres. La moyenne de 37.7 était au-dessous de celle de 37.19 enregistrée dans les latitudes tempérées sur les mêmes sujets.

[1] Voir *Archives de médecine navale*. 1881. p. 352.

5 Européens vivant à Chandernagor donnèrent une moyenne de 38.16. Le thermomètre placé dans l'aisselle dépassa toujours 38 et atteignit même 38.5. Les observations furent recueillies à la fin de la saison chaude par une température très élevée et fort sèche.

Davy, dans son voyage à Ceylan, trouva des chiffres moins forts chez 13 sujets examinés à plusieurs reprises par des températures oscillant entre 25.5 et 26.7. Les moyennes étaient entre 37.05 et 37,53.

51 Européens, habitant temporairement le Sénégal et les Antilles du Sud, donnèrent un chiffre se rapprochant un peu plus de celui de Davy, 37.80.

Le résumé suivant montre les minima et maxima de ce groupe :

Cinq sujets	de 15 à 18	ans avaient	un max. de	38.20	un min. de	37.78
—	18 à 21	—	—	38.20	—	37.75
—	21 à 22	—	—	37.95	—	37.20
—	22 à 24	—	—	38.10	—	37.85
—	24 à 25	—	—	38.15	—	37.75
—	25 à 28	—	—	38.20	—	37.75
—	28 à 29	—	—	38.05	—	37.75
—	29 à 31	—	—	37.90	—	37 60
—	31 à 37	—	—	38.02	—	37.50
—	37 à 46	—	—	38.00	—	37.55

Chez 14 personnes la température était d'au moins 38, chez 14 autres elle n'était pas au-dessous de 37.70. Les maxima étaient également répartis sur tous les âges, les minima les plus faibles portaient principalement sur les sujets ayant dépassé 31 ans.

Les jeunes gens parurent les plus impressionnables, fait signalé par M. Rattray[1]; les hautes températures agissaient puissamment sur leur organisme.

L'élévation de la chaleur se fait sentir, dès les premiers jours, ainsi que le professeur Brown-Séquard l'a remarqué[2]. 5 Européens arrivant à la Martinique, à la fin de la saison chaude, avaient une température moyenne de 37.94 au bout de quelques jours, après avoir eu 38.17. Le thermomètre placé dans l'aisselle de l'un d'eux monta même à 38.40.

Il en fut de même pour un autre groupe de 6 personnes

[1] *Arch. de méd. nav.*, 1872, *l. c.*, p. 469.
[2] *Journal de physiologie*, t. II.

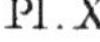

Pl. X

Voyage de Marseille à Aden.
(Passage de la Mer rouge.)

Archives de médecine navale.

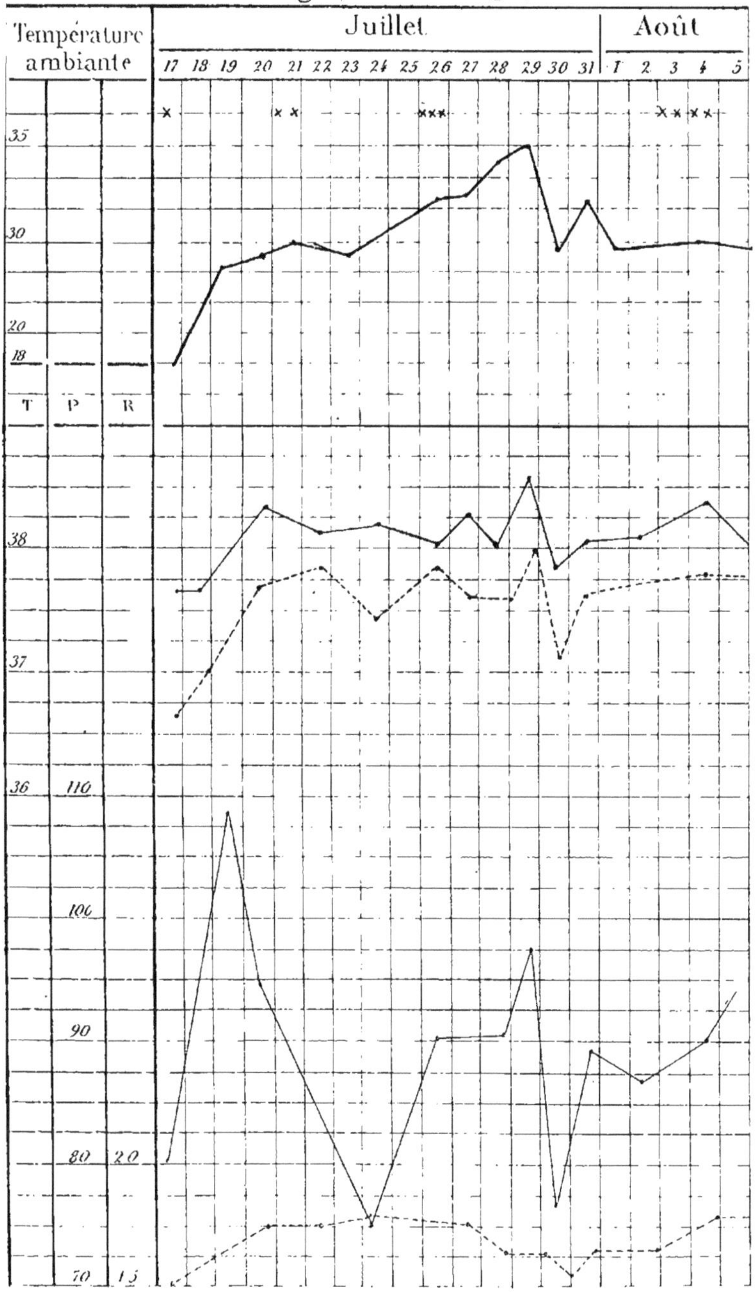

Température ambiante

Juillet: 17 18 19 20 21 22 23 24 25 26 27 28 29 30 31

Août: 1 2 3 4 5

35
30
20
18

T P R

38
37
36 110
100
90
80 20
70 15

———	*Température ambiante*
———	*Température de la bouche*
- - - - -	*Température de la main*
———	*Pouls*
- - - - -	*Respiration*

*	*Départ de Marseille*
* *	*Naples*
* * *	*Suez*
* * * *	*Aden*

Imp. H. Robelin, 49 Avenue du Maine. Paris.

examinées à la Guadeloupe ; la température moyenne fut de 38.02.

L'exagération paraît d'autant plus sensible que l'on passe plus rapidement dans le milieu chaud. Nous avons pu constater sur un sujet de 28 ans bien portant, qui avait quitté Marseille à la fin de juillet pour traverser l'isthme de Suez et se rendre dans l'Inde, une augmentation de 1°.7 quand la température passa de 20 à 33 centigrades à l'ombre. Au milieu de la mer Rouge, lorsqu'une tempête de sable soufflait et embrasait l'atmosphère, la température de la main était aux environs de 39, celle de la bouche dépassait 39.

Le thermomètre de la bouche était monté de 37.5 à 33.2 et même 39°.3. Cet état presque pathologique n'aurait pu se prolonger un long temps sans danger pour l'économie [1] (Planche X).

Nous pouvons donc dire que le passage dans les pays chauds augmente la chaleur animale. Le professeur Bouchardat réunissant les chiffres relevés a, dans son *Traité d'hygiène*, constaté le fait, Reynaud, Brown-Séquard et plusieurs autres l'avaient déjà affirmé.

Reynaud établit sur une douzaine d'individus que la température humaine était en moyenne de :

36.87 pour 12.5 à 17.5
37.50 pour 25.0 à 30.0 [2]

Brown-Séquard, dans un voyage, put relever sur 8 personnes de 17 à 45 ans les données qui suivent :

En France (au Havre), temp. 8°.	36.62 en moyenne
8 jours après le départ — 25°.	32.42 —
17 jours après sous l'équat. 29°.	37.50 —
6 semaines après (37°4 lat. S. 29°.	37.23 —

Rattray [3] rapprochant les données prises en Angleterre, pendant un été très chaud, quand le thermomètre oscillait de

[1] Voir les thèses écrites sur le sujet et en particulier :
Cas de mort subite observés dans la mer Rouge.
Texier. Montpellier, août 1864.
Relations méd. de la campagne du Curieux. Maupin, août 1864.

[2] Burdach. *Physiologie*, t. IX, p. 643.

[3] Rattray, *l. c.*, 1872, p. 443.

15°,5 à 21°,1, de celles relevées sous la zone des tropiques et sous la ligne trouva que :

La moyenne était	dans les climats tempérés de.	36.3
—	dans les climats torrides. . .	36.6
—	sous la ligne	37.1

La température du corps monta jusqu'à 37.2 (régions tropicales) et 37.4 (sous la ligne pour une température de 28°,8); elle atteignit par occasion 37°,7[1].

Les températures des aisselles et de la bouche ne montent pas seules, les parties extérieures accusent également une élévation. Davy, dans son voyage à La Barbade, tandis que le thermomètre placé dans sa bouche marquait 37.05, trouva les chiffres suivants lorsque la température ambiante accusait 28°,8 :

Main fermée, 36.67 ; dos de la main, 34.69 ; pli de l'avant-bras, 36.27 ; région de l'estomac, 37.53 ; région ombilicale, 37.33; hypochondre droit, 37.36 ; aine: partie inférieure, 36.78 à 37.19; au-dessus de la fémorale, 36.89 ; cuisse partie moyenne, 35.94; jarret, 35.0 à 35.5 ; entre gros et second orteil, 36.11.

Les températures aux extrémités subissent un accroissement considérable ainsi qu'on peut le constater.

Ces chiffres se rapprochent de ceux que nous avons observés dans notre colonie du Sénégal par des températures de 27° :

Main fermée, 37,00; avant-bras partie antérieure, 36.50; bras : partie antérieure, 36.70 ; paroi abdominale, 36.70 à 37.00 ; cuisse partie moyenne interne, 36.10 ; jambe partie moyenne, 35.40.

La température s'élèverait donc d'une façon générale, dans les cavités et à l'extérieur ; les données réunies sous formes de courbes indiquent des fluctuations parallèles (planche XI et XII), la chaleur exagère la température de tout le corps. La seule différence que nous puissions constater est que les variations atmosphériques peu étendues influencent les chiffres relevés sur le thermomètre placé dans la main ou sur une des parties indiquées, tandis que les chiffres de la bouche ou de l'aisselle varient à peine.

Lorsque l'air est excessivement sec et chaud, ainsi que nous

Chaleur animale, pouls, respiration aux pays tropicaux
(Saison chaude)

Pl. XI

Archives de médecine navale

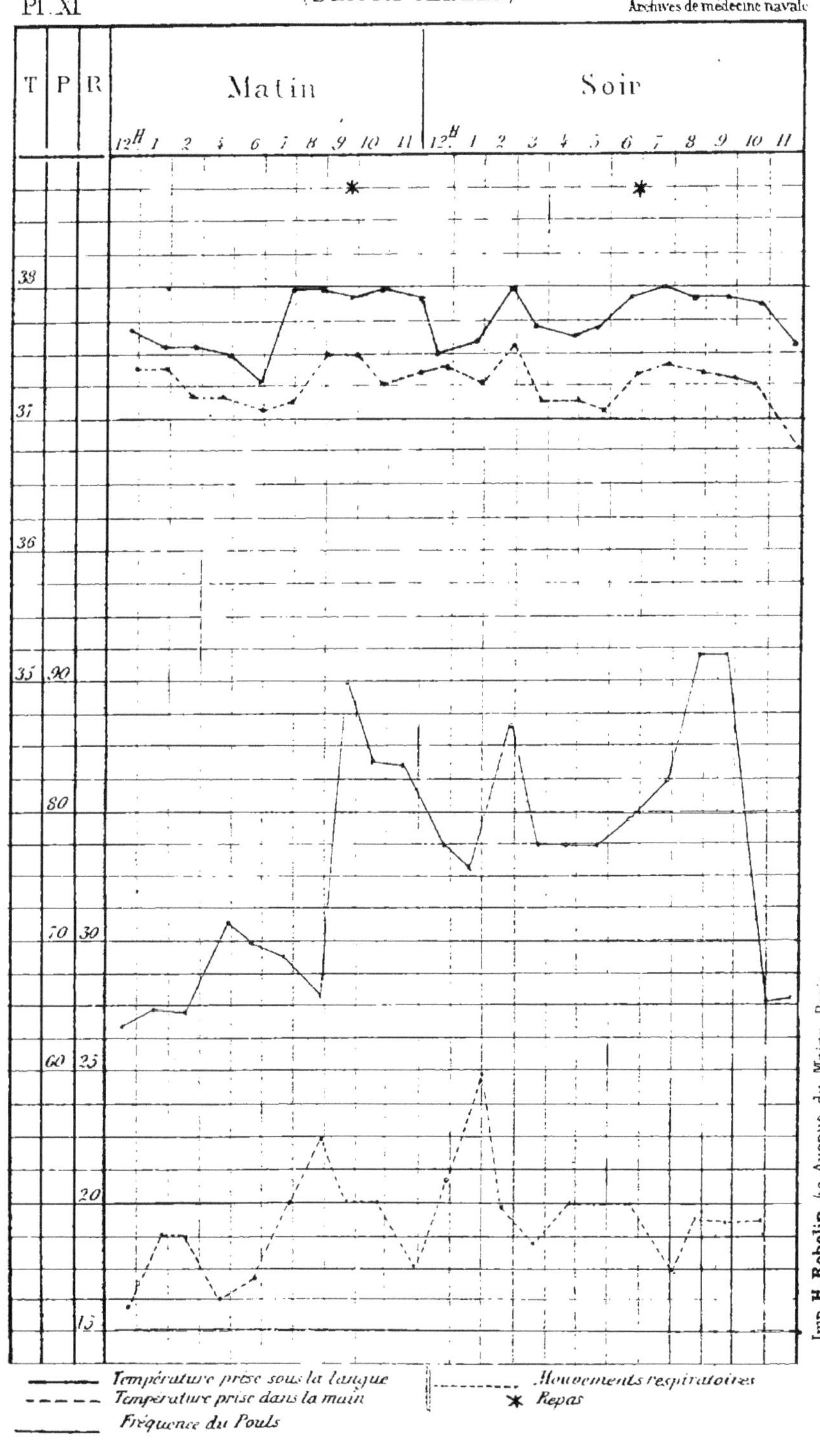

Imp. H. Robelin, 49 Avenue du Maine Paris

l'avons observé dans l'Inde, dans la mer Rouge, la chaleur de la main et la chaleur de la bouche peuvent se maintenir à des chiffres élevés, aux environs de 38° pour la main et de 38°,5 pour la bouche.

Le maximum de température habituellement au-dessous dans la cavité buccale et dans l'aisselle, à 37°,8 par exemple, s'observe au moment de la chaleur la plus forte, dans l'après-midi. Rattray [1] a relevé :

	Sous les tropiques	Sous la ligne
9 heures du matin	36.7	36.5
3 heures du soir	37.2	37.4
9 heures du soir	36.6	37.1

Les données relevées par Davy, aux différentes heures du jour en faisant son voyage de Ceylan, sont encore une preuve de ce fait :

Heures	Température ambiante		Température sous langue	Sensations
6 heures matin	16.83	on observe	36.65	de fraîcheur
9 —	18.83	—	36.37	de froid
1 heure soir	25.45	—	36.64	de fraîcheur
4 —	26.00	—	36.94	de chaleur
6 —	21.64	—	37.22	de chaleur
11 —	20.54	—	36.64	de fraîcheur

Les chiffres fort nombreux réunis par nous, au Sénégal et aux Antilles, parlent dans le même sens. La température atteint son maximum 37.9 dans la soirée. Les graphiques indiquent un maximum entre 7 heures et 9 heures du matin, un chiffre plus élevé entre 2 et 3 heures du soir, un troisième maximum le soir vers 7 heures. Le minimum le plus bas est à 5 heures du matin. La température de la main suit à peu près la même marche, mais elle descend fort bas au moment de la nuit et paraît beaucoup plus influencée par les changements de la température ambiante (Planche XI).

Les courbes graphiques dressées aux pays tempérés présentent également le maximum du matin (Bœrenspumg, Gierse, Froelich...), mais il est moins accentué. Elles accusent encore les ascensions de 3 heures et de 7 heures du soir [2].

[1] *L. c.*, p. 445.

[2] Art. *Chaleur* du *Nouveau Dict. de méd. et chirurgie pratiques*, t. VI, p. 754 et suiv.

Ces variations ne paraissent pas forcément en rapport avec les heures du repas ; nous avons suivi l'exemple de Froelich et de Lichtenfel, c'est-à-dire que nous nous sommes mis à la diète pour contrôler et relever les données de plusieurs journées [1].

La chaleur du corps, sous les tropiques, s'accroît donc avec la température de l'air, probablement avec l'activité du corps et du cerveau, tous les deux plus énergiques dans l'après-midi. Les premiers mouvements à la sortie de la chambre tendent à l'élever, mais le maximum se montre vers 3 heures du soir, moment habituellement le plus chaud de la journée.

Le docteur Rattray a voulu savoir quelle était la relation qui existe entre la température à l'ombre et la chaleur du corps humain [1]. Il a trouvé qu'elles croissaient ensemble : lorsque la température de l'air montait de 13.7 à 28.8, la chaleur de l'aisselle passait de 36.4 à 36.9 et même 37.5 [2].

L'exagération de la température animale est plus grande quand l'air est fortement hygrométrique. L'épiderme devient bon conducteur de la chaleur parce qu'il est humide [3], les pertes de l'économie sont moins grandes [4], la chaleur perdue ne peut être en rapport avec la chaleur produite ou acquise. La température monte surtout dans les cavités (Wunderlich).

— Les saisons ont une influence. Treize Européens qui avaient une température de 37.73 dans l'aisselle, lors de la saison chaude au Sénégal, virent tomber le thermomètre à 37.70 au moment de la saison fraîche. La chute fut peu sensible, cela tenait probablement à ce que l'économie, ainsi que l'a démontré Brown-Séquard, perd plus difficilement la chaleur qu'elle ne l'acquiert [5] ; il faut un certain temps pour que l'organisme change ses aptitudes à fournir du calorique.

L'abaissement de la température est plus sensible dans la main et dans plusieurs points extérieurs, comme la poitrine, la région ombilicale, l'aine.... Les variations atmosphériques. les changements de saison influencent plus rapidement la chaleur de la main et des parties externes que celle de la bouche.

[1] Rattray, *l. c.*, p. 445

[2] Voir art. *Chaleur* du *Dict. de méd. et chirurgie pratique*, t. VI. p. 730.

[3] Voir P. Bert, art. *Chaleur* du *Dict.* cité, p. 745. *Absorption de chaleur par les phénomènes d'ordre physique*.

Voir aussi Edwards. *Action des agents physique sur la vie*.

[4] Voir *Traité de physiologie de Béclard*, 5e édit., p. 447. *Chaleur animale*.

Chaleur animale, pouls, respiration aux pays tropicaux
(Saison fraiche)

Pl. XII

Archives de médecine navale.

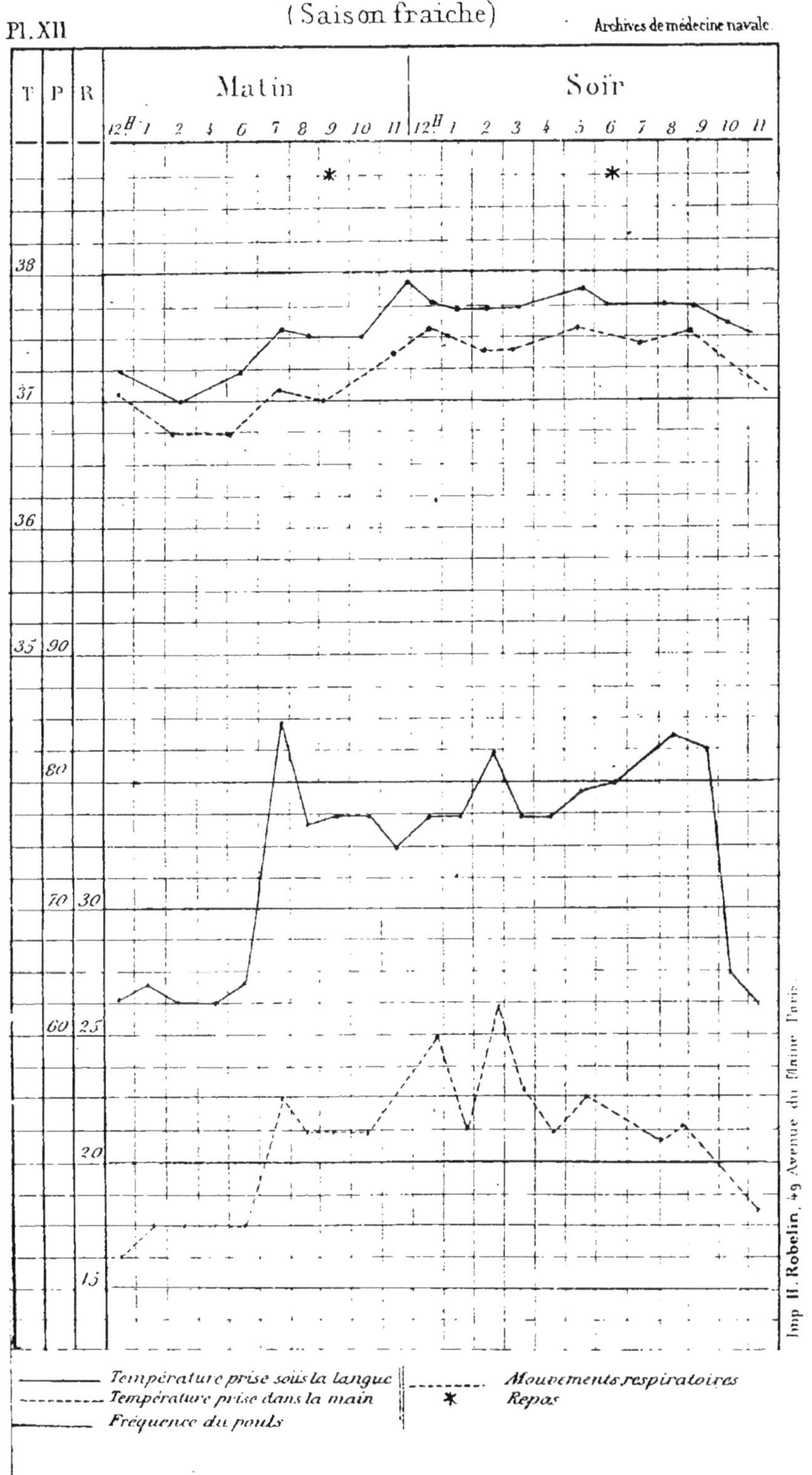

Il faut, comme nous avons pu le constater en suivant un sujet de 24 ans vivant dans les comptoirs de la Sénégambie pendant 18 mois, que les fraîcheurs durent un certain temps pour que la chaleur de la bouche diminue.

L'effet des abaissements de température est moins sensible et moins rapide sur la chaleur animale que sur la respiration et le pouls (Planche XII).

— La température du corps s'élève donc dans les contrées tropicales, lorsque l'air est modérément humide et ne gêne pas trop l'évaporation, l'augmentation peut être de 1° à 1° 1/2 (Rattray); de 0°.5 à 3° F (Davy); de 1 à 2 1/2 et même 3 F. (Brown-Séquard); 1° à 2° (nos recherches) [1].

Ces données sont en rapport avec ce tableau dressé par M. le professeur Bouchardat dans son *Traité d'hygiène*.

Température ambiante	Température de l'homme
33°,5	38°,0
30°,5	37°,5
22°,8	37°,2
15°,3	36°,4
6°	36°,1

L'écart est de 1°.9 pour des températures oscillant entre 6° et 33° centigrades.

— Le retour, quand l'Européen a séjourné dans les pays chauds, peut servir de contre-épreuve pour cette étude de la chaleur animale comme pour celle des autres fonctions que nous avons examinées. Nous devons toutefois nous rappeler que la respiration et la circulation sont plus impressionnables.

Cinq sujets qui avaient à la Martinique une moyenne de 37,92 pendant la saison chaude et de 37,88 pendant la saison fraîche, virent leur température descendre à 37,80 quand ils quittèrent les régions chaudes. Le thermomètre tomba dans l'aisselle à 37.21 quand la chaleur ambiante ne fut plus qu'à 17°.

Comparées à des sujets n'ayant pas quitté la France, ces personnes avaient une température plus élevée de 0°.20 à 0°.30. Nous pûmes constater que l'un d'eux, sujet de 28 ans et vigoureux, présentait des exagérations de la température dans la bouche quand la chaleur atmosphérique diminuait ; il

[1] Rattray, *l. c.*, p. 444.

fallut environ quatre mois pour que la température revint au chiffre qu'elle avait avant le départ de France, c'est-à-dire rentrât dans la moyenne des régions tempérées. On aurait dit que l'économie s'était habituée à donner une somme de calorique et qu'il fallait un certain temps pour qu'elle perdit cette tendance. Le docteur Saint-Vel croit que le créole conserve l'énergie de son pouvoir calorifique en changeant de climat, il cite le cas d'une femme des Antilles qui, après un séjour de 40 ans en France, était encore moins sensible au froid que les habitants nés dans le pays.

Les jeunes sujets sont privilégiés sous ce rapport, ils perdent moins facilement la température acquise. Dans les tableaux que nous avons pu dresser avec les moyennes prises sur des sujets d'âges différents, les hommes jeunes ont toujours parus moins rapidement impressionnés. L'arrivée des fraîcheurs, lors du changement de saisons, le passage dans des régions plus froides, amenaient moins vite une chute du thermomètre placé dans la bouche ou dans l'aisselle. Le froid produisait-il un effet tonique et remontait-il l'économie déprimée par la chaleur? L'organisme voulait-il réagir contre le bain d'air frais comme il réagit contre le bain d'eau froide, ainsi que l'a signalé Liebermeister [1]? Nous pensons que les deux motifs peuvent être invoqués.

L'abaissement de la température paraît impressionner plus rapidement les tissus extérieurs que les cavités; le thermomètre placé dans la main descend plus quand la chaleur ambiante diminue que le thermomètre de la bouche. Des données prises au moment du passage dans les régions fraîches, il semble résulter que l'exagération de la chaleur dans les cavités suivrait la fréquence du pouls qui reste pendant quelque temps au-dessus de ce qu'il était avant le séjour dans les régions chaudes; les fluctuations dans la thermométrie des tissus extérieurs et l'abaissement seraient en rapport plus direct avec

[1] Voir *Dict. de méd. et de chirurgie prat.*, t. VI, p. 751. « Lorsque l'application du froid est de peu de durée ellle a pour conséquence un développement de chaleur animale, que Liebermeister considère, comme pouvant quadrupler la production normale. Une expérience de Hoppe met en lumière cette production plus énergique de chaleur en rapport avec une déperdition plus active; il a vu, en effet, que sur un chien mouillé, la température du rectum s'élève tant que dure l'évaporation qui tend à refroidir l'animal. »

la diminution des mouvements respiratoires. Cet aperçu demande de nouvelles observations et une étude plus suivie.

— En résumé nous pouvons dire que la température du corps est plus élevée dans les régions chaudes. Entre 37,6 et 38,2. elle dépasse de beaucoup la moyenne des pays tempérés qui est comprise entre 36°,6 et 37°,4 (Baunis[1]) ; elle peut monter à 38,5-38,8 sans que l'économie paraisse en souffrir tandis que le maximum considéré comme physiologique dans nos contrées n'est que 37,5-37,8 au maximum. Cette élévation paraît proportionnelle à la température extérieure quand l'air n'est pas trop hygrométrique et quand la chaleur atmosphérique ne s'élève pas au point d'impressionner péniblement l'économie. Elle est presque générale, puisque sur un groupe de cent dix sujets, examinés à plusieurs reprises, nous n'avons constaté qu'un petit nombre de moyennes au-dessous de 37,6 ; la chaleur ambiante ne produisait un effet sédatif que sur un petit nombre.

Le pouvoir calorifique semble perdre de son énergie aux pays chauds. Ces organismes produiraient-ils moins de calorique ou bien seraient-ils moins impressionnés par la température ambiante? Nous ne pourrions nous prononcer, nous devons nous contenter de dire que tout paraît normal dans leur fonctionnement.

Au bout d'un certain temps de séjour, la sensation de chaleur n'est plus la même. Tandis que, dans nos pays, l'air fait sur les organes l'impression d'un corps chaud quand il est à 25°, dans les régions tropicales, cette température paraît supportable lorsque l'hygrométrie est peu sensible, les variations de l'échelle thermométrique toujours élevée deviennent moins appréciables pour l'économie.

L'effet des saisons est moins sensible que pour la circulation et la respiration, mais on peut constater que la fraîcheur diminue la température du corps quand elle est prolongée. Il en est de même lors du passage dans des régions moins chaudes. La diminution ne s'accentue qu'au bout d'un certain temps, parce que, ainsi que Souleyet et Eydoux, Brown-Séquard l'ont indiqué, la chaleur se perd moins vite qu'elle ne s'acquiert.

4° *Digestion.* — Les modifications apportées par la chaleur

[1] *L. c.*, p. 797. *Production de chaleur.* — Voir Bouchut. *Pathologie générale.* 2e édit., p. 945.

dans le fonctionnement des organes de la digestion ont été peu approfondies au point de vue expérimental. Cela tient probablement aux grandes difficultés que présente cette étude, bien qu'il ait été reconnu que la plupart des spécialités endémiques frappaient les différents départements de l'abdomen, que les maladies du ventre étaient les plus communes aux pays chauds. On a supposé que la physiologie de l'appareil digestif et de ses annexes n'était aux régions chaudes que l'exagération de celle que l'on observe dans les climats européens, au moment des chaleurs de l'été. Une glande, parmi les annexes, a presque seule attiré l'attention ; nous voulons parler du foie.

La chaleur surexcite l'Européen dans les premiers jours ; en même temps qu'elle augmente la chaleur, la respiration et la circulation, elle excite la contractilité de plusieurs parties du tube digestif[1], elle active les sécrétions de l'intestin et des glandes avoisinantes[2]. La faim est alors toute aussi pressante que dans les régions tempérées ; elle appelle vers la table l'émigrant qui craint de se voir épuiser par les transpirations abondantes,

Mais cette excitation tombe vite et le tube digestif ne tarde pas à perdre de son énergie [3]. L'appétit disparaît, la digestion devient plus lente, les selles sont irrégulières[4]. La sécheresse de la bouche, l'épaississement de la salive..., en rapport avec les pertes de la surface cutanée, rendent la soif intense et font rechercher les liquides.

Ces modifications sont plus rapidement produites par la chaleur humide que par la chaleur sèche. La première a une action plus déprimante sur l'activité stomacale. Les expériences de Beaumont sur son Canadien ont montré que, par un temps humide et couvert, la température de l'estomac était 35 centigrades, tandis que, par un temps clair et chaud, elle montait à 37°,5 [5]. La digestion se fait moins facilement et l'état saburrhal des premières voies ne tarde pas à indiquer que la fonction s'accomplit d'une façon moins satisfaisante.

Le besoin de nourriture est moins impérieux, au bout d'un certain temps de séjour : la faim fait place à la soif. Le régime

[1] Voir *Arch générale de méd.*, 1858. 5e série, t. XII, p. 748.
[2] Voir Bouchardat, *l. c.*, p. 536 et suivantes.
[3] Thévenot, Saint-Vel, Dutroulau.
[4] Fonssagrives. *Hygiène*, p. 536
[5] Cité par Burdach. *Physiologie*, t. IX, p. 652.

solide peut être diminué, le régime liquide augmenté. Le docteur Rattray[1] s'est appuyé sur les pertes de l'économie pour fixer le chiffre des boissons. Des recherches précises l'ont amené à penser qu'elles doivent être augmentées d'une once anglaise (un peu plus de 31 grammes) par degré de chaleur en plus. La donnée moyenne aux pays tempérés serait, suivant le même, de 800 grammes environ.

La nature indique, elle-même, un besoin moindre de nourriture et la nécessité de diminuer le nombre des repas, au moment des chaleurs[2]. La sobriété des hommes qui habitent le Midi est une preuve que la vie peut se maintenir sans que la table soit fréquemment et abondamment servie.

Une trop grande quantité de nourriture pourrait produire de la pléthore[3], c'est-à-dire être cause d'une exagération dans la fréquence du pouls, dans la température du corps, dans la sécrétion biliaire. Le professeur Bouchardat appelant l'attention sur ce point dit que la circulation est active, la peau brûlante, la température entre 38 et 39, le système nerveux exalté ou déprimé[4].... La fièvre s'empare de l'économie, il y a pléthore calorifique due à l'insuffisance de la dépense eu égard aux besoins de l'organisation[5].

La physiologie enseigne que la corrélation est intime entre la constitution de l'organisme et les aliments que cet organisme doit ingérer[6]. La nourriture est destinée à réparer les pertes de l'économie, à fournir une quantité de chaleur équivalente à celle que les tissus perdent au dehors, à rendre à l'organisme la force dépensée par les appareils de la vie organique et de la vie de relation[7].

Dans les régions chaudes les travaux sont entrepris avec moins d'ardeur, l'inaction dans laquelle restent beaucoup d'hommes entraîne une faible dépense musculaire ; les aliments reconstituants, surtout les produits hydrocarbonés sont moins nécessaires[8], la réparation doit être moindre pour des personnes

[1] *Archives de méd. navale*, 1872, p. 450.
[2] Voir *Aphorismes d'Hippocrate*. 1re sect.
[3] Bouchardat, *L. c.*, p. 343.
[4] Bouchardat, *l. c.*, p. 567. *Pléthore calorifique.*
[5] *L. c.*, p. 667.
[6] Beaunis, *l. c.*, p. 356. *Digestion.*
[7] Voir Coulier. *Aliments*, in *Dict. encyclop.*
[8] Rattray. *Arch. de méd. navale*, 1869, p. 370. *Du régime du matelot.*

qui ne peuvent déployer qu'une énergie musculaire amoindrie par le climat[1]. L'économie ne demande pas un supplément de chaleur, le milieu extérieur lui en communique assez; les produits carbonés ne conviennent pas encore. Le mouvement nutritif est ralenti ainsi qu'on peut le constater par l'examen des produits de sécrétion, par la diminution de l'urée en particulier[2], il est donc nécessaire de limiter l'usage des principes albuminoïdes.

Le docteur Rattray s'appuyant sur des recherches expérimentales, a émis l'opinion que les organes de la digestion, et toute l'économie se trouvent bien d'un régime duquel on proscrit les graisses, dans lequel on diminue les matières albuminoïdes, dans lequel on remplace les matériaux carbonés par les hydrocarbonés[3].

Le savant anglais propose de réduire les principes azotés de 150 à 90; les principes carbonés et hydrocarbonés de 510 à 360 et 420 au maximum[4].

Il faut tenir compte des saisons et modifier les proportious suivant que le thermomètre se maintient dans le voisinage des moyennes maxima des régions tempérées ou s'élève au-dessus. Il peut être avantageux d'examiner ce que l'instinct ou l'habitude ont appris aux habitants des contrées dans lesquels l'Européen va se fixer pour un temps plus ou moins long[5].

L'estomac devient très susceptible au bout de quelque temps de séjour aux pays chauds. La régularité du régime alimentaire est nécessaire pour le maintien de la santé[6], il en est de même de la diversité des mets. Une nourriture animale fait toujours hausser la quantité de globules, de la fibrine[7] qui

[1] *L. c.*, p. 371.

[2] Voir *Arch. de méd. nav.*, 1872, p. 446 et suiv. Voir ce travail, p. 449.

[3] Rattray. *Archives*, 1869, p. 370. — Bouchardat. *Traité d'hygiène*, p. 588.
Le professeur Bouchardat recommande la fécule comme base des aliments de calorification dans les contrées chaudes. Cette substance produit peu de chaleur, est lentement dissoute dans l'appareil digestif, permet d'avoir des repas convenablement espacés.

[4] Rattray, *l. c.*, *Arch. de méd. navale*, 1869, p. 372.
Suivant M. Beaunis (p. 357), la quantité d'aliments simples nécessaires chez un adulte pour compenser exactement les pertes de l'organisme, c'est-à-dire la ration d'entretien serait en albuminoïdes 120 grammes; hydrocarbonés 330 grammes, quantités un peu moins forte que celles fixées par le docteur Rattray.

[5] Rattray, *l. c.*, 1869, p. 372.

[6] Dutroulau, *l. c.*

[7] Beaunis, *l. c.*, p. 105. *Liquides du corps humain.*

n ont que trop de tendance à diminuer dans le liquide sanguin ; une nourriture végétale exclusive rendrait le sang trop aqueux, y augmenterait l'albumine, le sucre et les graisses, y ferait prédominer les sels calcaires et magnésiens[1].

Les digestions sont lentes, cela tient probablement à la grande viscosité des sucs digestifs[2]; peut-être aussi à l'atonie qui succède souvent à l'excitation constatée dans les premiers moments, ou bien à des modifications importantes dans la circulation du système porte.

— Le foie, un des éléments de ce système, est l'organe de l'abdomen qui a le plus attiré l'attention dans les pays chauds. Suivant un grand nombre d'auteurs, la chaleur l'affecterait beaucoup et lui donnerait une grande activité fonctionnelle. D'après les uns il remplacerait en grande partie l'action du poumon, suivant les autres il aiderait la peau dans son rôle sécrétoire.

Les hautes températures ont une action réelle sur les fonctions du foie, elles produisent l'hypérémie de l'organe[3]; mais cette activité fonctionnelle ne cause le plus souvent aucun dérangement. L'organe peut prendre un certain développement sans qu'il y ait maladie, il n'est guère d'Européens qui aient vécu quelque temps aux pays chauds et qui ne portent un foie volumineux[4].

La chaleur ne doit pas être seule incriminée dans ces cas. En dehors de l'élévation de la température, l'infection miasmatique du sang vient encore puissamment contribuer à la production de l'hypérémie[5]. Il faut joindre l'ingestion d'aliments irritants. de spiritueux[6], les repas trop répétés et trop abondants[7].

Une des principales causes est celle que nous venons d'invoquer en dernier lieu, l'exagération de l'alimentation. « Déjà, dans l'état normal, dit Frerichs, la quantité de sang contenue

[1] Beaunis, *l. c.*, p. 105.

[2] Fait signalé par Pruner-Bey sur tout le parcours du tube digestif des nègres. De Quatrefages. *l. c.*, p. 301. *Caractères anatomiques*.

[3] Voir *Traité des maladies du foie de Frerichs*. 2e édit., p. 208.
Art. *Foie* du *Dict. de méd. et chirur. prat.*, t. XV, p. 71.

[4] J. Rochard, art. *Climats* du *Nouv. Dict. de méd. et chirurgie pratiques*, t. VIII, p. 78.

[5] Voir ce que dit Frerichs, p. 208 et suiv. — Simon, in *Dict.* cité, p. 106.

[6] Frerichs, *l. c.*, p. 204.

[7] Frerichs, *l. e.*, p. 204.

dans le foie est sujette à des variations coutinuelles qui dépendent du travail de la digestion. L'augmentation de l'afflux sanguin dans la muqueuse gastro-intestinale et l'absorption puissante qui accompagnent nécessairement l'acte digestif, font que le sang arrive au foie avec un redoublement d'énergie; elles y provoquent une tuméfaction passagère qui disparaît ensuite sous l'influence de l'activité nouvelle imprimée à la sécrétion hépathique[1]. » Cette congestion ou hypérémie, que nous pourrions appeler atonique, peut devenir dangereuse quand elle est souvent répétée[2].

Quand la chaleur reste seule en cause, l'hypérémie du foie se continue-t-elle un long temps? Les médecins anglais, et parmi eux Morehead, prétendent que l'hypercholie est le plus souvent suivie d'une acholie. Bien des faits paraissent militer en faveur de cette opinion; les deux principaux sont que l'on ne peut constater une augmentation du volume de l'organe en rapport avec la température ambiante ou avec la chaleur animale[3], que l'urée dans la production de laquelle on a voulu faire jouer au foie un rôle important[4] est diminuée dans les régions chaudes.

Dans les congestions physiologiques du foie, l'urée devrait augmenter (Moursou)[5].

— Les sympathies de l'appareil digestif avec la peau sont nombreuses.

Le moindre arrêt dans les fonctions de cette dernière retentit sur l'intestin et sur le foie. Cette glande est même si impressionnable que Thévenot disait au Sénégal : On s'enrhume du foie comme on s'enrhume du poumon dans les régions tempérées.

L'exagération des fonctions de la surface cutanée a une action sur l'intestin; lorsque la transpiration est abondante, l'intestin sécrète beaucoup et paraît vouloir suppléer la peau pour l'élimination de certains produits sécrémentitiels.

[1] Frerichs, *l. c.*, p. 205. *Congestion et hypérémie atonique.*

[2] Voir Dutroulau, *l. c.*, p. 635-636. *Pour causes en général.*

[3] Voir *Communication à l'Académie de médecine*, fév. 1867. — *Modifications de la température générale, dans leur rapport avec les modifications de certaines fonctions ou les changements de volume de certains organes.* — Peter.

[4] Charcot, in *Cours d'anatomie pathologique dans les maladies du foie.* Brouardel. *L'urée et le foie*, etc. (*Arch. de physiol.*, 1876.)

[5] *Arch. de méd. navale*, sept. 1881, p. 227-233.

Les différents départements du tube digestif ont de nombreuses sympathies entre eux ; des auteurs ont essayé d'expliquer par ces rapports les affections de l'organe hépatique quand l'intestin était malade [1]. Nous ne pouvons pousser plus loin, la physiologie de l'homme bien portant nous conduirait à celle de l'homme malade, c'est-à-dire à la pathologie.

5° *Sécrétion rénale.* — La sécrétion rénale est-elle influencée? Les recherches faites dans les pays tempérés, au milieu des occupations de chaque jour, tendent à le faire admettre. Nous voyons en effet l'activité du rein diminuer lorsque les chaleurs de l'été augmentent la transpiration et augmenter lorsque l'hiver diminue les pertes par la peau.

		Sécrétion cutanée	Sécrétion rénale	Sécrétion cutanée	Sécrétion rénale
Hiver. . .	onces anglaises	7.047	9.048	3.549	6.653
Printemps.	—	7.720	10.864	4.500	5.564
Eté. . . .	—	8.645	7.662	6.876	4.543
Automne .	—	7.350	8.287	4.749	4.515 [2]
		d'après Keil		d'après Lining	

Les chiffres de ce tableau parlent dans ce sens.

Les mêmes faits se reproduisent-ils quand un Européen se transporte rapidement dans les régions à températures élevées?

Suivant le docteur Rattray, aucun organe ne serait plus sensiblement affecté par le changement de climat que le rein et la peau. Le sang serait appelé à la périphérie du corps par la chaleur, l'activité du rein diminuerait tandis que la peau fonctionnerait davantage.

Les meilleures conditions d'expérimentation pour éclaircir ce point sont de suivre un régime uniforme dans les régions tempérées ou froides et dans les régions chaudes, d'avoir le même degré d'activité dans les habitudes journalières, d'examiner la quantité et la qualité des sécrétions.

C'est en suivant cette méthode que le savant anglais a recueilli des données lorsqu'il allait d'Angleterre à Bahia. Limitant sa boisson à 39 onces anglaises ou 1213 grammes environ par jour, il vit l'urine diminuer et descendre dans les latitudes

[1] Frerichs citant Beau, Broussais..., Voir *l. c.*, p. 205.
[2] Boudin. *Traité de géogr.*, t. I, p. 23. *Périodicité annuelle.*

chaudes de 1213 grammes à 933 par période de vingt-quatre heures [1].

Les chiffres relevés, en observant un individu de 24 ans, se rendant de France au Sénégal et se soumettant au régime indiqué, conduisirent aux mêmes résultats. La quantité d'urine de 1500 grammes en quittant les régions tempérées tomba à 1160 grammes, dans les régions chaudes.

Dans un voyage de France à Saïgon avec retour en France peu de temps après [2], le docteur Moursou est arrivé aux mêmes conclusions.

Le poids de l'urine était :

Dans la Méditerranée (Temp. 12°,3) 1550gr,3 ;
Dans la mer Rouge et l'Océan Indien (Temp. 26°,4) 1141 ;
Dans l'Océan Indien et la mer Rouge (Temp, 26°,7) 1132,6 ;
Dans la Méditerranée (Temp, 9°) 1790.

La température étant tombée de 26,7 à 9 au moment du retour, les urines augmentèrent, la quantité fut plus forte de 657 grammes. Le fait inverse s'était présenté dans la première partie du voyage.

Ces données prouvent que la quantité sécrétée dans les zones semi-tropicales est moindre quand la chaleur augmente, comme cela a lieu dans les régions tempérées.

La quantité des boissons ingérées peut-elle augmenter la sécrétion ?

La physiologie permet de le supposer. L'ingestion d'une forte quantité de liquide en produisant une augmentation de la pression sanguine [3], amène une augmentation dans la quantité de l'urine, dans le chiffre de l'urée et des substances minérales [4].

L'observation journalière affirme ce fait, ainsi que le montrent les chiffres empruntés au travail du docteur Rattray. Observant dans les parages équatoriaux, près de la côte d'Afrique, ce médecin trouva qu'il augmentait le chiffre de ses urines en augmentant la quantité des boissons :

[1] *Arch. de méd. navale*, 1872, *l. c.*, p. 450-451.
[2] In *Idem*, sept. 1881. *Note sur les variations de l'urée éliminée par les urines suivant les climats tempérés ou chauds*, p. 227-233.
[3] Beaunis, *l. c.*, p. 460. *Sécrétions.*
[4] Beaunis. *l. c.*, p. 360. *Digestions.*

Par une température de 26°6, il trouva une quantité de 1135 grammes.
— de 27°2, — — 1166[1] —

chiffres analogues à celui qu'il avait relevé dans les latitudes tempérées, c'est-à-dire 1213 grammes.

Ces données, résultats des deux jours d'expériences faites peu après l'arrivée sous la ligne et au moment des plus fortes chaleurs, furent obtenues avec une quantité de boissons de 88 onces anglaises ou 2757 grammes.

L'activité du rein peut donc être maintenue ; l'effet de la chaleur ne se fait sentir que dans les cas où la boisson est limitée. En graduant la ration des aliments liquides on peut, ainsi que le prouvent les chiffres suivants, obtenir les mêmes quantités sous l'équateur et dans les régions tempérées.

Dans la zone sud (lat. 33°), temp. 20° . . . on recueillit 1117 grammes.
Dans la zone nord (lat. 53°), temp. 14°,4. . . — 1408 —
Près de l'équateur (lat. 5°), temp. 25°,5. . . — 1407[2] —

Ces quantités ne suivent pas les variations de la température ambiante, elles dépendent de la quantité des boissons. Suivant M. le docteur Rattray on pourrait fixer d'avance cette quantité ; nous avons vu plus haut les calculs faits par cet observateur[3].

Les organes de l'urination ne sont donc pas aussi inactifs que l'ont prétendu quelques auteurs. D'aucuns sont allés jusqu'à dire que la peau arrêtait le fonctionnement des reins, que ces organes restaient dans le repos le plus complet, qu'un séjour prolongé dans les pays chauds pouvait amener leur atrophie, que le retour en Europe ne ramenait pas l'urine à son état antérieur[4]. Ce que nous venons d'étudier expérimentalement ne le prouve pas.

[1] *Arch. de méd. navale*, 1872, p. 446.
[2] *L. c.*, p. 450.
[3] Dans un voyage de Valparaiso (lat. 33°,5) à Vancouvert (lat. 48° N.), le Dr Rattray a étudié les variations à introduire dans la ration liquide. Non seulement le savant anglais a constaté que la quantité d'urine restait à peu près la même quand on faisait varier les boissons, mais il put remarquer que les densités variaient peu (Voir *l. c.*, p. 450).
— Voir pour la quantité des boissons le tableau donné par Rattray, « tableau indiquant la quantité de boisson journalière nécessaire pour tenir l'excrétion urinaire sensiblement la même sous les tropiques et dans les régions tempérées ». *L. c.*, p. 450.
[4] Voir *Arch. de méd. navale*, 1879, p. 49.

La quantité de l'urine n'est pas la seule chose à observer, il faut aussi examiner la qualité.

A quelle température est-elle émise? Quelle est sa densité? Quelle est la nature du liquide?

La température du liquide urinaire est élevée, comme on devait s'y attendre. Voici le résumé des chiffres enregistrés dans un voyage au Sénégal :

Moment de l'observation.	Température ambiante.	Nombre des observations.	Température des urines. Max.	Min.	Moyenne.
6 heures du matin	20 à 21°	2	. . .	. . .	37.40
10 heures —	23 à 24	2	. . .	. . .	37.80
12 heures —	26	4	38.18	37.80	37.95
1 heure du soir	26 à 27	28	38.10	37.70	37.90
2 heures —	26 à 27	31	38.30	37.50	37.90
3 heures —	27	13	38.05	37.65	37.85
4 heures —	27	16	38.25	37.50	37.87
5 heures —	26 à 28	7	37.90	37.90	37.70
10 heures —	19 à 24	2	. . .	. . .	37.80
Moyennes.	24 centigr.	107	38.13	37.60	37.60
				37.80	

Ainsi pour une température moyenne de 24°, la température des urines était de 37,80. Le maximum constaté fut 38,30 à deux heures de l'après-midi.

Dans ce tableau, comme dans ceux où nous avons étudié la chaleur de l'aisselle et de la bouche, les chiffres les plus élevés se sont trouvés aux heures les plus chaudes de la journée, entre 11 heures et 12 heures du matin, et 5 heures du soir.

Ces données ressemblent à celles relevées par Mantegazza allant du Brésil à Rio de la Plata et constatant jusqu'à 3°,25 de différence dans la température des urines, pour un changement de température ambiante de 25°[1].

Cet observateur avait déjà trouvé en Italie, de l'hiver à l'été, un changement de 1°,55[2].

Quelques indications thermométriques recueillies à notre retour en France indiquent que la température des urines est bien moins élevée qu'aux pays chauds, surtout dans la période des jours où nous avons observé le maximum principal, c'est-à-dire cinq heures du soir. Nous ne pouvons donc admettre

[1] Voir Bouchardat, *l. c.*, p. 271.

[2] Voir *art. Chaleur du Dict. de méd. et chir. pratiques*, t. VI, p. 754.

l'opinion de W. Ogle. Ce savant estimait que la différence était de 0°,01 au plus, à l'avantage de la saison froide[1].

La densité est-elle en rapport avec la température du liquide? Ces quelques chiffres n'indiquent pas une relation bien grande.

1er mai	1 heure	Densité	1028	Température	37.9
2 —	2 heures	—	1030	—	37.8
3 —	1 heure	—	1027	—	37.9
4 —	1 heure	—	1031	—	38.1
5 —	1 heure	—	1030	—	37.8
6 —	1 heure	—	1032	—	37.9
7 —	1 heure	—	1031.5	—	38.0
8 —	2 heures	—	1031	—	37.75
9 —	1 heure	—	1029	—	37.70
10 —	2 heures	—	1029	—	37.72
11 —	2 heures	—	1032	—	37.80
12 —	1 heure	—	1037	—	38.5
13 —	5 heures	—	1030	—	37.6
14 —	1 heure	—	1037	—	37.7
15 —	1 heure	—	1030	—	37.8

Ainsi le 12 et le 14 mai, pour ne prendre qu'un exemple, pendant que la quantité de boissons restait la même, la densité des urines était la même, c'est-à-dire 1037. Le thermomètre plongé dans le liquide[2] marquait 38° le 12 et 37°,7 le 14, lorsque la température ambiante oscillait entre 26 et 27 centigrades.

Ainsi que nous avons pu le constater, la densité des urines suivie pendant 15 jours au moment des fortes chaleurs, était entre 1027 et 1037. Ces chiffres étaient élevés, au-dessus de ceux qu'avait relevés le Dr Rattray $1018\,{}^{3}/_{7}$ dans ses observations près de l'équateur[3], au-dessus également de ceux que le Dr Moursou trouva dans un voyage d'aller et retour en Cochinchine.

La densité constatée par le dernier observateur était :

Dans la Méditerranée (temp. 12.5).	1015.3
Dans la mer Rouge et l'Océan Indien (temp. 26.4).	1017

[1] Voir *art. Chaleur du Dict. de méd. et chir. pratiques, l. c.*, p. 754.

[2] Toutes ces températures furent prises avec les précautions indiquées par Byasson dans son travail : *Essai sur les relations qui existent à l'état physiologique entre l'activité cérébrale et la composition des urines*, c'est-à-dire dans un entonnoir chauffé et dans le milieu duquel un diaphragme de liège tenait un thermomètre. L'urine venait, en léchant les parois, former tourbillon autour de la cuvette du thermomètre.

[3] Rattray. *Arch. de méd. navale*, 1872, p. 450

Dans l'Océan Indien et la mer Rouge (temp. 28.7). 1018
Dans la Méditerranée (temp. 9). . . . . 1010[1]

En passant d'un climat tempéré dans un climat chaud, le Dr Rattray a constaté une variation de 1017 à près de 1019[2], le Dr Moursou une variation de 1015 à 1017[3]. La différence fut encore plus grande pour le voyage de retour. Quand le dernier observateur revint en France, la densité tomba de 1018 à 1010[4]. Cet écart se rapproche de celui relevé par nous, 1027 à 1037.

Ces densités sont au-dessus des moyennes relevées dans nos contrées par les observateurs (1010, suivant Moursou; 1017, suivant Becquerel ; 1018, d'après Rayer[5]).

Cet écart entre les chiffres des densités se retrouve dans un tableau présenté par M. Rattray pour montrer et la quantité d'urine et la proportion des matériaux solides qu'elle contenait pendant un voyage de 34 jours sous les tropiques[6]. Pour trois jours pendant lesquels le thermomètre fut entre 26,6 et 27°, les quantités du liquide furent 1524, 2208 et 1617 grammes, correspondant à un chiffre de matériaux de 32, 18.79 et 17.25 grammes. Le régime des boissons était pourtant resté le même, 2737 grammes pour une période de 24 heures.

— Ces résultats montrent que l'urination varie sous le rap port de la quantité et de la densité, même à peu de jours de distance, sous toutes les latitudes, et qu'il faut prendre une moyenne de plusieurs jours pour établir des comparaisons entre les données des pays tempérés et les données des pays chauds. L'abaissement doit être attribué à une diminution dans les ingesta autres que les boissons et à l'action concomitante des autres organes, surtout de la peau et du foie. Suivant M. Rattray, cette diminution de la densité porterait non seulement sur l'urée et le chlorure de sodium, mais aussi sur tous les matériaux ordinaires des urines.

— Le Dr Moursou a essayé de pénétrer plus avant dans cette

[1] Moursou. *Arch. de méd. navale*, 1881, p. 228-231.
[2] Rattray, *l. c.*, p. 450.
[3] Moursou, *l. c*, p. 228.
[4] Moursou, *l. c.*, p. 229-230.
[5] Voir *Leçons sur les humeurs normales et morbides* de Ch. Robin, p. 639. *Densité de l'urine.*
[6] *L. c.*, p. 449.

étude des variations des matières solides. Ce médecin a relevé :

Avec une température de 12°,5 centigr.	51gr,44	pour 1550	grammes d'urine.
— 26°,4	— 45gr,04	pour 1141	—
— 26°,7	— 46gr,31	pour 1132	—

La quantité des matières extractives diminue ainsi d'un huitième pendant que la quantité du liquide diminue d'un quart. La densité s'accuse, mais l'économie se débarrasse par les urines d'une moins grande proportion de produits.

La diminution porte toute sur l'urée, tandis que le poids des autres matières reste stationnaire.

Dans les premières observations, il y avait	22gr,04	d'urée	pour 51.44
— secondes — —	15gr,57	—	pour 45.04
— troisièmes — —	14gr,65	—	pour 46.31

Dans les trois séries, nous trouvons 29 à 31 grammes de matières extractives, l'urée fait pour ainsi dire tous les frais de la dépense. Ce produit semble même diminuer avec le temps du séjour dans les latitudes chaudes puisque le troisième groupe de recherches faites après une longue absence de France indique une plus grande diminution.

Ainsi, en passant d'un climat tempéré dans un climat chaud, la densité des urines augmente ; mais la quantité des matières extractives est moins élevée.

— Lorsque la chaleur fait sentir très violemment son action sur l'économie transplantée et produit une fièvre véritable, le liquide urinaire se charge encore plus ; il peut arriver à contenir de l'albumine, du sucre[1], de la graisse[2]. Quand les accidents revêtent la forme du coup de chaleur, le sang peut être constaté[3]. Ces cas rentrent alors dans le domaine de la pathologie.

— La diminution de l'urée dans les urines se retrouve après le retour aux pays tempérés. Ainsi le professeur Bouchardat parle d'hommes, en bonne santé qui arrivaient de Java, de Cuba ou de Rio de Janeiro et qui ne produisaient en 24 heures que

[1] On peut se demander si l'infection palustre ne peut être la cause d'un diabète momentané ou permanent.

Dans ses recherches sur les urines des paludiques, le Dr Rangé n'a que bien rarement trouvé du sucre et en bien petite quantité. (Voir *Arch. de méd. navale. Paludisme et diabète*, août 1882, p. 139-146.)

[2] On trouve ce produit surtout dans la pimélurie ou galacturie. (Voir Bouchardat, *Hygiène*, p. 577.)

[3] Voir *Etudes sur l'insolation*, par V. Noquet. Paris 1877, surtout p. 47.

17 à 22 grammes d'urée, tandis que les habitants de Copenhague, de Stockolm ou de Saint-Pétersbourg produisent, en arrivant à Paris, 38 à 42 grammes d'urée dans le même temps[1].

On aurait dû s'attendre à un résultat tout autre, ainsi que le dit le Dr Moursou, à une augmentation des déchets de la combustion intime dans les urines, surtout si l'on réfléchit que la suractivité nutritive qui suit toujours l'excitation du froid, n'a pu qu'augmenter les dépenses[2].

— La sympathie entre la peau et les reins est manifeste aux pays chauds ; la plus légère cause venant modifier les fonctions de l'une fait sentir son action sur l'autre. Si la sécrétion de la sueur devient moins active, le rein remplace la peau et élimine une plus grande quantité de liquide. Il ne faut pas pourtant que la suppression de la transpiration ait lieu brusquement, parce que le rein en souffrirait. Le Dr Corre attribue aux refroidissements certaines affections de l'appareil urinaire observées chez les sujets habitués aux fortes chaleurs et un peu débilités par elles[3].

La sympathie entre les reins et le foie est moins appréciable, elle existerait cependant et l'on pourrait être renseigné sur l'état de l'organe hépatique, d'après quelques auteurs, en examinant la composition de l'urine. Les produits sulfurés augmenteraient en proportion notable dans les cas où le foie souffrirait[4].

Nous avons exposé plus haut que la proportion de l'urée contenue dans le liquide pouvait renseigner sur l'état des voies biliaires et sur la fonction du foie.

[1] Voir *Traité d'hygiène*, p. 559. *Influence de la température.*

[2] *Arch. de méd. navale*, *l. c.*, p. 230.

Le Dr Moursou fait remarquer que l'urée est, malgré cela, en plus grande quantité que dans les pays chauds; que le chiffre des matières extractives de l'urine diminue, mais que l'urée est plus abondante pour le poids de ces matières. Or, l'urée est un produit de combustion plus avancé que les autres matières extractives de l'urine. *L. c.*, p. 231.

[3] Voir in *Arch. de méd. navale*, mars 1881, une étude intitulée : *De l'hémoglobinurie paroxystique et de la fièvre mélanurique*, surtout p. 163 et 174.

[4] *Journal de chimie et de pharmacie*, février 1881, p. 152. MM. Lépine et Flavard, suivant les expériences de Ronalds, Voit, Meissner, Sertoli, Munk..., ont trouvé que l'urine pouvait donner, dans divers états pathologiques du foie, une augmentation de soufre incomplètement oxydé.

Voir dans Beaunis, *l. c.*, p. 537, *Désassimilation*, les recherches de Schultzen, Sertoli.

Les relations entre le rein et le poumon, le rein et l'intestin, peuvent être mises en relief par l'application des recherches de Dalton sur les sécrétions.

Nous avons vu plus haut que dans les cas où l'économie recevait un excès de liquide, 2737 grammes par exemple, le rein éliminait 1140 grammes. Il reste 1497 grammes dont il faut rendre compte. D'après les données formulées par le savant anglais, on peut admettre qu'un vingtième de la boisson (un peu plus de 4 onces anglaises) est évacué par la bile et par les intestins; qu'un quart (ou 22 onces) est éliminé par la respiration; que les 25 onces restantes sont éliminées par la peau.

Ces chiffres nous donnent :

Pour la bile et les intestins.	124	grammes et plus.
Pour le poumon.	684	—
Pour la peau.	777	—

Ces chiffres approximatifs indiquent le degré d'activité dévolu à chaque département et les rapports qui existent entre eux.

Ils prouvent en même temps que les reins restent toujours les premiers éliminateurs de l'excès d'eau sous les tropiques comme dans les régions tempérées[1]. La peau vient immédiatement après.

6° *Peau et fonctions cutanées.* — La chaleur appelle le sang à la périphérie[2] et tend à augmenter la vitalité de la peau. Ces faits sensibles au moment de l'été dans les régions tempérées, deviennent plus appréciables dans les pays chauds.

Lors de son arrivée, l'Européen s'aperçoit d'une rupture dans l'équilibre des sécrétions. Les muqueuses deviennent plus sèches, la salive plus épaisse, l'urine plus dense, tandis que les sueurs se montrent avec une incroyable abondance. Les autres sécrétions de la peau, sébacées et pigmentaires, augmentent également.

Le professeur Fonssagrives estime que si l'on peut évaluer à 720 grammes la perte d'eau qui se fait en 24 heures par la peau aux régions tempérées, on peut doubler cette quantité

[1] Rattray, *l. c.*, p. 446-447.

[2] Voir Fonssagrives, *Hygiène*, p, 535. *Action physiologique des climats chauds.*

pour les régions tropicales[1]. La perte est d'autant plus active que le temps est plus sec et que l'air est plus fortement électrique.

Suivant le Dr Rattray, tandis que l'urine tomberait de 59 1/2 pour 100 à 42 pour 100, la transpiration monterait de 8 1/2 à 32.

Il est difficile de dire, dans cette quantité d'eau perdue par la peau, la part qui revient à la sécrétion sudorale et celle qui revient à une simple exhalation cutanée, comparable à l'exhalation pulmonaire. La pression des capillaires qui est augmentée[2] tend à les rendre l'une et l'autre plus actives. Il est également impossible de dire si cette transpiration insensible suit la même marche que dans les pays tempérés, si dans ces fluctuations quotidiennes elle est abondante le matin, à son maximum avant midi, diminuant ensuite pour avoir une recrudescence le soir avant le minimum le plus bas dans la nuit (C. Reil, Burdach). Le rôle de la peau est trop modifié pour que l'on puisse se prononcer.

Cette perte active par la surface cutanée est une des plus grandes causes de refroidissement. Suivant P. Bert[3], elle serait capable de permettre aux animaux et à l'homme de résister aux températures les plus élevées. Nous pouvons avoir une idée du calorique qu'elle enlève à l'économie en appliquant aux régions tropicales les chiffres relevés par les physiologistes dans les régions tempérées. D'après Beaunis[4] la perte due à l'évaporation pourrait être représentée par le chiffre de 364 unités de chaleur; celle due au rayonnement par le chiffre de 1823 unités; la réunion de ces pertes équivaudrait à 2187 calories[5]. En admettant que les pertes sont doubles aux pays chauds, d'après l'opinion de Guérard et de Fonssagrives[6], nous pouvons supposer que l'économie se débarrasse par la peau de 4000 calories et plus en 24 heures, quand l'air n'est pas trop hygrométrique. Ces données ne sont qu'approximatives, la chaleur de l'air, sa sécheresse, son agitation peuvent les modifier.

[1] Fonssagrives, *l. c.*, p. 536. *Influence pathologique des pays chauds.*
[2] Voir Beaunis, *l. c.*, p. 451-452. *Respiration cutanée.*
[3] In *Dict. de méd. et chirurgie praitiques*, t. VI, p. 744. Art. *Chaleur.*
[4] *L. c.*, p. 716-717. *Déperdition de chaleur par l'organisme.*
[5] *Idem, l. c.*, p. 717.
[6] *Hygiène n vale*, p. 536.

La sécrétion de la sueur, l'amas de gouttelettes liquides à la surface du corps, constituent un écran contre l'action irritante de la chaleur. Chaque gouttelette réfléchit et disperse les rayons lumineux et les rayons calorifiques à la manière d'un miroir courbe, barre ainsi le passage qui conduit à la peau, par la peau à l'organisme entier. Le fait est sensible quand on renouvelle l'expérience de J. Davy, lorsqu'on prend une lentille biconvexe et que l'on fait converger les rayons solaires sur une peau sèche et sur une peau humide. Dans le premier cas on produit rapidement une brûlure, dans le second il y a tout au plus sensation de chaleur.

L'absorption des boissons augmente la transpiration, mais l'action sur la peau est moins manifeste que sur le rein comme nous avons pu le constater plus haut.

De nombreux produits sont éliminés par la sueur; l'eau de la transpiration entraîne des déchets épithéliaux, des matières solides, des matières extractives, de la graisse, des sels....[1].

Les analyses de M. Favre ont prouvé que le rapport entre la quantité d'eau et les matières solides ne varie pas sensiblement aux diverses périodes de la sudation et quand on exagère les pertes par la peau[2]. Nous pouvons donc supposer que la composition reste la même, avec une plus grande proportion d'eau.

— Les sympathies de la peau avec les autres parties de l'organisme sont nombreuses. Avant de les détailler, il est peut-être bon de chercher quels sont ses rapports avec les autres sécrétions.

Le docteur Rattray[3], voulant savoir quelles étaient les quantités relatives d'excrétion par la peau, les reins, les poumons, les intestins, a réuni les chiffres suivants :

Organes		Zones tempérées	Tropiques
Peau	environ	202gr,15	840gr,32
Reins	—	1407gr,27	1150gr,00
Poumons	—	637gr,55	608gr,93
Intestins	—	116gr,62	136gr,84

La peau dont la sécrétion n'était représentée que par $\frac{1}{12}$ aug-

[1] Voir Beaunis, *l. c.*, p. 125. — Béraud et Robin, t. I, p. 403.
[2] Voir *Traité de physiologie de Béclard*. 5e édit., p. 527-528.
[3] Rattray, *l. c.*, p. 447.

mente dans son activité et monte à 30 p. 100, c'est-à-dire à peu près au tiers des sécrétions ; elle prend le second rang du troisième qu'elle occupait dans les régions tempérées. Le degré d'importance pourrait être indiquée de cette façon :

Zones tempérées	Tropiques
—	—
Reins	Reins
Poumons	Peau
Peau	Poumons
Intestins	Intestins

La peau prend donc une plus grande importance dans les régions tropicales; l'appel du sang à la périphérie, la dilatation des capillaires superficiels nous le faisait supposer.

Les sympathies entre la peau et le rein ont été signalées plus haut. Les deux sécrétions varient en sens inverse et pour la quantité du liquide qu'elles jettent au dehors et probablement aussi pour les produits contenus dans le liquide. Le docteur Moursou, dans ses voyages d'aller et de retour de France à Saïgon et de Saïgon en France, a pu recueillir des données affirmant ce fait[1].

Les relations avec l'intestin et le foie sont aussi très appréciables. La suppression de l'exhalation cutanée amène fréquemment des flux abondants de l'intestin et des congestions hépatiques[2].

Le jeu régulier de la peau fait sentir son action sur la respiration. Chossat a constaté que dans les cas de sécheresse de l'air, quand les pertes par la peau se faisaient facilement, la respiration était facilitée. Les respirations sont en effet plus libres dans un air sec que dans un air humide, parce que la peau fonctionnant plus régulièrement dans le premier cas

[1] Dans son article sur les variations de l'urée, Moursou fait remarquer que se servant des éléments fournis par la comparaison des chiffres de chaque voyage dans la Méditerranée, où les conditions étaient supposées rester les mêmes, il vit l'augmentation d'un gramme d'urée dans les produits d'élimination de l'urine correspondre à une diminution de 5 grammes des autres matières extractives. En possession de cette équivalence, il put arriver à trouver, avec quelques équations algébriques que la quantité réduite en urée de toutes les matières solubles perdues par la sueur dans l'Océan Indien et dans la mer Rouge, aux deux parties de la traversée, s'élevait à un chiffre correspondant à $0^{gr},65$ d'urée. Le retour vers les pays tempérés, qui amena la suppression sudorale, fut suivi d'une augmentation de 8 grammes d'urée dans les urines. (Voir *Archives de médecine navale*, 1881, p. 230 et 231).

[2] Voir Béraud et Robin, t. I, p. 416.

vient en aide au poumon. La comparaison entre la fréquence des respirations dans nos comptoirs de Sénégambie et celle des respirations dans nos postes de l'Inde confirme cette assertion. L'air plus sec du milieu dans lequel nous observions les Hindous et les Européens vivant à côté d'eux, amenait des sudations fort abondantes, le nombre des mouvements respiratoires se tenait toujours à un chiffre moins élevé que dans nos comptoirs de Sénégambie et dans les Antilles. Le docteur Rattray a également pu constater que dans les pays tropicaux excessifs, là où la peau agit le plus énergiquement, où la transpiration sensible est la plus abondante, on note les moins grandes variations de la capacité pulmonaire. Le médecin anglais suppose que le sang appelé à la périphérie diminue dans les alvéoles pulmonaires et les rend plus perméables à l'air[1]. La peau exaltée absorberait une plus grande quantité d'oxygène et éliminerait une plus forte proportion d'acide carbonique, ce qui aiderait encore la respiration pulmonaire[2].

D'autres sympathies avec l'appareil respiratoire sont à noter : La suppression de la sueur influence la pituitaire, la plèvre.... des écoulements par le nez indiquent une congestion pulmonaire, les nécropsies permettent de constater des épanchements séreux dans la péricarde et dans la plèvre.

— Les pertes par la transpiration se maintiennent le plus souvent dans des limites physiologiques ; ce n'est que dans les cas exceptionnels qu'elles deviennent par leur abondance le point de départ d'épuisement et de fatigue. Abondantes dans les premiers temps du séjour, les sueurs sont plus rares quand l'Européen a pris l'habitude de la chaleur et arrangé sa vie pour ne pas exciter l'enveloppe cutanée par le vêtement, l'action du soleil, les travaux exagérés.

La physiologie ne permet pas de supposer une anémie par sudation, la clinique confirme ces données négatives. Les sueurs les plus abondantes n'entraînent au dehors que 2.6 de substance minérale et 7.5 de substance organique (Krause) pour 800 à 1000 grammes d'eau, l'expulsion de ces déchets ne paraît pouvoir provoquer une altération du sang[3].

[1] *Arch. de méd. navale,* 1872, p. 448.
[2] In *Idem*, p. 446.
[3] Germain Sée. *Du sang et des anémies*, p. 89. *Étiologie des anémies d'origine sécrétoire.*

7° *Système nerveux et organe des sens.* — La chaleur exagère la sensibilité nerveuse. Des trois grandes fonctions du cerveau, deux sont exaltées : ce sont, d'une part, les facultés intellectuelles qui sont actives, énergiques ; et d'autre part, la sensibilité qui est douée d'une active et prompte excitabilité[1]. Quant à la troisième, la locomobilité, elle est diminuée le plus souvent après avoir été un moment excitée[2].

L'arrivée aux pays chauds est, ainsi que nous l'avons dit plus haut, suivie d'une sorte d'excitation générale qui produit un sentiment de force inaccoutumée, un besoin d'expansion. Mais après quelques jours l'ardeur tombe, le corps s'allanguit en même temps que la tête s'appesantit. Le besoin de repos se prononce de jour en jour et pour le corps et pour l'esprit[3].

L'activité persiste un plus long temps dans les localités où la température est sèche. La chaleur humide déprime plus rapidement l'économie ; les pertes par la peau se faisant moins facilement, une langueur maladive s'empare des personnes, toute énergie est supprimée[4].

Indolence et apathie avec exaltation du système nerveux, saccades de l'activité physiologique et morale, en un mot ce que l'on remarque chez les indigènes[5], ne tardent pas à devenir l'apanage de l'émigrant. Cet homme paraît avoir de la torpeur intellectuelle, il semble incapable de se livrer pour un long temps aux travaux de l'esprit, il craint même les efforts de la vision.

Cette dernière peut faire monter la température de la tête et, dans quelques cas, la température de tout le corps[6]. Lorsqu'elle est employée à faire exécuter un travail au cerveau la chose est plus appréciable. L'encéphale à l'état de repos produit environ 155 calories par heure ; lors d'activité physique 251. On peut ainsi s'expliquer ce qu'Obernier, Lombard et nous-même avons constaté en enregistrant les températures de la tête et du corps.

Lombard, plaçant des appareils électrothermiques sur les

[1] Thévenot, *l. c.*, p. 233.
[2] Becquerel. *Hygiène*, p. 152. *De la chaleur.*
[3] *Idem*, *l. c.*, p. 152.
[4] Thévenot, *l. c.*, p. 58.
[5] M. Lévy, *l. c.*, t. I, p. 491. *Des climats chauds.*
[6] Burdach, *l. c.*, t. IX, p. 646.

différents départements du crâne, a pu signaler une augmentation de chaleur surtout sensible à la nuque.

Des observations faites avec un thermomètre à plaques, à Saint-Louis du Sénégal, nous ont permis de constater que la température, qui était derrière l'oreille à 36.5, montait après une lecture ou une occupation intellectuelle assidue à 36.9 et dans quelques cas à 37.2. La température du corps s'élevait de quelques dixièmes et le haut du tronc entrait en transpiration.

Ce dernier point a été mis en relief par Obernier[1] ; ce savant a constaté que chez un homme du Nord qui faisait travailler son cerveau la chaleur du corps passait de 36,6 à 37, tandis que chez l'homme des tropiques la même occupation occasionnait une ascension de 36,6 à 38 centigrades.

Dans les mêmes conditions, lorsque la température ambiante était entre 26 et 27, nous avons pu relever dans la bouche une augmentation de 37,9 à 38,1, dans la main de 37,2 à 37,3 ; le pouls était plus fréquent et plus plein, la respiration plus ample.

Ces données prouvent que dans les régions chaudes un travail intellectuel trop prolongé pourrait être une cause d'augmentation sensible de la chaleur, de la circulation, le point de départ d'un mouvement fébrile[2]. Il est donc nécessaire d'être prudent, de ne pas fatiguer le cerveau ; il faut se maintenir dans un juste milieu et se contenter de faire ce qui est nécessaire pour que l'avis du poète ne se réalise pas :

Tout se rouille, le fer, la main et la cervelle.

Le système nerveux périphérique ne paraît pas participer au sommeil du système nerveux central. Les phénomènes de surexcitation sont très sensibles principalement chez les enfants[3] et chez les jeunes gens. La chaleur a une action excitante sur les nerfs[4] qui ne disparaît qu'à la longue ; quand elle saisit brusquement l'économie elle peut produire des convul-

[1] Voir Thèse Billet citée p. 49 et suivantes.

[2] Bouchut. *Pathologie générale*. 1re édit., p. 480.

[3] Voir Corre. *La mère et l'enfant*, p. 182 et suiv. *Maladies infantiles*, surtout p. 225.

[4] Voir Vulpian. *Leçons de physiologie générale et comparée du système nerveux*, p. 69.

sions[1]. Les affections nerveuses sont fréquentes aux pays tropicaux[2]; on les retrouve encore au dernier degré de l'épuisement quand la chaleur a miné l'organisme, probablement parce que le *sanguis moderator nervorum* est profondément atteint.

— Les modifications éprouvées par les organes des sens sont peu connues.

La chaleur et la lumière vive des tropiques doivent pourtant avoir une action sur les différents milieux du globe oculaire. Le docteur Mahé pense que ces agents prennent souvent ce chemin pour agir sur le cerveau. Les expériences de Schiff sur l'échauffement des nerfs et des centres nerveux à la suite des excitations sensorielles et sensitives le prouvent. Par leur action vive et continuelle les rayons solaires peuvent produire des inflammations superficielles qui compromettent la vision, des paresses de l'accommodation, des opacités du cristallin, des troubles plus profonds en modifiant la rétine et le corps vitré.

L'ouïe, le goût et l'odorat ne paraissent pas influencés. L'humidité peut produire des myringites, des catarrhes de la caisse, mais ces affections bien traitées ne laissent aucune trace. Le goût peut être altéré par les condiments employés pour relever l'appétit; mais il suffit de faire supprimer ces épices pour ramener à l'état normal. *Sublata causa, tollitur effectus*. Des troubles nerveux ont été constatés chez les anémiques, mais les sujets avaient quitté le domaine de la physiologie.

La peau organe du toucher étant presque continuellement baignée par la sueur, a plus spécialement attiré notre attention. Nous nous sommes demandé si le tact était bien conservé; nous avons employé un œsthésiomètre et des corps plus ou moins chauffés pour étudier les sensations tactiles simultanées[3] et les caractères des sensations de température[4].

	Moyennes données par Weber	Moyennes trouvées par nous
Pointe de la langue	1mm,1	1mm,3
Face palmaire de la 3e phalange des doigts.	2mm,2	2mm,2
Joue.	11mm,2	12mm,0
Dos de la main.	31mm,5	32mm,0
Dos	54mm,1	54mm,0

[1] Voir Marc Sée. *Gaz des hôpitaux*, mars 1869, p. 133.
[2] Becquerel, *l. c.*, p. 154. *Des climats chauds*.
[3] Beaunis, *l. c.*, p. 877. *Toucher*.
[4] *L. c.*, p. 888 et suivantes.

Le tableau montre que les perceptions œsthésiométriques sont les mêmes aux régions chaudes et aux régions tempérées. Une chaleur un peu vive (expériences personnelles[1]) excitant la vitalité de la peau augmente passagèrement sa sensibilité; tout comme le froid dont l'application est suivie de réaction[2].

Les cachexies, les anémies profondes, diminuent la netteté des perceptions ainsi que ces chiffres l'indiquent.

	Anémie (cachexie dysentérique)	Anémie (cachexie paludéenne)
Pointe de la langue	1mm,0	1mm,1
Face palmaire de la 3e phalange.	3mm,5	1mm,8
Joue.	14mm,0	12mm,0
Dos de la main	35mm,0	33mm,0
Dos	60mm,0	58mm,0

Les congestions dues à une chaleur acre et mordicante, la sudation prolongée.... produisent les mêmes effets (expériences personnelles).

Nous ne pouvons pousser plus loin une étude dans laquelle l'influence de l'exercice, de l'habitude, de la fatigue se fait sentir d'une façon manifeste et change à chaque instant les résultats des expériences. Nous nous contenterons de signaler ce fait que la vie dans des milieux chauds semble diminuer la sensibilité des perceptions thermiques[3].

8° *Génération.* — La chaleur exerce une action sur les organes génitaux; elle sollicite, exagère, entretient les mouvements des canaux déférents, des vésicules spermatiques, des trompes de Fallope, du vagin, des organes vibratiles[4]. La sécrétion spermatique est manifestement augmentée; cette suractivité rend compte de l'exagération des fonctions génitales[5] chez l'homme et fait comprendre pourquoi il recherche la femme avec énergie et fureur (Becquerel[6]).

La nubilité apparaît plus rapidement dans les climats chauds[7];

[1] Voir la partie de notre Mémoire à l'Académie traitant de l'influence des hautes températures.

[2] Winternitz. *Die hydrotherapie auf physiologischer und klinischer grundlage.* Vienne 1877, p. 28 et suivantes.

[3] Nous nommons ainsi la perception des différentes températures appliquées sur deux points rapprochés. Deux pièces métalliques chaudes remplacent l'œsthésiomètre liégeois.

[4] Expériences de Calliburcès. *Arch. générale de méd.* 1858, p. 748.

[5] Becquerel, *l. c.*, p. 152. *De la chaleur.*

[6] *Idem, l. c.*, p. 152.

[7] Topinard. *Anthropologie*, 1re édit., p. 387.

les menstrues se montrent de bonne heure. Il ne faudrait cependant pas croire que les Européennes émigrées sous les tropiques et les créoles blanches, bien portantes, éprouvent des modifications fort appréciablés dans l'âge moyen de la première menstruation [1]. Suivant Levacher les jeunes filles sont réglées aux Antilles au même âge qu'en Europe [2]. Saint-Vel ne pense pas être loin de la vérité en disant qu'à la Marti nique, la menstruation s'établit généralement entre 14 et 15 ans [3]. D'après Robertson, Webb.... les jeunes filles nées de parents anglais dans l'Inde sont le plus souvent réglées vers la seizième année [4]. La plupart des faits observés tendent à démontrer que les menstrues apparaissent dans la période que l'on peut appeler précoce chez les femmes des régions tempérées [5].

Le docteur Saint-Vel n'a pas remarqué que le climat apportât une modification dans la quantité du flux menstruel [6]. L'écoulement ne devient plus abondant que dans les cas d'anémie profonde, d'empoisonnement malarien ; il peut même prendre la forme métrorrhagique [7]. Ces cas sont pathologiques et ne peuvent être invoqués comme modification de la physiologie de la fonction.

La ménopause se présente à un âge moins avancé (Thévenot), elle est souvent fort pénible. Nous sommes forcé de répéter ce que nous avons dit pour l'apparition de la menstruation, la suppression arrive un peu plus tôt, mais on peut trouver des femmes encore réglées à un âge assez avancé (Saint-Vel, Pugnet, Corre [8]).

La fécondité n'est pas influencée dans les pays salubres ; les femmes des pays chauds sont en général très fécondes [9] et les nouvelles arrivées peuvent avoir des enfants quand elles se sont mises en harmonie avec le climat [10].

[1] Corre. *La femme et l'enfant*, p. 35.
[2] *Guide méd. des Antilles*, p. 26-30.
[3] *Maladies des régions intertropicales*, p. 402.
[4] Voir Robertson. *Et. sur l'hist. nat. de la menstruation*, p. 261.
[5] Voir le livre de Corre, p. 31-47, surtout p. 42.
[6] Saint-Vel, *l. c.*, p. 403.
[7] Voir *Arch. de méd. navale*, 1882, p. 872. — Saint-Vel, *l. c.*, p. 403. — Corre, p. 47.
Voir aussi *Arch. de méd. navale*, 1878, p. 407.
[8] Corre, *l. c.*, p. 48.
[9] Becquerel, *l. c*,, p. 326. *Des climats.*
[10] Thévenot, *l. c.*, p. 146.

Dans les contrées fort chaudes, quand l'élément paludéen domine, les grossesses arrivent moins facilement à terme. On dirait que l'organe, dont la fonctionnalité est momentanément accrue et qui devient le siège d'une circulation plus active, semble accumuler sur lui l'effort principal de l'infectieux malarien[1]. Les avortements sont nombreux surtout dans les premiers temps de l'acclimatement[2].

Lorsque le climat ne permet que difficilement l'acclimatement des hommes de races blanches les mariages ne tardent pas à devenir stériles, la grossesse ne peut-être obtenue. Ainsi que l'a remarqué le docteur Orgéas, la cause de la stérilité est le non-acclimatement de la race des conjoints, l'inaptitude de la race blanche à procréer des enfants et à se perpétuer dans un climat qui ne lui convient pas[3]. Les mariages faits entre les concessionnaires hommes et femmes des pénitenciers de la Guyane donnent peu d'enfants, bien que les conjoints soient peu âgés[4], bien que l'État aide les familles qui s'accroissent[5]. La stérilité des femmes augmente avec les années, celles qui contractent plusieurs unions ont des enfants dans les premières et cessent d'en avoir après la seconde ou la troisième[6]. Le séjour dans le milieu chaud et paludéen use de plus en plus l'organisme et rend la conception moins facile.

— Les accouchements se font le plus souvent sans danger, quand la femme est restée vigoureuse ; ils s'accomplissent même dans beaucoup de cas avec une étonnante facilité[7]. Lorsqu'ils sont répétés, ils peuvent laisser après eux une certaine laxité des ligaments utérins et une chute de la matrice que Rufz de Lavison a signalée, après l'avoir souvent observée aux Antilles[8].

— L'influence du climat[9] ne présente donc rien de particulier

[1] Corre, *L. c.*, p. 47.

[2] Orgéas. Voir *Arch. de méd. navale*, avril 1883, p. 275. — Corre, *l. c.*, p. 129.

[3] Orgéas, *l. c.*, p. 274.

[4] *L. c.*, p. 263.

[5] *L. c.*, p. 274.

[6] *L. c.*, p. 275.

[7] Vauvray. Port-Saïd, in *Arch. de méd. navale*, 1873, p. 188.

[8] Voir *Arch. de méd. navale* 1869, p. 335.

[9] Corre a présenté une longue étude de la parturition et de ses suites dans son travail de *La mère et l'enfant dans les races humaines*, p. 84 à 136. Les recherches de ce savant confrère ont porté sur la parturition, sur les cas de

en dehors de l'excitabilité génésique que nous avons signalée et qui peut produire par la répétition des rapprochements entre sexes un épuisement considérable et une débilité musculaire[1]. L'Européen doit se défier quand le sens génésique parle haut et ne craindre rien plus que le démon du Midi tant redouté par les Ascètes.

— L'allaitement est fréquemment chose pénible pour la femme qui accouche dans les régions chaudes ; la sécrétion du lait est rarement abondante.

L'Européenne débarquée depuis quelques mois dans les contrées tropicales s'aperçoit facilement de l'influence du climat et sur la quantité et sur la qualité du liquide[2]. La lactation est une fonction extraordinaire qui s'ajoute à celles que l'émigrante doit acquérir pour se faire un nouveau milieu ; elle ne s'accomplit pas souvent d'une façon aussi normale que dans les accouchements précédents accomplis dans les régions tempérées[3].

— Bien des points restent à élucider dans cet intéressant problème de la reproduction. Il serait très utile de connaître avec exactitude le degré de fécondité des unions dans chaque race et sous les divers climats[4]. Mais nous ne pourrions réunir à cet égard que des documents incomplets ; ainsi que le remarque Corre, la statistique ne peut tout expliquer, il faudrait rentrer dans les détails[5]. Les faits de la première enfance chez les jeunes émigrants ont un peu plus attiré l'attention, mais ce chapitre de physiologie demande encore une étude plus détaillée et plus complète pour que l'on puisse faire un chapitre spécial.

9° *Poids et force.* — La chaleur exerce-t-elle une influence sur le poids de l'Européen vivant depuis quelque temps dans les pays torrides? L'expérience et l'observation doivent seules prononcer.

dystocie, sur les présentations de l'enfant (la présentation du sommet est généralement celle que l'on constate, elle est la règle dit l'auteur, p. 121), sur la pathologie des suites de couches. Bien des renseignements ont été groupés, mais ainsi que le fait remarquer l'auteur, il est nécessaire d'en réunir encore pour fixer les idées d'une façon plus positive.

[1] Becquerel, *l. c.*, p. 152 et 154. *De la chaleur*.

[2] Bertherand. *Hygiène du colon en Algérie*, p. 20.

[3] Thévenot, *l. c*,. p. 293.

[4] Corre. *La mère et l'enfant*, p. 54.

[5] Corre, *l. c.*. p. 55.

Dans les régions tempérées de l'Europe, le poids du corps diminue assez généralement en été et augmente en hiver. Sanctorius a constaté sur lui-même une diminution de 3 livres sous l'influence de l'été. Reil pesait 130 livres en mars et seulement 119 en juillet[1]. Nous pouvons supposer qu'il en est ainsi dans les régions placées près de l'équateur.

Les chiffres réunis par le Dr Rattray montrent que ce n'est qu'exceptionnellement qu'une personne engraisse en allant sous les tropiques et voit sa santé et sa force s'améliorer[2]. L'économie peut, dans quelques pays comme Taïti, Bourbon, Ceylan, conserver un long temps son énergie; mais dans beaucoup de contrées tropicales elle perd rapidement de son ressort. La transpiration devenue abondante enlève aux tissus une grande quantité de liquide, l'acte de l'hématose est moins complet, la digestion est plus pénible. Même en conservant un état de santé qui paraît satisfaisant, l'Européen maigrit d'une manière sensible. On peut constater la chose au bout de quelques mois[3].

Les relevés numériques indiquent d'une façon précise les effets d'une température élevée. Examinant 85 hommes dans le détroit de Torres, par une température de 26°,6, Rattray vit 64 1/2 pour 100 de ce groupe maigrir en moyenne de 5 livres anglaises (environ 2 kilogr. 1/2). Le fait fut encore plus sensible chez des soldats de marine ayant séjourné à Cap-York, dans une atmosphère de 28° en moyenne; ces personnes avaient, au bout d'une année, perdu jusqu'à 11 livres ou 5 kilogrammes environ[4].

Des remarques analogues ont été faites par le même auteur sur deux équipages, l'un se rendant d'Angleterre à Sidney, l'autre se dirigeant vers les côtes de l'Amérique du Sud. Les pertes furent très sensibles quand l'alimentation se composa de salaisons, elles allèrent jusqu'à 10 livres anglaises et portèrent sur 65 à 75 personnes pour 100.

[1] Boudin, *l. c.*, p. 23, t. Ier.

[2] *Arch. de méd. navale*, 1872, p. 452.

[3] La respiration serait, pour Geoffroy Saint-Hilaire, l'une des causes les plus puissantes de modifications, soit que le milieu respirable agisse directement sur l'appareil respiratoire, soit que des modifications éprouvées par ce dernier retentissent sur tout le reste de l'organisme.

[4] *Arch. de méd. navale*, 1875, p. 225. *Influence du climat de la Cochinchine sur la santé des Européens.* Morice.

La plus grande diminution fut relevée chez les adultes (71 pour 100) et chez les hommes d'un âge assez avancé, de 35 à 45 ans (77 pour 100)[1]. Les jeunes gens perdirent également beaucoup; au lieu de croître, 54 pour 100 accusèrent un déficit et les listes des exemptions de service du bord augmentèrent sensiblement. Ces résultats ne pouvaient être attribués à une diminution des injesta; le régime alimentaire avait été augmenté d'une forte quantité dès les premiers temps de séjour dans les latitudes chaudes[2], d'abord de 80 à 100 grammes, puis de plus de 200 grammes. Les boissons n'étaient pas épargnées pendant le même temps.

Les observations faites sur les jeunes gens, cadets, novices et jeunes marins, semblent indiquer que les personnes soumises à l'influence fâcheuse des climats chauds pendant un temps plus ou moins long, éprouvent un retard dans leur croissance et voient leurs forces musculaires et nerveuses amoindries. Suivant Rattray, ces dernières pourraient ne pas atteindre leur maximum dans le cas de séjour prolongé[3].

La chaleur est-elle la seule cause de ce dépérissement? Le tableau suivant est la meilleure réponse que l'on puisse donner[4].

Influences	Gain ou sans variation		Perte.	
	p. cent	Moyenne	p. cent	Moyenne
Aucune	90.36	2853 gr.	9.64	1186 gr.
Une : Salaisons.	81.05	2265	19.69	1168
Une : Climats tropicaux	35.30	1359	64.71	2265
Deux : tropiques (saison sèche), salaisons.	34.78	1757	65.22	2894
Deux : tropiques (saison humide), salaisons.	23.66	1248	76.34	3238
Trois : tropiques, salaisons, fort travail.	8.73	1657	91.26	3152

Ainsi nous constatons une diminution progressive dans le nombre des personnes qui ont gagné ou qui n'ont pas perdu, et une augmentation correspondante dans le chiffre pour 100

[1] *Arch. de méd. navale*, p. 453.
Arch. de méd. navale, p. 454.
[3] *Arch. de méd. navale*, p. 453.
[4] *Arch. de méd. navale*, p. 465.

des pertes, suivant la réunion des influences fâcheuses. La chaleur seule diminue le gain et augmente le nombre des pertes, en dehors de toute autre cause. Elle peut amener une perte de poids de quelques kilogrammes, sans que la santé paraisse atteinte ainsi que Moursou l'a observé dans un voyage de Cochinchine[1].

Les salaisons introduites dans le régime alimentaire semblent joindre leur action à celle de la température. Un régime non seulement trop salé, mais encore trop azoté, ajoute aux effets pernicieux des tropiques; les personnes de tous les âges en souffrent. Pendant un voyage identique d'Angleterre dans l'Atlantique sud, deux équipages furent examinés par Rattray. Pour le même temps passé sous les tropiques, celui qui usa le plus de salaisons fut celui qui perdit le plus[2]. L'excès de sel paraît avoir une action sur le sang; l'alimentation trop riche produit la pléthore calorifique bientôt suivie d'accidents[3].

Le travail au soleil est un facteur qu'il faut joindre à ceux que nous venons d'examiner; l'économie semble plus affectée quand l'homme s'y livre avec ardeur. L'augmentation du régime animal ne peut en combattre les effets. Après 17 jours d'une exposition plus directe et plus prolongée au soleil, 25 officiers et matelots d'une forte santé perdirent de leurs poids. 21 avaient de 1 à 9 livres anglaises en moins, 1 n'avait pas changé et 3 avaient gagné. Dans ces trois derniers était un nègre placé, par conséquent, dans les conditions de son climat natal. Les deux autres étaient des élèves bien portants[4].

Les hommes des compagnies de discipline sont les plus gravement atteints par le climat dans nos colonies; le nombre des malades et le chiffre des décès sont plus forts chez eux que chez les hommes des autres corps. Cela provient du séjour prolongé aux pays chauds et des travaux auxquels ces troupes sont employées à certaines heures quand la chaleur permet des sorties[5].

[1] *L. c.*, p. 465.

[2] *Arch. de méd. navale*, 1881, p. 233.

[3] Nous perdons en 24 heures environ 20 grammes de sel marin par les excrétions; en admettant que les pertes soient d'un tiers plus élevées, il ne faut pas dépasser une trentaine de grammes. Voir Beaunis, p. 360, *l. c.*

[4] Voir Rattray, *l. c.*, p. 454.

[5] Voir Borius. *Arch. de méd. navale*, juin, 1882, p. 438.

Les condamnés européens de la Guyane fournissent encore une plus grande mortalité, ainsi qu'on peut s'en assurer en parcourant le beau travail du Dr Orgéas sur la colonisation de ce pays par la transportation [1].

Le travail exagéré enlève à l'économie une grande quantité de sueurs [2], il augmente aussi le nombre de calories produites. Suivant les calculs d'Helmholtz, dans nos pays tempérés, un travail de 8 heures par jour avec 8 heures de repos et 8 heures de sommeil, augmenterait le nombre des calories de près de 1000; le chiffre passerait de 2790 à 3724 [3]. En tenant compte de l'augmentation de la chaleur animale et surtout de l'élévation de la température ambiante qui est environ le double de ce qu'elle est aux régions tempérées, on comprend ce que l'Européen qui travaille aux pays chauds doit produire de calories.

— Le changement en latitude peut atténuer les effets de la chaleur. Le Dr Rattray a constaté bien des fois ce fait.

Examinant 52 cadets qui s'éloignaient des tropiques et mangeaient peu de salaisons, cet observateur constata que 93 pour 100 n'avaient pas de perte et gagnaient même jusqu'à 400 et 500 grammes par semaine. 63 pour 100 gagnèrent en taille et en périmètre thoracique [4].

Le même auteur, suivant des équipages passant du Cap-York où la température était élevée à Sidney où elle était tempérée, remarqua que le poids moyen qui s'était abaissé s'élevait assez rapidement. Non seulement, lors des retours à Sidney et autres lieux moins chauds, le poids des hommes augmentait, mais encore le chiffre des personnes qui gagnaient et dépassaient le poids apporté d'Europe augmentait [5].

L'arrivée de la saison fraîche produit un effet analogue, mais un peu moins sensible.

Le Dr Rattray a trouvé, en rapprochant les données relevées sur des personnes ayant séjourné 46 jours dans une atmosphère de 26°,0 pendant la saison fraîche et sèche et celles

[1] *Arch. de méd. navale*, 1883, mars, avril.

[2] Ainsi que nous avons pu le constater par des recherches faites sur plusieurs catégories d'hommes employés à bord des bâtiments, surtout sur les chauffeurs.

[3] Voir Beaunis, *l. c.*, p. 712. *Production de chaleur.*

[4] *L. c.*, p. 465.

[5] *L. c.*, surtout p. 453-457-460.

enregistrées sur d'autres personnes ayant passé 54 jours dans une température de 30°, lors de la saison chaude et humide, que le nombre de ceux qui avaient perdu était de 44 pour 100 dans le premier cas et de 76 pour 100 dans le second[1].

Le tableau donné page 343 fournit encore sur ce point des détails instructifs, il indique un gain :

Pour la saison sèche	Pour la saison humide
De 34.78 pour 100 ou 1757 grammes en moyenne.	De 23.66 pour 100 ou 1248 grammes en moyenne.

coïncidant avec des pertes représentées par

Dans la saison sèche	Dans la saison humide
65.22 pour 100 ou 2894 grammes en moyenne.	76.34 pour 100 ou 3238 grammes en moyenne.

L'effet se fait principalement sentir sur les jeunes sujets, c'est-à-dire ceux qui n'ont pas complètement atteint leur développement.

Nous avons vu plus haut que la saison fraîche et sèche déprimait moins la respiration et qu'elle rendait un peu de tension au pouls. Les données que nous venons de résumer prouvent que l'économie souffre moins dans la période dite des fraîcheurs.

Le retour de la saison fraîche et le passage dans des régions moins chaudes diminue donc les pertes, au moins momentanément. La santé, par ces mouvements, peut être soumise à des flux et des reflux ; elle puise, suivant le professeur Fonssagrives, dans cette succession d'acclimatement et désacclimatement, dans cette accommodation et désaccommodation, une élasticité qui est la source de certaines immunités. Les constitutions saines et vigoureuses s'habituent à cette sorte de gymnastique de la thermogenèse spontanée, mais les constitutions débiles en souffrent. Ainsi que le dit le savant professeur de Montpellier, l'effet ne tarde pas à être défavorable pour les dernières, surtout quand le navire passe fréquemment et subitement des latitudes froides ou tempérées aux latitudes chaudes et *vice versa*[2]. Le Dr Rattray signale ces changements de climat et de tempéra-

[1] *L. c.*, pages citées.

[2] *Hygiène navale*, p. 518. *La navigation. Vicissitudes climatériques.*

ture comme cause de détérioration et de vieillesse anticipée.

— Quels sont donc les tissus atteints? Les variations sont-elles physiologiques ou pathologiques? Il est à supposer que chaque ou presque chaque tissu constituant est plus ou moins atteint. Ce sont surtout ceux qui exécutent les plus grandes fonctions de la vie animale, surtout ceux qui forment la plus grande partie du volume du corps. Suivant le Dr Rattray[1] il est difficile de dire si c'est la partie aqueuse du sang et du corps qui serait réduite par une transpiration excessive. Les systèmes osseux, les viscères thoraciques, abdominaux, sont probablement peu affectés. Les systèmes tendineux et fibreux le sont davantage. Cependant il est malaisé de séparer l'altération qui leur revient de celle de la graisse du tissu musculaire et du tissu nerveux, car il est probable qu'ils sont affectés tous les trois. Dans les régions chaudes il faut moins de tissu graisseux à l'économie que dans les pays froids, pour garantir de l'abaissement de température, pour entretenir la chaleur. Le médecin anglais ajoute : « Il faudrait en conclure que la nature se sert de ces molécules dans son mécanisme vital, et alors se débarrasse de tout ce qui ne joue pas un rôle actif dans l'organisme et qui ne serait qu'une surcharge inutile[2]. »

Cette absorption de la graisse des tissus pourrait-elle expliquer le fait constaté par Vierordt, que la combustion ou l'absorption des produits gras ingérés avec la viande, dans certaines conditions, produit une diminution du chiffre de l'urée[3]. Que la graisse employée par l'économie vienne du dehors ou du dedans, la chose nous paraît identique, mais nous ne pouvons que faire des suppositions pour le cas qui nous occupe.

— Pour résumer tout ce qui précède, il nous semble que nous pouvons dire : La cause de la perte du poids sous les tropiques tient : 1° à l'absence du surplus du tissu graisseux qui se résorberait; 2° à cet effet encore inexpliqué de la chaleur qui fait que les tissus se dégradent plus vite dans les climats chauds que dans les climats froids; 3° à l'inactivité relative du poumon et de l'oxygénation du sang qui alimente alors imparfaitement les tissus (Rattray[4]).

[1] *L. c.*, surtout p. 466.

[2] *L. c.*, p. 466.

[3] Beaunis, *l. c.*, p. 508. *Statique de la nutrition*

[4] *L. c.*, p. 467.

Les premières altérations produites par la chaleur sur les molécules du corps sont physiques, c'est probablement une simple question de quantité au début; plus tard, quand les influences fâcheuses s'accentuent, leur action atteint la constitution même de ces molécules et l'altération devient alors chimique et qualitative (Rattray [1]).

Le retour dans les pays froids ou tempérés peut seul arrêter cette déchéance, ainsi que l'a démontré Rattray, ainsi que le prouve le tableau ci-contre :

Numéros	Ages	Poids à l'arrivée	Poids après séjour	Poids après retour en France
1	19 ans	57^k000	57^k000	»
2	20 —	62 000	61 950	64^k000
3	21 —	58 500	59 600	59 400
4	21 —	68 500	71 500	70 800
5	22 —	68 000	71 000	71 000
6	23 —	61 000	60 500	65 150
7	24 —	66 000	62 500	»
8	24 —	72 900	68 000	»
9	25 —	70 500	64 000	68 650
10	28 —	67 500	66 150	66 000
12	31 —	67 000	67 700	70 150
13	37 —	63 000	62 000	60 700
	Moyennes. . .	60 146	59 376	65 982

Treize sujets qui avaient un poids moyen de $60^k,146$ n'avaient, après cinq mois de séjour, que $59^k,376$; ils avaient perdu 770 grammes. Peu avaient gagné, un seul était au même point. L'un d'eux avait perdu $6^k,500$. Le passage dans les régions tempérées et le séjour dans un port de France portèrent le poids moyen à $65^k,982$; le gain fut rapidement de $6^k,600$. Chez quelques-uns, il dépassa le poids primitif, celui de la colonne n° 1.

L'augmentation est plus sensible quand le sujet miné par l'anémie retrouve la santé en revenant à son berceau. Chez un homme de 23 ans, elle fut de 11 kilogrammes en peu de temps : Les pertes fort sensibles furent vites réparées.

Numéros	Ages	Poids à l'arrivée	Poids après séjour	Poids après retour en France
1	23 ans	58^k000	45^k000	56^k000
2	24 —	59 000	52 000	»

[1] *L. c.*, p. 467.
[2] *L. c.*, p. 463.

Dès la sortie de la zone des tropiques, l'économie se relève. Sur un des équipages suivi par le Dr Rattray, le chiffre des perdants qui était de 88 pour 100, ne tarda pas à se réduire et à tomber à 47 pour 100. Après 28 jours de séjour dans un port d'Angleterre, la réduction était arrivée à 10.7 pour 100. Sur 100 sujets, 89 avaient repris leur poids et quelques-uns avaient gagné plus qu'ils n'avaient perdu[1].

L'influence favorable de ce retour se fait surtout sentir chez les jeunes sujets. Tandis que 89 pour 100 des hommes faits gagnaient du poids dans les observations de Rattray, 90 1/2 des novices et 100 pour 100 des cadets augmentaient également après quelques jours de repos dans un port.

— Les pertes de poids coïncident aux pays chauds avec de la langueur et de la faiblesse. La force semble décroître avec le poids du corps; on peut s'assurer de ce fait en suivant plusieurs sujets au dynamomètre ou en cherchant le travail effectué par un équipage séjournant dans les régions chaudes. L'état de langueur répond probablement à cette anémie que bien des auteurs appellent physiologique et qu'ils pensent nécessaire pour la créolisation.

La force dynamométrique est la mise en jeu d'un groupe de muscles par une influence nerveuse. Sans pouvoir dire la part qui revient dans la perte constatée aux régions tropicales au système musculaire et au système nerveux, nous pouvons supposer que les deux y participent. L'oxygénation insuffisante du sang influence non seulement l'excitabilité des muscles, mais encore celle des centres nerveux qui donnent l'impulsion.

A quel moment s'arrête cette diminution du poids et de la force? Quand devient-elle pathologique? « Si cette diminution du poids n'a pour origine qu'une disparition du tissu graisseux, sans perte de force, il n'y a pas de craintes à avoir. Mais si les autres tissus sont atteints (et il est difficile de dire à quel moment ils commencent à l'être, vu les idiosyncrasies individuelles), la maladie va apparaître, si elle n'a déjà apparu. C'est au moins l'indice d'une débilitation physique[2]. » Les hommes qui sont arrivés à leur complet développement cèdent moins rapidement, mais les jeunes gens qui se forment sont

[1] Rattray. In *Arch. de méd. navale*, 1872, p. 467.
[2] Rattray. *L. c.*, p. 467-468.

plus tôt arrêtés et peuvent garder, même après leur retour, l'empreinte du climat.

— Nous ne pouvons discuter ici la question de résistance aux conditions mésologiques nouvelles, puisque c'est le point que nous voulons élucider et pour lequel nous avons examiné les fonctions une à une. La comparaison de l'Européen et de l'indigène vivant dans le même pays peut seule nous indiquer si l'économie se plie après un certain temps de séjour au milieu dans lequel elle a été transportée.

IV. — PARALLÈLE ENTRE L'EUROPÉEN ET L'HOMME DES PAYS TROPICAUX VIVANT DANS LES MÊMES BANDES CLIMATÉRIQUES.

> Ce n'est qu'en comparant que nous pouvons juger; nos connaissances roulent même entièrement sur les rapports que les choses ont avec celles qui leur ressemblent ou qui en diffèrent.
>
> (BUFFON.)

L'anthropologie réelle, celle qui étudie l'homme vivant, non à l'état de cadavre, est encore dans l'enfance; l'obscurité règne sur des parties fondamentales de son histoire[1]. Cela tient probablement à ce que les savants considèrant cette science uniquement composée de l'étude de l'homme comme espèce, abandonnent l'homme matériel à la physiologie, à la médecine, l'homme intellectuel et moral à la philosophie, à la théologie[2].

Les caractères de l'espèce ne peuvent cependant se bien déterminer que par l'étude des qualités et physiques et morales ainsi que le faisait remarquer W. Edwards en 1839[3]. Quand Broca définissait l'anthropologie la science qui a pour objet l'étude du groupe humain, considéré dans son ensemble, dans ses détails et dans ses rapports avec le reste de la nature[4], il indiquait nettement que l'homme devait être complètement disséqué. Les phénomènes extérieurs, les caractères anato-

[1] *Revue scientifique*, 1881, n° 25, p. 775. *L'anthropologie actuelle et l'étude des races*. Le Bon.

[2] De Quatrefages, *l. c.*, p. 19. *Règne humain.*

[3] Voir Topinard. *L'Anthropologie*, 2e édit., p. 1.

[4] Voir Topinard. *L. c.*, p. 2.

miques, les manifestations physiologiques, les affections pathologiques composent un chapitre qui doit être placé à côté de celui qui traite des caractères intellectuels, moraux et religieux [1].

Pour comparer les hommes de races différentes entre eux il faudrait opposer un à un ces différents points, voir si chaque latitude a son empreinte, chaque climat sa couleur, comme le disait Cabanis [2], ou bien si les races ne sont que des catégories [3] ou des fractions peu variables d'une unité [4] influencées par les milieux [5]. Malheureusement bien des points sont encore à étudier, ainsi qu'on a pu s'en assurer en parcourant ces quelques notes, et la comparaison ne pourra être complète que dans un lointain avenir [6].

L'examen de la vie chez les hommes que Saint-Vel appelle population flottante des colonies, population qui se compose des hommes d'Afrique, des sujets de l'Asie, des colons européens, est un vaste champ d'exploration pour le présent et pour le futur. Ces organismes vivent dans le même milieu, subissent les mêmes influences, sont poussés par le commerce de chaque jour vers les mêmes besoins.

Les races se rencontrent partout et tendent de plus en plus à se mêler; les croisements commencés il y a moins de quatre siècles augmentent et les métis, estimés par M. d'Omalius, il y a quelques années, 1/80 de la population totale du globe [7], deviennent de plus en plus nombreux. Force est donc d'étudier comment ces races se comportent sur la même scène.

Nous avons essayé, en suivant pendant quelque temps les fonctions chez l'homme de race tropicale et chez l'Européen, de fixer nos idées; mais avant de grouper les conclusions des précédents chapitres, nous pensons devoir examiner rapidement les courants principaux de l'opinion scientifique sur ce point si intéressant pour nos sociétés modernes [8]. Ce résumé

[1] Division admise par M. de Quatrefages dans son livre : *L'espèce humaine.*

[2] *Rapport du physique et du moral de l'homme*, p. 410.

[3] Beaunis, *l. c.*, p. 1086. *Physiologie de l'espèce.*

[4] De Quatrefages, *l. c.*, p. 29. *L'espèce et la race.*

[5] Voir *Influence des milieux.* Topinard, *l. c.*, p. 398 et suiv.

[6] Voir ce que dit M. Fonssagrives des *Études sur la question des changements de climat.* In *Hygiène*, p. 518.

[7] De Quatrefages, *l. c.*, p. 63. *Croisements entre groupes humains.*

[8] Voir ce qu'en dit M. Leroy-Beaulieu dans son livre *De la colonisation moderne.*

évitera de répéter ce qui a déjà été dit ailleurs et permettra d'insister sur quelques points originaux.

— Quelques savants admettent que « l'homme a la facilité d'habiter les climats les plus opposés ; la flexibilité de son organisation, la souplesse de son tissu cellulaire, lui permettent de se ployer sans danger à leur action, quelle qu'elle soit ». Cette opinion, exprimée par Blumenbach, vers 1798, a été reprise depuis; mais on a oublié, ainsi que le dit le Dr Orgéas, d'apprendre la gymnastique nervo-musculo-vasculaire aux garnisons du Sénégal, aux transportés-colons de la Guyane, aux soldats de notre armée du Mexique[1]. La volonté de ne pas se laisser vaincre ne suffit point, quoiqu'en dise Malte-Brun ; il faut que le milieu intérieur se fasse au milieu extérieur (adaptation, lutte, résistance, déterminisme, ainsi que nous le disions plus haut, quelle que soit l'opinion admise).

L'organisme se modifie donc dans sa constitution ou dans son fonctionnement. Suivant la différence des causes extérieures qui comprennent l'air, les eaux et le sol, il est forcé d'exalter certains actes, de ralentir certains autres[2]; la révolution s'accomplit plus ou moins rapidement[3]. D'après M. Lévy, il s'opère un renversement d'activité fonctionnelle entre le foie et la peau ; il y a apaisement des actes d'hématose et de nutrition, réduction des activités digestive et respiratoire. L'exaltation physiologique de la transpiration cutanée et de la sécrétion biliaire est manifeste. A la longue l'Européen se rapproche du créole[4], il s'indigénise, d'après l'expression de Celle. L'action du milieu extérieur tend à assimiler le colon aux indigènes du pays qu'il vient habiter ; la nature, toujours à l'ouvrage, pour nous servir d'une expression originale de Diderot[5], façonne les organes[6] et dirige leurs fonctions dans le sens

[1] Orgéas, *l. c.*, p. 164.

[2] M. Lévy, *l. c.*, t. I, p. 512. *Acclimatement.*

[3] M. Lévy, *l. c.*, t. I, p. 525. *Acclimatement dans les pays chauds.*
Geoffroy Saint-Hilaire attribuait une importance des plus grandes à l'influence directe des agents extérieurs et notamment à celle de la température et de l'atmosphère. Il croyait, comme Pascal dont il citait les paroles, à une mutation incessante des formes animales au fur et à mesure qu'un degré de plus dans le refroidissement de la terre rendait variables les milieux ambiants.

[4] Voir Saint-Vel. *De l'acclimatement aux Antilles*, in *Annales d'hygiène et de méd. légale*, 1867, surtout p. 327.

[5] In *Mélanges philosophiques*.

[6] Darwin. In *Descendance de l'homme*, p. 127. *Mode de développement.*

voulu. Tout est réglé dans l'économie et nul organe ne peut acquérir une propriété extraordinaire sans qu'un autre n'en souffre dans une même raison; une augmentation en excès, dans un point, suppose nécessairement une diminution dans un autre (G. Saint-Hilaire).

— Cette opinion n'est pas partagée par tous les observateurs; à côté des partisans de cette idée de Pritchard que « devant les grandes lois de l'économie animale, tous les membres de la famille humaine sont égaux », se trouvent des personnes qui admettent des faits diamétralement opposés. Le Dr Swarz, un des membres de la Commission de *la Novara*, soutient que le fonctionnement harmonique des organes diffère énormément chez l'indigène des régions tropicales et chez l'Européen[1]. La commission d'État, instituée par décret royal, en 1857, pour examiner la colonisation européenne dans les Indes néerlandaises et réunie à La Haye, s'était déjà prononcée dans ce sens et avait signalé des différences d'organisation, en qualité et en quantité[2]. Ces observations expliquent pourquoi un homme de science disait dernièrement : « L'Européen ne vit pas, ni physiquement, ni moralement, comme le nègre, l'Indien ou le Chinois; soumis au même genre de vie, à l'influence du même climat, du même milieu, il est malade autrement qu'eux et meurt autrement[3]. »

Les différences se retrouveraient, suivant quelques-uns, dans les manifestations de la pensée par le langage. Il nous suffit, dit Hovelacque, de constater l'irréductibilité d'une foule de familles linguistiques, pour conclure à la pluralité originelle des races qui ont été formées avec elles[4].

— Les conclusions auxquelles sont arrivés ces deux groupes sont complètement différentes; l'un admet un acclimatement réel basé sur la modification de l'organisme et sa créolisation, l'autre prétend que les organes restent toujours les mêmes, que

[1] In *Arch. de méd. navale*, 1864, p. 450. *Relation médicale du voyage de la frégate autrichienne « La Novara »*, traduction par Pop.

[2] In *Arch. de méd. navale*, p. 550.

— Il est difficile de pouvoir donner autre chose que des appréciations générales, avant que des mensurations et des pesées d'organes aient fourni un chiffre considérable de faits. Cette étude est une de celles qui attendent encore les résultats d'une observation suivie (Voir art. *Mésologie* de Bertillon, in *Dict. encycl.*, 2e série, t. VII, p. 228).

[3] Orgeas. In *Arch. de méd. navale*, avril 1883, p. 280.

[4] *La linguistique. Bibliothèque des sciences contemporaines*, p. 358.

les fonctions ont de la peine à se modifier pour assimiler l'Européen à l'indigène. Le croisement, pour ce dernier groupe, pourrait seul procurer l'acclimatement véritable[1].

La langue des chiffres, seuls hiéroglyphes qui se conservent par les signes de la pensée, est appelée à trancher la question. Cette langue n'a pas besoin d'interprétations, comme le disait A. de Humboldt. Les moyennes peuvent rendre des services dans ces cas, elles permettent de condenser en un seul chiffre des valeurs très voisines et par conséquent comparables, ce que les séries plus nombreuses ne pourraient que difficilement permettre[2].

Pour comparer, il suffit donc de chercher un certain nombre de quantités connues et de faire des équations anthropologiques[3].

Pouvons-nous considérer comme telles les données numériques présentées dans les chapitres précédents? Nous le croyons, puisque nous avons toujours essayé d'appuyer notre opinion sur des faits positifs!

— L'étude des manifestations de la vie chez les sujets de races tropicales a permis de constater, d'une façon générale, que la respiration était moins active dans les régions chaudes que dans les régions tempérées; non seulement la poitrine est moins développée, mais encore le pouvoir respiratoire est moindre. La circulation est peu vigoureuse, le pouls plus large manque de tension; quoique la fréquence des pulsations soit plus grande et réponde à une exagération des mouvements respiratoires dans beaucoup de cas, l'acte de l'hématose est moins complet. La chaleur du corps est plus élevée; les pertes de la surface cutanée font quelquefois penser à une diminution de température à la périphérie, mais une observation suivie indique qu'il n'en est rien. La digestion paraît plus lente. Le système nerveux de la vie animale est plus développé que chez l'Européen; il n'en est pas de même de celui de la vie de rela-

[1] Le croisement est plus difficile que le pensent certains auteurs. Ainsi que le fait remarquer le Dr Orgeas (*L. c.*, p. 262), chaque fois que l'homme peut choisir sa compagne, l'affinité ethnique paraît l'entraîner vers la femme de sa race. Cette opinion ressort de l'examen suivi des concessionnaires du Maroni, à la Guyane française : ces hommes se portent plus volontiers, quand ils peuvent choisir, vers la femme qui est venue des régions où ils ont vécu, qui est de leur race.

[2] *Revue scientifique*, *l. c.*, p. 776.

[3] De Quatrefages, *l. c.*, p. 19. *Règne humain.*

tion. Les organes des sens sont doués d'une grande activité. De cette organisation, il ressort une force vitale un peu moindre que dans les régions tempérées ou froides, une résistance moins grande aux travaux journaliers, une vie peut-être plus courte.

L'Européen qui vit à côté de ces hommes est tout d'abord surexcité par la chaleur. La respiration s'exagère dans son mécanisme et dans son pouvoir respiratoire, les mouvements du thorax sont plus fréquents, la spirométrie est plus ample. La circulation accuse une fréquence et une tension voisine des premiers stades de l'état fébrile. La chaleur monte dans l'aisselle, dans la bouche et à la surface du corps. La température élevée produit une excitation qui peut durer un certain temps. Quand l'exaltation cesse pour faire place à un ensemble qui se rapproche de ce que nous avons observé chez l'indigène ou chez le blanc créole, la spirométrie diminue, le nombre des mouvements respiratoires est un peu plus élevé qu'en Europe; le pouls, plus fréquent, perd de sa tension; la chaleur du corps est à peu de chose près la même que celle de l'indigène; la digestion est moins active. En même temps, les manifestations nerveuses de la vie animale et de la vie de relation diminuent, surtout les premières. Le poids du corps qui devient moindre indique une certaine souffrance de l'économie; le chiffre des grandes excrétions diminue, notamment celles de l'acide carbonique et de l'urée[1]; la langueur de tous les actes met le colon au même niveau que l'indigène. Il semble qu'une anémie physiologique se soit emparée de cet organisme et ait produit ce que les auteurs appellent l'acclimatement, l'indigénisation, la créolisation.

Ce que nous venons de résumer rapidement tend à faire admettre que les phénomènes présentés par les collectivités humaines, qu'on les appelle races, variétés, espèces, catégories[2]..., sont régis par des lois fixes, qu'ils ont un déterminisme aussi positif que les phénomènes présentés par la matière brute[3].

— Cette vue d'ensemble est-elle exacte? Quelques détails paraissent nécessaires pour contrôler. Nous allons donc examiner les caractères les plus saillants et les comparer en prenant

[1] Bouchardat, *l. c.*, p. 159. *Influence des températures des lieux.*

[2] Voir de Quatrefages, p. 28 et p. 127. *L'espèce et la race. Origine géographique de l'espèce humaine.* Voir Beaunis, *l. c.*, p. 1086.

[3] Voir Orgeas, *l. c.*, p. 162.

dans les groupes les sujets qui se présentent avec les phénomènes les plus tranchés.

— Examinons d'abord l'individu dans son ensemble.

Les climats tempérés qui sont le plus favorables au développement de la force et de l'intelligence, ainsi que le prouve la carte des pays civilisés, paraissent être ceux où la différenciation entre les individus atteint son maximum[1]. Quelques auteurs attribuent ce fait au tempérament; les climats chauds, en affaiblissant les individus, rendraient les constitutions presque égales et les manifestations extérieures ne tarderaient pas à s'en ressentir[2]. L'espèce humaine, suivant eux, serait divisible en forts, moyens et faibles. Le fort aurait le sang plus riche en globules rouges, en hémoglobine et en fer; il absorberait plus d'oxygène et d'aliments, excréterait plus d'acide carbonique et d'urée; sa taille, son poids, sa capacité thoracique seraient plus grandes, ses muscles plus développés, son cerveau plus lourd; en un mot, il serait plus nourri, plus vigoureux, plus intelligent[3]. Ce tableau répondrait à ce que nous avons dit de l'Européen avant qu'il ait perdu ses qualités par le temps du séjour dans les régions chaudes et au fur et à mesure qu'il s'adapte au climat. L'homme des régions tropicales représenterait le moyen et le faible.

Sans s'occuper des causes qui peuvent provenir de l'état physique et de l'état moral, le plus grand nombre des observateurs admettent que les individus des races inférieures présentent, entre eux, de nombreux points de ressemblance. Les nègres se ressemblent tous; il en est de même des Hindous avec lesquels il faut vivre un assez long temps pour les distinguer les uns des autres (Roussel), des Chinois (Morice), des Japonais (de Rosny)[4]. La dissemblance des individus ou des catégories d'individus augmente avec la spécialisation du travail, c'est-à-dire avec la civilisation[5].

L'uniformité est ou paraît être l'apanage des races dites tropicales; les sujets offrent entre eux une ressemblance presque absolue au point de vue physique. En s'appuyant sur l'aspect

[1] Voir *Revue scientifique*, 1882, n° 20, p. 626. *De l'égalité et de l'inégalité des individus*, par G. Delaunay.

[2] *L. c.*, p. 626.

[3] *L. c.*, p. 622.

[4] *L. c.*, p. 622.

[5] *Revue scientifique*, année 1882, *l. c.*, p. 625.

extérieur, on peut décrire, dit M. Gaetan Delaunay[1], un néo-calédonien, un nègre, un arabe : dans nos races européennes il est impossible de trouver deux individus se ressemblant absolument, de donner un type du Français, par exemple.

Cette uniformité des caractères ne peut cependant passer pour absolue, parce qu'il peut se présenter des exceptions, ainsi que l'a constaté Darwin[2]. La supériorité fondamentale d'une race ne se traduit donc jamais au dehors par quelque signe matériel ; il faut, pour comparer, rassembler des groupes et en rapprocher les unités les plus saillantes.

— Nous ne pouvons insister longuement sur la taille dont le développement semble dû à deux influences : la race, ou mieux la prédominance d'action de telle lignée paternelle ou maternelle, et un concours de circonstances hygiéniques qui influence la nutrition du squelette[3]. Quelques auteurs ont exagéré la stature des hommes habitant les régions chaudes, vivant continuellement en contact avec la nature et se développant plus à l'aise; ils ont imité le compagnon de Magellan, Pigafetta, qui donnait aux Patagons une hauteur effrayante[4]. Les tableaux produits par le Dr Weisbach, après le voyage de *la Novara*, n'ont pas encore permis de fixer les idées[5]. Nous ne pouvons admettre qu'une chose, c'est que les sujets de races tropicales semblent plus élancés, plus dégagés. Ils répondent à ce portrait tracé par M. de Quatrefages, dans une étude sur les races humaines : « Aux Antilles, le créole d'origine française se distingue par la gracilité des extrémités, la cambrure du pied, l'extension exagérée des phalanges de la main, la teinte pâle et plombée de la peau[6] ». La taille, chez beaucoup, paraît sujette à moins d'écarts en plus ou en moins que dans

[1] *L. c.*, p. 622.

[2] Darwin, p. 121-122, *l. c. Mode de développement.*

[3] De Quatrefages, *l. c.*, p. 261. *Caractères généraux.*

[4] Figuier. *Les races humaines*, p. 25.

[5] Voir de Quatrefages, *l. c.*, p. 43-44. *Entrecroisements et fusion des caractères.* La taille est variable dans toutes les races. En Afrique, à côté des Cafres et des Boschimians (Voir *Revue scient.*, 1881, p. 559), on trouve des noirs fort petits. En Océanie, les Polynésiens très grands vivent à côté des Malais et des négritos petits. En Asie, la taille est petite ou au-dessous de la moyenne, mais on retrouve des sujets de haute stature. En Amérique, la stature est d'une façon générale plus élevée. En Europe, en France, les statures sont mélangées (Voir Topinard, 2e éd., p. 330-333).

[6] *In dict. encyl. des sc. méd.* t. I. 3e série, p. 377.

notre race[1], on retrouve encore là une tendance à l'uniformité. Le développement complet est plus rapidement atteint, surtout dans les régions très chaudes (M. Lévy).

Les comparaisons entre les différentes parties du squelette ne sont pas les mêmes dans toutes les races ; Huxley a pu donner les chiffres suivants, supposant la longueur de la colonne vertébrale égale à 100 :

	Chez l'Européen	Chez le Boschiman
Bras.	80	78
Jambe	117	110
Main.	26	26
Pied	35	32

Mais d'une façon général, la grande envergure est plus forte chez les hommes de races tropicales, les bras sont plus longs, les jambes plus développées[2]....

Mais nous ne croyons pas devoir examiner plus longuement ces caractères qui appartiennent davantage à la plastique qu'à la physiologie. Nous pouvons répéter avec un savant examinant les métis « La beauté physique est encore le moins important des caractères dans une race humaine, et personne ne lui donnera le pas sur les dons de l'intelligence et du cœur. » Nous ajouterons sur la vitalité des organes[3] en général.

—Les parties qui demandent une attention particulière sont la boîte crânienne, la cage thoracique, la ceinture osseuse du bassin ; nous étudierons leurs formes et leurs volumes en examinant les fonctions auxquelles elles sont dévolues.

Nous avons jeté un coup d'œil sur la taille parce que la stature a de l'importance pour l'étude des parties de la cavité crânienne et de son contenu, pour l'examen des fonctions de la respiration, de la circulation, de la chaleur animale....

C'est en nous appuyant sur la stature que nous avons pu rapprocher les sujets et comparer les poitrines. Prenant des sujets de même âge, à peu près de même taille, nous avons recherché quels étaient les diamètres, quelles étaient les circonférences prises sur différents points du thorax. Nous savions vaguement par les impressions des voyageurs que l'ampleur

[1] *Rev. scient.*, 1882, *l. c.*, p. 622.
[2] Voir Topinard, 2e édit., p. 341 à 349. *Mensuration du corps.*
[3] *Dict.* cité, p. 383.

thoracique des circumpolaires (Lapons, Groenlandais....) était considérable, tandis que celle des tropicaux était faible[1]; nous étions prévenus que par suite de la forme du sternum, du plus ou moins de courbure des côtés, la poitrine des noirs était plus proéminente[2], qu'elle était plus cylindrique[3]. Nous avons poussé plus loin et comparé entre eux les thorax d'hommes de races différentes.

La poitrine a moins de hauteur chez les sujets de races tropicales; les diamètres verticaux antérieurs et postérieurs indiquent qu'il y a, en avant et en arrière, une paroi moins élevée de 2 centimètres, quelquefois de 3. Cette cage osseuse est plus aplatie, d'un côté à l'autre, puisque le diamètre transverse est moins fort que chez les sujets de races européennes, puisque le diamètre antéro-postérieur se rapproche du diamètre transversal. Les obliques sont également plus étendus que dans les poitrines des hommes des régions tempérées qui ont un périmètre thoracique semblable.

Les mensurations relevées plus haut sur les Hindous, les Cochinchinois, les Chinois, les noirs de Sénégambie, du Congo, des Antilles parlent dans ce sens. En rapportant à 100 le périmètre thoracique chez l'Européen et chez le sujet de race tropicale nous trouvons les chiffres suivants pour les diamètres :

	Européen	Homme de race tropicale		
Diamètre antéro-postérieur. .	19.5	17.7	différence	1.8
Diamètre transversal.	24.9	22.4	—	2.5
Diamètre oblique	22.6	21.8	—	0.8
Diamètre vertical antérieur. .	14.7	12.8	—	1.9

La différence entre le diamètre antéro-postérieur et le diamètre transversal est de 4.7 chez le sujet des tropiques, de 5.4 chez l'Européen. Le diamètre antéro-postérieur chez le premier est donc plus développé par rapport au diamètre transversal. Ce diamètre, ainsi que nous le faisions remarquer plus haut, mesure l'espace occupé par les poumons, tandis que l'autre indique l'espace occupé par le cœur et les organes du médiastin.

La cage thoracique chez les sujets habitant les pays chauds est donc moins haute, moins développée dans le sens transver-

[1] Art. *Mésologie du Dict. encyclop*, *l. c.*, p. 288.
[2] De Quatrefages, *l. c. Caractères ostéologiques*.
[3] Art. *Nègres* du *Dict. encyclop.*, *l. c.*, p. 63.

sal; elle est d'une façon générale moins ample que chez l'Européen. La forme peut bien varier d'un groupe à un autre, présenter des variations d'un individu à un autre individu, comme Rouhaud l'avait remarqué chez les Hindous de provenances différentes qu'il examinait, mais presque toujours la poitrine est plus cylindrique que chez l'homme des régions tempérées. Les courbes cyrtométriques de la planche XIII permettent de saisir le fait d'une manière précise.

La circonférence thoracique est, comme on pouvait le supposer, moins forte que chez l'Européen. Le périmètre est moins développé pour une même taille, à l'âge adulte au moment où l'individu est arrivé à son complet développement, entre 24 et 30 ans par exemple. Tandis que l'homme des régions tempérées a un périmètre thoracique qui dépasse toujours largement la demi-taille, qui peut même être supérieur de 9 à 10 centimètres, l'homme des régions chaudes en a un qui le dépasse à peine de quelques centimètres, qui peut même être égal. Les écarts les plus grands sont de quatre centimètres au plus, ainsi que nous avons pu le constater sur des hommes de couleur à la Martinique. Les sujets qui paraissent se rapprocher le plus des Européens sont les Chinois et les mulâtres.

M. Topinard est arrivé aux mêmes conclusions en réunissant des chiffres relevés par Gould, Thompson, Shortt[1].... Il résume son opinion en disant « Les races européennes ont toutes la circonférence thoracique décidément plus forte que les races inférieures[2]. »

Ces mensurations, ainsi que celles prises à différentes hauteurs, indiquent que la poitrine des sujets de races tropicales est moins bien conformée pour la mécanique respiratoire (Guillet, Woillez). Cette poitrine aplatie d'un côté à l'autre, ayant une forme plus ovoïde puisque la circonférence prise sous les aisselles diffère plus de la circonference prise au niveau de l'appendice xyphoïde que chez l'Européen, moins élevée (voir les diagrammes de la planche XIII) fait supposer une fonction moins active.

[1] Topinard, 2e édit., p. 418.

[2] Cette supériorité se fait sentir même sur les hommes qui habitent ordinairement les hauts plateaux, ainsi que l'a démontré Coindet en prenant des mesures sur les Indiens du Mexique, les créoles mexicains et les troupes portées sur les plateaux du Mexique en 1864.

L'étendue circulaire des deux portions latérales du thorax n'est pas la même chez l'Européen et chez l'homme des régions tropicales (Hindous, Cochinchinois, Chinois, nègres....), ainsi que l'on peut s'en assurer par la comparaison des chiffres suivants :

	100 hommes des régions tropicales	100 Européens (d'après Woillez
Étendue plus grande du côté droit. .	55	72
Égale étendue des deux côtés	37	20
Côté gauche prédominant	8	8

La différence repose toute entière sur l'égalité des deux côtés

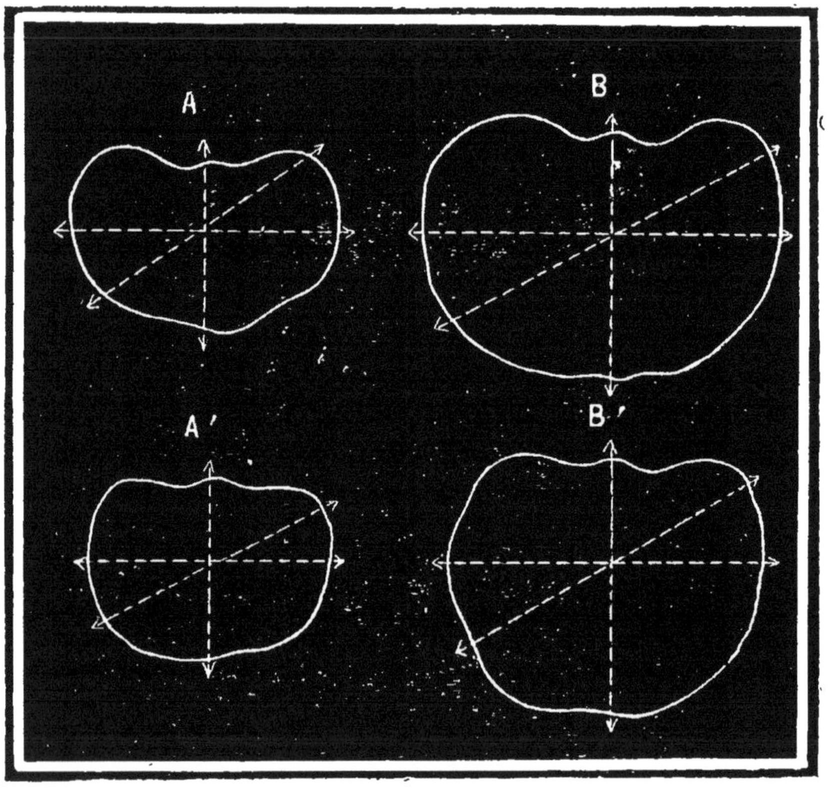

Planche XIII. — Réduction $\frac{1}{6}$.

Courbes cyrtométriques prises sur un Européen (AB) et sur un homme de race tropicale (A'B').
— (AA' courbes relevées sous les aisselles). (BB' courbes relevées au niveau de l'appendice xyphoïde.

plus fréquente chez l'homme des régions chaudes. Or, si nous nous rappelons que le poumon gauche est généralement moins volumineux que le droit, que le cœur occupe une large place dans la partie gauche du thorax, nous comprendrons que cet homme est moins bien doué que son frère d'Europe sous le rapport des organes respiratoires.

La cage thoracique peut se modifier, à la longue, chez les enfants nés des mariages entre émigrants. Nous avons vu, en effet, le pouvoir spirométrique diminuer après un certain temps de séjour; nous avons constaté pour une taille donnée un tour de poitrine moins ample chez les blancs créoles. Ces faits indiquent qu'un organisme, ainsi que le pensait Ewald Hering, peut transmettre à ses descendants les propriétés mêmes dont il n'a pas hérité, mais qu'il a seulement acquises, grâce aux circonstances particulières de l'existence. Tout en supposant qu'en se transformant avec le milieu, les êtres vivants ne s'approprient pas seulement à de nouvelles conditions, mais se perfectionnent en prenant ce mot dans le sens purement humain (Du Bois-Reymond[1]), nous ne pouvons établir la limite et nous sommes forcés de nous contenter d'aperçus généraux. La fonction modifiée influence les organes à la longue. *Natura non facit saltum.*

— L'étude du pouvoir respiratoire peut seule contrôler ce premier aperçu.

L'examen spirométrique nous a indiqué que le pouvoir respiratoire était moindre dans les races tropiceles. En comparant les chiffres relevés par Hutchinson[2] avec ceux que nous enregistrions nous avons pu constater chez :

Les hommes des races tropicales qui avaient un périmètre de 0^m,79 à 0^m,87 un pouvoir respiratoire	Les hommes d'Europe qui avaient un périmètre de 0^m,79 à 0^m,87 un pouvoir respiratoire
de 28 10^{cc} à 35 35^{cc}	de 33 50^{cc} à 38 50^{cc}

La supériorité de l'Européen est accusée aux différents âges de la vie, chez l'enfant, l'adulte et l'homme avancé en âge.

Cette supériorité tend à disparaître quand l'homme des régions tempérées quitte son pays pour venir vivre dans les régions tropicales.

[1] Voir *Revue scient.*, janvier 1882, p. 98. *L'exercice.*

[2] Voir M. Lévy, t. I, *l. c.*, p. 192. *De la constitution.*

L'arrivée aux pays chauds augmente temporairement la spirométrie, mais l'excitation des premiers moments tombe assez vite et la respiration devient moins active. Les Européens qui avaient des spirométries montant jusqu'à 4500^{cc} tombent à 3900 et 3800; au bout de quelque temps de séjour ils sont proches des indigènes. Ainsi nous avons trouvé en comparant les différents groupes que les :

Hommes des tropiques avaient une spirométrie moyenne	Les Européens vivant à côté d'eux avaient une spirométrie moyenne
de 2860 à 3535^{cc}	de 3500 à 4000^{cc}

Les rapports sont plus saisissants quand on compare les groupes en prenant autant que possible la similitude de taille et de circonférence thoracique, comme le montre ce résumé :

Les Hindous	2951	Les Européens	de même taille	3000^{cc}	à 4000
Les Cochinchinois . . .	3040	—	—	3000	à 3600
Les Chinois.	3465	—	—	3100	à 4200
Les nègres de Sénégambie	3050	—	—	3100	à 4200
Les nègres du Congo. . .	2810	—	—	—	—
Les noirs des Antilles .	3340	—	—	—	—
Les mulâtres.	3535	—	—	—	—

Les Chinois et les mulâtres sont ceux qui se rapprochent le plus des Européens; les premiers parce qu'ils ont habité des contrées où la climatologie ressemblait à celles qui ont vu naître les colons, les seconds parce qu'ils possèdent du sang européen par le croisement. L'examen des diamètres et du périmètre thoracique plus étendus chez ces hommes que chez leurs voisins des tropiques pouvait nous faire supposer le fait que nous constatons.

L'émigrant d'Europe conserve toujours une certaine supériorité. Cela tient probablement à ce que son thorax fait pour un autre milieu est plus largement développé. Le calcul mathématique montre que le cube de la poitrine de l'homme des régions froides établi sur les mesures que nous avons données plus haut et le cube de la poitrine de l'homme des régions tropicales diffèrent de 800^{cc} à 1000^{cc}[1].

M. Gould a constaté que cette supériorité existait pour l'ins-

[1] La poitrine représente un tronc de cône dont le sommet est au niveau des premières côtes et la base la plus large au niveau de l'appendice xyphoïde. En prenant la moyenne des diamètres sur un plan horizontal et en ces deux points pour

piration et pour l'expiration ainsi que nous l'avons dit plus haut; le savant auteur a trouvé qu'elle était en moyenne de 180 centimètres cubes[1]. Nous pouvons ajouter qu'elle porte sur le pouvoir respiratoire, sur les respirations ordinaires, sur les respirations que nous avons appelées minima.

Cette supériorité tend à s'atténuer avec la prolongation du temps de séjour. La spirométrie après une année dépasse de bien peu le chiffre de 3600^{cc}; elle descend encore, puisque nous avons constaté qu'elle n'était qu'à 3100^{cc} chez un médecin qui avait une pratique de quelque trente ans dans les comptoirs de l'Inde.

Nous pouvons donc admettre qu'au bout d'un certain temps l'Européen a un pouvoir respiratoire se rapprochant de celui de l'indigène. Le créole blanc qui vit à côté de lui et dont les ancêtres étaient Européens a une spirométrie moins élevée que l'émigrant, ainsi que l'avait remarqué Coindet, ainsi que les données de nos premiers chapitres tendent à le prouver. L'économie s'adapte aux exigences du climat[2]; l'absorption du corps comburant, l'oxygène, n'est plus aussi nécessaire, la respiration devient moins active.

Les effets de la saison fraîche et des changements journaliers de températures sont-ils les mêmes pour les indigènes et les Européens adaptés au climat? Dans les premiers temps du séjour le colon voit sa spirométrie augmenter au moment des fraîcheurs, mais au bout d'un certain temps cette élévation est moins sensible, elle se rapproche de celle de l'habitant et dans quelques cas elle reste même au-dessous. Nous appuyons notre opinion par les chiffres suivants :

multiplier par la hauteur, on peut avoir une idée du cube d'air que pourrait contenir cette cage si elle était bien fermée et vide d'organes.

Les diamètres étant, au niveau du sommet, environ le tiers de ce qu'ils sont au niveau de l'appendice xyphoïde, nous pouvons facilement savoir ce qu'ils mesurent en prenant les données enregistrées plus haut quand nous avons comparé les thorax.

Supposons que nous examinions deux poitrines types. Celle de l'homme des tropiques, qui a le diamètre transversal au niveau de l'appendice de $0^m,272$, l'antéro-postérieur de $0^m,211$, accusera pour une hauteur de $0^m,155$ le volume $V = (0^m,090 \times 0^m,075 \times 3.1416) \times 0^m,155 = 2963^{cc}$.

Celle de l'Européen ou de l'homme des régions tempérées, qui a au même point un diamètre transversal de $0^m,297$, l'antéro-postérieur de $0^m,227$, accusera pour une hauteur de $0^m,175$ un volume $V = (0^m,098 \times 0^m,075 \times 3,1416) \times 0^m,175 = 4040^{cc}$.

[1] Topinard, 2e édit., *l. c.*, p. 418. *Respiration*.

[2] Becquerel, *l. c.*, p. 124. *Des races*.

HOMMES DE RACES TROPICALES	Saison chaude	Saison fraîche	HOMMES D'EUROPE	Saison chaude	Saison fraîche
Sénégambiens	3005cc	3100cc	Au Sénégal . .	3252cc	3330cc
Congos . . .	2900	3238	Dans les Antilles	3300	3560
Chinois . . .	3200	3440			
Hindous. . .	2950	3200			

Les variations spirométriques du premier groupe oscillent entre 95 et 338cc, ce qui donne une moyenne de 208cc environ ; celles du second oscillent entre 178 et 200, ce qui donne une moyenne de 189cc.

Les variations respiratoires chez les émigrants ressemblent dans ce cas à celles des indigènes.

Les moments de la journée exercent la même influence sur les hommes des deux groupes, le pouvoir respiratoire est le moins grand aux heures et aux moments les plus chauds, ainsi que nous avons pu le constater dans les tableaux pris sur les Européens, les Hindous, les Chinois et les nègres.

Le rythme n'est pas le même dans les premiers moments. L'Européen apporte le type costal inférieur, tandis que l'indigène possède celui que l'on appelle abdominal ou diaphragmatique. La respiration tend bien à devenir abdominale chez l'émigrant, mais nous ne savons pas si elle prend cette forme quand la spirométrie est devenue semblable à celle de l'habitant.

— Le nombre des mouvements respiratoires est à peu de chose près le même dans les deux groupes ; nous le trouvons chez

L'homme de race tropicale	L'homme d'Europe
22 à 25	21 à 25

— Les écarts individuels sont les mêmes, ils ne peuvent être attribués aux conditions variables de l'acclimatement pour les nouveaux venus, comme on peut s'en assurer par cette comparaison :

HOMMES DE RACES TROPICALES Écarts entre les chiffres des respirations		HOMMES D'EUROPE Écarts entre les chiffres des respirations	
Hindous	15 à 32		
Cochinchinois	16 à 32	Soldats à terre. . . .	14 à 30
Chinois.	16 à 28	Marins embarqués . .	16 à 30-32
Sénégambiens	16 à 32		
Congos	16 à 30		
Martiniquais.	16 à 32		

La gamme parcourue entre les extrêmes est 17 dans les deux cas. Il est bien entendu que nous ne comparons pas les fractions de groupes, nous rapprochons des faisceaux nombreux pour juger à un point de vue général.

Nous avons essayé d'expliquer (planche II) les différences constatées dans le rythme et dans le chiffre des respirations.

L'arrivée de la saison fraîche modifie moins le nombre des respirations que la spirométrie. Les Européens et les nègres observés au Sénégal avaient à peu de chose près, le même chiffre dans les deux saisons; il faut que le thermomètre tombe beaucoup et que le froid se fasse sentir un assez long temps pour que l'on constate une diminution de mouvements.

Les moments de la journée agissent de la même façon sur l'homme de couleur et sur l'Européen ; les heures les plus chaudes sont toujours celles qui ont le plus grand nombre de respiration.

— Nous pouvons conclure de cet ensemble que la fonction est à peu près la même chez l'indigène et chez l'Européen acclimaté.

— Nous supposons qu'il en est ainsi pour la circulation, car on trouve rarement deux fonctions dont la marche soit aussi connexe.

Le nombre des pulsations, exagéré chez l'Européen au moment de l'arrivée dans les régions chaudes, ne tarde pas à tomber. C'est au moment de la disparition de l'excitation fébrile qu'il faut comparer la fréquence avec celle du pouls des indigènes.

Le rapprochement montre chez :

HOMMES DE RACES TROPICALES		HOMMES D'EUROPE
Hindous	85	observés au Sénégal 78 à 82
Cochinchinois.	81	observés dans l'Inde 87 en moyenne
Chinois.	78	observés aux Antilles 80 à 86-90
Sénégambiens.	79	
Congos.	79	
Nègres des Antilles . .	88	

Les moyennes varient dans le premier groupe de 78 à 88, dans le second de 78 à 90. Dans les deux on trouve également des exagérations en plus ou en moins, les pulsations peuvent dépasser 100 comme elles peuvent descendre aux environs de 60. Ce fait avait été constaté par J. Davy, ainsi que nous l'avons fait remarquer plus haut.

Le rapport qui existe entre le chiffre des pulsations et le nombre des respirations est le même que celui constaté par Marcé sur les hommes de nos pays, c'est-à-dire 3.55.

Nous avons en effet signalé plus haut que :

Chez les hommes de races tropicales il était entre 3.43 et 3.56, ce qui donne une moyenne de 3.52 ;

Chez les Européens habitant à côté d'eux de 3.54.

Cette similitude n'indique-t elle pas que l'organisme des hommes des deux groupes est le même et que le milieu le régit suivant les circonstances?

L'influence de la saison est semblable dans les deux cas, comme on peut le constater par ces chiffres :

NÈGRES DE SÉNÉGAMBIE		HOMMES D'EUROPE	
Saison chaude	Saison fraîche	Saison chaude	Saison fraîche
79 pulsations	76.8 pulsations	83.0 pulsations	80.5 pulsations

Le froid amène une diminution dans les deux cas; si la chute du thermomètre était plus sensible, le chiffre des pulsations se rapprocherait probablement davantage de la moyenne des régions tempérées.

L'influence du moment de la journée est la même, les pulsations sont plus fréquentes dans l'après-midi que le matin et le soir.

Le rapprochement entre les sujets de provenances différentes paraît d'autant plus sensible que le temps du séjour se prolonge davantage.

La forme des tracés sphygmographiques tend également à devenir la même ; petit, serré, quelquefois plein, dans les premiers moments d'excitation, le pouls perd de sa tension, devient large et mou chez l'émigrant. L'élasticité qui est en raison inverse de la tension[1] s'accuse de plus en plus dans les tracés ; le pouls dicrote supérieur[2] dans les premiers mois du séjour, probablement à cause du travail moteur exécuté par l'organe central[3]

[1] Voir *Étude critique des tracés obtenus avec le cardiographe et le sphymographe*, par Onimus et Virey, in *Journal de l'anatomie et de la physiologie...* de Ch. Robin, 1866, p. 88.

[2] Voir *l. c.*, p. 162.

[3] *L. c.*, p. 161.

tend à devenir ondulant après avoir été dicrote moyen ou inférieur[1].

Les tracés sphygmographiques ont pendant quelque temps, chez l'Européen, une assez grande hauteur due à l'activité du cœur, à l'élasticité des parois des vaisseaux; mais les battements de l'organe central se ralentissent à la longue, l'élasticité diminue un peu sous l'influence de la dilatation continuelle des vaisseaux périphériques, et le pouls tend à devenir moins grand.

Il est à supposer que l'état du sang joue un certain rôle[2], mais nous ne pouvons dire à quel moment ce liquide est modifié dans le chiffre de ses globules, dans sa fibrine, dans la proportion de ses différents sels. L'anémie ou cachexie tropicale[3] peut se produire d'une façon brusque ou graduelle, elle arrive quelquefois à un état extrême en deux ou trois semaines. L'influence de l'air chaud des tropiques, l'action de la chaleur et de la lumière modifient plus ou moins rapidement l'économie[4].

Nous avons vu plus haut que le nombre des globules diminuait d'une façon sensible chez tous les hommes qui habitent les régions chaudes, même en dehors des états pathologiques. Les sujets de races tropicales ne paraissent pas plus riches sous ce rapport que les Européens qui vivent à côté d'eux: l'anémie, l'état dyscrasique du sang comptent tout autant dans leur pathologie que dans celle de l'émigrant.

— La chaleur du corps diffère-t-elle dans les deux groupes? Il semble dans les premiers moments du séjour de l'Européen dans l'atmosphère grandement chauffée et brillamment éclairée des tropiques que la température du corps est plus forte. Le thermomètre placé dans l'aisselle, dans la bouche, sur différents points de la surface du corps, indique des chiffres élevés, se rapprochant de ceux que l'on observe dans les premiers stades de la fièvre; mais cette excitation tombe et la chaleur du corps devient moins sensible.

J. Davy rapprochant les données relevées sur des Anglais et

[1] *L. c.*, p. 162.
[2] *L, c.*, p. 159.
[3] Voir G. Sée. *Anémie, l. c.*, p. 151. *Étiologie des anémies respiratoires.*
[4] Voir Orgéas. *Arch. de méd. navale*, avril 1883, p. 268.

sur des hommes de couleur, dans son voyage à Ceylan, trouva chez :

HOMMES DE RACES TROPICALES	HOMMES D'EUROPE
37.15 à 37.22 (bouche et aisselle)	37.33 (bouche et aisselle)

Ces hommes étaient dans les mêmes conditions à Kandy, et vivaient dans un milieu de 24 à 25 degrés.

Les chiffres recueillis par nous permettent également de mettre quelques moyennes en regard.

HOMMES DE RACES TROPICALES	(aisselle)	HOMMES D'EUROPE	(aisselle)
Hindous	37.85	Marins observés au Sénégal	37.75
Cochinchinois	37.60	Marins observés aux Antilles	35.59-37.70
Chinois	37.85	Soldats —	37.75
Nègres du Sénégal	37.70	Fonctionnaires observés à Chandernagor	38.16
Nègres du Congo	37.80		
Nègres des Antilles	37.80		

Ces moyennes, à l'exception de celle relevée chez cinq Européens au moment des fortes chaleurs du mois d'août à Chandernagor, sont presque semblables.

L'examen détaillé des tableaux présentés permet de constater que les extrêmes observés par Davy, d'Abbadie, Pruner-Bey, par nous-même, c'est-à-dire des températures aux environs de 36,7 et d'autres à 38,5 et plus, se retrouvent dans les groupes de sujets européens.

Les différents départements du corps ont à peu de choses près la même thermométrie ; quelques dixièmes en plus se rencontrent dans les premières années du séjour chez les hommes blancs, ainsi que nous avons pu le constater dans les chapitres consacrés à l'examen des fonctions.

Il est facile de s'assurer de ce fait en comparant les données relevées chez un Africain et chez un Européen à peu près de même âge.

AFRICAIN DE 21 ANS (Température moyenne 37°,7)		EUROPÉEN DE 24 ANS (Température moyenne 37°,8)	
Paroi abdominale	36°,60	Paroi abdominale	36°,70
Avant-bras (région antérieure)	36°,40	Avant-bras (région antérieure)	36°,70
Bras —	36°,25	Bras —	36°,50
Cuisse (région interne)	36°,20	Cuisse (région intérieure)	36°,10
Jambe —	35°,10	Jambe —	35°,40

Le fait est plus accentué chez les tout jeunes gens et les enfants que chez les grandes personnes ; les données réunies à Colombo (Ceylan) par J. Davy indiquent cette différence.

ENFANTS MÉTIS				ENFANTS D'EUROPÉENS			
Nos	Sexes	Ages	Température sous langue	Nos	Sexes	Ages	Température sous langue
1	féminin	12 ans	38.1	1	féminin	9 ans	38.3
2	—	14 —	38.3	2	—	6 —	38.3
3	—	17 —	37.8	3	—	9 —	38.3
4	masculin	14 —	38.9	4	—	12 —	38.9
5	—	10 —	38.6	5	masculin	8 —	38.9
6	—	14 —	37.8				
7	—	10 —	37.8				
		Moyenne	38.1			Moyenne	38.5

Cette différence tend à diminuer avec l'âge et quand le sujet est habitué à la chaleur.

La température prise dans les urines, au moment de l'émission est à peu près la même chez l'Européen et l'indigène, aux environs de 37,80 centigrades.

Ces observations sont en rapport avec ce qu'avait observé W. Edwards : que l'habitude ne repose pas seulement sur une modification de l'aptitude à sentir la chaleur, mais tient encore à un changement dans la production de cette dernière[1]. Le même auteur avait remarqué que la chaleur se perdait plus facilement en été.

Cette perte active de la chaleur explique pourquoi des écarts minimes dans l'échelle thermométrique des régions chaudes impressionnent l'Européen habitué à la chaleur beaucoup plus profondément que des écarts plus étendus en changeant de latitude (Borius)[2]. Cette disposition tend à rapprocher l'Européen de l'indigène qui paraît très impressionnable et qui supporte difficilement les grandes variations nycthémérales (Saint-Vel).

Le changement des saisons modifie la température du corps et chez l'indigène et chez l'émigrant.

J. Davy observa à Ceylan que 6 habitants avaient :

dans la bouche 37.77 ; dans l'aisselle 36.82 pour une chaleur ambiante de 26 27
— 37.06 — 36.28 — — 20.05

[1] Voir Burdach. *Physiologie*, t. IX, p. 669.
[2] Voir *Recherches sur le climat du Sénégal*, p. 63.

Des changements analogues étaient constatés chez des hommes blancs.

Nos recherches comparatives montrent chez :

HOMMES DE RACES TROPICALES	HOMMES D'EUROPE
Sénégambiens (temp. aisselle)	Observés au Sénégal (temp. aisselle)
Saison ch. 37.70 ; saison fraîche 37.52	Saison ch. 37.79 ; saison fraîche 37.72
Noirs du Congo	Observés aux Antilles
Saison ch. 37.97 ; saison fraîche 37.59	Saison ch. 38.00 ; saison fraîche 37.80

Les chutes thermométriques sont plus accentuées dans l'aisselle des hommes de couleur ; mais nous ne pouvons dire si le fait se continue et se présente quand on compare l'indigène à l'émigrant acclimaté par un certain temps de séjour. La sensibilité au froid devient plus grande quand l'Européen établit son domicile aux régions chaudes et y passe de longues années.

L'influence des moments de la journée est la même pour les hommes de races différentes ; la température du corps est plus élevée aux heures chaudes, c'est-à-dire dans l'après-midi. L'humidité tend à l'accroître dans les deux groupes en empêchant les pertes par la peau et par transpiration pulmonaire.

L'indigène et l'Européen se rapprochent donc l'un de l'autre pour ce point de physiologie si intimement uni à ceux qui regardent la respiration et la circulation.

— La digestion moins facile à étudier ne nous permet pas d'apporter les chiffres pour juger ; nous n'avons pour opposer que des données approximatives prises dans les deux groupes.

L'abdomen de l'émigrant tend le plus souvent à se développer et à prendre une circonférence semblable à celle de l'indigène. Dès les premières heures il demande les plus grands soins pour sa protection parce que la pathologie des régions chaudes porte presque tout entière sur les organes qu'il contient.

La stase veineuse que l'on observe chez les nègres, quand on fait l'autopsie des corps, se retrouve dans es différents départements de la cavité abdominale des Européens. Le système porte est gorgé outre mesure. Ce fait peut expliquer la lenteur des digestions et la sensation de plénitude éprouvée après le repas par l'homme de couleur et par l'Européen. Les médecins espagnols des Philippines ont constaté que cet engorgement pouvait produire chez les émigrants et chez les habitants des varices de la dernière partie du tube digestif.

La digestion est fort lente surtout dans les pays chauds et humides. Le foie seul conserve son activité et secrète abondamment ; les liquidés intestinaux sont épais, concentrés chez l'indigène comme chéz l'Européen. L'estomac et l'intestin se fatiguent rapidement quand il y a surcharge alimentaire ; l'homme qui habite depuis longtemps les régions tropicales éprouve comme l'émigrant la pléthore calorifique quand il force sa nourriture.

En résumé, bien que nos connaissances sur les actes digestifs soient peu étendues au point de vue physiologique, nous pouvons dire que le ventre est grand, largement développé aux régions chaudes, chez les Européens qui sont accoutumés à vivre dans cet atmosphère et chez les indigènes (Francis, Sarkes...). Le foie parle le plus souvent en maître dans les deux groupes.

Les secrétions, plus faciles à comparer, ont permis de constater que chez l'Européen comme chez l'homme de couleur le rein reste toujours le premier éliminateur de l'excédent d'eau sous les tropiques. Le liquide de la miction est le plus souvent foncé en couleur chez les deux, sa densité est élevée ; quelques remarques nous permettent de supposer qu'il y a diminution de l'urée dans les deux cas.

La transpiration surtout dans les premiers moments du séjour est plus active chez l'Européen. Les glandes sudoripares, estimées par Krause à plus de 2 281 000 pour la surface du corps, secrètent abondamment pour enlever du calorique à l'économie, probablement aussi pour aider la transpiration pulmonaire, L'activité diminue au bout de quelque temps, mais il faut de longues années pour que la peau change ses fonctions et arrive à une secrétion moins active.

Le nègre transpire beaucoup moins que l'Européen[1], cela tient probablement à ce que sa peau est plus épaisse, à ce que les glandes sudoripares plus profondément placées dans le derme sont moins alimentées par la circulation périphérique.

Nous arrivons au système nerveux. Le parallèle est moins facile à établir pour ce point de physiologie que pour ceux qui

[1] De Quatrefages, *l. c.*, p. 267. *Caractères extérieurs.*

ont précédé et qui regardent plus directement ce que l'on appellerait outre-Rhin le *Lebendiges Material.* On ne mesure pas aussi aisément l'intelligence que la force musculaire, que l'amplitude respiratoire, que les sécrétions...[1] : il est pour ainsi dire impossible d'apporter dans cette étude l'expression mathématique que l'on peut introduire dans les autres parties de la biologie [2]. On peut mesurer le crâne, on peut mesurer et peser le cerveau, mais quand on veut généraliser on arrive souvent à des données qui paraissent contradictoires [3].

Depuis que Bernard Palissy, un des premiers, a proposé sous forme humoristique d'appliquer à l'étude du crâne les instruments de précision, compas, règle et sauterelle, des auteurs ont esayé de fixer les idées par des chiffres. La craniologie descriptive et la craniologie comparative, ainsi que les notions physiologiques qui s'y rapportent, sont nées de leur travaux [4]. Malheureusement les recherches n'ont pas toujours portées sur les mêmes parties[5], les procédés d'examen n'ont pas été partout semblables [6]. Les mensurations, le cubage, l'étude des projections.... ont éclairé la question [7], mais il reste encore bien des points à contrôler : rapports du crâne et du cerveau, avec le poids du squelette[8], avec le poids du corps vivant [9], avec la taille [10], avec le sexe... [11].

[1] Voir *Rev. scient.*, année 1882, p. 673, un article de M. Manouvrier. *La question du poids de l'encéphale et de ses rapports avec l'intelligence.*

[2] Voir in *Rev. scient.*, 1881, p. 87 et suiv. *De l'expression mathématique des lois naturelles.*

Voir aussi *Introduction à l'étude de la médecine expérimentale* de Cl. Bernard, surtout p. 226.

[3] Voir *le Cerveau, organe de la pensée*, Ch. Bastian, t. II, p. 24.

[4] *Rev. scientif.*, oct. 1881. *La craniologie, sa place parmi les sciences*, par Manouvrier.

[5] *L. c.*, p. 451. Le docteur Manouvrier demande « Si la craniologie comprend l'étude de la tête osseuse toute entière ou seulement l'étude de la boîte cranienne ?.... »

[6] Voir *Revue scientifique*, 1882, p. 202. *Les laboratoires et la craniologie*, par Topinard.

[7] Voir *l'Anthropologie* de M. Topinard. — De Quatrefages, *les Caractères ostéologiques.*

[8] *Rev. scient.*, 1881, p. 53. *De l'étude comparative du crâne et du squelette*, Manouvrier.

[9] De Quatrefages, *l. c.*, p. 83. *Origine de l'espèce humaine.*

[10] *Rev. scient.*, 1882, p. 676-679-680. Art. de Manouvrier.

[11] *L. c....*, p. 681.

Voir aussi le même recueil, 1883, p. 213. *Grandeur comparée des différentes régions du crâne dans les deux sexes.* Manouvrier.

Voir aussi Charlton Bastian, *l. c.*, p. 20. *Sexes.*

Le poids du cerveau a principalement attiré l'attention ; c'est pour cela que nous avons parlé des pesées faites sur l'encéphale de l'homme de couleur et sur l'encéphale du blanc. Malheureusement le développement matériel n'est pas en rapport avec la fonction[1], ainsi que l'ont fait remarquer Wallace, de Quatrefage, Broca lui-même[2]. La force qui vit dans le cerveau ne peut être mesurée que par des manifestations (Gratiolet)[3].

L'Européen apporte un cerveau généralement plus développé que celui de l'homme à côté duquel il va vivre ; ses facultés plus développées par l'éducation antérieure se maintiennent supérieures jusqu'à ce que la maladie trouble les fonctions. Encore faut-il arriver à un grand degré de débilitation pour que l'intelligence diminue ; elle reste souvent vivace au milieu des accidents que produisent les cachexies, surtout l'anémie tropicale. Même lorsque la vie semble près de s'éteindre les souvenirs conservent leur lucidité.

. . . . Et dulces moriens reminiscitur Argos.

La force morale est d'une façon générale plus grande quand l'intelligence a été cultivée, quand la personne a fait provision de saines idées sur la vie et sur le devoir.

Dans les premiers moments, le système nerveux cérébral est surexité par la chaleur ; l'émigrant ressemble à l'homme du pays qui paraît tout sens (Onimus). Les impressions périphériques conduites jusqu'aux hémisphères cérébraux donnent lieu à une augmentation de chaleur, à une activité propre, intrinsèque des éléments nerveux[4]. Cette excitation peut produire

[1] De Quatrefages, *l. c.*, p. 87. *Le développement intellectuel.* Voir aussi tableau, p. 83.

[2] Voir de Quatrefages, *l. c.*, p. 303. *Fonctions et poids du cerveau.*

[3] Pour donner un exemple typique de ce que nous avançons, nous pouvons rappeler qu'en soumettant au calcul des chiffres donnés par Schaaffhausen dans son ouvrage : *Die anthropologische Sammlung des anatomischen Museum der Universitat.* Bonn, 1877, Le Bon a trouvé que les cubages des 153 crânes allemands conduisaient à ce résultat que les Allemands auraient le crâne bien moins volumineux que les nègres. (Voir *Rev. scient.*, année 1881, p. 780. *L'anthropologie actuelle et l'étude des races.*)

[4] Voir *Recherches sur l'échauffement des nerfs et des centres nerveux à la suite des excitations sensorielles et sensitives*, par Moritz Schiff, in *Arch. de phys. normale et pathologique*, 1870.

des états pathologiques depuis la simple céphalalgie (Fontana) jusqu'à la convulsion (M. Sée).

A cette période des premières journées en succède une autre dans laquelle les conceptions intellectuelles paraissent endormies. Il suffit de bien peu pour les réveiller, mais elles paraissent se modeler sur celle des indigènes; elles peuvent soutenir un travail vif, rapide, mais elles ne peuvent le prolonger un long temps. La spontanéité des actes signalée chez les hommes des pays chauds devient l'apanage de l'Européen transplanté.

Malgré cela l'émigrant conserve sa supériorité et, quand il sort de l'apathie dans laquelle le jette cette chaleur énervante des régions tropicales, sa physionomie à la fois plus mobile et plus élevée révèle les mouvements de son âme sans tomber ni dans la télégraphie spasmodique du nègre ni dans l'impassibilité désolante du Pampa (Mantegazza).

Au point de vue moral, au point de vue intellectuel, l'Européen dépasse l'homme des régions tropicales[1]. Sans détailler les facultés, si on considère leurs produits : croyance, profession, industrie, arts, sciences, on trouve toujours les sujets de race caucasique, et ceux auxquels ils ont donné naissance, portant en avant le drapeau de la civilisation. Le travail développe chaque jour leurs facultés, agit même sur le volume de l'encéphale et de la boîte cranienne (Lacassagne, Clicquet, Delaunay...); L'éducation fait que si le cerveau du nègre sauvage est à celui de l'homme civilisé dans le rapport de 5 à 6, les manifestations intellectuelles sont au moins dans celui de 1 à 1000 (Wallace).

Le temps ne paraît pas amoindrir les facultés quand l'économie s'est adaptée au climat. Nous avons vu dernièrement les Boers disposer leur campagne contre les Anglais du Cap comme de vrais stratégistes; ils quittaient la charrue, la surveillance des troupeaux, la vie des villes pour assurer leur indépendance[2]. La terre d'Afrique ne leur avait pas enlevé et cette fierté et cette énergie que le sang hollandais mêlé de sang français leur avait données.

Les paysans bourbonnais, désignés sous le nom de petits

[1] Voir *Rev. scient.*, n° 20, 1882, *l. c.*
[2] *La Réforme sociale*, juillet 1881, p. 255 et suiv. *Les Anglais et les Boers.*

blancs, fournissent encore une preuve que la vie intellectuelle peut se conserver dans les latitudes chaudes. « Le touriste, dit M. de Boucherville dans ses observations sur les montagnards de l'île de La Réunion [1], habitué à voir dans les colonies le labeur manuel associé à une ignorance grossière, n'est pas peu étonné s'il engage la conversation avec ces pauvres gens, aux mains calleuses, qui, nu-pieds, se livrent à de rudes travaux, de les entendre s'exprimer avec aisance en un français correct...[2]. » Ces hommes, singulier mélange d'énergie et d'insouciance au moral, portent le cachet du climat, mais ils conservent la vivacité de l'intelligence.

Nous pourrions joindre à ces exemples ceux des Espagnols dans les Antilles[3] et dans l'Amérique du Sud, luttant par la voie de presse, et malheureusement aussi par les armes, contre le joug de la métropole; ceux des Portugais continuant au Brésil la vie intellectuelle et scientifique de la vieille Europe.

Le croisement avec les races du pays peut donner naissance à des hommes élevés, pouvant tout ce que peut le blanc, ainsi que le disait Thévenot, ayant une intelligence égale à celle de l'Européen [4]; mais ces faits paraissent plutôt des exceptions. Les recherches anthropologiques ont montré que le mélange du sang blanc avec le sang noir amène une diminution dans le poids, dans le volume et dans la forme du cerveau (Sandi-

[1] *La Réforme sociale*, 15 avril 1881, p. 38.

[2] Le langage, une des manifestations les plus élevées de l'intelligence humaine, a été considéré par des auteurs comme un moyen de comparer les races à un point de vue transcendant. Les langues sont comme tous les êtres vivants : elles naissent, croissent, dépérissent et meurent (Hovelacque, *l. c.*, p. 9). Il faudrait les saisir, au moment où elles naissent, quand elles entrent dans leur période historique, parce que le mouvement des peuples, les mélanges, en précipitent singulièrement l'existence et tendent à les modifier. (Voir *l. c.*, p. 10). La civilisation européenne qui pénètre partout apporte ses habitudes, change plus ou moins celles des peuples envahis, modifie même leur langage et explique ce fait que dans la vie historique les langues peuvent ne plus correspondre aux races. (Voir *l. c.*, p. 352).

Les langues les plus compliquées dans leurs formes primitives ne sont pas celles qui ont appartenues aux peuples les moins civilisés dans le passé; le monosyllabisme, les langues isolantes, ont constitué et constituent encore le système glottique du Chinois, du Birman, de l'Annamite.... (Voir Hovelacque, p. 38-55).... Nous n'insisterons pas sur ce point qui nous conduirait trop loin; la vie des langues est un sujet que l'on ne pourrait traiter en quelques pages. (Hovelacque, *l. c.*, p. 11).

[3] Voir *Rev. littéraire et politique*, année 1881. *L'île de Cuba avant l'insurrection*, par Quatrelles. — *Economiste français*, décembre 1882. *La situation de l'île de Cuba.* — *Cuba et Puerto-Rico*, in *Rev. Suisse*, fév. 1882. — *Revue littéraire*, mai 1883. *L'île de Cuba et la domination espagnole.*

[4] De Quatrefages, *l. c.*, p. 211. *Influence du métissage.*

fort B. Hunt)[1]. Le sang blanc, lorsqu'il prédomine chez un métis exerce une action prépondérante en faveur du développement cérébral.

Ce fait explique pourquoi les Espagnols dans l'établissement de leurs colonies d'Amérique accordaient, par une loi, le titre de blanc aux personnes qui n'avaient qu'un sixième de sang nègre ou indien dans les veines :

Que se tanga per blanco[2].

La prédominance inverse du sang nègre laisse le cerveau dans un état d'infériorité vis-à-vis du nègre pur. Ce résultat laisserait croire, comme le dit M. Topinard, que les métis prennent le mal plus aisément que le bien.

Il est à présumer que l'observation démontrera des faits analogues dans le mélange du sang européen avec le sang mongolique.

Les observations sociales ne sont pas toutes favorables aux métis. Les nègres et les mulâtres décrits par M. Edgar La Seve, dans son ouvrage intitulé *le Pays des nègres*[3], font vainement des efforts depuis un siècle pour constituer une société dans l'île d'Haïti. Revêtus depuis longtemps de cette espèce de dignité que donnent aux hommes la liberté civile et l'indépendance politique, ils n'ont pas su relever les ruines qui restaient de l'ancienne civilisation française ; Saint-Domingue est encore en jachère au point de vue social, moral, commercial, industriel[4].

Le portrait des métis espagnols des îles Philippines fait par les voyageurs n'est pas beaucoup plus flatteur[5]. On dépeint ces hommes comme ayant un mélange des qualités et des vices des deux races. Affables, intelligents, entendus aux affaires, ils ne savent cependant pas acquérir et conserver. Ils perdent comme les Sangleys[6] à côté desquels ils vivent, par un orgueil insupportable et par le désir de briller.

Nous n'insisterons pas davantage sur un sujet autant philo-

[1] Voir Topinard, *l. c.*, 2e édit., p. 321.

[2] Leroy-Beaulieu, *l. c.*, p. 11. *La colonisation espagnole.*

[3] Paris, 1881.

[4] Voir *Analyse*, in *Revue littéraire*, janvier 1882, p. 87. Article de Léo Quesnel.

[5] Voir *Archives de médecine navale*, juillet 1882, p. 43. *Campagne de Kerguelen*, par Sollaud.

[6] Produits des unions contractées entre Chinois et Indiennes.

sophique que physiologique, nous aimons mieux revenir à l'étude du système nerveux.

Si le système nerveux central est moins développé chez l'homme de couleur que chez l'Européen, il n'en est pas de même du système périphérique ou de la vie animale. Les nerfs du noir sont forts volumineux ; cette disposition pourrait expliquer sa puissante vitalité quand il demeure dans un milieu approprié à son existence, elle rend également compte de la fréquence de certaines affections nerveuses.

— La physiologie comparée des organes des sens n'est pas plus avancée que celle du système nerveux. Nous avons vu que des auteurs, et parmi eux Darwin, accordaient une supériorité aux peuples sauvages sur les Européens. Rengger, ainsi que nous l'avons dit plus haut, prétend avoir observé des Européens[1] élevés chez les Indiens, ayant vécu avec eux toute leur vie, qui cependant ne les égalaient pas par la subtilité de leur sens[2]. Pallas, Pritchard, d'Orbigny penchent vers cette opinion.

Les remarques précises sur le sujet sont trop peu nombreuses pour que nous puissions nous prononcer; on pourrait dire pour tous les sens ce qu'un savant avançait pour la vision, qu'il est difficile d'établir la limite entre l'exercice de ce sens et l'application du jugement aux impressions visuelles que l'on nomme *visus eruditus*. Nous pourrions rappeler aussi que le développement des cavités dévolues dans la face aux organes n'est pas toujours aussi considérable qu'il le paraît. L'ampliation du visage en largeur si remarquable dans quelques races de la Polynésie[3] peut en imposer; il en est de même pour les caractères de quelques populations de l'Asie orientale[4].

Nous avons vu plus haut que l'indice orbitaire de l'Européen tient le milieu entre celui des races jaunes et celui des races noires.

Les caractères invoqués comme constants chez les Mongoliques peuvent varier par l'aplatissement du squelette nasal, l'élargissement de l'espace interorbitairé, la saillie du bord inférieur de l'orbite (De Quatrefages et Hamy)[5].

[1] *L. c.*, t. I, p. 129. *Effets de l'augmentation ou du défaut d'usage des parties.*
[2] *L. c.*, t. I, p. 129-130.
[3] Voir *Rev. scient.*, janv. 1883, p. 52.
[4] In *Idem*, *l. c.*, p. 52.
[5] Voir *Craniologie ethnique de ces auteurs.*

L'indice nasal[1] ne distribue pas également dans une échelle régulière et conforme à l'idée hiérarchique que l'on se fait des races les hommes de provenances différentes (Broca, Topinard)[2]; la cavité des fosses nasales ne semble pas plus spacieuse chez le nègre que chez l'Européen[3]. Quelques hommes de race mongoliqué ont un effacement du bord tranchant du plancher des fosses nasales, ils paraissent mieux doués sous le rapport de l'odorat; ce sont probablement ceux dont nous parlions dans notre chapitre des hommes de races tropicales.

La cavité buccale, ses diamètres, les organes de la gustation, n'ont pas encore fait le sujet d'un examen comparé. Nous pouvons en dire autant des organes du toucher et de l'audition.

La vue paraît aussi bonne chez l'Européen que chez l'homme de races tropicales. Ainsi nous avons vu que pour les mêmes caractères d'imprimerie la vue distincte était à une distance moyenne de

CHEZ L'HOMME TROPICAL		CHEZ L'EUROPÉEN VIVANT A CÔTÉ	
Nègre	1m,15	Soldats et marins . .	1m,25
Mulâtre	1m.18		

Le sens chromatique était le même dans les deux groupes (Swan M. Burnett).

Il se peut que chez les hommes des pays chauds la vie au grand air développe certains sens. La vue sans cesse excitée par les accidents de la nature, l'ouïe développée par les préoccupations constantes de l'instinct et de la conservation, le toucher augmenté par les exercices journaliers et par ce besoin d'imitation qui caractérise les races inférieures, acquièrent une certaine perfection; mais le perfectionnement produit bien rarement autre chose qu'un acte instinctif. Il semble que les organes des sens participent plus au développement du système nerveux périphérique qu'à celui du système nerveux central. Les manifestations intellectuelles et les manifestations sensorielles reposent sur une épaisse couche d'automatismes plus ou moins raisonnés[4].

[1] Topinard, *l. c.*, p. 261. Indice nasal : *Rapport de la largeur maximum de l'orifice antérieur du nez à sa longueur maximum prise de l'épine nasale à la suture fronto-nasale.*

[2] *L. c.*, p. 262.

[3] Observations personnelles.

[4] Voir *Rev. scient.*, avril 1883. *Instinct et raison*, par Herzen.

Il est bien rare que la culture intellectuelle ne marche pas de pair avec l'éducation des sens chez l'Européen. Nous avons de la peine à admettre que l'émigrant placé dans les mêmes conditions que l'indigène ne puisse avoir les mêmes aptitudes. Si l'Indien a la vue plus perçante[1], l'Européen l'a plus cultivée et plus habituée à saisir les détails; si le nègre a l'odorat quelquefois fort développé[2], l'Européen ne le lui cède en rien; si l'indigène qui a vécu dans les solitudes perçoit les bruits les plus lointains, l'Européen entend et analyse les sons les plus complexes, en étudie les nuances infinies.... Il n'est pas à supposer que l'émigrant laisse toutes ces qualités en Europe et ne les passe pas à sa lignée quand il habite les pays chauds. Dans son étude sur l'égalité et l'inégalité des individus, M. Delaunay a longuement insisté sur tous ces faits et montré la spécialisation du travail ayant pour but de développer certaines facultés dans les sociétés supérieures[3].

— Tout à côté des organes des sens se trouve le génésique ou amour physique qui entraîne les sexes l'un vers l'autre et dont le but est la reproduction de l'espèce. La chaleur pousse aux plaisirs sexuels tous les hommes qui habitent les régions à température élevée; l'Européen ne peut souvent se défendre de cette excitation qui produit chez lui une grande débilitation : il recherche tantôt la femme de sa race, tantôt celles des pays chauds[4].

La reproduction est toute aussi active que dans le pays natal tout le temps que la santé se conserve intacte; les femmes paraissent même très fécondes. Il n'est pas rare de trouver dans les familles des colonies de nombreux enfants groupés autour du chef.

Quelques Européens prennent des femmes du pays comme compagnes et créent ainsi des familles qui peuvent prospé-

[1] Rengger. Voir Darwin, *l. c.*, p. 129.

[2] Béraud et Robin, t. II, p. 553.

[3] *Rev. scient.*, *l. c.*, p. 623.

Le docteur Orgeas, étudiant à la transportation de la Guyane française le degré d'instruction des condamnés de races différentes et se basant seulement sur les principes les plus élémentaires, a trouvé une proportion énorme d'illettrés chez les Arabes, une plus forte chez les individus de race exotique compris sous la dénomination de noirs. La moitié seulement des transportés européens était absolument illettrée. (Voir *Arch. de médecine navale*, avril 1883, p. 63.)

[4] De Quatrefages, *l. c.*, p. 62 et suiv. *Croisements entre groupes humains.*

rer[1] ; mais lorsque l'émigrant a le choix d'une épouse il obéit à ce que l'on pourrait appeler avec le docteur Orgeas l'affinité ethnique, il prend plus volontiers une femme de sa race[2]. Ce fait a été constaté non seulement dans les classes supérieures mais encore dans les classes moins privilégiées.

— Lorsque nous avons parlé de la force et de la résistance des personnes qui habitent les pays chauds, nous avons avancé que le poids du corps pouvait indiquer jusqu'à un certain point la vigueur de la constitution.

Quelques pesées faites aux pays chauds ont démontré que pour une stature donnée, le poids des indigènes était moins élevé que celui des Européens nouvellement débarqués et ayant conservé l'embonpoint acquis dans les régions tempérées[3]. Les groupes observés ont également prouvé qu'au point de vue du poids, il y avait moins de variations chez les hommes de races tropicales que chez les hommes des régions tempérées[4]. La différence devient moins sensible avec le temps; la chaleur, le travail journalier, font perdre du poids à l'Européen (Rattray, Morice, Chastang). La perte, sans atteindre un chiffre élevé lorsque le sujet reste dans un état physiologique, tend à rapprocher le colon de l'habitant du pays.

La force musculaire est un moyen plus sérieux de comparer la vigueur ; le poids du corps tient à trop de causes : hygiène, alimentation, occupations journalières, tempérament, pour qu'on s'appuie seulement sur cette donnée.

Les hommes de couleur sont au-dessous des Européens pour la force dynamométrique — force manuelle et force rénale, —

[1] Ces mariages donnent quelquefois plus d'enfants que si les conjoints étaient de même race. Les Hottentotes, dit Le Vaillant, obtiennent de leurs maris, 3 ou 4 enfants. Avec les nègres elles triplent ce nombre. Elles obtiennent encore plus avec les blancs. Voir de Quatrefages, *l. c.*, p. 63.

[2] Voir *Arch. de méd. navale*, avril 1883.

Cette observation a conduit le docteur Orgeas à s'élever contre les hommes qui ont voulu s'appuyer quand même sur le croisement pour le développement de la population aux colonies. « Parmi ceux qui négligent le côté scientifique, dit ce médecin, parmi ceux qui n'ont voulu considérer le mélange des races qu'au point de vue politique et social, beaucoup d'auteurs trop confiants dans leurs théories, ayant fort peu vu et étudié de près la pratique et la réalité des faits, n'ont pas envisagé cette question complexe sous son véritable jour. En voulant faire des croisements ethniques la pierre angulaire de la colonisation, ils n'ont pas suffisamment tenu compte des difficultés d'application et de toutes les conséquences de leur système. » *L. c.*, p. 262.

[3] Voir Topinard, *l. c.*, p. 412-413.

[4] *Revue scientifique*, mai 1882, p. 622.

bien qu'ils paraissent, avant l'âge de 20 ans, supérieurs à leurs frères d'Europe. Nous croyons bon de rappeler à ce sujet des moyennes empruntées à M. Gould [1] :

	Nombre de blancs.	Force rénale.	Nombre de nègres.	Force rénale.
17 ans.	171	114 kil.	44	151 kil.
20 —	542	150	142	140
25 —	296	166	124	155
30 —	171	160	59	153
35 —	371	166	81	165
50 — et au-dessus.	54	146	11	152

Ces chiffres indiquent que la force se montre plus tôt chez le noir que chez le blanc, mais qu'elle finit plus tôt également. Les hommes de 17 ans, appartenant à la race caucasique, n'ont que 114, tandis que les nègres du même âge ont 151; les hommes de 50 ans et au-dessus ont 146, lorsque les nègres qui avaient, à 35 ans, un chiffre presque égal à celui des sujets de provenance européenne, n'ont que 152.

La force des mains semble également plus grande chez les Européens. Les premières expériences entreprises par Péron et Freycinet avaient attiré l'attention sur ce point: de leurs recherches, dit M. Topinard [2], découlait la conclusion que les races sauvages étaient sous ce rapport inférieures aux races européennes. Mais les indigènes sur lesquels on opérait n'étaient pas dans leurs forêts, dans leur village, ils étaient peut-être intimidés.

Les remarques faites par S. Girard lors de la campagne du général Bonaparte, en Egypte, les observations recueillies sur les plantations dans lesquelles on emploie des travailleurs de races tropicales, ont affirmé des données qui pouvaient de prime-abord paraître trop scientifiques.

Ces remarques et ces observations ont également montré que si les nègres étaient moins forts des reins que les blancs, leurs intermédiaires les mulâtres étaient plus forts que les uns et les autres [3].

— La résistance aux divers agents qui peuvent influencer l'homme est de nature à renseigner sur la vigueur de ces différents groupes.

[1] Topinard, *l. c.*, p. 415.
[2] Topinard, *l. c.*, p. 414.
[3] Topinard, *l. c.*, p. 414. *Force musculaire.*

L'Européen peut supporter des chaleurs élevées, mais il résiste moins bien que l'indigène des régions tropicales. Il faut un certain temps, même en prenant des précautions, pour que le nouveau-venu accoutume son poumon à cet air embrasé et possède une enveloppe cutanée moins impressionnable. L'acclimatement est d'autant plus pénible que l'air est plus humide.

La susceptibilité à la chaleur est loin d'être éteinte chez le sujet des races tropicales. Quand cet agent s'élève naturellement ou artificiellement, cet homme est presque aussi rapidement impressionné que l'homme d'Europe. L'examen d'un blanc et d'un noir, travaillant ensemble dans la machine d'un bâtiment remontant un des fleuves de la côte d'Afrique, a permis de constater, lorsque la thermométrie de la salle de chauffe était entre 48 et 50 centigrades, que la respiration, la circulation, la chaleur du corps étaient à peu près semblables.

La température dans l'aisselle était :

38°,00 chez le noir, 38°,10 chez le blanc.

Le pouls (radiale) avait :

120 pulsations chez le noir, 125 chez le blanc.

La forme indiquait un pouls concentré, acuminé à son sommet (voir les tracés Pl. XIV.).

Le pouls du blanc se concentra plus rapidement, mais fut moins acuminé, parce que la diaphorèse s'établit plus tôt.

La respiration se tint chez les deux sujets entre 26 et 28.

Ces chiffres indiquent bien une susceptibilité un peu plus grande de l'Européen non habitué à la chaleur, mais ils montrent que le noir africain reste également impressionnable.

Nous avons déjà fait remarquer que l'*heat apoplexy* frappait quelquefois l'homme de couleur. Borius a constaté, à Bakel, dans le haut Sénégal, que les Bambaras se retiraient dans leurs cases aux moments les plus chauds de la journée pendant la saison des températures élevées; plusieurs de nos collègues de la marine ont pu voir des nègres refuser de continuer à alimenter les feux des machines où le thermomètre indiquait un degré élevé; ils ont pu également donner des soins à des hommes de couleur atteints d'une véritable dyspnée, sous l'influence d'une congestion ou d'une dépression nerveuse provoquée par la chaleur. Ainsi que l'a démontré Rostan, la chaleur est déprimante au-dessus de 30°.

Les chutes thermométriques sont moins pénibles pour l'émi-

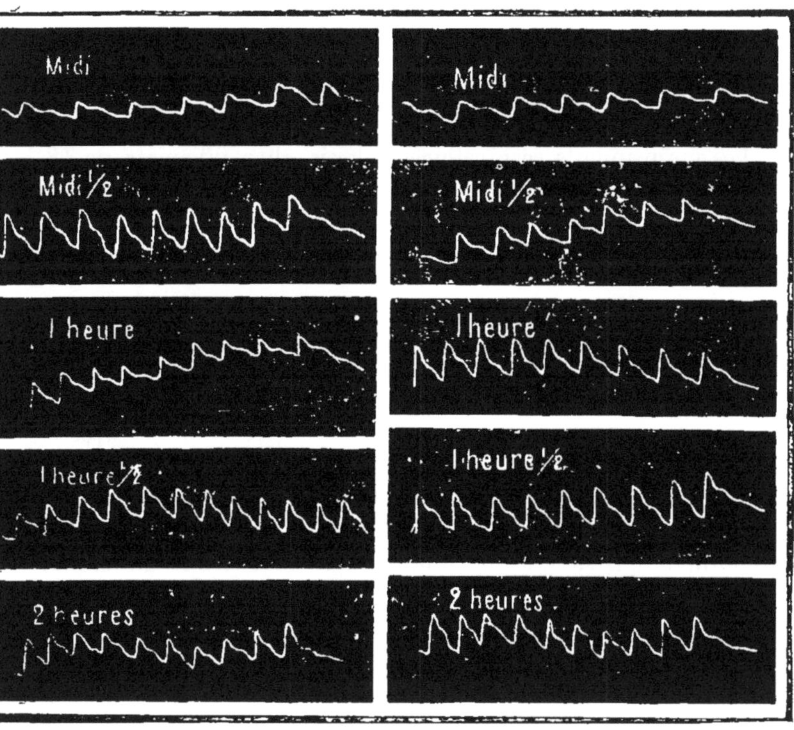

PLANCHE XIV. — Réduction ½.

Tracés sphygmographiques pris sur un Africain et un Européen soumis à des températures de 48 à 50 degrés centigrades.

Série A (tracés de l'Africain) — Série B (tracés de l'Européen)

grant que pour l'habitant. Le premier ressent même du bien-être au moment des fraîcheurs dues à la saison ou aux variations nycthémérales ; Cependant, à la longue, quand l'économie est habituée à la chaleur, les grands changements lui paraissent aussi pénibles qu'à l'indigène, surtout quand ils sont subits[1]. L'économie produit beaucoup de calorique, mais

[1] Voir *Arch. de méd. navale*, nov. 1882, p. 328. Observation du Dr Guiol à ce sujet.

elle en perd proportionnellement plus que dans les pays tempérés (Edwards).

— Les changements momentanés de latitude paraissent exercer la même influence chez les Européens et chez les hommes des races tropicales.

Nous avons pu suivre un groupe de Hindous allant de l'Inde anglaise dans les Antilles françaises, par le cap de Bonne-Espérance, nous avons enregistré quelques chiffres sur les grandes fonctions.

Les mouvements respiratoires relevés chez 20 sujets de 18 à 34 ans étaient

Dans le golfe du Bengale	Par le travers de Madagascar	Au-dessous de Madagascar	Près du Cap	Dans la mer des Antilles
Therm. 27°	Therm. 30°	Therm. 20°	Therm. 21°	Therm. 26°
23.9	23.6	19.4	19.8	22.7

tandis que la spirométrie suivait cette marche :

2890cc	2951cc	3028cc	3215cc	2945cc

Dans ces changements de latitude, la respiration se comportait comme elle se comporte chez les Européens qui changent de climat, qui se portent d'un climat chaud vers un climat tempéré, ou qui exécutent le voyage inverse. La spirométrie augmentait au moment où le thermomètre descendait, le nombre des respirations diminuait; l'effet inverse se produisait quand la colonne mercurielle remontait. Ces effets n'étaient pas appréciables les premiers jours, mais on pouvait les constater lorsque le corps était accoutumé au bain d'air frais ou chaud.

La circulation chez ces coolies subissait également des modifications, surtout dans le chiffre des pulsations.

Le pouls, chez 34 sujets de 18 à 32 ans, avait un nombre de pulsations de :

Dans le golfe du Bengale	Près de Madagascar	Au-dessous de Madagascar		Dans la mer des Antilles
(Therm. 27°)	(Therm. 30°)	(Therm. 29°)	(Therm. 23°)	(Therm. 26°)
86.1	82-84	80	77-78	85

Le froid diminuait la fréquence, la chaleur l'augmentait, faits que nous avons constatés chez l'émigrant européen.

La chaleur animale présentait aussi des variations analogues à celles observées chez les hommes des pays tempérés que nous avions pu suivre; elle était dans les mêmes parages de :

38°,40 38°,29 37°,80 à 37°,90 38°,50

Quelques sujets eurent, au moment où le thermomètre baissa, une exagération de la température (thermomètre placé dans la bouche), fait que nous avons déjà signalé chez l'Européen.

Les grandes fonctions se comportent donc de la même façon dans les changements rapides du climat, quelle que soit la race du voyageur. La sensibilité au froid et à la chaleur ne sont pas égales, l'homme des régions tropicales redoute le premier, le sujet des régions tempérées est affecté par la seconde, mais l'économie suit toujours les mêmes grandes lignes, tant que l'organisme se maintient dans un état physiologique.

— La résistance aux influences morales n'est pas égale pour ces hommes. La supériorité intellectuelle de l'Européen le met bien au-dessus du nègre, du Hindou, du Chinois. Nous avons vu plus haut (p. 188) avec quelle facilité ces derniers faisaient l'abandon de leur vie quand le découragement et la peur s'emparaient d'eux. Loin de sa patrie, le colon européen peut bien la regretter et dire mélancoliquement comme Mélibée :

At nos hinc alii sitientes ibimus Afros;
Pars Scythiam. . . . .
Carmina nulla canam. . . . .

mais il se laisse moins rarement aller à la nostalgie, essayant de se créer de nouveaux foyers, de nouvelles habitudes, de nouvelles relations sociales et religieuses.

— La résistance aux causes pathologiques est une des questions les plus controversées. Certains auteurs prétendent que, soumis au même genre de vie, à l'influence du même climat, du même milieu, l'Européen est malade autrement que le Chinois, l'Indien, le nègre, qu'il meurt autrement qu'eux. Les maladies changeraient non seulement suivant les races, mais aussi suivant les temps et suivant les milieux [1], chaque race aurait sa pathologie et voudrait avoir sa thérapeutique [2]. D'autres

[1] Orgeas, *l. c.*, p. 280. Voir *Revue scientifique*, fév. 1882, p. 240. *Les milieux et le transformisme*, par Bordier.

[2] Bordier. In *Revue scient.*, fév. 1881, p. 182.

admettent que l'immense majorité des maladies doit être commune à tous les hommes et présenter seulement des modifications d'un groupe à l'autre (De Quatrefages, Mahé)[1]; les particularités, dans quelques cas, constitueraient des caractères[2].

La seconde opinion paraît la plus vraisemblable. L'émigrant modifie son économie pour se rapprocher de l'indigène, il laisse sa physiologie pour prendre celle de l'habitant. Lorsque les habitudes de son organisme sont modifiées, que son milieu s'est mis en harmonie avec le milieu extérieur, que sa vie est devenue toute semblable à celle de l'homme de race tropicale, il n'existe aucune raison pour qu'il ait une pathologie spéciale[3]. Certains de ses organes peuvent avoir pendant quelque temps une susceptibilité plus grande que les organes similaires chez les indigènes, mais le temps tend à la longue à effacer cette différence[4].

Cette susceptibilité se retrouve dans toutes les races, elle dépend de la vie antérieure. L'Européen qui n'est pas habitué à la chaleur doit surveiller son abdomen et surtout son foie; l'homme de race tropicale qui a vécu loin des régions froides doit craindre, quand il vient aux pays tempérés ou froids, pour sa respiration. La race n'est pour rien dans ces modifications, le milieu extérieur est tout; le foie est susceptible chez le premier parce qu'il n'a pas été habitué à fonctionner activement, le poumon est impressionnable chez le second parce qu'il n'est pas accoutumé à cet air froid et à cette exagération des phénomènes respiratoires.

Suivant le docteur Rattray, les maladies appelées tropicales ne seraient, le plus souvent, que les exagérations des effets physiologiques dus aux climats, mêlés à des phénomènes pathologiques[5]. Cette opinion que nous pouvons admettre, tout au moins pour la première période de l'acclimatement individuel, demande à ce que nous envisagions quelques-uns des faits principaux de la pathologie.

La fièvre paludéenne si dangereuse pour les Européens dans un grand nombre de régions tropicales n'épargne pas toujours

[1] Voir de Quatrefages, *l. c.*, p. 312. *Caractères pathologiques.*

[2] Voir de Quatrefages, *l. c.*, p. 311.

[3] Voir de Quatrefages. *Influence du milieu et de la race*, et *Conditions de l'acclimatation.*

[4] De Quatrefages, *l. c.*, p. 311. *Caractères pathologiques.*

[5] *Arch. de méd. nav.*, 1872, *l. c.*, p. 428.

les hommes du pays. Nous avons vu plus haut que dans la première période de leur existence les indigènes succombaient en grand nombre sous ses coups (Borius). On dirait que les enfants sont dans la condition des non-acclimatés (Rufz de Lavison[1]). Les formes graves, les accès pernicieux frappent moins souvent l'adulte Nègre, Hindou, Chinois.... mais elles l'atteignent en prenant un type, un caractère quelquefois différents (Voir p. 189). La cachexie paludéenne se rencontre chez l'homme de couleur comme chez l'Européen ; le chiffre des décès est souvent plus considérable pour le dernier, mais il monte et s'abaisse à peu près toujours en même temps et dans la même localité pour les deux races, principalement quand elles sont toutes deux expatriées (Boudin, de Quatrefages[2]).

La dysenterie et l'hépatite sévissent sur toutes les races (Berchon, Guiol....)

La fièvre jaune frappe moins sévèrement les races adaptées aux pays chauds, mais elle les éprouve quelquefois[3]. Les principaux exemples que l'on puisse citer sont ceux de Mexicains descendant des hauts plateaux et frappés par la terrible endémie (Jourdanet[4]), de nègres victimes des premiers coups de l'affection importée dans les comptoirs de Sénégambie (Cédont, Borius[5]....), de mulâtres atteints lorsqu'ils arrivaient de points élevés sur la côte et dans les lieux infectés (Lota [6]), des Chinois éprouvés par le typhus amaril à la Havane (P. Selsis, Corre[7]....). Ceux qui ne sont pas atteints par la fièvre jaune, quand elle frappe d'une façon brutale et répand son souffle empesté sur une région, sont fréquemment atteints de fièvres graves, même dans les pays où l'influence paludéenne n'a pu être constatée[8].

Un fait qui prouve que l'acclimatation joue un rôle, c'est que beaucoup de nègres, après avoir résidé quelque temps

[1] Voir à ce sujet *Chronologie des maladies de la ville de Saint-Pierre* (Martinique), in *Arch. de méd. nav.*, t. XII, p. 127.

[2] De Quatrefages, *l. c.*, p. 165. *Influence du milieu et de la race.*

[3] *Arch. de méd. nav.*, fév. 1882, p. 94 et suiv.

[4] Voir Jourdanet. *Du Mexique au point de vue de son influence sur la vie de l'homme*, 1862.

[5] Voir *Arch. de méd. nav.*, fév. 1882, p. 95.

[6] Même recueil, déc. 1870. *De l'immunité des créoles à l'égard de la fièvre jaune.*

[7] Même recueil, fév. 1882, p. 97.

[8] Même recueil, déc. 1870, p. 316 et suiv., surtout p. 349.

dans un climat froid deviennent, jusqu'à un certain point, sujets aux affections tropicales [1], c'est que le créole qui a quitté un certain temps son pays, surtout quand il n'avait pas atteint l'âge adulte, est sujet à la fièvre jaune tout autant que l'Européen qui est nouvellement arrivé [2].

Les grandes épidémies sont communes à toutes les races; le choléra, la peste, les fièvres éruptives.... frappent indifféremment le blanc, le jaune et le noir. Il est donc permis de supposer avec le docteur Mahé [3] que la pathologie est générale et qu'il n'y a pas de maladie absolument particulière à telle ou telle race. Il y a une question de plus ou de moins dépendant de la constitution et du jeu des organes habitués à tel ou tel milieu. L'organisme de l'émigrant devient avec le temps de moins en moins impressionnable, parce qu'il se fait à l'acclimatement météorologique [4] et peut plus facilement lutter contre les endémies quand il a repris son équilibre dans le nouveau milieu.

Nous ne rappellerons que par quelques mots la résistance des races aux agents thérapeutiques. Nous avons signalé plus haut l'action des médicaments sur les hommes jaunes et noirs; elle est quelquefois différente de celle exercée sur les Européens. Cela doit tenir à l'habitude ou à des particularités dans le fonctionnement des organes. Lorsque le colon est acclimaté, la thérapeutique indigène peut lui rendre des services, ainsi que nous l'avons entendu maintes fois affirmer par les praticiens qui avaient vécu dans les régions torrides.

La résistance à la douleur dans les grandes opérations chirurgicales, c'est-à-dire l'insensibilité, est plus grande que chez les indigènes; cela tient à ce que la sensibilité paraît marcher de pair avec le développement intellectuel ainsi que nous l'avons fait remarquer plus haut (p. 191-192).

[1] Voir Darwin, *l. c.*, t. I. p. 269.

[2] *Arch. de méd. nav.*, 1870, p. 317-318.

[3] In *Programme de Séméiologie* cité, *Arch. de méd. nav.*

[4] Voir Dutroulau, *l. c.*, p. 171 et p. 174.

— Le temps de séjour des individus appartenant à une race a la plus grande influence. Les nègres résistent mieux aux endémies en Afrique et en Amérique que les habitants de certaines localités qui sont depuis un temps assez long dans le pays. Les Arabes qui ont envahi l'Algérie confient la garde de leurs maisons des oasis, lors de la saison des fièvres, aux nègres qui habitaient le pays bien avant eux. (Voir Darwin, *l. c.*, t. I, p. 270.)

Voir aussi *La Réforme sociale*, avril 1882. *Étude sur le Sahara.*

— La durée de la vie est-elle moindre pour l'Européen qui est parvenu à s'acclimater dans les pays placés plus ou moins près de l'équateur? Nous ne saurions préciser. D'une façon générale la vie paraît moins longue (Topinard[1]), mais on est en droit d'affirmer que la température, au moins considérée isolément, n'a pas une influence désavantageuse[2]. Les sujets, de quelques races qu'ils soient, arrivés à un certain âge, éprouvent plutôt du bien-être dans une atmosphère chaude (Saint-Vel, Rufz....). La décrépitude paraît peut-être plus vite chez l'homme des races tropicales, mais le développement de son corps est plus rapide que chez le blanc[3]; sa dent de sagesse sort plus tôt, sa force musculaire s'accentue de meilleure heure (voir p. 191-192). La vie peut malgré tout, même lorsque l'homme de couleur est déplacé et mis dans des conditions favorables, durer aussi longtemps que chez l'Européen (Prichard, Adanson, Oldfield....)[4]. On peut dire la même chose pour le blanc qui émigre; lorsque le milieu intérieur a repris des rapports normaux avec le milieu extérieur, la vie peut se prolonger un long temps[5].

— Ce parallèle entre l'homme des régions tempérées et l'homme des régions tropicales a montré les efforts de la nature pour modifier les fonctions de l'émigrant et les rendre semblables à celles de l'indigène. La respiration, la circulation, la chaleur animale.... en un mot les grandes fonctions de la vie végétative tendent à s'adapter au nouveau milieu[6]; l'économie transplantée fait le travail que les premiers habitants de

[1] *L. c.*, p. 377. *Durée de la vie.*

[2] De Quatrefages, *l. c.*, p. 309. *Caractères physiologiques. Durée de la vie.*

[3] Topinard, *l. c.*, p. 378.

[4] De Quatrefages, *l. c.*, p. 309-310. *Caractères physiologiques.*

[5] De Quatrefages, *l. c.*, p. 310. — Voir *Races humaines*, *Dict. encyclop.* 4e série, t. I, p. 377.

[6] Voir *Rev. scientif.*, août 1880, p. 194 et suiv. *Le transformisme*, par Ed. Perrier.

Même recueil, déc. 1882, p 833 et suiv. *L'adaptation aux conditions d'existence.*

On objectera peut-être que le résultat de l'adaptation aux conditions d'existence est le plus souvent un progrès continu, une complication de plus en plus grande de l'organisme. Mais il est tel genre de vie dans lequel une simplification peut-être avantageuse. L'adaptation, ainsi que le dit M. Perrier, n'est pas synonyme de progrès ou tout au moins de complication organique, ainsi que certains naturalistes avaient cru le voir. (Recueil 1880, p. 199). L'étude que nous avons faite parle dans ce sens, puisque le mulâtre qui résiste aussi bien, pour ne pas dire mieux que l'individu de race propre, paraît moins bien doué sous beaucoup de rapports

la localité ont dû faire pour se plier au climat et y trouver une existence suivie. Toutes les races sont forcées de commencer ainsi[1] pour adapter les parties de leurs organismes aux conditions mésologiques[2]; l'acclimatement individuel doit toujours précéder celui de la race.

Suivant Lamark les circonstances dans lesquelles un organisme doit vivre le stimulent en faisant naître chez lui le sentiment du besoin. Le besoin détermine l'animal à agir; pour satisfaire aux impulsions qu'il reçoit, il se sert habituellement de quelques-uns de ses organes de préférence aux autres. Les organes dont il fait un plus fréquent usage se développent davantage par l'exercice. Ce mouvement est appréciable chez l'homme comme chez les animaux.

L'homme paraît moins subir l'influence des milieux que certaines races animales[3], parce qu'il dispose jusqu'à un certain point du milieu, parce qu'il use de son intelligence tantôt pour se maintenir, tantôt pour conserver sa race[4]. Mais lorsque les circonstances sont telles qu'il ne peut user de tous les moyens préventifs nécessaires, ou lorsque le milieu est trop énergique, il subit cette influence tout comme les animaux. Les individus adultes eux-mêmes sont parfois singulièrement modifiés (Pruner-Bey, Langsdorf, de Quatrefages[5]....).

L'émigrant doit donc se pénétrer de cette vérité qu'il pourra, au point de vue organique, être son propre statuaire, ainsi que

[1] De Quatrefages, *l. c.*, p. 185 et suiv. *Formation des races humaines sous la seule influence du milieu et de l'hérédité*, surtout p. 188 et 191.

[2] *Le milieu agit sur l'organisme à chaque instant de son évolution*. Beaunis, *l. c.*, p. 22. *Caractères des corps vivants*.

[3] *L'homme ne se soumet guère à la sélection* (De Quatrefages, *l. c.*, p. 189. *Action du milieu*....). *L'homme n'a jamais cherché à fixer les formes anormales apparues chez quelques représentants de son espèce.* (*Races humaines*, p. 376, du *Dict. encyclop. des sc. méd.* 3e partie, t. I.)

[4] *Dict.* cité, p. 377.

[5] Voir de Quatrefages, *Dict.* cité, p. 377. « M. Pruner-Bey qui a vu au Caire plusieurs voyageurs français se rendant en Abyssinie, ou en revenant, a noté les grands changements survenus chez les deux frères d'Abaddie, chez MM. Schimper. Baroni... Il en a constaté sur lui-même à la suite d'un séjour de trois mois seulement à Tehama en Arabie. Les voyageurs citent beaucoup d'autres faits pareils. Après huit années d'esclavage chez les Yukateques, dont il avait dû adopter le costume et le genre de vie, Jérôme de Aguilar, l'interprète de Cortez, ne pouvait plus être distingué des indigènes. Langsdorf a trouvé à Nouka-Hiva un matelot anglais que plusieurs années de séjour dans cette île avaient rendu entièrement semblable à un Polynésien.... »

Les mêmes remarques ont été faites pour les hommes de couleur. (Voir de Quatrefages. *De l'espèce humaine*, p. 191).

le disaient les Grecs, tantôt en modifiant son milieu par une foule de précautions, tantôt en suivant la nature par une surveillance active du milieu intérieur et du milieu extérieur[1].

[1] Nous n'avons pas cru devoir, dans le courant de ce parallèle, donner une appréciation et sur l'origine de l'homme, et sur l'action des milieux, de l'hérédité... et sur l'avenir des races croisées ou métis. Ces données regardent plutôt une étude ethnologique que des recherches sur les modifications produites par l'acclimatement individuel.

Nous ne pouvons cependant laisser le sujet sans résumer l'opinion qu'un examen suivi nous a amené à partager. Trouvant pour les principales fonctions les mêmes rapports chez l'homme qui vit aux régions tempérées et chez l'homme qui vit dans les pays chauds, voyant le milieu agir plus que la race sur la fonction quand l'individu modifie son habitat, constatant que l'organisme varie de la même façon chez l'Européen, le Mongol et le noir, nous avons pensé que notre espèce avait paru dans un lieu particulier du globe et qu'elle avait irradié de là dans tous les sens, abordé les milieux les plus divers (De Quatrefages. *Dict.* cité, p. 379). Les races primordiales ont pu paraître en nombre infini dès les premiers temps, parce que l'homme était sans défense pour lutter contre les agents qui l'environnaient, mais il fut longtemps facile de voir qu'il n'existait qu'une seule et même espèce (Agassiz). Le milieu modifia la modalité de l'économie humaine, mais il n'en changea jamais la constitution au point de faire supposer que l'homme était un anthropoïde développé. « Chaque os de gorille, disait Huxley, porte une empreinte par laquelle on peut le distinguer de l'os humain correspondant. Dans la création actuelle tout au moins, aucun être intermédiaire ne comble la brèche qui sépare l'homme du troglodyte. » Les ossements humains fossiles n'ont rien prouvé contre cette assertion (Huxley, de Quatrefages. — Voir *Espèce humaine*, p. 82-83).

— Le milieu modifie encore les races de nos jours en variant le jeu des fonctions. La soudaineté et la simultanéité des modifications éprouvées aux États-Unis par la race Anglo-Saxonne en sont des preuves ; nous pourrions en examinant avec attention les mouvements de l'homme, même en Europe, voir naître des hommes à caractères nouveaux, des espèces constituant un type ou une race nouvelle. — (Voir *Rev. scient.*, mars 1882. *La formation actuelle d'une race dans le monts Tatras*, par G. Le Bon.)

— Le milieu, la nature de la race ne sont pas tout dans ce problème multiple de l'acclimatation. L'homme, l'individu lui-même y apportent leurs éléments propres. Le croisement joue parfois un rôle considérable. Suivant des auteurs l'union de deux êtres de races différentes, le plus souvent d'un père blanc avec une mère de couleur (De Quatrefages, *Races humaines*, *l. c.*, p. 381), assurerait le développement des colonies, les métis seraient même appelés à occuper la plus grande surface de la terre. (De Quatrefages, *L'espèce humaine*, p. 195-212). Suivant d'autres ce rapprochement donnerait naissance à des êtres qui ne pourraient procréer indéfiniment et donner naissance à une race (Yvan, Nott, Simonnot...) ; nous avons présenté plus haut un aperçu de ces remarques basées sur la statistique, sans formuler un avis ou plutôt une supposition. Celle que nous pourrions avancer, après avoir constaté que le mulâtre a des organes moins développés que le blanc, un cerveau moins volumineux, après avoir appris que l'infériorité se caractérise avec le degré du métissage, c'est que le métissage gagnerait à se retremper de temps en temps dans le sang d'une race bien déterminée ou à se mettre dans des conditions de milieu pouvant développer les parties principales de son économie.

DEUXIÈME PARTIE

ACCLIMATATION

> Les hommes qui quittent le lieu de leur naissance peuvent être assimilés à des végétaux transplantés sur un sol étranger où ils ne peuvent être conservés et acclimatés qu'avec un soin extraordinaire.
>
> (Lind. *Essai sur les maladies des Européens aux pays chauds*).

Le parallèle que nous venons d'établir entre l'Européen et l'homme des régions tropicales vivant, côte à côte, dans les pays chauds, montre que la physiologie de l'émigrant se modifie ; les rapports de son organisme avec le milieu nouveau tendent à assimiler ses fonctions à celle de l'habitant, à produire plus ou moins rapidement l'indigénisation.

La révolution qui a pour résultat d'imprimer à une constitution exotique les caractères approximatifs de l'indigénat tropical s'accomplit tantôt d'une manière aiguë, tantôt d'une façon graduelle. Le mode le plus heureux d'acclimatement est celui qui assimile lentement le colon aux indigènes, sans secousse, sans souffrance apparente. Pour l'obtenir, l'émigrant peut s'adresser à l'hygiène et lui demander son secours ; mais il faut qu'il ne soit ni trop routinier pour suivre celle qui réussit en Europe, ni trop partisan de théories que l'observation n'a pas contrôlées. Il lui convient de modeler plus ou moins sa manière de vivre sur celle des naturels du pays, en choisissant ses types parmi ceux qui vivent bien portants et qui ont atteint sans infirmités une verte vieillesse. L'hygiène de l'homme de l'Europe ne saurait être celle de l'habitant des tropiques, ainsi que le faisait si judicieusement remarquer Thévenot.

Les mutations qui sont devenues nécessaires dans l'exercice

simultané ou alternatif, des principaux organes ont créé une physiologie nouvelle; cette physiologie doit servir de base aux règles de l'acclimatation.

— Le problème de l'acclimatement repose ainsi que nous l'avons dit plus haut, sur l'accommodation spontanée et naturelle; celui de l'acclimatation admet l'intervention de l'homme dans cette accommodation. Ce dernier constitue réellement une question à part se décomposant en plusieurs cas particuliers qui comportent chacun une solution spéciale[1]; mais il ne peut être traité avec précision qu'en réunissant les données fournies par les modifications physiologiques journalières, c'est-à-dire par les manifestations de la vie, le réactif du climat.

— L'homme qui veut émigrer doit se rappeler ce que disait jadis Celse : *Nihil magis sanitati insidias struit quam subita rerum consuetarum mutatio.* Au moment de rompre avec son passé, il doit s'enquérir des moyens de conserver la santé, cette unité qui fait valoir les zéros de la vie[2]. Pour être sûr de l'avenir, il doit demander les précautions à prendre avant le départ, s'informer des attributs du climat dans lequel il voudra continuer son existence, rechercher si l'acclimatement devra être simplement météorologique ou compliqué d'influences locales. Ces questions l'amèneront à puiser dans l'arsenal de l'hygiène les armes dont il pourra avoir besoin ; mais il devra se rappeler, avant tout, qu'on ne peut lutter contre le climat sans les ressources pécuniaires qui permettent d'emprunter ces armes défensives. L'émigrant qui se trouverait aux prises avec le *re angustâ et morbo* serait fatalement condamné dans des pays où l'indigène éprouve quelquefois de la peine à maintenir sa place.

— La sollicitude des gouvernements est plus nécessaire que celle des particuliers. Disposant de la vie des personnes d'après certaines lois, les gouvernants doivent agir avec plus

[1] Voir De Quatrefages. *L'espèce humaine*, p. 171. *Conditions de l'acclimatation.*

Voir aussi Darwin. *L'origine des espèces*, p. 88-89.

[2] Voir à ce sujet Leroy-Beaulieu. *De la colonisation chez les peuples modernes*, p. 302 et suiv. *L'Algérie, l'immigration. Le peuplement.*

Voir aussi dans la *Réforme sociale*, août 1882, p. 109, un article de M. A. Delaire, intitulé : *La France et la colonisation à propos d'un livre récent.*

de prudence que les émigrants. Soucieux ou non de leur santé, ces derniers disposent librement de leur personne.

L'envoi de fonctionnaires dans les pays plus ou moins rapprochés de l'équateur ne devrait avoir lieu qu'après un examen scrupuleux. Il serait honteux de rester au dessous de ces anciens Romains auxquels Végèce conseillait, pour le recrutement des troupes, de reconnaître par les yeux, par l'ensemble des traits du visage et par la conformation des membres, les hommes qui pouvaient faire les meilleurs contingents. Les questions de provenance, d'âge, de force, d'états pathologiques antérieurs devraient être examinés en détail, il ne faudrait pas craindre de dire trop souvent :

Viens çà, conscrit, qu'on t'examine
D'où viens-tu ? Quel est ton état ?

— Les sujets que les gouvernants jettent sur les bâtiments demanderaient une étude encore plus approfondie. Dans cette succession sans fin d'acclimatements et de désacclimatements, dans ces accommodation et désaccommodation incessantes de l'organisme aux milieux si divers que traverse le marin, se trouvent bien des dangers. Pour conjurer les inconvénients, on a proposé un mélange éclectique de matelots de diverses zones dont les qualités et les défauts trouveraient des occasions de relief et de compensation, oubliant que l'on prononçait un *væ victis* pour ceux qui ne pourraient supporter le choc. Ne vaudrait-il pas mieux former un équipage bien homogène, de même provenance régionale, et bien adapté à la nature de la campagne? Chaque voyage empruntant aux conditions particulières des lieux de stations des éléments spéciaux demanderait une étude particulière pour le recrutement.

Ces observations ont préoccupé depuis longtemps les médecins navigateurs de toutes les nations.

Gonzalez réclamait un examen, au moment de l'armement, et proposait d'éloigner tout individu de faible constitution, à poitrine peu développée, à tempérament lymphatique. Il ajoutait que l'on ne devrait jamais prendre de convalescents.

Fontana était du même avis pour les matelots italiens habitués comme les Espagnols aux chaleurs des climats méditerranéens.

Callisen, médecin danois, insistait encore plus en demandant de consulter les habitudes et de ne prendre : *Nec ullus qui animo et corpore non valeat.*

Rouppe, médecin hollandais, faisait les mêmes remarques.

Les Anglais, mettant à profit l'expérience du passé et les remarques de leurs voisins, ont apporté et apportent les plus grands soins aux recrutements de leurs expéditions. Le choix minutieux avec lequel ils font le triage des hommes pour composer leur marine arctique, l'attention qu'ils donnent aux renseignements fournis par les personnels scientifiques attachés à leurs campagnes dans les régions chaudes, les discussions toutes récentes au sujet des troupes de terre et de mer employées dans l'Inde et en Afrique, sont les preuves de cette préoccupation constante.

Les médecins navigateurs de notre pays ne sont pas restés en arrière ; ils ont souvent demandé l'application de ces principes. Les pages tombées de la plume du professeur Fonssagrives[1] résument ces desiderata et sont tout un programme pour l'avenir.

— Avant de pousser plus loin cette étude nous devons faire remarquer que l'acclimatement du navigateur, de l'homme envoyé temporairement dans les pays chauds, est un peu différent de celui des personnes qui vont chercher une nouvelle patrie dans ces régions. L'émigrant quitte sa terre natale tantôt pour y revenir, tantôt pour ne plus la revoir; de là des conditions différentes à remplir au point de vue de l'acclimatation. Dans le premier cas il suffit de vivre, dans le second il faut créer une lignée, perpétuer la race. Cependant, quels que soient les projets, il faut toujours commencer par l'acclimatement individuel.

La première question qui s'impose, avant d'étudier la manière dont l'organisme se comportera dans les conditions nouvelles avec l'aide de l'hygiène, est de savoir s'il est capable d'y vivre. Le colon doit s'enquérir des attributs du climat où il a projeté de continuer son existence et rechercher s'il possède des organes pouvant faire les frais de l'acclimatement. Nécessité est donc, après avoir jeté un coup d'œil sur la mésologie nouvelle, de chercher à connaître la constitution orga-

[1] *Hygiène navale*, 1re et 2e édit.

nique, d'examiner ce que le passé a appris de la résistance présentée par tel ou tel groupe, d'une nationalité donnée, d'une race distincte, de descendre même à l'examen détaillé des personnes quand les circonstances l'exigent. Il n'y a pas en effet de petits détails ; *De pelle humanâ agitur*.

I. — EXAMEN DES SUJETS ET PRÉCAUTIONS PRÉLIMINAIRES

To be or not to be that is the question
(Shakespeare).

Examen de la localité. — Après avoir examiné les attributs des climats chauds à un point de vue général, la personne qui désire émigrer doit se rappeler qu'il existe, dans la zone intertropicale des régions ou des localités salubres par elles-mêmes. Il en est où les agressions de la météorologie sont seules à redouter ; l'Européen peut s'y maintenir en bonne santé en prenant des précautions. Nous pouvons donner comme exemple le ciel privilégié des îles de l'Océanie.

Mais il en est d'autres où les influences météorologiques ne peuvent être isolées des causes de maladies que le concours des météores fait surgir d'un sol insalubre ; l'émigrant est alors obligé de lutter et souvent de limiter son séjour. L'homme habitué à la chaleur ne peut y résister. Nous citerons à ce sujet la mortalité des Espagnols à Fernando-Pô une de leurs possessions d'Afrique, à Luçon une de leurs possessions d'Asie. Les troupes choisies ne peuvent se plier aux conditions nouvelles et fournissent un chiffre de décès fort élevé [1].

Une étude complète du sujet est difficile à présenter. M. Legoyt, réunissant un grand nombre de données, disait il y a quelques dix mois, que ce travail rencontrait des difficultés énormes, résultant de la variété des opinions émises.

Suivant ce savant, l'expérience aurait démontré que la plus grande partie de l'Afrique serait inhabitable pour l'Européen, sauf à une grande distance des côtes et à une certaine altitude. Le seul exemple d'un acclimatement complet serait celui des

[1] Voir *Rev. scient.*, 1882, p. 741.

Hollandais au Cap[1]. En Algérie il serait acquis pour les Espagnols, au moins dans la province d'Oran, pour les Italiens, les Anglo-maltais et surtout pour les Juifs. Les Français commenceraient à se faire au climat.

L'îlot de Gorée, sur les côtes de Sénégambie, La Réunion dans l'Océan Indien jouiraient des mêmes avantages.

L'île Maurice pourrait se placer à côté de ces pays ; mais l'Égypte, l'Abyssinie, le Sénégal, la Côte-d'Or, Sierra-Leone, Madagascar, s'en écarteraient en prenant une teinte sombre.

En Asie, le séjour de l'Inde (au moins de l'Inde anglaise) serait fatal aux Européens, même croisés. La situation serait moins mauvaise à Ceylan et à Pondichéry. La Cochinchine serait dangereuse pour les garnisons et pour la population civile.

Tout près de l'Asie, déjà en Océanie, les îles de la Sonde absorberaient une grande quantité de Hollandais et de mercenaires engagés par eux; les Philippines seraient fatales aux Espagnols eux-mêmes qui ne pourraient s'y maintenir qu'en changeant souvent les troupes[2].

Quelques points de la côte de l'Asie Mineure permettraient à des colonies européennes de prospérer. Une de ces dernières serait établie aux environs de Jaffa et serait presque entièrement composée d'Allemands.

Une immigration européenne considérable se porterait vers l'Amérique sud et centre. Les Italiens, les Français se fixeraient dans les républiques de la Plata, de l'Uruguay, de la Confédération Argentine. Les Flamands auraient, dans la province de Buenos-Ayres, fondé une colonie. Les Allemands auraient réussi au Brésil, surtout à San Leopoldo. Mais on pourrait citer une foule d'autres points où l'acclimatement des Européens n'existerait pour ainsi dire pas. Les Guyanes ne permettraient pas un séjour prolongé, les Antilles ne donneraient une large hospitalité qu'aux colons espagnols. Quelques points comme les Saintes, la Guadeloupe, la Jamaïque, posséderaient des stations favorables aux Français et aux Anglais, mais ils ne permettraient pas un mouvement de populations semblable à celui des Antilles espagnoles.

[1] Voir l'histoire résumée de cette colonie dans la *Réforme sociale*, avril 1881, p. 235 et suiv.

[2] Voir in *Arch. de méd. nav.* les articles sur les Indes néerlandaises et sur l'Archipel des Philippines

En Océanie, on aurait constaté la merveilleuse salubrité de l'Australie et des parties voisines : Tasmanie, Nouvelle-Zélande. La mortalité des enfants, si commune dans les régions chaudes, y serait faible. Taïti et la Nouvelle-Calédonie seraient dans les mêmes conditions.

— L'expérience a donc montré qu'il existe beaucoup de régions insalubres, des pays ne permettant qu'un séjour momentané. Dans ceux où l'on constate un hiver, l'organisation peut se refaire, la santé s'améliorer ; les forces reviennent pour une période plus ou moins longue. En Algérie la santé, fortement compromise en été, devient sensiblement meilleure en hiver. Au Sénégal la saison fraîche rend à l'économie une partie de la vigueur que les chaleurs lui avaient enlevée. Grâce à ces abaissements thermométriques, le séjour peut être prolongé, l'acclimatement même être obtenu.

L'influence des hautes températures continues est le plus grand obstacle à l'acclimatement dans les régions équatoriales ; cette continuité est plus dangereuse que les ascensions thermométriques maxima (Colin). Rien n'est en effet plus pénible que l'été persistant des pays rapprochés de l'équateur, même dans ceux où il ne règne aucune maladie épidémique ou endémique l'anémie ne tarde pas à livrer une ample moisson à la mort. Le colon qui ne peut changer son habitat et chercher des régions plus fraîches ne résiste pas longtemps, la chaleur ne tarde pas à l'abattre.

— Le résumé de ces observations est que l'émigrant devra autant que possible essayer de porter son habitat vers les points salubres que nous avons indiqués. Lorsque le concours des circonstances le poussera dans une autre région, une de celles où l'Européen ne peut se maintenir que par la lutte, il fera bien de rechercher de préférence les localités ayant un hiver marqué. Ce conseil n'est que la mise en pratique du proverbe bien connu :

Entre deux maux il faut choisir le moindre.

Professions. — Le genre d'existence n'est pas chose indifférente aux pays chauds. Les études faites dans notre colonie d'Algérie ont montré que les professions plus ou moins périlleuses exercées par les colons, étaient un facteur important dans le chiffre des décès. « Les Juifs, par exemple, tous commerçants et, à ce titre habitants des villes, ne sont pas exposés aux influences telluriques. Les Italiens et les Maltais, généralement pêcheurs et marchands de poissons, vivent plus à la mer que sur la terre, tandis que les Allemands, presque tous, cultivateurs, subissent directement les émanations paludéennes[1] ». Les derniers fournissent une grande mortalité empêchant l'acclimatement, tandis que les Juifs, les Italiens, les Maltais se plient au climat et peuvent prospérer.

Les pays chauds ne doivent pas être choisis pour faire l'apprentissage des travaux de force et de l'agriculture. La culture est dangereuse pour les indigènes, à plus forte raison pour ceux qui ne sont pas habitués au sol et aux météores.

Les différences qui existent entre les professions exercées par les colons se retrouvent, quoique moins marquées, dans la vie des fonctionnaires. Les observations recueillies dans l'Inde anglaise donnent une mortalité moindre pour les officiers et les sous-officiers que pour les hommes plus exposés par les besoins du service. Les mêmes faits ressortent de la comparaison de divers corps de troupes entre eux. Relevant le chiffre des décès, pour une même période, sur les hommes employés au Sénégal, le docteur Borius a trouvé que la marine était la plus exposée, que l'infanterie venait après, que l'artillerie était privilégiée, que la cavalerie l'était plus encore. Certaines particularités de la vie du matelot, quittant l'atmosphère pélasgienne pour rentrer dans l'air plus ou moins malsain des fleuves de la côte d'Afrique, rendent compte de la triste prérogative d'occuper la principale place sur le tableau des décès.

— Les qualités natives des personnes jouent ici un grand rôle. Si la France fût heureuse dans sa colonisation aux Antilles, et en général dans les colonies de plantations, acquit même, pendant tout le dix-huitième siècle; une supériorité incontestée sur toutes les autres nations d'Europe, y compris l'Angleterre, ce fut parce que les qualités de ses colons se prêtaient bien mieux à la culture des produits d'exportation, café, coton, canne à sucre, qui ressemble plus à une opération industrielle qu'à une opération agricole, parce que cette vie animée, largement rémunératrice leur était plus facile que les

[1] Legoyt, *l. c.*, p. 745.
Voir aussi Ricoux. *Démographie figurée de l'Algérie.*

longs et patients travaux qu'exige la production des céréales et du bétail[1].

La vie n'est pas, en effet, la même dans les colonies d'exploitation et dans les colonies de plantations, dans celles où les Européens ne possèdent que des comptoirs et dans celles où ils cultivent le sol.

Il est bon de rappeler que les colonies se divisent en trois classes nettement tranchées qui exigent des aptitudes très diverses de la part des individus et des peuples qui veulent les habiter. Ce sont les colonies de commerce, les colonies agricoles et les colonies de plantation, c'est-à-dire celles qui possèdent un monopole naturel pour la production des denrées d'exportation[2]. Les premières mettent l'émigrant presque exclusivement en rapport avec l'acclimatement météorologique, les autres commandent son adaptation au sol. Toutes les contrées ne répondent pas encore à ce que demandait Richard Hackluyt, lors des premières recherches de Frolischer (1576-1578) : un climat tempéré, de l'eau douce, des provisions et des vivres en abondance, du combustible et des matériaux à bâtir, il est donc nécessaire que l'émigrant se procure ces choses par le travail. Les colonies agricoles, et les colonies d'exploitation, en rapport moins direct que les colonies de commerce avec la marine, livrent le colon à ses propres ressources.

— Quel que soit le pays choisi pour sa nouvelle résidence, l'émigrant doit se rappeler que le problème de l'acclimatement est composé de deux facteurs : le climat au milieu extérieur, l'organisme au milieu intérieur. Après avoir fait l'étude du premier, il se trouve en présence du second et il est forcé de répéter ce mot du philosophe ancien : γνοθί σεαυτον. La race, la nationalité, la provenance, les habitudes.... tels sont les termes de ce second facteur.

Races et nationalités. — Les habitants des contrées méridionales de l'Europe qui ont été les premiers colonisateurs, résistent mieu que d'autres aux influences des climats chauds et des régions torrides.

La latitude du pays, la nature du climat sous lesquels les races blanches ont longtemps résidé exercent une grande in-

[1] Leroy-Beaulieu, *l, c.*, p. 161. *De la colonisation française.*
[2] *Réforme sociale*, août 1882, *l. c.*, p. 110.

fluence sur elles[1]. Les Romains s'acclimataient parfaitement en Afrique, dans les parties qui sont aujourd'hui l'Algérie et la Tunisie ; Sénèque disait qu'ils n'y mouraient que de vieillesse[2].

Les choses ont peu changé pour les Italiens qui sont, avec les Espagnols, les colons les plus acclimatés de notre Algérie. Fontana, qui naviguait à la fin du siècle dernier avec des matelots tirés de la Péninsule italique, avait déjà constaté que ces hommes habitués à une température plus élevée que les peuples du Nord étaient plus propres à la navigation dans les pays chauds.

Nous pourrions répéter les mêmes choses pour les Espagnols et les Portugais dont l'influence s'est vivement fait sentir dans les régions intertropicales et dont on retrouve les traces dans l'Inde, à la côte d'Afrique, en Amérique....

La race espagnole dit M. de Fontpertuis prospère dans le Nouveau Monde. Le Mexique, le Pérou, le Chili, le Brésil, les républiques de l'Isthme, de l'Équateur et de la Plata, forment une sorte de prolongement de la mère-patrie. Quoique politiquement séparés de la métropole, ces peuples n'en sont pas moins des témoins vivants de la vitalité des populations ibériques.

Les Juifs prennent place à côté de ces peuples. Certaines immunités physiologiques, une vitalité particulière, une force congénitale analogue à cette *vis durans* que Tacite prêtait aux Germains, leur assurent de véritables privilèges. On les trouve en Algérie, au Maroc, en Égypte, dans l'Inde, au Brésil, en Océanie.... ayant une mortalité moindre, une vie moyenne plus longue.

— L'Européen du midi s'acclimate donc mieux que l'Européen du nord. La statistique parle dans ce sens quand elle montre 1000 colons d'origine espagnole donnant dans notre colonie algérienne 46 naissances pour 30 décès, et 1000 co-

[1] Voir Darwin. *La descendance de l'homme*, t. I, p. 469.

[2] Pour se convaincre du fait, il suffit de lire ces lignes sorties de la plume d'un homme autorisé et connaissant beaucoup l'Algérie :

« Avant la conquête romaine, la partie de l'Afrique que nous occupons aujourd'hui, était appelée Numidie et Mauritanie. Les Romains avec leur esprit essentiellement pratique, avec leur admirable instinct gouvernemental.... se mêlèrent à la population, envoyèrent de fréquentes migrations d'Italiens pour fonder de nombreuses colonies. Le pays put jouir d'une admirable prospérité, ainsi que le constate le témoignage muet, mais bien concluant, des ruines éparses sur toutes la surface du sol. » (*La colonisation en Algérie* par le général Montaudon, in *Réforme sociale*, juillet 1883, p. 90-95).

lons d'origine allemande 31 naissances pour 56 décès. Nous pourrions multiplier les exemples sans quitter la terre d'Afrique et rapprocher des Espagnols, les Maltais, les Anglo-Maltais, les Italiens.

Des remarques analogues ont été faites sur des sujets de même nationalité. Il résulte en effet, des observations de MM. Martin et Folley, que les Français des départements septentrionaux présentent en Algérie une mortalité plus considérable que les Français des départements méridionaux, la plupart d'origine ibérienne. Les Français du nord sont deux fois plus prédisposés que ceux du midi aux abcès du foie (Rouis et Laveran). Les soldats du nord-est semblent plus sujet aux accidents cérébraux déterminés par l'insolation que ceux des autres départements (De Sémallé).

Des observations analogues ont été relevées au Sénégal et au Gabon ; les Provençaux paraissent mieux supporter le climat que les Bretons. On pourrait constater de semblables faits dans toutes les colonies où les Européens de diverses provenances se trouvent placés dans les mêmes conditions hygiéniques[1].

— Des exceptions ont cependant été relatées. Les Hollandais ont fondé une colonie vivace au Cap ; la race continue à prospérer bien que les relations avec la mère-patrie aient été brutalement supprimées. « Voilà, ainsi que le dit Petermann, une race septentrionale, qui a quitté les plaines froides, humides et brumeuses de sa patrie, pour s'établir dans un pays chaud, sec et à vive lumière. S'est-elle au moins établie sur les hauteurs? Non. S'est-elle établie dans la partie méridionale pour avoir une moindre chaleur ? Non. Elle s'est au contraire portée au nord.... »

A côté des Hollandais, ou plutôt de ces fils de la Hollande, des Allemands sont venus se grouper en assez grand nombre ; favorisés par le président de la république transvaalienne, des commerçants, des ouvriers, des agriculteurs d'origine germanique, ont augmenté un petit noyau existant antérieurement et vivant avec les Boers.

[1] On pourrait objecter que les Français et les Portugais donnent dans l'Inde, notamment à Calcutta, une mortalité plus grande que les Anglais. Le docteur Fenck a fourni une explication de la chose en signalant la situation misérable dans laquelle se trouvent ces étrangers dans une ville aussi insalubre que la capitale de l'Hindoustan.

(Voir *Rev. scient.*, 1882, *l. c.*, n° 24, p. 747).

Les Français se sont aussi installés au Cap au moment de la révocation de l'édit de Nantes et se sont propagés, à Constance principalement.

Des colonies allemandes se sont formées au Brésil, dans les provinces de Santa-Catarina, de Porto-Allegro, de San Leopoldo Les pays flamands ont suivi l'exemple, et le *Buenos-Ayres Standard* signalait en 1882 la présence d'un noyau de population venant des environs d'Hasselt et de Turnhaut et ayant dans la province de Buenos-Ayres créé un village belge du nom de Vilaguay. La même feuille parlait de la prospérité de ce centre.

Les exceptions n'infirment cependant pas la règle. Les sujets qui résistent le mieux sont toujours ceux qui, ayant vécu, dans les hautes températures, sont habitués à les supporter, dès leur naissance, ainsi que le docteur Rey le faisait remarquer dernièrement au Congrès des médecins des colonies à Amsterdam.

L'homme du midi accoutumé à la chaleur a moins à faire pour se plier à la météorologie et il lui reste plus de force pour lutter contre l'influence du sol, contre les qualités du climat qui sont locales et tributaires de la volonté humaine. Il semble aussi avoir plus de facilité pour faire souche; les relevés statistiques ont prouvé que la mortalité des enfants créoles était d'autant moindre que ces petits êtres appartenaient à des races plus méridionales.

L'habitude d'une température élevée peut donc permettre à un Européen de s'adapter à un milieu chaud.

La thermalité des zones de provenance a aussi son influence sur l'immunité contre les maladies. L'Espagnol résiste mieux et arrive plus vite à l'acclimatement pathologique que le Français; le Français résiste mieux que l'Anglais. Le docteur Corre est d'avis que l'imprégnation ou l'aptitude diminue avec l'assuétude aux causes simplement adjuvantes de l'infection.

Le docteur Tommasi-Crudeli a, dans une étude sur la campagne romaine, fait la remarque que les hommes habitués à la chaleur et à l'existence dans les pays marécageux souffraient moins de la fièvre. Ce fait expliquerait la résistance de quelques-unes des races italiennes, notamment celles des Abruzzes et du territoire romain, contre les atteintes de la malaria. Le savant professeur propose d'essayer de coloniser en utilisant cette immunité dévolue à certains groupes (*Archives de biologie italienne*. Mai 1883).

Des remarques analogues ont été faites pour la fièvre jaune ou typhus amaril par le docteur Corre.

Cet exposé confirme l'opinion émise par Chervin en 1842, dans le *Bulletin de l'Académie de médecine :* en général les hommes du nord qui se rendent dans les Indes occidentales y souffrent de la fièvre jaune en raison directe de l'élévation de latitude des pays d'où ils arrivent.

— Ce que nous venons de dire pour les Européens, nous pourrions le répéter pour les hommes des races tropicales, qu'ils soient de race mongolique ou de race nègre. Nous avons même pu constater que ces sujets étaient plus sensibles et que les changements de climat les impressionnaient plus vivement. A l'exception des Chinois qui se rapprochent de l'homme de race caucasique, ils supportent avec peine les émigrations dans les pays voisins de ceux où ils ont été élevés, les variations climatériques les éprouvent même sur leur sol natal (Saint-Vel, Chanot, Dutroulau....).

Constitution. — Tempéraments. — Cet examen des qualités de la race et de la nationalité ne peut suffire quand il s'agit d'un changement de climat. Comme les unités servent à constituer les groupes, il est nécessaire de les examiner et de faire le détail des personnes. La constitution, le tempérament, l'âge, le sexe.... sont autant de questions à envisager.

L'homme qui émigre et met le pied pour la première fois sur un terrain des zones tropicales est tout surpris de se sentir plein d'activité, doué d'une force inaccoutumée, prêt à tout entreprendre. Mais cette excitation générale dure peu, elle est suivie d'une réaction due à la chaleur qui tend à déprimer l'économie transplantée par les nombreuses pertes qui se font à la surface cutanée. Il est donc nécessaire que le voyageur ait une constitution vigoureuse pour pouvoir, après la dépense, conserver encore quelque force. Ce sont les belles et bonnes constitutions, disait Saint Vel, qui résistent le mieux à nos maladies. Si nous avons vu les sujets les plus vigoureux et les moins acclimatés atteints les premiers par la fièvre jaune, écrivait le docteur Corre, nous les avons vus aussi opposer plus de force à la maladie et mieux surmonter ses effets que les anémiés et les acclimatés.

L'Européen qui n'a pas encore perdu la vigueur acquise dans un climat stimulant, peut, soumis aux influences du nouveau milieu, montrer moins de résistance vis-à-vis d'elles, se laisser surprendre en quelque sorte, mais il réagit aussitôt. Si l'agent extérieur l'impressionne vite et fort, l'organisme répond à son atteinte avec une intensité proportionnelle.

Rufz de Lavison, tout en reconnaissant les avantages de l'habitude, n'attachait pas une importance capitale à la provenance des sujets. Le savant praticien prétendait, en parlant des Français qui émigrent aux Antilles, qu'il était presque indifférent qu'ils vinssent du nord ou du midi, de Dunkerque ou de Marseille, qu'il était nécessaire avant tout qu'ils eussent de bons organes.

Cette dernière opinion nous paraît trop exclusive, parce qu'elle n'envisage qu'un point de la question : celui de la constitution qui se juge par un résultat sommaire, la force ou la faiblesse. Tout en tenant compte de la constitution, nous ne pouvons négliger le fait de l'habitude qui crée des aptitudes nouvelles, sollicite une série d'actes organiques particuliers.

Nous pourrions opposer bien des faits à l'idée émise par Rufz ; nous nous contenterons de rappeler celui de Thévenot relevant le nombre des décès dans notre colonie du Sénégal, affirmant que le lieu de provenance avait une influence, que les hommes du nord et de l'ouest de la France fournissaient un plus grand nombre de morts.

Nous avons peine à croire que les individus débiles soient ceux qui résistent le mieux au climat, quoique des auteurs aient soutenu cette thèse; il nous répugne d'admettre que l'on doive appliquer aux bonnes constitutions le proverbe italien :

E morto perche era troppo sano.

Pour affronter le travail sous le soleil des pays chauds il faut un organisme bien constitué ; de bons organes valent toujours mieux que de médiocres ou de mauvais (Saint-Vel, Rufz de Lavison).

— A l'idée de constitution se rattachent celles des tempéraments et des idiosyncrasies[1].

Quel tempérament faut-il posséder pour aller vivre aux pays

[1] Quoique ces mots soient bien vagues, ainsi que le dit le professeur Bouchardat (*Hygiène*, *l. c.*, p. 25), et n'aient pas la précision scientifique des données sur la force déployée, les aliments utilisés, la capacité pulmonaire, la quantité des grands résidus, la puissance de réaction, l'état du pouls.... (Voir *l. c.*, p. 27), nous devons les conserver parce qu'ils ont encore cours dans bien des livres d'hygiène.

chauds et pour pouvoir s'y maintenir? Quel est le tempérament qui s'adapte le plus facilement à ces milieux[1]?

Les opinions sont bien partagées sur ce point.

Aubert Roche demande pour les Européens qui vont vivre sur les bords de la mer Rouge un tempérament nerveux. Celle veut un tempérament lymphatique. D'autres observateurs remarquant que les Européens acclimatés sont anémiés, disent que l'émigrant ne doit pas avoir un sang trop plastique, trop riche, en un mot une constitution trop sanguine. Ces derniers ajoutent que les personnes qui sont douées de ce tempérament, qui ont une constitution forte et robuste, s'acclimatent plus difficilement, à cause de leurs habitudes, de l'alimentation riche et azotée dont ils font usage et dont ils ne peuvent guère se passer.

Tout en faisant remarquer que les données exposées sont en désaccord avec ce que soutenaient Rufz de Lavison, Saint-Vel..., nous dirons que l'émigrant ne peut à volonté choisir telle ou telle disposition organique, et qu'il ne consulte pas souvent ses habitudes physiologiques et pathologiques quand il songe à changer de climat. Ce qu'il faut mettre sous les yeux d'un chacun c'est l'effet de la chaleur, agent dominant, sur telle ou telle constitution, tout en rappelant que d'autres agents climatiques ou telluriques peuvent s'ajouter à la température.

Le tempérament dit sanguin ne se trouve jamais bien d'une chaleur élevée. Caractérisée par une activité très grande de l'hématose, un développement et une énergie considérables du cœur et des poumons, une disposition remarquable aux inflammations, cette constitution ne peut que se trouver péniblement impressionnée par la suractivité qu'imprime l'élévation de la température. On doit donc craindre pour cette fièvre des premières heures, parce qu'elle a pour apanage de développer facilement l'excitation du système circulatoire. Mais le choc une fois supporté, elle offrira plus de ressources que les autres à cause de l'aisance avec laquelle s'exécutent tous les actes organiques. Les navigateurs ont déjà constaté

[1] Nous appelons tempérament la donnée primordiale de l'organisme ou le résultat des influences qui ont longtemps et profondément agi sur elle. (Voir *Hygiène* de M. Lévy, t. 1, p. 51. *Données générales*. (Voir aussi *Traités d'hygiène* de Becquerel, Proust....).

que les constitutions vigoureuses, que rien n'ébranle, traversent les épreuves des changements de climat sans les sentir.

Il faut éviter de considérer comme douées de ce tempérament les organisations massives, dont parle M. Lévy, qui supportent presque sans douleur les opérations douloureuses, opposent aux influences extérieures une résistance passive. Lorsque cette dernière est vaincue elles s'affaissent et coulent; leurs gros os, leur beaucoup de chair, leur beaucoup de sang, leur tempérament athlétique en apparence ne les empêchent pas de disparaître de la scène de la vie.

Le tempérament nerveux est celui qui supporte le plus facilement les fatigues lorsqu'il les aborde; les travaux, les privations semblent moins l'impressionner que tout autre tempérament, parce qu'il paraît céder fort peu à l'action des coutumes hygiéniques (M. Lévy). La résistance qu'il oppose à la fatigue est pourtant moins grande que celle développée par le tempérament sanguin. La chaleur ne tarde pas à exagérer la sensibilité, à surexciter tous les sens, à faire parler bien haut l'appétit génital fort développé chez les sujets qui ont cette constitution. Sous l'influence de cette suractivité la nutrition souffre; ainsi que cela a été remarqué dans les cas d'excitation prolongée du système nerveux, beaucoup de fonctions languissent, le tissu graisseux se résorbe, les formes se réduisent (M. Lévy).

Les névroses s'accentuent bien souvent, elles sont la conséquence de la facilité avec laquelle les facultés cérébrales et les autres facultés du système nerveux s'exaltent sous l'influence des hautes températures (Becquerel). Ces affections tourmentent les individus de toutes les races et de tous les âges.

Le tempérament qui se trouve le mieux du séjour dans les régions tropicales est le lymphatique. La chaleur, en accroissant l'expansion, établit un rapport plus vivant entre les différents membres de l'organisme; elle fait sortir chacun de son isolement, elle reporte l'activité au dehors (Burdach). Cette action est favorable aux constitutions débiles que la scrofule tend à tourmenter. La température élevée des régions chaudes excitent la vitalité de leurs appareils au même degré et en régularise le jeu. Lorsque l'air est sec, lorsque le thermomètre ne monte pas assez haut pour que la chaleur déprime l'économie, les lymphatiques éprouvent de l'appétit, digèrent bien, conservent de l'embonpoint; ils peuvent avoir une vie normale, vaquer aux différentes occupations de leurs situations, à moins qu'ils n'aient apporté de leur séjour antérieur une affection invétérée localisée sur un de leurs tissus[1].

— *Idiosyncrasies, habitudes physiologiques et pathologiques.* — Les choses ne sont malheureusement pas aussi tranchées que nous les avons présentées, les tempéraments sont rarement purs, ils sont souvent associés, ou masqués par les idiosyncrasies, par les habitudes physiologiques, par les habitudes morbides. Autant d'organes et d'appareils autant d'états particuliers possibles apportés en naissant ou produits par un accident de l'existence. Tous ces états demandent une attention soutenue parce qu'on ne peut diriger la santé sans les respecter, parce qu'on ne peut les révolutionner sans compromettre la vie. Boudin demandait que les idiosyncrasies fussent prises en sérieuse considération, tant au point de vue du recrutement des armées que sous le rapport des stations qu'il convient d'assigner aux troupes. Les mêmes remarques pourraient s'appliquer à tous ceux qui émigrent et se transportent dans les pays chauds. Ces régions ont de la tendance à exagérer les tempéraments, à développer les maladies héréditaires ou acquises, sous l'influence des causes les plus minimes. Il suffit quelquefois de bien peu pour changer un état lorsqu'on modifie l'habitude. *Consuetudo longo tempore, etiamsi deterior sit, insuetis minus molesta solet* (Hippocrate).

Les organes et les appareils doivent donc être l'objet d'un examen attentif. Le fond de la constitution échappe quelquefois à l'examen quoiqu'en veuille dire Fontenelle; la société a jeté son manteau sur elle et l'on pourrait répéter avec le *Misanthrope* :

Et ce n'est point ainsi que parle la nature.

— Les grandes fonctions telles que la respiration, la circu-

[1] Il ne faudrait pas admettre, d'après ce que nous venons de dire, que la scrofule n'existe pas dans les pays chauds. On la rencontre entre les tropiques et dans les races colorées. On l'a observée chez les Australiens (Delmas), chez les Hindous (Huillet), chez les Malais. La diathèse serait d'une remarquable fréquence parmi les Chinois, les Japonais (Bordier); elle n'épargnerait pas le Maure et le Kabyle. Le noir africain (Corre, Toutain), le mulâtre et le noir dégénéré des Antilles, le mulâtre de la Plata, en seraient souvent atteints dès leur enfance. (Voir Corre : *La mère et l'enfant dans les races humaines*, p. 186-190)

lation, la digestion sont les premières que nous devons examiner.

— La respiration est celle qui a le plus préoccupé les médecins intéressés à l'hygiène climatologique. Malgré cela, les auteurs sont encore partagés sur l'effet produit par l'air des tropiques et des pays voisins de l'équateur sur cette fonction, à l'état physiologique et à l'état morbide.

Nous avons vu dans les chapitres précédents que les mouvements respiratoires étaient augmentés par la chaleur et que la capacité vitale, ou le chiffre spirométrique, était exagérée dans les premiers moments de séjour aux pays tropicaux. A cette période de surexcitation succède une période de calme, la respiration est alors moins active qu'aux contrées tempérées ou froides. Lors d'un changement de climat il faut compter avec ces deux périodes et redouter pour les personnes qui sont en imminence morbide ou portent déjà un germe, l'effet des premiers jours.

Que nous apprend la pathologie des pays tropicaux pour le sujet qui nous occupe? Elle nous indique une grande rareté des bronchites, des pleurésies, des pneumonies, en un mot, des maladies aiguës de la plèvre, du poumon, des bronches, comme effet direct du climat ou comme maladies primitives. La bronchite se montre bien avec la forme catarrhale dans les régions ou dans les saisons de chaleur humide, des pneumonies à foyers gangréneux sont bien constatés sur des sujets doués d'une vitalité ébranlée ou chez certains hommes de race mongolique, la grippe peut bien régner épidémiquement, la coqueluche peut tourmenter les jeunes enfants ; mais il est impossible de nier que les affections aiguës des organes respiratoires ne soient beaucoup moindres qu'aux pays tempérés.

L'asthme et la phthisie sont les seules maladies qui attirent l'attention d'une façon particulière.

Suivant Dutroulau, Rufz, Bourel-Roncière, la première serait fréquente, surtout dans les villes. Elle se présenterait la nuit et au moment des fortes chaleurs. Dans quelques localités elle tourmenterait principalement les enfants et serait cause, non de mort, mais d'arrêt de développement.

La seconde demande une étude plus étendue.

Se basant sur les statistiques du gouvernement anglais, Boudin admettait que les pays chauds avaient une action préventive. N'osant se prononcer sur l'action thérapeutique, le savant médecin inclinait à penser que la navigation et le séjour dans les pays chauds étaient plutôt favorables. Presqu'au même moment, lorsque paraissaient les travaux de Boudin, une opinion tendait à s'accréditer : que le miasme paluderme était un antidote de la phthisie et que les pays marécageux, si nombreux dans les régions tropicales, étaient ceux qui offraient le moins de chances défavorables aux phthisiques.

Sans nous arrêter à une question purement statistique, nous demanderons si la phthisie existe aux pays chauds? Si elle y est fréquente? Si les climats voisins des tropiques et de l'équateur exercent une influence favorable sur les poitrinaires qui viennent s'y établir?

La phthisie existe aux pays chauds. Elle a été constatée dans l'Inde où elle frappe indistinctement les Européens, les Juifs de différentes provenances, les Hindous; en Chine où elle naît rarement, suivant Jamieson, mais où elle prend une marche rapide; en Cochinchine.

Le nouveau continent la connaît également. Elle existe aux Etats-Unis; au Brésil, principalement dans les localités du littoral; au Pérou.

Les notes de nos médecins de la marine et des colonies la signalent encore à la Guyane et dans les Antilles.

Les pays de l'Océanie éprouvent également les effets de la tuberculose. Cette diathèse est endémique chez les populations indigènes de Taïti et se localise tantôt sur les poumons tantôt sur les glandes. Il en est à peu près de même pour la Nouvelle-Calédonie.

Le continent africain et quelques îles voisines paraissent moins maltraités. Les affections aiguës des voies respiratoires et la tuberculose pulmonaire sont rares chez les indigènes de quelques parties de la haute Egypte, peu fréquentes chez les habitants de la Sénégambie.

Les mêmes remarques peuvent être faites pour l'Algérie et pour le Cap, surtout pour l'État d'Orange. Sainte-Marie de Madagascar semble jouir de quelques-uns de ces avantages; quand la phthisie s'y déclare, elle marche avec une grande lenteur. La même chose n'existe pas malheureusement à La Réunion où la maladie évolue avec une grande rapidité frappant plus souvent les indigènes que les Européens.

La phthisie existe donc aux pays chauds. Son évolution y est la même que dans les régions tempérées, suivant les observations de Rufz aux Antilles, suivant les relevés faits dans les différentes colonies françaises et résumés par Dutroulau. Si dans quelques contrées les créoles et les acclimatés ont moins de chance de devenir phthisiques que les habitants des contrées européennes, s'ils paraissent moins exposés au développement de la tuberculose que les nouveaux arrivés, il ne faut pas oublier que le poumon peut être partout atteint, ainsi que l'ont démontré les tableaux dressés par Genest en 1843 à l'aide des documents anglais, les recherches plus récentes de MM. Fonssagrives et J. Rochard.

Les climats chauds ne doivent pas seulement être considérés au point de vue prophylactique, mais être étudiés dans leurs rapports avec les personnes qui portent les germes de la phthisie ou avec celles qui sont valétudinaires. L'air des tropiques exerce-t-il une influence favorables sur l'état des phthisiques qui viennent s'y établir?

Ainsi que le fait remarquer le professeur Fonssagrives, ce qui conviendrait dans ce cas serait : une température modérée et exempte de toute oscillation brusque; une transition ménagée entre les saisons; une constance thermologique très grande non seulement d'un jour à l'autre, mais d'une période d'un jour à une autre période; des abris disposés de telle façon par rapport aux vents saisonniers habituels que la température soit rafraîchie l'été, attiédie l'hiver; peu d'humidité; peu d'orages; peu de vent; des altitudes dans le voisinage de façon à permettre d'échapper sans fatigue aux chaleurs de l'été; un sol ne conservant pas l'humidité; un ciel habituellement serein.

Les climats tropicaux sont loin de présenter tous ces avantages. La chaleur élevée que l'on rencontre dans quelques-uns intervient comme une condition défavorable ; elle amène une grande abondance de sueurs, une gêne de l'hématose par la raréfaction de l'air, de l'inappétence. Les variations de températures très nombreuses produisent des grippes, des bronchites, des pleurésies. La fraîcheur du soir comparée à la chaleur du jour, les changements brusques dans les indications thermométriques d'une heure à une autre quand souffle certains vents chauds, le renouvellement rapide des couches atmosphériques par un vent sec, les flots de poussières que ces vents peuvent traîner avec eux, tout concourt à influencer péniblement l'appareil respiratoire. Dans ces moments des personnes bien portantes éprouvent de l'anxiété. La gêne doit être plus grande pour les valétudinaires; l'entrée de l'air chaud dans leurs poumons, les brusques dépressions barométriques qui accompagnent les changements de l'atmosphère, causent des oppressions violentes, amènent des hémoptysies, réveillent l'affection tuberculeuse, la font marcher avec une grande rapidité. Les sujets qui sont arrivés avec un commencement de ramollissement ne peuvent résister; le docteur Ewart a signalé la marche foudroyante de ces cas dans beaucoup de points de l'Inde anglaise.

La chaleur humide de quelques régions est encore plus désavantageuse, car elle donne à la bronchite des pays chauds la forme catarrhale qui est si tenace.

Nous pouvons joindre à ces causes la grande abondance de l'électricité qui fatigue l'économie.

Ce résumé montre que l'habitat des pays intertropicaux est excessivement préjudiciable aux poitrinaires. Non seulement il faut se garder de les exposer gratuitement aux dangers de ces climats, en les envoyant dans ces parages sous prétexte de rétablir leur santé, mais il faut éloigner de ces destinations toutes les personnes dont la poitrine est suspecte. On pourrait être tenté de garder les malades dans quelques localités où l'air chaud subit moins de variations, mais il faut bien veiller à l'élément paludéen si commun aux régions tropicales.

Renvoyer les phthisiques qui habitent les pays tropicaux, tel est le conseil donné par Wilson, par J. Rochard, par Fonssagrives...

Il faut se rappeler que les régions situées sous la zone torride peuvent être divisées en deux classes pour les maladies du poumon : Les unes, comme le Sénégal, l'Inde, Madagascar... d'une telle insalubrité qu'il n'est pas permis d'y envoyer des malades ou de les y maintenir; les autres paraissant, par la douceur de leur climat, le peu de gravité de leurs affections endémiques, appeler la confiance, mais étant les points du monde où la phthisie semble avoir le plus de prédilection, où elle marche le plus vite. (Les îles de la Société, Bourbon, Maurice.)

Le voyage en mer, sous le ciel des tropiques, semble avoir donné un meilleur résultat, quand la navigation était disciplinée et choisie. Remarquant que la vie du marin n'était pas toujours funeste aux tuberculeux, des médecins anglais, pour éviter l'hiver et profiter de l'effet sédatif que l'air marin exerce le plus souvent sur la respiration, ont essayé les voyages en Australie et en Chine par le Cap, avec retour en Angleterre; ils ont pu obtenir ainsi une prolongation de la vie. Les mêmes résultats ont été recherchés dans les voyages d'une Antille à une autre, ou des Antilles aux côtes voisines de l'Amérique du Sud avec retours répétés, grâce aux conditions d'aide et de confort que l'on peut trouver à bord des paquebots.

Mais les émigrants ne quittent pas toujours leur pays pour chercher la santé, ils ont souvent besoin de pourvoir à leur subsistance par le travail. On a alors conseillé à ceux qui portaient les germes de tuberculisation pulmonaire de chercher le séjour des altitudes. Mais si la phthisie évolue rapidement sur le littoral et dans les îles des pays tropicaux, si les poitrinaires brûlent leurs poumons, comme le dit M. Fonssagrives, on ne peut qu'atténuer la marche de la maladie en élevant l'habitat, on ne peut l'arrêter. Les étages supérieurs ont le plus souvent une humidité considérable, des vents violents, des pluies diluviennes qui sont loin d'améliorer et de faire taire les manifestations tuberculeuses. Cette ressource trompe encore les malheureux qui pensaient trouver dans les zones torrides au moins un point pour modifier leur constitution ou leur permettre de vivre et travailler.

Les maladies de poitrine se trouvent donc mal des voyages et du séjour dans les pays torrides. On sait maintenant, ainsi que le dit M. Colin, combien est redoutable la transition, sur laquelle on avait tant compté autrefois pour guérir ou enrayer la phthisie, d'un climat froid à un climat méridional. Que de fois les formes aiguës se sont brusquement substituées à la marche lente de l'affection.... L'activité des premiers moments, caractérisée par l'augmentation momentanée du chiffre spirométrique et la rapidité des mouvements respiratoires, ne peut être que préjudiciable à des organes qui demandent le repos ou un rythme modéré. La chaleur paraît dans les premiers moments exercer une influence salutaire, mais cette action est de peu de durée. A la fatigue qui doit succéder à l'activité des premières heures se joint l'excitation continuelle du tissu pulmonaire par un air brûlant. Les fonctions de la peau, surtout l'exhalation et la transpiration soulagent la respiration, mais elles ne peuvent devenir abondantes sans fatiguer l'économie. La suppression de ces fonctions, même momentanée, réagit péniblement sur les organes intérieurs et sur le poumon en première ligne, constituant ainsi un nouveau danger.

Il est donc nécessaire d'examiner attentivement la poitrine des sujets qui veulent changer de climat et se rapprocher de l'équateur. L'examen de la forme du thorax, la mesure de son périmètre, les essais spirométriques et pneumométriques, la température des espaces sus et sous-claviculaires dans les cas de doute, l'auscultation, la percussion.... doivent être mis en usage. Ces recherches ont une grande importance, surtout pour le médecin de la marine.

— Les effets des climats torrides sur la circulation, sur les vaisseaux et en particulier sur le cœur sont moins bien connus. Avant de chercher les opinions des auteurs qui ont porté leur attention sur le sujet, nous devons faire remarquer que la fièvre signalée par J. Davy dans les premiers moments de séjour aux pays chauds, l'excitation que nous avons relevée dans nos tableaux et que le Dr Crevaux a suivie pas à pas, ne peuvent être que préjudiciables aux affections centrales de la circulation. La suractivité qui résulte de l'action de la chaleur, les modification éprouvées par le liquide sanguin.... se traduisent d'abord par une accélération physiologique. Mais cette exagération peut être suivie, chez certains sujets prédisposés, de troubles plus profonds, de contractions énergiques, d'irrégularités dans les battements du cœur, de bruits anormaux. Il suffit parfois d'un exercice un peu prolongé pour amener chez les jeunes gens de violentes palpitations.

On manque de renseignements précis sur la diffusion des maladies du cœur dans les régions tropicales. Quelques auteurs pensent qu'elles sont répandues à peu près partout avec la même fréquence. Tandis que Morehead prétend qu'elles sont communes dans l'Inde anglaise, Huillet déclare qu'elles sont rares dans nos comptoirs voisins de la colonie britannique. Les recherches de Rey et de Bourel-Roncière les donnnent comme assez fréquentes au Brésil, surtout à partir de l'âge de 25 ans ; mais celles de Rufz de Lavison pour les Antilles parlent dans un sens contraire. Ce dernier médecin dit qu'il a bien souvent constaté des palpitations en dehors d'affections chroniques, qu'il a peu soigné d'affections de grosses artères, qu'il a vu peu de phlébite, jamais de varices.

La dilatation permanente des veines est, en effet, fort rare. Cependant on a observé des varices de la dernière partie de l'intestin; suivant Sollaud les hémorrhoïdes sont fréquentes chez les Européens habitant depuis quelque temps les Philippines. Cela tient peut être aux flux intestinaux et aux dysenteries.

Les observations faites sur des sujets de races différentes sont peu nombreuses. Le Dr G. Reid, de Hankow, a remarqué que les affections vasculaires étaient plus rares parmi les Chinois que parmi les résidents étrangers. Treille a constaté des dégénérations calcaires chez les Indiens.

Nous ne pouvons donc nous prononcer sur ce point, d'autant que des auteurs ont prétendu que les miasmes paludéens, si communs dans ces régions, produisaient des altérations des gros vaisseaux. Nous ne pouvons avancer qu'un avis, c'est que l'arrivée dans les pays torrides ne devra pas avoir lieu au moment des grandes chaleurs qui produisent une accélération du pouls et quelquefois des troubles vasculaires. Suivant le Dr Huillet on devrait même conseiller aux personnes atteintes d'affections cardiaques de ne pas affronter les régions où la température est toujours élevée, comme l'Inde en particulier.

L'on ne connaît guère d'altérations du système capillaire sanguin propres aux malades exotiques.

Les affections du système lymphatique et des ganglions auxquels se rendent ces vaisseaux sont plus communes. Les médecins de l'Ile-de-France ont signalé des lymphangites, des adénites tendant à envahir plusieurs parties du corps et suivies d'une anémie profonde. Les médecins brésiliens ont également décrit des affections de ce genre. Suivant le Dr Carlos Claudio da Silva, des lymphangites pernicieuses se présenteraient à Rio de Janeiro; ces angioleucytes spontanées pourraient se montrer comme un mode ou une manifestation de l'infection palustre.

— Nous nous trouvons maintenant en présence du troisième grand facteur : la digestion.

Tous les médecins que les vicissitudes professionnelles ont appelés à vivre sous les tropiques connaissent la dépression qu'y subit plus ou moins vite l'appareil digestif. Il est donc nécessaire que l'émigrant emporte un estomac solide. *Dum viget stomachus vigent omnia*, disait Baglivi.

La climatologie tropicale, comme nous le faisions remarquer plus haut, agit d'une puissante manière sur les organes du ventre, sur le foie, sur la rate et sur tout le système porte abdominal. Le foie est le département le plus rapidement impressionné par la chaleur.

L'examen de l'abdomen doit être fait scrupuleusement avant le départ; il est indispensable de voir si les deux hypochondres sont souples, sans douleur, sans inégalité[1], de consulter le fonctionnement du tube digestif et de ses annexes. L'examen des résidus peut renseigner sur ces faits et servir à un triple point de vue : comme mesure de santé, comme perfectionnement, comme indice de maladie[2].

Les températures élevées produisent généralement de la langueur de l'appétit et des aptitudes digestives, de la paresse de l'intestin indiquée par une constipation opiniâtre et tenace, une grande susceptibilité de l'appareil hépatique[3]. Le resserrement du ventre dans beaucoup de cas peut être remplacé par des flux diarrhéiques qui doivent être surveillés. Il n'y a pas de petite diarrhée aux pays chauds; ainsi que le disait le père de la médecine dans ses Aphorismes : à la suite de la diarrhée on voit souvent paraître la dysenterie[4]. Les indigènes indiquent par leur façon d'agir l'importance qu'ils attachent à ces indispositions; ils montrent le plus profond effroi pour tous les maux de ventre, depuis la colique la plus légère jusqu'à la dysenterie la plus grave. Ces pertes anémient rapidement tous les sujets, qu'ils soient de races tropicales ou de provenances européennes.

[1] Hippocrate. Prénotions de Cos : signes tirés de l'hypochondre et des autres parties du ventre.

[2] Voir Bouchardat. *L. c. Introduction et sujet de l'hygiène*, p. 20.

[3] Voir les expériences physiologiques de Homes. In *Physiologie de Burdach*, t. IX, p. 652.

[4] 7e section, p. 376. Traduction de Daremberg.

L'abdomen doit donc attirer l'attention d'une façon particulière.

— Dans les contrées brûlantes de la zone torride la chaleur continue rend toujours active la vitalité de la peau. La sueur ruisselle incessamment et l'ingestion des liquides est suivie presque instantanément de transpiration, comme si les pores organiques avaient acquis la rapidité d'exhalation des Alcarazas. Les pertes peuvent atteindre un chiffre fort élevé, ainsi que nous l'avons calculé plus haut.

La sueur charriant continuellement des produits excrémentitiels ne tarde pas à irriter l'enveloppe cutanée non seulement dans les points où l'épiderme forme replis et a deux de ses faces adossées, mais encore dans les parties qui sont libres de tout contact avec le voisinage. Des furoncles, du lichen tropicus, de l'herpès, du prurigo, du pemphigus, de l'ecthyma, des angioleucites superficielles peuvent envahir des départements plus ou moins étendus de la peau. Ces affections prennent quelquefois, dans les premiers moments du séjour, un certain degré de gravité.

Quels que soient les ennuis de cette excrétion abondante, il faut la respecter. Il faut se rappeler dans les pays chauds plus que partout ailleurs que rien n'est plus important pour le perfectionnement de la santé que de maintenir et d'accroître toute l'énergie fonctionnelle des organes excréteurs. Un axiome hygiénique des colonies est : que pour se bien porter, il faut bien transpirer et éviter les accidents qui pourraient arrêter la sueur.

La sympathie entre les fonctions de la peau et les fonctions du tube digestif se reconnaît dès les premières heures. Le moindre arrêt, le moindre obstacle au cours de la transpiration peuvent, produire des flux diarrhéiques plus ou moins graves.

La peau doit donc être surveillée avec le plus grand soin puisque dans sa sécrétion se trouve la soupape de sûreté pour l'économie. L'émigrant se trouvera bien de compter et de suivre le détail des pertes par la surface cutanée. Une maison bien tenue, et surtout une maison de commerce, doit souvent comparer les chiffres de ses dépenses et de ses recettes, quand elle fait un essai.

— La sécrétion rénale demande moins de soins, parce que le passage dans les pays chauds n'active pas l'émission des urines. Le rein sert encore à éliminer l'excès des boissons mais la peau dont l'activité est exagérée aide puissament cet organe. Le Dr Rattray a prouvé que la miction a toujours son rôle, il est donc impossible d'admettre ce demi-sommeil que certains auteurs ont cru reconnaître dans la sécrétion urinaire. Le rein ne s'atrophie pas, il reste toujours actif; la suppression de la fonction pourrait amener des accidents.

Les urines étant fort chargées, ainsi que nous l'avons constaté plus haut, on doit se demander si l'urolithiaxe existe aux pays chauds? L'expérience a montré que cette affection était fort répandue ; on la trouve en Asie, Arabie, Perse, Inde, Brésil.... Quelles en sont les causes? On a invoqué la chaleur, le régime, la position dans l'émission des urines, l'hérédité, la nationalité.

Les affections du rein paraissent peu nombreuses aux pays chauds. Cependant Morehead a signalé la maladie de Bright dans quelques parties du Bengale : d'autres ont observé cette affection en Chine, au Japon, à la Guyane, au Brésil.... Nous ne pouvons nous étendre sur ce point de pathologie, nous ne pouvons constater qu'une chose : que les maladies du rein sont plus rares qu'aux régions tempérées.

— Nous ne pourrions, pour le système nerveux, que répéter ce que nous avons dit plus haut du tempérament.

— La vue est l'appareil qui, dans le groupe des organes des sens, demande le plus sérieux examen. La lumière si vive dans les pays chauds; l'éclat de l'irradiation solaire rendue plus grande par un sol dépouillé de végétation et par les murailles blanches des habitations; l'état de sécheresse excessive et la constitution du sol, argileux ou sablonneux, abandonnant aux brises une poussière fine et brûlante qui irrite les muqueuses extérieures; la fraîcheur et l'humidité des nuits; la piqûre de certains organes de végétaux; la présence de petites mouches; la débilitation amenée par les secousses de l'économie sont autant de causes à redouter.

La lumière et la chaleur, dégagées de ces faits secondaires, ont une action sur les différentes parties de l'œil. Lorsque l'impression est vive et pour ainsi dire instantanée, la rétine est le milieu qui souffre le plus; lorsque l'action est moins forte et plus continue, les humeurs sont les points le plus affectés. L'acuité de la vision peut diminuer : de la paresse de l'accommodation, de l'amblyopie peuvent être constatées. De l'héméralopie, des ophthalmies plus ou moins graves, des phlegmons de l'œil, des amauroses, et immédiatement des accidents cérébraux fâcheux ont été enregistrés (Mahé).

Les affections des yeux sont très communes chez les indigènes; elles paraissent même endémiques dans certains pays. Conjonctivites, kératites, cataractes.... se rencontrent à chaque instant chez les nègres. Les pays sablonneux paraissent les plus dangereux, parce que l'action de la poussière s'ajoute à celles de la chaleur et de la lumière. C'est en revenant d'un pays de sable qu'un médecin avouait avoir compté un œil par individu.

L'examen attentif des organes de la vision semble donc indiqué au premier chef pour les émigrants et pour les hommes que l'État dirige sur les régions tropicales.

— La force manuelle, la vigueur, demandent également une étude et pour les colons qui vont demander leurs vies à des nouvelles terres et pour les marins ou soldats. On doit se rappeler que la Dynamométrie diminue dans les contrées brûlantes et que l'Européen y est moins capable d'un travail soutenu. Sous la zone torride tout tend à l'anémie, c'est le carrefour où viennent aboutir les maladies les plus diverses. Mais sans arriver à cette extrémité, il y a un degré de débilitation que beaucoup de médecins considèrent comme physiologique; à ce degré la vigueur apportée d'Europe est déjà émoussée. L'examen dynamométrique est donc nécessaire (Rey, Fonssagrives).

— Il résulte de cette étude détaillée des organes et des fonctions que les personnes qui souffrent de la poitrine, qui ont une maladie de cœur un peu avancée, qui ont eu des congestions hépatiques, ainsi que les sujets qui sont prédisposés aux maladies des yeux, doivent reculer devant un départ pour les pays tropicaux.

— Dans le changement de vie quelques maladies antérieures peuvent rappeler leur passage. La fièvre intermittente et la syphilis sont de ce nombre.

Thévenot avait fait la remarque que les matelots venus de Rochefort, pour servir au Sénégal, étaient des premiers à contracter des accès de fièvres dans nos comptoirs de la côte d'Afrique. Beaucoup de médecins de la marine ont été amenés à faire la même réflexion; nous avons nous-même observé de nombreux cas de ce genre.

La chaleur détermine également des modes particuliers dans les manifestations de la syphilis constitutionnelle. Cette maladie se traduit, dans les régions tropicales, par des affections cutanées des plus intenses et des plus caractéristiques. Ces manifestations sont plutôt avantageuses.

Cette influence bienfaisante d'une haute température se faît sentir sur une autre diathèse, la scrofule. Chez les Européens transplantés, les poussées scrofuleuses s'atténuent et paraissent s'effacer, la maladie guérit ou se modifie au point de ne pas se transmettre par voie d'hérédité avec les conséquences et les transformations fâcheuses observées dans les régions tempérées. On rencontre bien les attributs du tempérament lymphatique, tels que des engorgements du cou et de l'aisselle, mais les cicatrices, les abcès froids, les tumeurs blanches, le mal vertébral de Pott manquent presque complètement. Cette influence heureuse de la chaleur et de la lumière faisait dire à Rufz de Lavison : « Si le règne de la médecine humanitaire arrive jamais, les climats chauds me semblent désignés pour être les stations thérapeutiques de la scrofule. C'est évidemment à la chaleur et à la lumière du soleil qu'il faut rapporter cette action bienfaisante, car toutes les autres causes favorables au développement de la scrofule existent aux colonies ». On a bien constaté la scrofule chez les hommes des pays tropicaux, mais l'hygiène de ces sujets est souvent nulle et les causes débilitantes dont parle Rufz les entourent. Nous pouvons donc laisser à la chaleur l'action avantageuse sur les manifestations lymphatiques.

Ages et sexes. — A côté des questions du tempérament, de la constitution, à côté de l'examen détaillé des organes, on doit placer les observations sur l'âge et sur le sexe.

Comment se comportent les sujets d'âges différents sous le climat des tropiques?

Nous pourrions ne pas considérer le temps écoulé depuis la naissance et examiner la quantité de la vie dépensée. Cette estimation pratique serait pour l'adulte et le vieillard moins trompeuse que les chiffres, mais elle pourrait nous entraîner dans l'examen d'une foule de questions. Il vaut mieux séparer la vie en trois périodes : L'enfance, l'adolescence et l'âge mûr, la vieillesse.

Hippocrate, qui observait dans un pays à température élevée, fit la remarque que les enfants se trouvent le mieux, jouissent de la meilleure santé, au printemps et au commencement de l'été, tandis que les vieillards préfèrent l'été et commencement de l'automne. Ces paroles montrent que le père de la médecine trouvait une température modérée avantageuse pour les enfants et une température élevée favorable aux vieillards.

Les recherches ultérieures ont montré que l'enfance se trouve fort mal des fortes chaleurs; elles lui seraient préjudiciables même dans les pays qui l'ont vue naître. La période de mortalité maximum, pour les premières années, commencerait en juillet (Obsterlen, Lombard, Pamard, Bertillon), offrirait son apogée en août, se poursuivrait en s'atténuant en septembre, pour prendre fin en octobre. Les minima seraient relevés aux époques fraîches de l'année.

Transportés dans les pays où l'été est presque continuel, où le thermomètre est toujours élevé, les petits êtres doivent souffrir; la fragilité de leur constitution ne leur permet pas de réagir contre les impressions trop vives, ils sont plus rapidement abattus que les adultes.

Les pays chauds ont toujours paru défavorables aux enfants du premier âge; les statistiques ont montré que, sous le ciel des colonies, ils donnaient un chiffre de décès considérable. Martin et Folley ont constaté le fait en Algérie, Thévenot et Chassaniol au Sénégal, Schnepp et Bertillon en Egypte, Sigaud, Rey et Bourel-Roncière au Brésil. Le dernier observateur avouait même que la mortalité des enfants de Rio-Janeiro l'avait profondément frappé.

Des remarques analogues ont été faites en Asie. Barret, lors de son passage sur les côtes de Syrie, signalait la difficulté éprouvée par les enfants européens de passer la période des chaleurs; Duburquois, réunissant les observations faites dans le climat à température toujours élevée de Sang-haï, disait que les enfants en bas âge y succombent facilement sous les coups de la diarrhée et de la méningite.

On peut placer l'Inde à côté de ces localités, puisque le docteur Fayer, recherchant la mortalité des enfants européens dans cette colonie, relevait les chiffres suivants qu'il rapprochait du nombre des décès en Angleterre :

GROUPES	MORTALITÉ POUR 1000	
	ANGLETERRE 1858 à 1866 (29 années)	PRÉSIDENCE DU BENGALE 1870
Enfants au-dessous de 5 ans.	67.57	148.10
— de 5 à 10 ans.	8.80	17.33
— de 10 à 15 ans.	4 90	11.51

On comprend en lisant ce résumé la phrase du major-général Raynold : « On n'a jamais pu (dans l'Inde) élever assez d'enfants mâles pour recruter le corps des tambours et des fifres ». En plaçant les enfants dans les meilleures conditions sanitaires possibles on peut maintenir leur santé, mais il vient un moment où le retour en Europe devient nécessaire pour relever l'économie que le séjour des altitudes lui-même ne pourrait empêcher de dépérir, ainsi que le disait sir Joseph Fayer au Congrès des médecins des colonies à Amsterdam.

On a donc raison d'avancer que la mortalité des jeunes êtres aux régions tropicales présente un chiffre énorme et beaucoup plus considérable, relativement à la totalité des décès, que partout ailleurs [1].

Quelques relevés faits au Brésil montrent que la première enfance fournit plus du tiers des décès ; les enfants indigènes eux-mêmes ne sont pas épargnés. Dans les pays chauds et paludéens de la côte d'Afrique, la mortalité des petits indigènes est également très considérable. Suivant le docteur, Borius le chiffre des décès des enfants en bas âge influe d'une manière si prononcée sur la loi de la mortalité générale qu'il masque celle de la mortalité de l'âge adulte. Ce médecin, faisant le relevé des décès de Sainte-Marie-Bathurst (Gambie Anglaise) de 1859 à 1865, a trouvé un chiffre de 576 morts pour les enfants au-dessous de sept ans contre 710 morts d'adultes

[1] Becquerel. *Hygiène*, p. 335. *Des climats*.
L'influence de la chaleur se fait également sentir sur les jeunes animaux. On a constaté au Parana que la sécheresse amenée par la haute température tue presque tous les jeunes bœufs incomplètement développés. Dans certains points on considère même comme sacrifiées toutes les bêtes qui naissent en retard, c'est-à-dire trop près du moment des chaleurs, et qui n'ont pas le temps de devenir adultes pour les affronter. (Voir *Rev. scient.*, mai 1881, p. 597 : *L'élevage du bétail dans l'Amérique du Sud*, Couty.)

au-dessus de vingt ans. Le maximum était en septembre pour les jeunes êtres, c'est-à-dire à la fin de l'été. Ajoutons que la natalité se présentait moitié moindre que la mortalité.

Les enfants amenés dans ces pays avant l'âge de deux ans et demi n'ont presqu'aucune chance d'y vivre. Ceux qui naissent en Algérie dépassent difficilement un an, l'âge de deux ans est encore pour eux une époque critique. Passé ce moment ils peuvent plus facilement braver les inconvénients du climat. Certains points du Brésil, de la Chine, sont moins cléments, puisque les jeunes êtres semblent menacés jusqu'à sept ans passés; vers cet âge les flux du ventre deviennent moins à redouter, mais les méningites commencent leurs ravages et prennent une large place dans le cadre nosologique des petits enfants.

Chose singulière! tandis que les Européens peuvent retirer un grand bénéfice des hauteurs, on voit bien des enfants ne pouvoir y vivre. Vital a observé, dans la province de Constantine, sur un point élevé de 650 mètres au-dessus du niveau de la mer où il y avait absence presque complète de fièvre, que les enfants étaient impitoyablement moissonnés.

Nous devons rappeler ici ce que nous remarquions plus haut : que la mortalité semble d'autant plus forte que les enfants sont nés de parents habitant primitivement des contrées plus septentrionales. Des relevés faits en Algérie, sur le nombre des décès de 1867 à 1872, ont donné pour 100 naissances:

Allemands	125,00
Français	99,06
Espagnols	90,91
Anglo-Maltais	83,09
Italiens	72,54

Les autres Européens, pris en groupe, atteignaient 145.00 (Legoyt).

Les émigrants doivent donc se garder d'emmener des enfants trop jeunes, la mortalité étant d'autant plus à craindre que les jeunes êtres comptent moins de jours.

Les petits à la mamelle demandent les plus grands soins, pendant qu'ils sont pendus au sein et quand ils le quittent. L'expérience a prouvé que le sevrage ne doit pas être fait trop prématurément, parce que cette mesure serait nuisible, quelquefois fatale. L'enfant privé du sein de sa mère, n'ayant pu s'habituer à une autre nourriture que le lait, est livré sans défense aux influences climatériques. Si une cause débilitante, comme la malaria, si fréquente aux pays chauds, attaque son organisme, il est fatalement voué à la mort. Redoutables comme un pour les adultes, disait le professeur Bouchardat, les effluves marécageuses le sont comme dix pour l'enfant après le sevrage.

Le travail de la dentition est fort pénible au moment des chaleurs; des éruptions cutanées, de la diarrhée, de la dysenterie, de la fièvre peuvent rapidement compromettre les jeunes santés. Les éruptions prennent souvent une forme grave et tenace; l'impétigo, l'eczéma, l'herpès, le pemphigus.... tourmentent les pauvres enfants que le travail des dents, la faiblesse de constitution, l'insuffisance ou la mauvaise qualité de l'alimentation mettent déjà dans de fâcheuses conditions. Les phlegmasies des organes digestifs, toujours graves chez les êtres en voie de formation, sont à redouter sous ce ciel ardent; la diarrhée est dans quelques cas un des principaux symptômes de l'intoxication palustre qui n'a pas chez eux des accès bien nets, diurnes ou nocturnes; elle demande la plus grande attention parce qu'elle pourrait être prise pour un de ces flux communs au moment de la poussée des dents.

La chaleur élevée ne se borne pas à agir sur la peau et sur le tube digestif, elle agit également sur le système nerveux. Tantôt elle déprime l'enfant et le rend sombre; tantôt elle le surexcite, le jeune être paraît vivace, mais le fond de son tempérament est l'anémie. Il suffit de bien peu pour que le délire, quelquefois le coma, se présentent; mais les affections les plus communes sont les convulsions, qui atteignent les enfants de toutes les races. Qui ne connaît, après avoir passé quelque temps aux colonies, les accidents méningitiformes qui emportent tant d'enfants européens et turcs sur la terre d'Égypte, d'enfants européens et hindous dans l'Inde, des petits de toutes races dans l'Amérique tropicale, dans les Antilles (Thévenot. Huillet, Levacher, Pruner-Bey....) L'éclampsie fait même plus de victimes parmi les indigènes que parmi les Européens ou les enfants d'Européens. Le tétanos est, avec l'hémorrhagie du cordon, une des causes principales de décès; dans quelques localités elle fait périr plus des deux tiers des nouveau-nés dans les jours qui suivent la naissance. Ces convulsions sont attribuées aux changements de température, aux écarts entre le jour et la nuit, aux miasmes marécageux (Levacher). La dernière cause paraît une des plus actives; à l'époque où les miasmes vicient l'atmosphère, et dans certaines années, tous les enfants depuis la naissance jusqu'à la puberté sont moissonnées épidémiquement. Les petites filles paraissent plus sujettes à la maladie que les petits garçons (Corre).

Quand les jeunes êtres résistent, ils restent souvent anémiques et ne laissent que peu d'espoir pour l'avenir, surtout dans les pays paludéens (Orgeas).

Nous pouvons conclure de ces faits : que dans un grand nombre des pays qui avoisinent l'équateur, ou qui sont compris dans des bandes thermiques ou hyperthermiques, les enfants nés d'Européens ne peuvent résister au climat. Quel que soit le lieu de leur origine, ils sont généralement chétifs, héritiers de la mauvaise santé des parents qui les ont conçus en état d'anémie. S'ils sont nés dans un pays moins malsain, ils ne sont pas dans un âge où l'on subit impunément un changement de climat.... Arrivant dans le nouveau milieu en pleine période de développement organique, ils ont peu de chance de s'acclimater. Quelques contrées font exception, mais malheureusement elles sont rares. En Australie, par exemple, l'excédent constant des naissances sur les décès prouve l'acclimatement. La Tasmanie, séparée par le détroit de Boss du continent australien, est encore plus favorable au jeune âge; en 1870, pour ne citer qu'une année, le chiffre de la mortalité des enfants ne fut que 1,70 p. 100, tandis que les districts les plus favorisés d'Angleterre ont 4 p. 100.

Ce que nous venons d'avancer recommande d'être très circonspect pour l'envoi des enfants aux pays chauds. Nous ne voyons pas sans appréhension l'Assistance publique de Paris prêter l'oreille au projet de la création d'une colonie agricole en Algérie, pour y placer les enfants abandonnés et recueillis par elle. L'idée n'est pas nouvelle; le maréchal Bugeaud l'avait proposée, et, en 1852, de Tocqueville la recommanda fortement dans une brochure. Un orphelinat, fondé à Bouffarick en 1851, reçut une centaine de pupilles de l'administration de l'Assistance publique de la Seine. Les résultats de cette première tentative ne sont pas complètement connus. Nous partageons donc l'avis du docteur Thulié, avis exprimé dans un rapport adressé au Conseil général de la Seine sur le service des enfants assistés pendant l'exercice 1881 : il faut recommencer l'essai d'une manière modeste, tous les enfants abandonnés ne sauraient, sans distinction d'origine, de constitution, d'aptitudes physiques, être compris dans le recrutement colonial. La disposition de la colonie, le choix du terrain sont encore des facteurs ayant une grande valeur. En cas de succès on pourrait développer progressivement.

Les adolescents ne sont pas en dehors de l'influence du climat. Les travaux de Rattray ont montré que les régions tropicales faisaient diminuer le poids du corps chez les jeunes hommes. Les sujets au-dessous de quinze et seize ans, que nous avons pu suivre dans les bandes climatériques chaudes, souffraient dans quelque partie de leur organisme et ne se développaient pas aussi bien que leurs congénères demeurés en Europe. On nous objectera peut-être que si les enfants européens sont moins forts et moins vigoureux que les petits indigènes quand ils sont dans leurs deux premières années, ils sont plus avancés passé cet âge et font des progrès plus rapides. Nous ne nierons pas que, plus on s'éloigne du premier âge, plus on fait disparaître de mauvaises conditions ; ce point est prouvé surabondamment par les chiffres, mais nous pourrions citer nombre de faits qui montrent que l'homme adulte seul devrait affronter ces climats. Seize mousses qui restèrent huit mois à bord d'un bâtiment, en station aux Antilles, eurent un nombre considérable de journées d'hôpital. Les aspirants, jeunes gens n'ayant pas dépassé vingt ans, en général, donnèrent aussi un chiffre plus considérable de maladies que les autres officiers plus avancés en âge.

Nous ne pouvons donc partager l'avis de Rufz, qui voulait que l'âge pour venir aux colonies fût la jeunesse dans toute sa fleur, de quinze à trente ans. Les recherches précises de Rattray ont confirmé ce que Thévenot affirmait : que l'âge franchement adulte était une des meilleures conditions. Le comité de la Commission d'enquête sur le service sanitaire de l'armée anglaise dans l'Inde, était du même avis lorsqu'il recommandait de n'envoyer des recrues qu'à vingt et un ans accomplis, quand l'instruction serait terminée. La tenue des troupes anglaises, dans les deux guerres du Zoulouland et de l'Afghanistan a montré que les vétérans supportaient mieux les fatigues de la guerre dans les pays chauds. C'est pour cela que l'administration éloigna des bataillons de marche, dans la dernière expédition d'Égypte, tous les hommes au-dessous de vingt ans et tous ceux ayant moins d'une année de service ; elle laissa, comme le dit la revue *le Nineteenth Century*, les enfants à la maison.

Les hommes d'un âge moyen supportent égalcment mieux le travail des champs. Les seuls immigrants, dit M. Leroy-Beaulieu, dont les colonies retirent quelque avantage, sont les jeunes gens vigoureux, pleins de courage et de patience ; les enquêtes anglaises ont prouvé qu'au-dessous de seize ans et au-dessus de quarante ans l'immigration était plutôt une charge qu'une ressource pour une colonie. Lord John Russell, au Parlement de 1840, dans la discussion d'un plan sur l'émigration gratuite, s'exprimait dans les termes suivants en parlant du besoin des colonies : « Elles ne veulent ni les vieux ni les très jeunes. » Les très jeunes peuvent résister, mais ils deviennent facilement anémiques et à la longue leur organisme souffre au point de ne pouvoir se développer complètement (Orgeas). Les vieux doivent prendre des précautions se rappelant ce que les anciens disaient avec Aristote : que la vieillesse est une convalescence et qu'il lui faut des exercices doux.

Les recherches de Rattray parlent dans ce sens pour les matelots et pour les soldats anglais, comme nous l'avons fait remarquer. Les observations faites sur les matelots de notre flotte donnent un âge moyen de vingt-trois à vingt-six ou vingt-sept ans, en faisant abstraction des mousses et des novices qui ne devraient être envoyés aux colonies que d'une manière exceptionnelle. Cet âge complètement adulte est celui qui convient le mieux pour ces climats. La période extrême, dans une position qui demande quelques fatigues, ne devrait jamais dépasser cinquante ans (Lauvergne, Mahé).

La restriction que nous venons de formuler pour les âges avancés tient à ce qu'un grand nombre d'observateurs ont fait la remarque que la vieillesse se trouve bien des voyages et du séjour aux pays chauds (Saint-Vel). Les hommes âgés qui n'ont pas besoin de travailler s'accommodent facilement aux climats des tropiques ; ces régions leur conviennent sous beaucoup de rapports. La chaleur, qui est pour l'adulte une cause d'affaiblissement et de maladie, ne les incommode plus ; elle se trouve en harmonie avec leur activité diminuée. Ils n'ont pas beaucoup à craindre pour leurs bronches, mais ils ont à redouter la fièvre et la diarrhée. La température constamment élevée semble tellement appropriée à leur économie, que les maladies épidémiques passent souvent à côté d'eux sans les toucher, ainsi que le Dr Béringer l'a reconnu dans ses recherches sur le climat et la mortalité de Fernambouc[1]. La fièvre jaune les atteint moins souvent que les adultes ; la terrible affection les épargne comme elle épargne les petits enfants. Les deux extrêmes de la vie se rapprochent sur le terrain de l'immunité pathologique (Corre).

Le résumé de ces recherches est que le vieillard peut vivre sous les tropiques, en prenant des précautions et en ne se fatiguant pas plus que le permet cet âge au déclin.

Senibus vitae portio quanta manet ?

— La question du sexe est plus difficile à préciser que celle de l'âge. Des auteurs avancent que l'acclimatement de la femme européenne aux pays chauds est difficile, tandis que d'autres affirment qu'en raison de sa sobriété habituelle, de ses occupations ordinairement douces et sédentaires, de la possibilité de rester à la maison, la femme s'acclimate plus facilement que l'homme.

Si nous suivons pas à pas une Européenne qui émigre, nous voyons que le voyage commence par l'influencer péniblement. La femme comme l'enfant souffre de ces longues périodes de calme que les navires rencontrent dans les bandes équatoriales[2]. Le séjour à bord agit puissamment sur l'utérus et sur ses annexes ; le processus congestif se termine habituellement par l'apparition prématurée des menstrues, après avoir produit une vive surexcitation des organes génitaux[3].

Lorsque la femme porte un enfant dans son sein, cette fatigue peut être cause d'avortement, surtout quand les vomissements,

[1] Voir *Annuaire de la Société météorologique de France*, t. XXVI Année 1878.

[2] Voir le travail du docteur Lagarde : *Rapport sur le service médical de la frégate* la Vengeance. In *Archives de méd. navale*, 1864, p. 168.

[3] Leconiat. *Influence de la navigation sur la menstruation et la grossesse*, in *Arch. de méd. navale*, 1868, p. 354 et 355.

difficiles à modérer dans beaucoup de cas, sont provoqués par les mouvements du navire.

Arrivée aux pays chauds elle paraît souffrir davantage de la chaleur que l'homme; elle maigrit et tombe rapidement dans l'anémie. Tous les accidents névropathiques imaginables peuvent accompagner cet état[1]; ils s'accentuent avec le temps, lorsque l'acclimatement n'est pas obtenu. Les pertes menstruelles, qui prennent parfois un caractère inquiétant, à cause de l'état du sang et dans quelques cas de l'imminence fébrile[2], dépriment de plus en plus l'économie, augmentent la faiblesse et rendent le système nerveux irritable.

Les fonctions utérines doivent donc être surveillées avec le plus grand soin;

Propter solum uterum mulier id est quod est.

La santé de la femme et la fécondité en dépendent.

La fécondité ne semble pas influencée par le nouveau milieu, excepté dans les régions fort insalubres (Orgeas). La grossesse est quelquefois pénible chez les primipares, parce que la matrice occupe une partie de l'abdomen et rend plus pénible la digestion, la respiration.... Les derniers mois s'accompagnant d'une augmentation dans le chiffre de la température du corps (Wunderlich), sont les plus difficiles à passer. Dans ces milieux chauds une hypergénèse dans la température est toujours pénible.

Les inconvénients inhérents à la grossesse sont de tous les pays, ainsi que les recherches de Corre l'ont établi. Les avortements sont peut-être plus fréquents aux pays chauds, quand les femmes ont souffert de la malaria ou sont tourmentées par elle. L'anémie doit également faire craindre les hémorrhagies qui suivent la délivrance.

Dans les contrées paludéennes, ainsi que nous venons de le faire remarquer, les avortements sont assez fréquents (Bajon, Corre, Orgeas....). Le danger paraît d'autant plus grand que la femme est moins acclimatée (Bajon)[3]. Modifiant

[1] J. Rochard. Art. *Acclimatement*, *l. c.*, p. 198.

[2] Voir *Contribution à la géographie médicale de Fernando-Po*, par le docteur Yglesias y Pardo, traduction de Rey, in *Arch. de médecine navale*, 1878, p. 407.

[3] *Mémoires sur la Guyane*, t. I, p. 88.

les conditions habituelles de l'appareil utérin que la chaleur impressionnait déjà d'une façon notable, le nouvel état crée dans l'organe gestateur un centre d'appel pour l'infection malarienne[1]. De même qu'il n'est pas rare d'observer des accès de fièvre à forme pectorale, à forme dysentérique, à forme diaphorétique suivant les organes de *minoris resistentiæ* du sujet, de même il peut arriver que des congestions se produisent du côté de la matrice dont l'activité est augmentée par la présence du jeune être. L'avortement est, dans ce cas, d'autant plus à craindre que la grossesse est plus avancée. Dans les premiers mois, la femme n'a presque pas à craindre, mais quand la grossesse approche de son terme, il suffit quelquefois d'un accès de fièvre pour que l'utérus se révolte et chasse son produit.

Cet exposé explique certains faits de la législation de quelques contrées chaudes. Les gouvernants, ayant remarqué que l'influence paludéenne pouvait compromettre la gestation, ont décrété que les femmes devaient être éloignées des localités où il y avait des marécages et des terrains en friche pour la première fois. La littérature médicale des Arabes a depuis longtemps appelé l'attention sur ce point, la législation chinoise impose la chose aux mères du Céleste-Empire.

Lorsque la femme a pris des précautions et a maintenu sa santé en bon état, l'accouchement se fait le plus souvent sans danger et avec une étonnante facilité.

La délivrance est dangereuse quand le climat a débilité l'organisme; le manque de réaction favorise les pertes utérines et peut être cause d'hémorrhagies graves.

La pathologie des suites de la grossesse est peu différente de celle des pays tempérés. Cependant le Dr Saint-Vel a signalé la fréquence des ictères chez les femmes de toutes races : européennes, créoles, coolies, négresses, mulâtresses..... Le Dr Huillet a constaté une diarrhée chronique et persistante chez les personnes accouchées dans nos comptoirs de l'Inde. Cette dernière affection, appelée cranie à Pondichéry, frappe le plus souvent les natives dont elle compromet le rétablissement.

Rufz de Lavison a appelé l'attention sur la dysménorrhée,

[1] Corre. *La mère et l'enfant*, p. 128.

sur les déplacements de l'utérus dans toutes les classes, même dans les plus aisées. La chaleur, suivant cet auteur, paraît favorable au relâchement des tissus, elle serait la cause de ces déplacements [1]. L'utérus chez un grand nombre de femmes, surtout chez celles qui ont été mères, est fortement abaissé ; ainsi que nous le disions plus haut, il est à peine distant de deux travers de doigt de l'orifice vaginal.

L'allaitement n'est pas toujours facile. La lactation est une fonction extraordinaire qui vient se joindre au travail de l'acclimatement [2]. La femme, qui était nourrice et qui arrive aux pays chauds avec un enfant suspendu à sa mamelle, ne tarde pas à s'apercevoir que le climat agit et sur la qualité et sur la quantité de son lait [3]. L'impaludation a une action plus fâcheuse que la chaleur, elle produit rapidement un amoindrissement, quelquefois une suspension complète de la sécrétion [4]. L'Européenne est alors forcée de demander l'allaitement mercenaire pour son nourrisson, ou de s'adresser à l'allaitement artificiel. Vantée par les uns, dépréciée par les autres, la femme noire a nourri bien des créoles [5], le lait de cette nourrice paraît préférable au lait d'un animal difficile à conserver dans un milieu chaud, humide, saturé d'électricité....[6].

Les femmes ont donc assez à souffrir des fonctions qui regardent la génération. La nature leur donne, comme compensation, le privilège d'être plus réfractaires aux maladies endémiques et de fournir un chiffre de décès moindre que les hommes. Cet avantage n'est pas propre à l'adulte, l'enfant semble l'apporter en naissant, ainsi que le montrent les statistiques de notre colonie algérienne. Nous ne citerons qu'un exemple tiré d'un travail de M. Legoyt sur l'Algérie [7].

[1] In *Chronologie des maladies de la ville de Saint-Pierre*. (1837-1856), in *Arch. de méd. navale*. 1869. p. 335. Le docteur Rufz pense que la diarrhée et la dysenterie peuvent être invoquées comme causes dans beaucoup de cas.

[2] Thévenot, *l. c.*, p. 293.

[3] Virey rapporte que le lait des Européennes habitant Batavia est si salé qu'elles ne peuvent nourrir leurs enfants. Le fait demande confirmation.
Voir Bertherand. *L. c.*, p. 20.

[4] Corre. *La mère et l'enfant*. p. 151.

[5] La femme noire a été préconisée pour l'abondance de son lait et pour sa tendresse. Bajon, après avoir observé longtemps à Cayenne, ne partageait pas cet avis. Corre demande de nouvelles recherches.

[6] Thévenot, *l. c.*, p. 293.
Proust, *l. c.*, p. 379. *Aliments usuels*.

[7] *Statistique de l'Algérie*, in *Revue scientifique*. 1881. nº 15. p. 455.

Naissances		Décès		Naissances pour 100 décès Sexe	
garçons	filles	hommes	femmes	masculin	féminin
17.701	16.970	17.915	12.199	98.81	139.10

Ce serait donc par la femme que l'acclimatement se produirait, les hommes ayant plus de décès que de naissances. Ce fait avait été signalé d'une façon générale par J. Rochard, Aubert-Roche, Martin et Folley[1]; il avait été relevé comme une particularité très remarquable par Aubert, après son séjour sur le littoral de la mer Rouge.

L'avantage signalé n'est pas propre à la femme européenne, puisque la négresse en jouit dans quelques localités et particulièrement dans les Antilles. Elle résiste mieux que le nègre aux effets du climat (Saint-Vel).

Précautions à prendre au moment du départ. — Lorsque le départ pour les pays chauds est décidé, plusieurs indications hygiéniques s'imposent aux personnes qui vont émigrer temporairement ou pour toujours.

Le voyageur devant se trouver aux prises avec des exigences nouvelles devra prendre des précautions et emporter avec lui quelques objets de première nécessité. Une autre précaution sera de s'assurer le concours d'hommes voulant travailler et créer un centre solide au moyen de la famille. La nature grandiose des tropiques ne se laisse attaquer que par les collectivités. Le choix de compagnons est chose importante ; il doit être basé principalement sur la richesse du cœur et sur l'amour du travail. L'expérience a déjà prouvé combien ces qualités étaient nécessaires, suivant Francesco Ridal : elle a montré les colonies formées de Basques et de Hanovriens, au Chili et à la Plata, plus prospères que celles des Italiens dans la République argentine[2]. Les paysans de la Biscaye et du Hanovre apportent leurs solides vertus de famille et leurs admirables principes sociaux ; ils s'attachent principalement au sol et prouvent que l'homme du peuple peut, avec des principes solides et des ressources modérées arriver, à produire beaucoup. Les établissements fondés par eux indiquent que partout :

[1] J. Rochard. Art. *Acclimatement*, p. 197.

[2] Voir *Réforme sociale*, juin 1883, p. 573-74. *Courrier du Chili.*

Le peuple après tout c'est de la bonne terre.
La terre de haut prix, la terre de labour,
. . . .
C'est lui qui fait jaillir les hommes les plus beaux. (Barbier.)

L'amour du travail et le désir d'apporter son concours à l'œuvre commune ne suffisent malheureusement pas ; il faut que le colon possède quelque chose pour attendre le moment où le labeur de ses mains produira ce dont il aura besoin pour lui et pour sa famille. Dans un essai pour transporter une partie de la population alsacienne et lorraine en Afrique, afin de rendre à leur mère des enfants qu'on menaçait de lui enlever, le gouvernement français constata combien la colonisation est difficile lorsque l'émigrant n'apporte pas avec lui les moyens nécessaires aux premières installations. Une loi de septembre 1871 dut reconnaître la nécessité pour le colon algérien d'avoir un premier capital [1]. Cette mesure trouve son pendant dans le rapatriement exécuté aux frais du gouvernement américain, quand les agents ont reconnu que des émigrants sont dans l'impossibilité de demander à leur travail quotidien des moyens de subsistance et n'apportent pas avec eux un petit pécule.

Ces remarques ne s'adressent pas à l'émigration riche, propre aux familles qui peuvent donner aux jeunes gens les ressources nécessaires pour aller chercher fortune au delà des mers [2].

La précaution de prendre des instruments de travail et quelques objets nécessaires à l'existence de chaque jour sera d'autant plus nécessaire que l'émigrant se dirigera vers des pays moins préparés par un ensemble de travaux indispensables à l'assainissement et à la culture vivrière. Sans ce bagage il serait exposé à mourir de fatigue et de faim. Nous pourrions citer comme exemple : la colonisation de la Virginie, les essais malheureux faits à la Guyane française dans les localités de Kourou et de Mana; puis, à des époques encore plus rapprochées, les ennuis éprouvés par les colons de la rivière du Cygne

[1] Voir Leroy-Beaulieu. *De la colonisation chez les peuples modernes*, p. 323-324. *Algérie.*

[2] Voir in *idem.... La colonisation anglaise.*

Voir aussi la *Réforme sociale*, août 1882, p. 109. *La France et la colonisation à propos d'un livre récent.*

en Australie, par les émigrants qui se fixèrent sur l'isthme de Tehuantepec au Mexique, à Santo-Thomas au Guatémala, à Valdivia dans le Chili, et par la Colonie des Amazones au Pérou [1]. Sans détailler, nous rappellerons entre tous, les désastres de Koumana et de Sinnamary, dont les noms funestes rappellent la déportation des nombreuses victimes des coups d'État du Directoire. Plus de cinq cents déportés, parmi lesquels Billot-Varennes, Collot-d'Herbois, Barbé-Marbois, Pichegru.... furent envoyés sur les différents points de la Guyane sans qu'on eût pris, en leur faveur et pour garantir leur vie, aucune des mesures que l'humanité réclame et que le bon sens impose. La mort ravagea les rangs de ces exilés [2].

La seconde précaution consiste, quand la chose est facultative, à graduer les transitions, à ne pas passer directement dans un milieu beaucoup plus chaud que celui qu'on habite, à faire une halte prolongée dans les régions intermédiaires, puis à disposer par un régime approprié l'économie à la prépondérance de certaines fonctions. Les Anglais, pour accoutumer leurs troupes et leurs fonctionnaires à la chaleur, les dirigeaient jadis vers l'Inde en les faisant passer par les garnisons de Gibraltar, du Cap, de l'Australie; ils ne renoncèrent à la précaution d'échelonner sur la route de l'Inde et de leurs autres colonies qu'en faisant des corps de troupe auxiliaires indigènes et en tenant, pendant la période chaude de l'année, les troupes européennes dans les hauteurs. La France imita quelque temps cet exemple, le gouvernement enjoignit de disposer les troupes destinées à l'Algérie par le séjour dans les garnisons du Midi. Nous ne savons pas si ces mesures ont été observées pendant une longue période d'années.

Ce passage dans des zones de plus en plus chaudes peut produire sans grandes secousses l'acclimatement météorologique, mais il ne procure pas l'immunité pathologique; il laisse l'émigrant désarmé contre la pathologie des pays chauds. C'est même pour cette raison que les voyageurs ont délaissé l'acclimatement par étapes pour suivre la marche du progrès et se transporter rapidement d'un point du globe vers un autre.

Quoique l'on ait renoncé à l'apprentissage de la chaleur, il

[1] Leroy-Beaulieu, *l. c.*, p. 581. *Des différentes sortes de colonies.*

[2] Leroy-Beaulieu, *l. c.*, p. 226. *Colonies françaises.*

n'est pas indifférent de rechercher l'époque la plus opportune pour le débarquement dans les régions tropicales.

Quelle que soit la saison dans laquelle l'Européen transporté par les steamers arrive aux pays chauds, il se heurte au contact d'une lumière ardente, d'une température élevée... Le premier effet du milieu est de produire un état pléthorique venant de ce que les liquides de l'organisme sont plus dilatables que les parois des vaisseaux qui le contiennent, de ce que la respiration est activée, la circulation plus rapide, la chaleur du corps plus élevée, de ce que l'organisme est excité jusque dans ses éléments les plus intimes. Cette excitation rend presque toujours l'émigrant entreprenant, elle pousse à affronter les fatigues sans prendre de précautions. Mais elle peut dépasser les bornes de la physiologie et jeter dans un véritable état pathologique caractérisé par l'accélération de la respiration, de la circulation, par l'élévation de la température au delà des mesures normales. Le nouvel arrivé éprouve de la gêne de la respiration, une céphalalgie violente, des étourdissements, une véritable congestion de l'encéphale, il présente les symptômes de cette fièvre avec accès ou rémittences que Rouppe a signalé. Les moments chauds de la journée exaspèrent la chose et font croire au retour d'un nouvel accès. Cet état n'est autre que la *febricula l'ardent continued fever* des Anglais, ou la fièvre ardente continue « qui ne frappe guère, dit Morehead, que sur les nouveaux arrivés, les non acclimatés, les individus vigoureux ne prenant aucune précaution contre les agents nuisibles du climat. »

Cette fièvre peut faire croire à l'envahissement paludéen, à des complications du côté des organes digestifs quand il y a de l'embarras gastrique et des douleurs dans les hypochondres.... La plus grande attention est nécessaire pour débrouiller cet ensemble pathologique; on doit se rappeler qu'il existe des fièvres climatériques, mais qu'elles sont moins communes que les fièvres paludéennes.

L'excitation des premières heures n'a le plus souvent qu'une courte durée, elle tombe en laissant après elle de la faiblesse, une langueur qui fait éprouver de l'horreur pour tous les travaux. La dépression est généralement en rapport avec le degré d'excitation constatée.

L'émigrant doit donc compter avec la chaleur et prendre

ses précautions pour arriver aux régions chaudes lorsque la température est le moins élevée. Le moment à choisir est celui de la saison appelée la saison fraîche. Les matinées et les soirées rappellent alors le printemps de nos régions européennes. Les écarts thermométriques ne sont pas trop considérables et l'arrivée des pluies n'a pas encore été signalée. Quelques ondées rafraîchissent l'atmosphère, mais l'eau ne sature pas encore l'air comme cela aura lieu à l'époque de la saison pluvieuse.

L'arrivée à cette époque est le plus souvent exempte de dangers. L'économie se repose à certains moments du jour de la chaleur élevée qui se fait sentir dans l'après-midi, le sommeil est possible parce que les nuits sont fraîches. L'organisme a le temps de s'habituer au milieu et de faire son apprentissage pour les chaleurs continues et intenses de la saison chaude.

Les colons qui se sont portés vers l'Algérie ont pu constater que la meilleure époque de débarquement comprend depuis l'automne jusqu'à la fin du printemps, c'est-à-dire l'intervalle d'octobre aux derniers jours d'avril. Dans cette période de sept mois, la température se maintient assez fraîche à cause des pluies intermittentes. Le passage en Afrique d'Europe est alors moins pénible que dans les autres mois qui sont l'époque des grandes chaleurs.

La Commission d'enquête pour les services de l'Inde anglaise s'est basé sur une observation de ce genre pour demander l'envoi de fonctionnaires dans les possessions de l'Indo-Chine vers le mois de novembre.

Nous ne pouvons passer en revue l'époque à laquelle la saison fraîche s'établit dans les différentes colonies ; nous rappellerons que la fin de l'hivernage ou saison chaude correspond au mois de novembre dans l'hémisphère nord, au mois de juin dans l'hémisphère sud. La planche ci-contre donne une idée de la marche du soleil dans ces deux parties du monde : elle indique aussi la durée de la saison des pluies [1].

L'arrivée dans les régions indiquées devra avoir lieu dans les moments où la teinte est la moins sombre, c'est-à-dire

[1] Les données de cette planche sont plus résumées que celles présentées par le docteur Layet dans une étude d'hygiène intertropicale. parue dans les *Arch. de méd. nav* en 1877. Les personnes qui voudraient des renseignements plus détaillés feront bien de consulter la carte annexée au travail que nous signalons.

Pl. XV

Saisons sèche et pluvieuse dans quelques contrées intertropicales.

Archives de médecine navale.

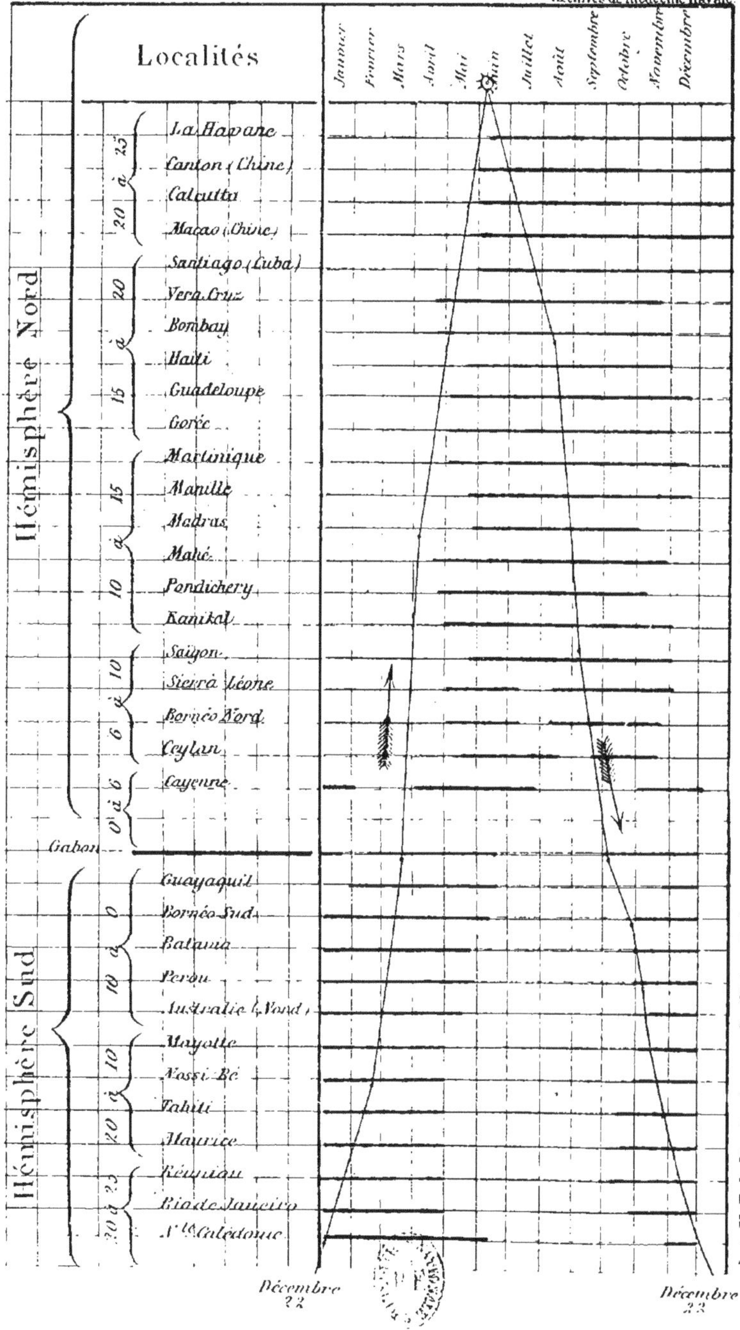

Localités

Janvier, Février, Mars, Avril, Mai, Juin, Juillet, Août, Septembre, Octobre, Novembre, Décembre

Hémisphère Nord

20 à 25 : La Havane, Canton (Chine), Calcutta, Macao (Chine)

15 à 20 : Santiago (Cuba), Vera Cruz, Bombay, Haïti, Guadeloupe, Gorée

10 à 15 : Martinique, Manille, Madras, Mahé, Pondichery, Karikal

6 à 10 : Saïgon, Sierra Léone, Bornéo Nord, Ceylan

0 à 6 : Cayenne

Gabon

Hémisphère Sud

0 à 10 : Guayaquil, Bornéo Sud, Batavia, Pérou, Australie (Nord)

10 à 20 : Mayotte, Nossi-Bé, Tahiti, Maurice

20 à 25 : Réunion, Rio de Janeiro, Nlle Calédonie

Décembre 22 — Décembre 22

Imp. H. Robelin, 49 Avenue du Maine, Paris.

quand la chaleur et l'hygrométrie sont moindres. Dans les pays salubres la saison des chaleurs n'est à redouter que par le malaise dû à l'excès de température. Dans les contrées insalubres cette époque est celle qui réveillent les endémo-épidémies et fait parler haut les fièvres et le typhus amaril. Les hommes de races tropicales sont eux-mêmes impressionnés, il en est de même des anciens colons quand ils quittent les lieux élevés et se rapprochent des terres basses.

L'été perpétuel des régions situées près de l'équateur ne permet pas de choisir. Cependant la saison sèche moins pénible à supporter que la saison pluvieuse doit être recherchée par l'émigrant.

L'expérience a prouvé depuis longtemps, ce qu'il convient de faire ; elle a montré l'arrivée dans la saison d'hivernage et le séjour dans les régions basses causes de grande désastres. Les exemples les plus frappants sont ceux qui ont précédé l'époque actuelle, celle de la colonisation raisonnée. En 1665, les Anglais perdirent près de 1500 hommes, en moins de douze mois, quand ils voulurent occuper Sainte-Lucie. En 1793, la fièvre jaune emporta en moins de trois mois 800 émigrés français débarqués à la Martinique dans la mauvaise saison. En 1794, l'armée du général Gray, partie de Portsmouth à la fin de 1793, fut presque entièrement détruite après avoir occupé la Guadeloupe, la Martinique, la Dominique, Sainte-Lucie ; du premier février au premier septembre elle compta plus de 6000 morts. (Corre [1].)

L'histoire militaire des Anglais à la côte d'Afrique a fourni récemment la preuve des faits avancés plus haut. Les premières expéditions contre les Ashantis, faites en 1822, 1824 et 1863, avaient été des désastres. La dernière avait été la plus malheureuse. Les troupes arrivées dans la mauvaise saison, celle des pluies, avaient rapidement atteint une mortalité de 17 p. 100, la durée moyenne de la vie était descendue à un mois, suivant Gordon. L'armée dut se replier devant l'ennemi. Instruits par ces revers, les Anglais entreprirent leur expédition de 1873 dans la bonne saison. L'état-major ne commença les opérations qu'au moment des fraîcheurs et s'empressa de porter les troupes sur les hauteurs. Cette opération eut un plein succès et les

[1] Voir *Archives de méd. nav.*, janvier 1882, p. 7 et suivantes : *De l'étiologie et de la prophylaxie du typhus amaril*, par Corre.

soldats européens eurent rapidement raison des Achantis[1].

Les troupes, comme les groupes d'émigrants, ne doivent aborder les régions chaudes que dans la saison fraîche. Dans les pays où règnent habituellemeut des endémies, cette période de l'année est la plus propice à un acclimatement sans secousse. Le séjour dans les hauteurs où la température est le moins élevée peut venir en aide, lorsque l'autorité médicale craint un réveil des affections épidémiques. Les masses éloignées du littoral peuvent être fractionnées et soumises à une hygiène sévère.

II. — ARRIVÉE AUX PAYS CHAUDS. PRÉCAUTIONS A PRENDRE CONTRE LA CHALEUR.

Custodit vitam qui custodit sanitatem.
(SALERNE)

Choix de l'habitat. — Dès que l'émigrant a mis le pied sur le nouveau sol, il doit se préoccuper des conditions dans lesquelles il va placer sa famille et sa personne. La localité exerce toujours une influence physiologique et une influence pathologique sur les sujets. S'adapter à la première, pallier les effets de la seconde, tel doit être le souci de ses premiers moments[2].

La question de l'habitat est celle qui se présente tout d'abord, demandant et le choix du lieu et le choix de la maison sous laquelle la famille s'abritera.

La construction d'une demeure ne doit être entreprise qu'après une enquête sévère sur les moyens de communications avec les centres plus ou moins populeux du voisinage. Tout en assurant son existence des premiers jours par des cultures vivrières, le colon ne peut mieux faire que de créer des routes pour rattacher les exploitations entre elles, ou pour relier la partie qu'il travaille à un cours d'eau ou au littoral. Les routes, dit M. Leroy-Beaulieu[3], tiennent le premier rang

[1] In même recueil, 1874, p. 332. *Étude médicale sur l'expédition anglaise contre les Ashantis*, par Rochefort.

[2] M. Lévy, *l. c.*, t. I, p. 473. *Des localités.*

[3] Voir *Colonisation moderne*, *l. c.*, p. 538. *Travaux préparatoires à la colonisation.*

dans les travaux du premier établissement, les villages naissent après tout seuls et en leur temps. La comparaison entre les résultats obtenus par l'administration algérienne et ceux enregistrés par l'Union Américaine dans la colonisation du Far-West, prouve d'une façon éclatante que le soin d'assurer les communications est celui qui se recommande le plus à l'émigrant. Délaissant les chemins et construisant des villages, les administrateurs de la colonie africaine ne sont arrivés qu'avec peine à faire des centres peu populeux. Se contentant de faire un réseau de routes aboutissant aux voies navigables, aux grandes artères, l'Union Américaine a laissé les populations s'agglomérer par un mouvement tout naturel. Les communications faciles ont donné à certains points une grande puissance d'attraction, des villes importantes se sont rapidement fondées. Les colons qui imiteront les Yankees seront plus sûrs d'arriver rapidement à une vie facile et de créer une colonie prospère.

Les chemins reliant la mer aux localités placées en dehors de la zone marécageuse permettent aux émigrants de quitter rapidement les points où les endémies frappent le plus cruellement. Dans beaucoup de localités avoisinant l'équateur, la topographie comprend : une zone maritime ou sablonneuse, une zone de palétuviers, et une zone d'eaux douces s'étendant jusqu'aux plans plus élevés. Celle des palétuviers est souvent dangereuse parce qu'elle forme marécage. Dans quelques contrées les eaux douces apportent leur concours pour la formation des marais, quand l'écoulement est arrêté ou diminué. Un barrage naturel, un soulèvement de la rive comme cela s'observe sur certains points de la côte d'Afrique où nous avons des comptoirs, arrêtent les masses liquides et forment une lagune contenant une eau douce ou saumâtre ainsi que des produits d'alluvion. Ces lieux doivent être évités par le nouvel arrivé grâce à des voies de communication faciles ; les transactions commerciales peuvent seules l'y retenir quelque temps.

N'écoutant que l'idée de lucre et cherchant la facilité des communications, beaucoup de colons restent malheureusement dans la première zone, placent même leur habitat sur les lagunes. Ces hommes installent leurs bourgs, leurs villes, leurs établissements agricoles sur ces terres insalubres qui leur paraissent fertiles ; ils s'attachent à la plaine bien plus séduisante que la montagne et bien plus praticable, Dans la plaine, les schistes, les marnes et l'argile s'enchevêtrent aux sables et aux débris calcaires, se marient avec les alluvions des cours d'eau ; les plantes trouvent partout à plonger leurs racines dans un sol humide et sans pierre, une végétation spontanée enrichit d'elle-même le terrain. Aussi comprend-on que les populations soient tentées de s'y presser, d'y faire de la culture. Elles ne s'aperçoivent pas toujours que pour s'y maintenir il faut lutter par une reproduction active ou par une immigration continue. Les terres basses sont le domaine de prédilection des endémies et de la fièvre. Les émigrants s'exposent en restant un trop long temps dans les zones qui précèdent les lieux élevés à compromettre leur acclimatement.

Le grand modificateur de la chaleur est l'altitude; en cherchant les hauteurs, les Européens nouvellement arrivés ont un choc moins violent à soutenir [1]. Il faut ajouter que les habitations placées en un point élevé sont rarement visitées par les épidémies qui ravagent les terres situées à des étages inférieurs.

L élévation de l'habitat fait sentir son influence même dans les villes peu accidentées. La température dans le jour décroît des quartiers bas vers les quartiers élevés et marche en sens inverse pendant la nuit ; dans les pays méditerranéens la différence peut être de 3 degrés pour 30 mètres [2]. L'écart est plus sensible quand l'homme monte à de grandes hauteurs, sur les montagnes qui dépassent de beaucoup le niveau de la mer ; Au fur et à mesure qu'il s'élève, il passe graduellement par une série d'impressions analogues à celles que ferait éprouver un voyage rapidement accompli dans le nord. La température s'abaisse progressivement avec la densité de l'air et les pentes gravies présentent sur une échelle réduite une véritable succession de climats dans lesquels la flore varie en même temps que la météorologie. Une ascension de 100 mètres équivaut à un déplacement de 1 à 2 degrés vers les pôles ; la température s'abaisse progressivement. Les moyennes annuelles accusent également une différence entre les points élevés et les localités du littoral. Ainsi, tandis qu'à Alger et sur la côte la température moyenne est de 17° environ, à Médéa et Sétif,

[1] Voir J. Rochard. Art. *Climat*, *l. c.*, p. 51.

[2] Fonssagrives (Art. *Climat*, *l. c.*, p. 35) résumant les recherches de Ch. Martins, dans une ville du midi de la France.

dont les altitudes sont respectivement comprises entre 745 et 1161 mètres, les températures moyennes varient de 14 à 15°.

Avant que la science se fût prononcée, l'expérience avait indiqué le fait. Nous en avons une preuve dans cette recommandation de Vitruve : *Primum electio loci saluberrimi. Is autem erit excelsus*. Nous en avons une autre dans ces mots de Tite-Live: *saluberrimos colles*.

L'expérience parla longtemps seule en s'appuyant sur les faits acquis. L'intérêt qui indiquait les hauteurs comme points stratégiques se joignit aussi à l'empirisme. « La masse de la population et de la richesse des colonies espagnoles était concentrée sur les plateaux et dans les hautes vallées des Cordillères, ainsi que le fait remarquer M. Leroy-Beaulieu. C'est là que s'établirent les premiers aventuriers parmi des nations d'Indiens agricoles ; c'est là qu'ils construisirent ces villes dont l'étendue et la splendeur faisaient envie, au temps de Smith, aux Anglais eux-mêmes ; c'est là qu'ils découvrirent ces immenses richesses métalliques dont ils inondèrent le monde. Les plus remarquables de ces plateaux sont ceux de Mexico, de la Nouvelle-Grenade, de Quito et du Haut-Pérou. Ces plateaux étroits, se dressant à une hauteur énorme au-dessus de l'Océan, étaient les seules régions dans tout le continent espagnol où l'on put trouver une nombreuse population [1] ». Le conquérant pouvait vivre dans un milieu se rapprochant des lieux qui avaient abrité sa jeunesse et pouvait surveiller en même temps le pays.

Le contraste entre la vigueur des hommes qui avaient élu domicile dans les hauteurs et le développement modéré des habitants de la plaine avait également éveillé l'attention.

Le docteur Bernard, dans une étude sur la petite Kabylie, rapporte les remarques des médecins militaires, appelés par leur service en Algérie[2], sur la différence entre les Kabyles des montagnes et ceux de la plaine. M. Le Roy de Méricourt signale celles constatées entre les Chinois habitant les montagnes voisines du littoral et les hommes de même race se tenant

[1] Leroy-Beaulieu, *l. c.*, p. 18. *De la colonisation espagnole.*

[2] Voir *Rev. scientif.*, année 1881, n° 13, p. 399. *Caractères de la guerre en Afrique.*

Voir aussi Morache. *Dict. encyclop. des sc. méd.*, *l. c.*, p. 134.

dans les terrains bas[1]. Short fait les mêmes observations sur les populations de l'Inde[2]....

Sans multiplier les exemples nous pouvons dire que les aptitudes physiologiques de l'homme des montagnes ont été rapportées à l'air plus frais dans les hauteurs ; l'organisme, moins sensible à la raréfaction de l'air qu'à son refroidissement, éprouverait un effet bienfaisant dans le milieu où l'air serait plus vif et plus froid.

Lind fut le premier qui rassembla des faits pour prouver que le moyen de se soustraire aux maladies sous les tropiques était de se retirer sur des coteaux un peu élevés où l'air fût tempéré. Un essai malheureux fait à la fin du siècle dernier sur les hauteurs de la Martinique n'empêcha pas Dazille et Leblond, médecins français, de signaler la chose au gouvernement comme fort avantageuse. Le service de santé de l'Inde anglaise s'en occupa en 1824, et dès 1831 un sanitarium existait sur les montagnes de l'Himalaya, dans l'endroit appelé Simla.

Depuis cette époque d'autres sanitaria furent installés sur plusieurs points : sur le plateau péninsulaire du Dekkan, à Malcom-Fait où la température ne dépasse pas 15,6 dans les mois les plus chauds, à Mahabuleswur-Hills, à Poorhundun, à Panhgunnée où les températures maxima sont de 18 degrés. Tandis que ces établissements étaient créés pour la présidence de Bombay, des petites villes s'établissaient sur les magnifiques plateaux du Mysore dans la présidence de Madras. Almara et Dayeling furent également élevées dans la province de Calcutta pour servir de refuges.

Recherchant toujours les hauteurs, les Anglais ont installé des locaux dans les montagnes de Newara-Ellia à Ceylan, sur les hauts plateaux de Poulo-Pinang, à l'entrée du détroit de Malacca. La même préoccupation leur a fait occuper les montagnes de Stony-Hill à la Jamaïque, les hauteurs dominant Free-Town, le chef-lieu de la colonie de Sierra-Leone, bien qu'elles ne dépassent pas considérablement le niveau de la mer. L'altitude est partout recherchée dans leurs colonies, et quand les nécessités appellent une partie du personnel dans

[1] *Aperçu sur le littoral de la Chine*, in *Archives de méd. navale*, 1866, p. 164.

[2] Voir l'*Anthropologie*. Topinard. p. 350.

les lieux bas placés, les familles restent le plus souvent, au moment des chaleurs, dans les points qui sont élevés et possèdent des refuges ou sanitaria.

Les colonies françaises possèdent quelques établissements du même genre : Salazie à La Réunion, les Pitons à la Martinique, le Camp-Jacob à la Guadeloupe. On a aussi proposé, pour la colonie de Cochinchine : et le cap Saint-Jacques balayé par la brise de la mer, et un plateau à 350 mètres d'élévation dans les îles de Poulo-Condore, et les contreforts de la chaîne Hygie au Tonkin.

A côté des grands établissements fondés par l'initiative des gouvernements, nous en voyons d'autres créés par les particuliers. Quelques personnes ont songé aux hauteurs des environs d'Albreda, un des points de la Gambie. Les habitants de Nossi-Bé recherchent le séjour des hauteurs de Nossi-Comba où la Compagnie africaine avait jadis établi un sanitarium dont les officiers et les employés pouvaient user. Barret a constaté que les habitants de Beyrouth montent dans le Liban, au moment des chaleurs et peuvent trouver dans les habitations assises sur les différents étages un écart de 12 degrés. Les habitants de Sang-Haï vont chercher un air plus frais dans la ville de Sout-Chow bâtie à peu de distance sur des collines. A Java, à Sumatra, aux Célèbes, les Hollandais recherchent aussi les points élevés ; entre autres les altitudes de Passarocang, dans la régence de ce nom.

Nous avons vu plus haut que les Espagnols avaient fondé beaucoup de villes dans les hauteurs. Quoique la nonchalance propre aux races du midi et l'habitude de la chaleur rendent ces hommes moins sensibles, ils recherchent les altitudes quand elles se trouvent dans les environs de leurs colonies. Les habitants de Fernando-Po en sont une preuve. Le docteur Burton, dans une lettre de 1864, raconte que les Pères de la mission des Jésuites ayant eu la bonne idée de fonder un établissement à environ deux milles du port, à une altitude de 500 pieds anglais, et s'y étant maintenus en bonne santé, le gouverneur se décida d'abord à y faire construire une maison en bois où il s'installa, puis à fonder sur un plateau encore plus élevé un hôpital militaire. Or d'une part la santé du gouverneur longtemps chancelante se rétablit, d'autre part tous les militaires malades qui furent transportés à l'hôpital (à une altitude de 1200 pieds anglais) guérirent avec une rapidité foudroyante[1].

Le séjour dans les hauteurs est donc recherché par presque tous les Européens qui vivent aux pays tropicaux et par les créoles eux-mêmes, tantôt pour y trouver un air plus vivifiant, tantôt pour échapper aux influences de la plaine.

Les recherches scientifiques ont prouvé d'une façon précise que cette précaution était le meilleur préservatif.

L'installation des casernes et des habitations sur les hauteurs de Free-Town, chef-lieu de la colonie anglaise de Sierra-Leone, a diminué la mortalité des Européens, quoique ce point de la côte d'Afrique ne possède pas un état sanitaire satisfaisant. La vie est devenue plus facile depuis ce changement. A partir de 1825, époque à laquelle cette précaution fut prise, le chiffre des décès qui était annuellement de 650 pour 1000 d'effectif, a beaucoup diminué (Borius).

A la Jamaïque la mortalité parmi les troupes donna de 1803 à 1816 une moyenne de 13 pour 100 de l'effectif. Les hommes habitaient alors constamment les régions basses de l'île. Depuis 1842, le cantonnement dans les montagnes ayant été établi sur une large échelle, le chiffre des décès est descendu d'abord à 3,5 pour 100 (J. Ranold, Martin), puis en 1870 à 0,15 pour 100 (J. Donnet). La différence fut donc 13,5 de mortalité en moins pour le climat des montagnes[2].

Les résultats ont été aussi avantageux dans l'Inde. Au Bengale, la moyenne annuelle des décès dans les hauteurs, calculée sur une période de 10 ans (1860 à 1869) n'a atteint que 1,48 pour 100 (effectif et quelques dépôts de convalescents compris). Cette moyenne est descendue depuis à 1,12[3].

En 1873, un rapport sur le service sanitaire de l'Inde anglaise précisait encore plus; il disait que sur 7634 hommes qui avaient occupé les hauts plateaux pendant 7 ou 8 mois, la mortalité n'avait été que de 9,8 pour 1000, la même que celle des troupes d'Europe pendant l'été. Dans un point nommé Chucrata elle avait même été inférieure[4].

[1] In *Rev. scientif.*, 1882, n° 24, p. 741. *Influences climatériques.*

[2] Voir Carpentier. *Étude hygiénique et médicale du camp Jacob*, in *Arch. de méd. navale*, 1873, p. 451.

[3] Carpentin, *l. c.*, p. 451, .

[4] Voir *Arch. de méd. navale*, 1874, p. 105. Art. de Rochefort.

Les Hollandais ont aussi constaté dans les Indes néerlandaises des faits analogues. Batavia, une de leurs principales villes, s'est beaucoup assainie depuis la création de la ville haute.

A ces faits qui parlent si haut, nous pouvons joindre ceux observés dans nos colonies. Le docteur Carpentin, dans une étude sur le Camp-Jacob, le sanitarium de la Guadeloupe, compare le nombre des journées d'hôpital des troupes séjournant dans les hauteurs et celui des militaires laissés sur le littoral; il trouve pour les premiers 11 à 15 (de 1869 à 1871) et pour les seconds 23 à 27 pour 100 (de 1865 à 1868). Cette différence de près de moitié prouve d'une façon irrécusable que les hauteurs sont plus propices au maintien de la santé que le bord de la mer.

Boudin, dans son Traité de géographie médicale, présente une échelle de la décroissance de la mortalité, dans l'armée anglaise, à mesure que, du niveau de la mer on s'élève au sanatorium des monts Neilgherries :

Localités	Décès pour 1000
Bellary	94
Aruée et Arcot	56
Cananou	52
Trichinopoli	40
Bangalore	29
Neilgherries	20

Notre expédition de 1864 au Mexique a montré que les données étaient les mêmes pour des groupes nombreux. L'armée forte de 35 000 hommes en quittant la France, arriva à Vera-Cruz et prit rapidement le chemin des terres tempérées grâce à la voie ferrée. Elle monta d'étage en étage sur les plateaux de l'Anahuac pour y livrer maints combats; après cinq années de lutte, elle donnait un taux de mortalité inférieur à celui de l'armée métropolitaine en temps de paix (L. Coindet), tandis que la marine restée à la Vera-Cruz était péniblement ravagée. Nous pouvons rapprocher de la guerre du Mexique notre expédition malheureuse de 1802 à Saint-Domingue, pour rendre l'exemple plus frappant (Thomas).

La marche rapide des Anglais sur les plateaux abyssiniens est une nouvelle preuve de ce que nous avançons.

Les Européens pourraient-ils vivre longtemps dans cette dernière région ? On ne peut l'affirmer ; mais on peut dire que la vie y est momentanément plus facile que près des côtes, puisque les Portugais du temps d'Emmanuel avaient pu y guerroyer contre les Turcs, quand les Abyssins réclamaient aide contre les fils de l'Islam.

Des données qui s'appuient sur des chiffres nombreux prouvent bien l'importance du séjour dans les montagnes. Ces lieux élevés ont des climats qui se rapprochent des climats européens[1], ainsi que l'ont démontré les docteurs Jeffreys pour les sanitaria de l'Inde[2], Griffon de Bellay et Carpentin pour la Guadeloupe[3], Dutroulau pour La Réunion[4].... Les médecins anglais avaient donc raison de demander pour leurs différentes colonies que les stations fussent développées pour servir, non seulement aux convalescents, mais pour donner encore aux bien portants les moyens de maintenir leur santé.

Les hauteurs des plateaux s'accroissant avec la proximité de la zone torride[5], on doit se demander à quelle altitude il faut porter l'habitat pour trouver une vie facile. Des créatures humaines se sont élevées au Thibet à de grandes hauteurs ; la mine d'or de Thok-Yalung est à 4975 mètres et ce point de la région thibétaine du Haut-Indus est placé un peu plus haut que le couvent de Hanle qui est à 4565 mètres. Des habitations aussi élevées existent également dans les Andes[6]. Ces régions haut placées ont un inconvénient, celui d'une froidure trop grande qui les rend inhabitables[7]. La raréfaction de l'air éprouve les personnes envahies par le froid et les empêche de rechercher l'exercice (Lortet)[8]. Il vaut donc mieux se rapprocher des points qui se trouvent plus bas placés, d'autant qu'il n'est pas nécessaire pour que l'abaissement de la température

[1] Voir dans Reclus, *l, c.*, t. I. 5e édit., p. 130. *La description des zones de l'Himalaya. — Les plateaux.*

[2] Boudin, t. I, p 203. *Influence des lieux élevés.*

[3] Carpentin, *l. c.*, p. 256.

[4] *L. c.*, p. 189.

[5] Reclus, *l. c.*, p. 129. *Les plateaux.*

[6] Reclus, *l. c.*, p. 195. *Les hautes régions de montagnes.* — Nous faisons ici allusion à la maison de poste de Rumihuasi placée entre Cuzco et Puno, à 4934 mètres.

[7] Reclus, *l. c.*, p. 195.

[8] Voir in *Rev. des cours scientifiques*, janvier 1870, p. 114 à 123. *Physiologie du mal des montagnes. — Deux ascensions au Mont-Blanc....* surtout p. 123.

intérieure du corps se produise de s'élever à une grande hauteur[1]. A des altitudes de 1500 à 2000 mètres, le mal des montagnes ne se fait pas encore sentir, le pouls reste à un chiffre assez bas, la respiration est facile, la température du corps a plus diminué qu'elle ne diminuera en montant plus haut[2]. Les stations ainsi placées sont le plus souvent au-dessus de la zone nuageuse, celle qui est enveloppée de brouillards et inondée de pluies ; elles sont resplendissantes de lumière et ont une atmosphère tellement pure que l'abaissement du thermomètre est fort sensible pendant la nuit et que le rayonnement est intense[3].

En parcourant les zones qui s'étagent sur les flancs de l'Hymalaya et qui permettent de remonter en quelques jours des régions tropicales aux mousses, à la neige et aux amas de glace, on rencontre des lieux dans lesquels l'Européen peut retrouver une vie semblable à celle qu'il a quittée. « De la ville de Djarjiling, que les Anglais ont construite sur une crête à plus de 2200 mètres au-dessus du niveau de la mer, afin d'y jouir d'un air froid et fortifiant comme celui de leur pays natal, on voit, dit M. Reclus, se dresser dans sa formidable majesté le colosse de Kintchindjinga, haut de plus de 8 kilomètres. A sa base, comme au fond d'un gouffre de verdure, un torrent blanc d'écume brille à travers les palmiers ; plus haut un chaos de montagnes boisées, semblables aux vagues d'un océan monstrueux, se presse et s'entasse autour du grand sommet tranquille[4].... ». Les Anglais sont restés au-dessous des endroits humides et n'ont pas voulu remonter d'assise en assise jusqu'aux plateaux recouverts de neiges et de glaces.

Nous citons souvent nos voisins de la Grande-Bretagne parce qu'ils se sont occupés d'une façon toute particulière des sanitaria, ayant reconnu qu'ils auraient avantage à maintenir leurs troupes dans des milieux où elles ne seraient pas déprimées par la chaleur et où elles retrouveraient les produits des régions tempérées ou froides[5].

Les stations placées au voisinage de la zone nuageuse pré-

[1] Voir *L. c.*, p. 116.
[2] Voir le tableau donné par M. Lortet, p. 122.
[3] *Altitudes*, in *Dict. encyclop.*, *l c.*, p. 406.
[4] Reclus, *l. c.*, p. 189. *L'Hymalaya.*
[5] Voir, dans le même t. II, 4e édition, p. 537, les étages de végétation sur les pentes des montagnes, surtout p. 541, carte de l'île de Java.

sentent une grande humidité, ainsi que nous le faisions remarquer plus haut. L'abondance des pluies, les brouillards, la fraîcheur des nuits peuvent rappeler les douleurs rhumatismales, provoquer des diarrhées, de la dysenterie. Le passage rapide de la plaine chauffée vers ces hauteurs produit souvent, dans les premiers jours, ce que les Anglais appellent Hill-Trot (la courante des montagnes), Hill. diarrhoea (diarrhée des hauteurs), sans qu'il y ait danger bien pressant. L'affection est caractérisée par la décoloration des selles remarquables par leur blancheur. La cause de ce dérangement serait l'impression du froid humide sur la peau des personnes habituées à vivre dans une atmosphère plus sèche et plus chaude suivant les uns, la suppression de la sécrétion biliaire suivant d'autres, un effet palustre suivant un troisième groupe[1].

L'humidité peut dans quelques points amener des cas de fièvre typhoïde (Carpentin).

Ces inconvénients, qui sont loin d'être fréquents, sont bien moins grands que ceux que l'on évite en mettant l'économie transplantée en dehors des fièvres intermittentes graves et de la fièvre jaune.

La fièvre d'origine miasmatique se rencontre quelquefois ; elle provient soit d'un marais voisin, soit d'un mouvement de terres nécessité par les travaux agricoles. La forme est moins grave que dans les terrains bas ; elle affecte le plus souvent le type tierce, ainsi que l'a démontré le docteur Curren dans son étude historique de l'Himalaya. Ce fait confirme la remarque : que plus on s'écarte des chaleurs, plus on voit le type des accès de fièvre s'éloigner de la continuité.

L'altitude, par les modifications qu'elle amène dans les conditions météorologiques, par l'éloignement des sols littoraux, met souvent à l'abri du typhus amaril. La fièvre jaune ne dépasse que bien rarement les points qui sont à 800 et même 500 mètres au-dessus du niveau de la mer. L'affection a pu s'élever, dans quelques cas exceptionnels, à 1315 mètres ou 4000 pieds anglais (Newcastle à la Jamaïque), frapper des personnes séjournant au Mexique à 900 ou 1000 mètres, c'est-à-dire à une altitude presque égale ou légèrement supérieure à la hauteur maximum des terres chaudes (1000 mètres), tou-

[1] Morehead, Moore, Horton. (Voir Mahé, programme cité..... in *Arch. de méd. navale*, 1879, p. 215.)

cher le refuge de la Guadeloupe, le Camp-Jacob situé à 545 mètres...., mais les hauteurs indiquées sont généralement en dehors de ces atteintes (Corre).

Les sanitaria dans les hauteurs placées au-dessus de la zone nuageuse sont les plus favorisés, et parce qu'ils sont plus en dehors des coups du typhus amaril, et parce qu'ils ne permettent que des rapports peu fréquents avec les populations du littoral et des foyers de contagion en temps d'épidémie. Ainsi que nous l'avons établi plus haut la flore ressemble assez à celle des régions tempérées, la faune s'en rapproche également.

Nous pouvons donc dire pour terminer cet aperçu que la colonisation européenne dans les pays chauds est toujours possible dans les hauteurs de 1000 à 1500 mètres au-dessus du niveau de la mer, quand les colons s'abstiennent de remanier des terrains vierges et de déboiser le sol, ainsi que l'avançait le docteur G. van Overbeck de Meijer (d'Utrecht) au Congrès des médecins des colonies à Amsterdam.

Cet habitat dans les montagnes, avantageux pour l'Européen, est fatal pour le nègre. Après quelques essais faits dans les hauteurs de Ceylan, les Anglais ont dû renoncer à y transporter les hommes de couleur; la mortalité de ces derniers était effrayante.

— Lorsque l'émigrant ne peut transporter sa demeure dans les montagnes et se voit forcé de rester dans les terrains bas placés, il doit prendre une foule de précautions pour éviter les points délétères et choisir le lieu où il placera sa maison.

Les anciens étaient fort circonspects pour ce détail, comme l'on peut s'en convaincre en parcourant les livres d'Hippocrate, les travaux de Vitruve et bien d'autres. Le choix des lieux et les constructions appropriées leur permettaient de séjourner dans des pays où la race latine semble avoir de la peine à se maintenir aujourd'hui. Nous citerons entre autres cette terre d'Afrique sur laquelle on retrouve tant de ruines romaines.

La constitution géologique, toujours liée au degré d'altitude, établit les rapports les plus tranchés entre la salubrité des différents climats partiels. On peut dire d'une façon générale que les lieux des pays tropicaux qui n'ont pas gardé les traces de la mer et qui sont un peu élevés sont formés de débris de roches volcaniques recouverts d'une épaisse couche d'humus. Ces endroits sont fort salubres. Il n'en est pas de même des points où l'on rencontre des alluvions marines recouvrant l'argile, le sable ou le calcaire, où les eaux du ciel, de la mer, ou des fleuves inondent périodiquement. Ces terres alluvionnaires sont les terres palustres par excellence, celles qui donnent naissance aux endémies les plus terribles. C'est dans ces points que l'Européen est le plus menacé; c'est là que l'on vît, de 1794 à 1799, dix à quatorze mille Anglais de l'armée d'occupation de la Martinique (Gillepsie), disparaître, fondre pour ainsi dire ; c'est encore là que les troupes réunies de Gray et d'Abercombie donnèrent un chiffre de mortalité effrayant, de 1796 à 1799 (Corre).

L'examen des localités demande une étude plus détaillée portant sur la couleur du sol, sur sa composition et sur sa fertilité. L'hydrologie est aussi à considérer.

Le sol étant continuellement inondé de lumière et de chaleur, la couleur de ses couches superficielles exerce une grande influence sur la climatologie des lieux. Un terrain noir, qui absorbe plus facilement la chaleur solaire et la rayonne en se refroidissant plus vite, sera d'un habitat plus commode pour le colon, qu'un terrain blanchâtre. Rien n'est plus pénible, aux régions chaudes, que de voyager en plein midi sur un sol ou dans des rues ayant une couleur blanche. L'impression est encore plus désagréable quand la marche doit s'effectuer sur des terrains sablonneux. Les sables conservent longtemps la chaleur; des thermomètres couchés sur le sol ont dépassé 80 centigrades au Sénégal, 100 centigrades dans l'Inde, 100 également dans la région désertique du Soudan et de la Tripolitaine. Les couches d'air qui se trouvent en rapport avec ces surfaces chauffées conservent fréquemment une température élevée, même pendant la nuit, parce que les sables siliceux et calcaires se laissent difficilement imprégner par la pluie et par la rosée. Ces couches d'air sont quelquefois emportées par les vents et rejetées sur les pays voisins qui ne sont pas protégés par des écrans naturels; elles augmentent la température de ces points voisins. Nous avons un exemple de cette influence du voisinage des sables surchauffés dans ce qui se passe dans le haut Sénégal. Lorsque les vents d'Est soufflent et portent l'air embrasé du Sahara sur les postes établis le long du fleuve, la vie devient aussi pénible dans la saison appelée fraîche que dans les moments les plus chauds de l'hivernage. Sierra-Leone, la côte de Guinée, quelques autres points du littoral africain, protégés par de hautes montagnes ne souffrent pas autant que Bakel et Dagana, les postes indiqués.

Le pouvoir absorbant pour la chaleur a fait l'objet de sérieuses études de la part de quelques auteurs. Shübler a essayé de déterminer la capacité d'absorption calorifique des différents terrains; suivant cet auteur elle varierait d'après les lois physiques ordinaires. La capacité, étant représentée par 100 pour le sol sablonneux et calcaire, serait 95.6 pour le sable pur, 76.9 pour l'argile légère, 73.2 pour le gypse, 71.1 pour l'argile compacte, 68.4 pour la terre argileuse, 66.7 pour l'argile pure, 49 pour l'humus. Les terrains ferrugineux se rapprocheraient davantage des terrains sablonneux que des sols argileux, ils s'échaufferaient rapidement et se refroidiraient de même.

L'absorption de l'humidité n'est pas la même pour tous ces terrains. La plus grande durée d'humectation appartient aux terres végétales riches en humus; ce fait expliquerait leur aptitude à dégager des effluves fébrigènes. Les terrains argileux retiennent aussi fortement l'humidité à cause de leur nature compacte; ils rendent l'atmosphère froide et humide. Les sables, surtout les calcaires et les siliceux se laissent peu imprégner; lorsqu'ils reposent sur un sol plus dur, comme l'argile et les roches, ils jouent le rôle de filtre et laissent souvent des nappes s'accumuler dans les couches profondes.

La végétation exerce une influence énorme sur le sol et sur ses rapports avec l'atmosphère. Un terrain recouvert d'arbres n'a pas les mêmes propriétés qu'un terrain dénudé. Le résultat principal est l'abaissement de la température moyenne : tandis que des rochers granitiques peuvent accuser 45 à 50 degrés, des rochers ou des terres couvertes de végétations placés dans le voisinage n'accusent que 30, c'est-à-dire 15 à 20 degrés en moins. Les températures du jour et de la nuit présentent également moins de différences entre elles dans les lieux ombragés.

La présence des bois appelle l'humidité et arrête les vents. Les orages paraissent plus fréquents, mais l'ozone et les pluies violentes purifient l'atmosphère. Le déboisement dans les environs des grandes villes situées dans les régions tropicales a souvent augmenté leur insalubrité. Le fait serait notoire pour Rio-de-Janeiro, d'après M. Pauly. Les colons en auraient constaté l'influence néfaste sur leur santé dans plusieurs parties de l'Inde, suivant sir Joseph Fayrer. Dans une des séances du Congrès des médecins des colonies, à Amsterdam, le docteur Da Silva Amado (de Lisbonne) a cru devoir insister sur le fait et recommander de n'attaquer que les forêts vierges et impénétrables qui recouvrent beaucoup de matériaux en décomposition et provoquent des marais tourbeux.

La culture de la terre et le boisement des lieux ont donc l'avantage d'améliorer le sol et l'air. Les travaux qu'ils nécessitent exposent malheureusement le colon agriculteur à de graves dangers.

Le voisinage des eaux influence aussi l'atmosphère et diminue la température ; c'est pour cela que les colons ont recherché le voisinage des fleuves et des rivières. La proximité de ces nappes d'eau a, plus que partout ailleurs, aux pays chauds, ses avantages et ses inconvénients. La présence de ces masses liquides égalise la température ; on a remarqué, ainsi, que le dit Vauvray, que depuis l'ouverture du canal de Suez, la thermométrie s'était abaissée à Port-Saïd, des alternatives de chaleur accablante l'été, de froid excessif et pénétrant l'hiver, ne se font plus sentir comme lorsqu'on était en plein désert, au milieu des sables. Mais à côté de ces avantages, il faut signaler la grande humidité, l'inconvénient, quand les berges découvrent, de larges surfaces boueuses qui sont des laboratoires de fermentation dégageant des miasmes pestilentiels que l'atmosphère conduit d'autant plus facilement qu'elle est plus humide. Les recherches de Daniell sur la qualité de l'air recueilli près de l'estuaire des grands fleuves des contrées tropicales ont permis d'y constater de l'acide sulfhydrique, de l'hydrogène carboné..... La présence de ces gaz semble due à l'action de grandes quantités de matières animales et végétales charriées par l'eau douce et portées au contact des sulfates du liquide marin.

Les marais qui se forment à l'embouchure des fleuves, en amont de barrages naturels formés par le mouvement du sol ou par l'accumulation des produits alluvionnaires, sont plus dangereux encore que ces surfaces boueuses. L'eau saumâtre qu'ils contiennent ne permet pas le développement des végétaux et des animaux. Les eaux stagnantes, qu'elles soient douces ou saumâtres, sont le plus mortel ennemi de l'Européen pendant la saison des chaleurs. Dans ces atmosphères chauffées les germes de l'air sont toujours abondants; de l'acide carbonique, de l'ammoniaque, des hydrogènes sulfuré et carboné se joignent à la vapeur d'eau et aux germes, cet air devient impropre à la respiration. Le souffle de ces marécages doit être évité soigneusement, il peut compromettre même les effets de l'altitude. C'est lui, pour ne citer qu'un exemple, qui rend Frew-Town, chef-lieu de Sierra-Leone, bâti sur un banc qui reçoit la brise de l'Atlantique, funeste aux Européens.

Un des premiers soins devra donc être de s'éloigner des endroits où l'eau sera croupissante, de s'assurer s'il n'en existe pas dans les lieux voisins, si les vents dominants ne passent pas sur des marais pour arriver à la localité. Les colonies les plus malsaines sont celles où l'on campe en plein continent marécageux, comme en Cochinchine, ou sur des lagunes confinant à des marécages, comme sont plusieurs de nos comptoirs africains. Il faut éviter de loin ou de près tout ce qui peut ressembler à un marais, s'assurer de la perméabilité des terrains près de la surface du sol. L'imperméabilité à la surface n'est pas dangereuse, les eaux peuvent être surveillées et des canaux peuvent en assurer le cours; mais quand le liquide séjourne profondément dans les terrains, l'atmosphère est toujours humide. Cette humidité facilite la décomposition des matières animales par la transformation des sulfates en sulfures, aide à la putréfaction des végétaux. Le drainage, installé d'une façon plus ou moins savante, peut remplacer la perméabilité et diminuer l'hygrométrie de l'air.

Installation de la maison. — Lorsque le choix du lieu a été fait avec circonspection, le colon doit se préoccuper de l'établissement de sa demeure d'une façon temporaire ou définitive. Force est quelquefois pour lui de vivre un certain temps dans des cases en paille ou en planches, dans des masures recouvertes de chaume, comme cela s'est présenté pour quelques postes du Sénégal... Mais cette installation n'est que provisoire, car il faut se rappeler que les tentes et les baraques fournissent un refuge plus hygiénique que les habitations des indigènes le plus souvent mal construites, étouffées et humides. Composées tantôt de feuilles de palmier rassemblées, de morceaux d'arbres réunis par des bambous comme la trame d'une étoffe, de débris, d'écorces fibreuses incorporés à des amas de terre, tantôt de terre pure et simple pétrie avec une eau limoneuse ou des huiles que les averses peuvent rapidement dissocier et entraîner avec elles, ces refuges ne conviennent qu'à des hommes primitifs.

Les tentes faites avec des toiles goudronnées et à double parois sont plus hygiéniques. L'air peut circuler entre les deux enveloppes et l'humidité ne peut pénétrer l'étoffe imperméable. Des branchages couverts de feuilles servent quelquefois à protéger les parties extérieures. Une toile de feutre imperméable, analogue à celle que les Anglais emportèrent dans leur guerre contre les Ashantis, jetée sur le sol et empêchant l'humidité de pénétrer, peut compléter une installation sommaire.

Des hygiénistes ont proposé, récemment, l'emploi de cadres de sapin supportant des feuilles de feutre durci. Ces cadres placés à côté les uns des autres formeraient des tentes protégeant contre les rayons du sol et contre l'humidité; la boîte d'enveloppe s'emploierait comme armoire ou comme table.

La baraque doit être installée d'une façon plus confortable, sur un sol surélevé et bétonné quand la chose est possible. Elle doit être, dans beaucoup d'endroits, à une certaine hauteur pour éviter les inondations et l'humidité du sol. Composée de planches goudronnées elle peut posséder des fenêtres opposées les unes aux autres et permettant de renouveler l'air. Une rigole courra tout autour avec une pente et une profondeur voulues pour l'écoulement des eaux pluviales et ménagères.

— L'aération est un point capital. D'une façon générale l'exposition au nord et à l'est permettant l'arrivée directe ou oblique des vents régnants, donnant aussi de l'ombre sur un des côtés pendant une partie de la journée, est une condition de salubrité importante.

— Les baraquements doivent être assez spacieux, car on a remarqué que des coups de chaleur pouvaient se produire lorsqu'il y avait trop grande agglomération d'hommes. Les Anglais ont signalé la chose sous le nom de *Baraks insolation.*

— La construction définitive d'une maison demande encore plus de soins. Les colons doivent tenir compte de la marche du soleil dans les régions tropicales pour établir les demeures et éviter une chaleur trop élevée. Nous prendrons comme exemple ce que dit le Dr Borius dans ses recherches sur le climat du Sénégal, quand il parle de Gorée... « L'île de Gorée est située dans l'hémisphère nord par 14°,39',55" de latitude et par 19°,45',00" de longitude ouest de Paris. Il résulte de cette situation de notre colonie dans les régions tropicales que le soleil y passe deux fois au zénith dans l'année. Une première fois au printemps, vers le 29 avril, une seconde fois en été, vers le 12 août. Le plus grand éloignement du soleil au nord est de 9° environ au moment du solstice d'été. Son éloignement maximum au sud a lieu en décembre, au moment du solstice d'hiver, il est alors de 38°. Il en résulte que les habitations dans cette colonie sont inégalement chauffées suivant la saison; le soleil les frappe au nord pendant trois mois et demi et au sud pendant le reste de l'année. L'architecte comme l'hygiéniste devra tenir compte de cette particularité dans la construction de nos demeures. Ainsi, par exemple : une maison ayant pour façade une galerie couverte, dans le genre de celles de nos bonnes habitations coloniales aura cette galerie trop chaude au commencement de l'hivernage et trop fraîche pendant la saison froide, si elle est exposée au nord. Si au contraire elle est exposée au sud, ce sera pendant la seconde moitié de l'hivernage aux mois d'août et d'octobre, que cette galerie deviendra inhabitable, de plus elle sera frappée par le soleil pendant toute la saison sèche. La meilleure disposition pour les galeries qui entourent les maisons nous paraît être, en vue de la protection des appartements, l'est et l'ouest de ces maisons[1] ».

Les habitations de la Havane, de Batavia, beaucoup de demeures de l'Inde anglaise, présentent les types les plus confortables pour les pays tropicaux. Spacieuses, bien aérées, commodes, elles ne possèdent qu'un seul étage. Sur le devant, dans

[1] *Recherches sur le climat du Sénégal*, p. 2.

toute la longueur, s'étend une galerie extérieure qui laisse pénétrer dans une galerie intérieure sur laquelle s'ouvrent les appartements. Le derrière de la maison est orné également d'une galerie s'étendant d'un côté à l'autre. Des jardins et des cours séparent l'habitation du maître de la demeure du personnel domestique, des écuries et des salles de bains.

— Les matériaux de constructions sont variables suivant les pays.

Dans l'Inde transgangétique, on construit des parties de maisons en treillages de bambous sur lesquels on cloue des nattes. L'air peut circuler librement au travers sans produire de courants trop vifs. Dans la Cochinchine, les indigènes élèvent des maisons de ce genre sur la terre ou sur les bateaux, ils emploient les lattis de palétuviers. La ventilation, dans beaucoup de cas, est obtenue par de larges ouvertures laissées à la partie supérieure des murs.

Pour élever des constructions solides il faut choisir d'autres matériaux, le bois, la brique, la pierre....

La brique est beaucoup employée dans l'Inde anglaise, elle permet d'établir rapidement des habitations confortables quand on a sous la main des montants et une charpente en bois ou en fer. Cette matière première est assez facile à trouver, elle ne demande qu'une précaution dans sa préparation : être confectionnée avec une eau pure, non avec une eau saumâtre et limoneuse.

La pierre est employée pour construire des murs épais et ne laissant pas pénétrer la chaleur; elle sert, comme la brique, à l'établissement des maisons sérieuses.

Le bois n'est généralement employé dans les villes que pour construire les étages supérieurs, lorsque l'on veut bâtir économiquement ou lorsque l'on craint les tremblements de terre.

Les briques et les tuiles donnent les toitures les plus hygiéniques. Les couvertures légères faites avec du bois ou des feuilles sèches de cocotier ou autres plantes ligneuses ont le désavantage de pourrir et de se couvrir rapidement d'une couche de décomposition végétale.

La toiture est inclinée ou droite, c'est-à-dire supportant une terrasse, suivant le régime des pluies.

— Lorsque les matériaux ont été réunis, le meilleur moment pour commencer les constructions est la fin de la saison pluvieuse. Le colon doit se hâter parce qu'il serait imprudent pour lui et pour les siens de rentrer dans une maison nouvellement construite ; il faut que la demeure soit prête longtemps avant la saison des pluies pour qu'elle perde son humidité avec les dernières chaleurs (Bertherand). Dès que l'hivernage a cessé il doit établir un sol convenablement bétonné et surélevé, puis placer dessus un rez-de-chaussée en pierre avec des murs épais pour garantir de la chaleur, de l'humidité, des averses de l'hivernage, des variations nycthémérales. Le modèle de cette maison a été proposé plus haut en parlant du type suivi dans quelques colonies.

Le Dr Bertherand, habitué à l'Algérie, conseille de placer un premier étage sur le rez-de-chaussée. Les chambres à coucher seraient disposées autour de galeries qui protégeraient leurs ouvertures. Chaque pièce devrait renfermer une cheminée ou un ventilateur pour le renouvellement facile de l'air, des fenêtres exposées le plus souvent au nord ou à l'est et garnies de persiennes ou d'écrans à larges trames pour la ventilation. L'opposition des fenêtres augmenterait l'aération.

Tout ce qui assure la marche de l'air et évite sa stagnation étant chose principale dans les régions chaudes, les colons feront bien dans les sols non perméables de placer sous le rez-de-chaussée et au niveau des fondations une vaste chambre de ventilation qu'ils mettront en rapport avec une cheminée d'appel. Cette chambre, séparée des assises par une couche épaisse de matériaux, assurera l'aération des cheminées placées dans chaque pièce élevée. (Stœbe, Niemeyer.)

La ventilation pourra encore être augmentée par l'installation de toits à double pente formant un matelas d'air facilement renouvelable et communiquant avec les soubassements traversés par des canaux voûtés ou contenant la chambre dont nous venons de parler.

— On a conseillé dans les pays où la malaria fait sentir son influence de renouveler l'air des maisons par le haut, c'est-à-dire en faisant appel aux couches atmosphériques qui sont près du toit, à 4 mètres ou à 10 mètres... suivant les étages. On s'est basé sur le fait de l'atténuation de la virulence de l'air à une certaine hauteur ; l'ascension en sens vertical du ferment malarique dans l'atmosphère qui recouvre le sol dont il émane s'arrête généralement à 4 ou 5 mètres de hauteur (Tommasi-

Crudeli). Les habitations devraient alors être construites comme certaines demeures de la campagne romaine, anciennes maisons rurales faites dans un autre siècle : avoir une porte principale, des portes et fenêtres dans une cour intérieure, ou bien une entrée sur l'extérieur et des fenêtres placées au niveau du toit, c'est-à-dire à la partie la plus élevée.

— Le régime des eaux demande une grande surveillance dans les contrées où l'hivernage est pluvieux. L'établissement sous terre et au niveau du point d'émergement des murs d'une ou de deux couches de briques vitrifiées, de briques creusées, de murs enduits de vernis hydrofuges, garantira les assises et le rez-de-chaussée.

L'écoulement facile rend de grands services surtout dans la saison des pluies, il empêche l'air d'être trop hygrométrique. On a, en effet, reconnu que le drainage d'un lieu avait une grande influence sur l'humidité de l'atmosphère et sur les brouillards. En évitant la stagnation de l'eau et la présence d'une grande quantité de vapeur dans l'atmosphère on arrêtera une foule d'affections et, au premier rang, la fièvre intermittente.

L'approvisionnement des fontaines demande une attention soutenue; non seulement on doit surveiller les lieux où elles sont installées, mais encore on doit examiner les environs. Des auteurs ont soutenu que l'on pouvait attribuer la fièvre intermittente et la dysenterie de quelques localités aux liquides qui alimentaient des puits et des fontaines après avoir fait partie d'un marécage ou après avoir filtré sur des matières animales en putréfaction.

— Les écuries et les latrines doivent être, ainsi que nous le remarquions plus haut, placées dans un bâtiment spécial et séparées du logis principal par des cours aérées et larges. Dans une étude médicale sur la ville de Saint-Jean de Porto-Ricco, le docteur Salicrup signalait, il y a peu de temps, les graves inconvénients qui peuvent résulter de l'inobservance de ce précepte.

Tous les détritus doivent être enlevés soigneusement parce que l'humidité et la chaleur agissent rapidement sur eux. Les fosses mobiles conviennent mieux que les réceptables fixes et étendus; des tonneaux contenant des débris de charbon de terre, du goudron, des cendres, des balayures peuvent être facilement enlevés et remplacés. Lorsque la quantité des immondices accumulées sur un point est très grande, on peut imiter les Anglais qui, dans certains quartiers de Calcutta, font jeter des poussières minérales pour faire un mélange moins dangereux.

— De larges espaces parcourus par l'air doivent être laissés sur les côtés des maisons dans les régions chaudes ; des artères étendues doivent séparer les habitations quand elles sont situées dans les villes. La *heat apoplexy* est plus commune dans les endroits resserrés qu'à la campagne ; le coup de chaleur a été signalé dans les cours encaissées et recouvertes de nattes, dans les rues étroites.

Si la nécessité forçait de grouper les maisons de chaque côté d'une voie, il serait nécessaire de faire cette voie le plus large possible. Le moyen de préserver les voyageurs des ardeurs du soleil pourrait être l'installation de larges verandahs protégeant les facades et les trottoirs. Lorsque le terrain serait sablonneux, les trottoirs seraient recouverts de planches ou d'autres substances. L'installation décrite est celle de la ville d'Ancon, près le Callao, au Chili (Monin).

Quand les artères sont larges, des plantations d'arbres savamment disposées peuvent réjouir l'œil, purifier l'air, garantir de la chaleur et de la poussière, donner un peu d'humidité. L'eucalyptus est un des végétaux auxquels on peut s'adresser comme antipalustre.

Les plantations d'arbres ne doivent pas toujours jouer le rôle d'écran, elles doivent laisser passer les courants d'air nécessaires à la ventilation des maisons.

La ventilation sur laquelle nous n'avons cessé d'insister demande que les habitations ne soient pas trop groupées. Les agglomérations sur un point donné ne sont nécessaires que dans les cas où l'on craint des attaques de la part des indigènes. L'isolement des maisons à la campagne, ou dans un jardin, est plus avantageuse pour la santé, parce que la température est en général moins élevée que dans les rues d'une ville. L'échauffement des murs se fait moins sentir, des échanges n'ont pas lieu d'une rangée de maisons à une autre. Les calculs d'Andral, Gavarret, Boussingault, Dumas, sur la chaleur produite par l'homme et les animaux, ceux de Fonssagrives sur les calories que la combustion des foyers et l'éclairage jettent dans une ville, montrent qu'en s'éloignant des groupes de maisons on doit trouver une température moindre. L'intensité du rayonnement nocturne plus sensible, l'absorption de chaleur par la transpiration végétale et par tous les actes de la vie des plantes, tendent à diminuer les indications thermométriques. Non seulement l'air est moins chaud à la campagne, mais encore il est plus sec. Pettenkoffer a calculé que l'évaporation donnée par un plan d'arbres représente plus de huit fois l'eau tombée sur une surface égale et dénudée.

Le colon ne doit pas cependant rechercher le fouillis trop grand de végétation. Sous les verdures admirables des régions tropicales la température est lourde et mortelle. Dès le jour, avant le lever du soleil..., toujours et toujours, à toute heure et partout, la chaleur est humide, accablante, empoisonnée. Les lourdeurs chaudes de l'équateur concentrées toute la nuit sous le feuillage des grands arbres engendrent la fièvre. L'air chaud et humide, fait fermenter les détritus qui recouvrent la terre et qui sont quelquefois tellement abondants qu'il faut creuser quelque temps pour trouver le sol.

La vie à la campagne, en dehors de ces conditions désavantageuses, est plus favorable que la vie dans une ville. Les maisons placées loin des marais, loin des terres en friche, près de bouquets d'arbres, sont dans les meilleures conditions pour les hommes bien portants et pour les convalescents, Lorsque les épidémies règnent, surtout les épidémies de typhus amaril. « Il suffit souvent, ainsi que le dit Gries, d'éviter de séjourner en ville et d'habiter la campagne pour se mettre à l'abri de la maladie. Les grandes villes presque seules, celles qui comprennent au delà de 5000 habitants, en sont les foyers permanents et particuliers. » L'immunité serait, d'après Jorg, acquise à la Havane dans les maisons de campagne rapprochées de la mer.

— Le séjour à bord des bâtiments, dans les mers des tropiques, est encore plus avantageux (Rouppe). L'exposition au vent dominant, les sorties au large pour éviter les brises de terre, permettent une ventilation sérieuse[1]. Quelques précautions, telles que des tauds et des tentes pour préserver du soleil, l'arrosage pour donner de l'humidité à certaines heures de la

[1] Bourel-Roncière. *Arch. de méd. navale*, 1872-1873, surtout 1872, p. 33.

journée... font du milieu nautique un milieu très supportable et fort hygiénique.

Sur les navires installés luxueusement et sur les bâtiments-hôpitaux, des bordages peuvent être déplacés, des toits à valves peuvent s'ouvrir en montant sur leurs appuis [1], tandis que des appareils à ventilation projettent de l'air dans les parties profondes.

Le séjour sur les navires n'est profitable que lorsque le bâtiment se tient au large. Les voyages dans l'intérieur des fleuves, ainsi que l'ont remarqué beaucoup de médecins de la marine, augmentent le nombre des fiévreux.

Vêtement. — Lorsque l'on recherche les moyens de résister à la chaleur, le vêtement se présente immédiatement après la maison. L'habillement ne peut être le même dans les pays froids ou tempérés et dans les pays chauds. Les habitants des premiers peuvent répéter :

> Nous foulons un sol froid qu'à peine un rayon touche,
> Où marchent tous les corps cruellement vêtus,...
> . . . .

tandis que les seconds ont à se plaindre de la libéralité avec laquelle le soleil distribue la lumière... par ses nombreux rayons.

Le costume doit donc attirer l'attention. N'est-il pas, comme l'habitation, l'un des moyens d'équilibration avec les influences qui investissent l'homme du dehors? Sans lui le corps ne pourrait supporter une température supérieure à 55° centigrades, comme l'ont démontré quelques recherches. Sans lui le tégument externe serait exposé aux oscillations thermométriques et hygrométriques des saisons et des climats, sans parler des autres influences.

Le tégument externe étant le plus directement et le plus continuellement soumis aux aggressions du climat, celui dont les fonctions activées demandent des précautions pour qu'aucune modification physiologique ou pathologique ne se produise dans l'organisme, le choix du vêtement destiné à le protéger a une grande importance. Les lois de l'acclimatement

[1] Voir in *Arch. de méd. navale*. 1874. p. 129, l'installation du navire-hôpital *le Victor-Emmanuel*, employé pendant la guerre contre les Ashantis.

consistent dans l'hygiène des surfaces cutanées interne et externe, ainsi que l'a judicieusement remarqué Thévenot.

Que doit-on rechercher dans le vêtement? de protéger, autant que possible, contre l'influence directe des rayons lumineux et calorifiques qui peuvent suivant les dispositions de l'individu et leur intensité amener de la sécheresse de la peau ou une sudation plus ou moins abondante, de garder le corps contre les variations de température qui viennent rompre la monotonie des indications thermométriques et barométriques, de résister aux changements des saisons, de défendre contre l'hygrométrie de l'air, de protéger les parties les plus sensibles, comme le crâne, contre les coups de chaleur.. .

Pour le choix du costume, on doit se rappeler que le fait qui domine tout aux pays tropicaux est la chaleur, ainsi que nous le disions plus haut, et rechercher d'abord le degré de conductibilité des substances.

Certains tissus reçoivent et perdent la chaleur rapidement, d'autres la reçoivent et la perdent lentement. Les premiers sont dits bons conducteurs, les seconds mauvais conducteurs. Les derniers sont ceux que l'on doit préférer, parce qu'il faut éviter d'augmenter la température à la superficie du corps et parce qu'il faut aussi isoler l'individu pour que la transpiration ne soit pas supprimée.

Des recherches sur l'ordre de conductibilité ont montré que le lin, le coton, la soie, la laine étaient de moins en moins perméables à la chaleur, que celle-ci vienne du dedans ou du dehors. La laine, le corps le moins conducteur, sera par conséquent le plus isolant.

L'attention s'est aussi portée sur la couleur. Les expériences de Starck d'Édimbourg, et celles plus récentes de Coulier, ont établi que la couleur blanche était celle qui permettait le moins l'échauffement ; elles ont aussi montré qu'elle avait le rayonnement le moins actif. Cette couleur doit donc être préférée pour braver les ardeurs du soleil, bien qu'en ait dit Rumford et sir Everard Home. La couleur noire, prônée par ces savants, absorbe plus de calorique, mais elle le rayonne plus rapidement ; elle est à préférer pour les personnes qui restent à l'ombre, dans un appartement, mais non pour celles qui se promènent au soleil. Le docteur Vallin a vu, en France, le thermomètre monter de 31.5 à 80.6 quand on le couchait dans de la ouate noire; nous avons pu constater, à Saint-Louis du Sénégal, qu'un instrument marquant 52 au soleil atteignait 64 quand on le plaçait dans les plis d'un gilet de drap noir.

La couleur n'agit pas seulement sur l'absorption de la chaleur, elle agit aussi sur celle des miasmes. Le blanc absorbe peu les odeurs, le noir les absorbe beaucoup ; Stark a cru remarquer que la propriété était en rapport avec le pouvoir d'absorption et d'émission calorifiques.

Les états électriques et hygrométriques sont également à examiner dans des pays ou l'électricité et l'humidité surabondent le plus souvent. La soie et la laine sont de mauvais conducteurs; le chanvre, le lin et le coton jouissent de la propriété inverse.

L'eau contenue dans l'atmosphère et celle sécrétée par le corps, peuvent pénétrer le tissu des vêtements soit en imbibant la substance elle-même, soit en se logeant entre ses mailles (eau hygrométrique et eau d'interposition). Le lin et le chanvre absorbent vite, les brins compacts du coton se laissent moins facilement pénétrer, la laine et la soie également formées de fils non poreux, conduisent peu les vapeurs qu'elles laissent passer à travers les mailles des tissus qu'elles servent à confectionner. Mais, quand la laine est imbibée, elle garde son eau, surtout celle d'interposition, un temps fort long. Des recherches de Percy ont montré que la rapidité d'évaporation des tissus imbibés était du plus ou moins : la toile, le coton la futaine, la flanelle.

La texture des tissus joue un grand rôle dans les faits qui nous occupent. Des mailles larges, qui laissent un bain d'air toujours en rapport avec le corps, échauffent moins le corps. Cet air est mauvais conducteur et agit sur l'économie comme le paillasson de chanvre sur les arbres fruitiers pour les préserver du froid.

Beaucoup d'auteurs, considérant que la laine absorbe lentement la chaleur atmosphérique, perd difficilement la chaleur acquise, garde son eau d'interposition un certain temps et empêche le refroidissement du corps, conseillent son emploi pour faire des vêtements spongieux et à larges mailles. Rufz, Thévenot, Fonssagrives, Bertherand recommandent son usage. Ils indiquent la flanelle pour recouvrir la poitrine et le ventre, pour les protéger contre les changements de température et contre la fraîcheur des nuits qui pourraient amener des répercussions sudorales. Les médecins anglais, partisans de cette coutume, mettent dans le trousseau du soldat qui se rend aux régions tropicales des chemises légères et des ceintures de flanelle. Les médecins de notre marine ont également obtenu la ceinture de laine pour les équipages.

On peut dire, avec M. Lévy, que la laine est un élément de prophylaxie au Sénégal, à la Jamaïque, à Calcutta... en général dans toutes les régions chaudes ; elle joue un grand rôle dans l'hygiène de la peau. Il est difficile de comprendre le reproche que lui font quelques auteurs de réclamer de grands soins de propreté et d'augmenter le trousseau des hommes en campagne. L'impédimentum occasionné par la flanelle est largement compensé par la sécurité du bon fonctionnement de la peau. Beaucoup de personnes fatiguées par la chaleur et désireuses de trouver un peu de fraicheur s'exposent avec insouciance aux répercussions sudorales ; le vêtement de laine les préserve de bronchite, de flux de ventre, de douleurs rhumatismales, d'affections du côté de l'appareil urinaire. Le docteur Corre appelait dernièrement l'attention sur des états fébriles compliqués de symptômes du côté du rein probablement dus aux refroidissements.

Une objection sérieuse est celle qui accuse la laine de trop exciter la peau et de produire des éruptions. Ceux qui ont incriminé cette substance ont proposé l'emploi du coton qui se rapproche de la laine par ses propriétés ; le tissu cotonneux n'a pas l'inconvénient d'irriter la surface cutanée, il pompe presque aussi bien la sueur, il protège fort efficacement contre l'échauffement produit par les rayons solaires (Coulier). On pourrait mettre le coton en rapport avec la peau et placer la laine plus extérieurement.

Nous conseillons, malgré cela, la flanelle de préférence aux autres tissus, parce que tous les peuples que la civilisation a touchés et qui sont condamnés à vivre dans les pays chauds, particulièrement les Arabes, reconnaissent que le meilleur mode de vêtement dans ces régions consiste dans les étoffes de laine de couleur claire. Il faut suivre l'exemple de ces hommes quand on veut vivre avec eux ou près d'eux, il faut recourir à l'usage des vêtements ou des costumes de laine blanche ou grise largement tissée et formant une étoffe légère. Le coton peut servir également et remplacer quelquefois la laine. Les Anglais, dans leurs guerres contre les Aschantis et les Abyssins, les Hollandais dans leur lutte contre les Atchinois, firent surtout usage de la première étoffe.

Coulier, considérant que le drap se refroidit moins vite que le coton, conseille de placer sur les vêtements usuels un burnous ou manteau de cotonnade blanche, ainsi que le font beaucoup d'Anglais dans l'Inde en imitant les Orientaux. Le coton blanc préserverait très avantageusement contre l'échauffement produit par l'action prolongée des rayons solaires ; suivant l'observateur que nous avons nommé, la superposition d'un burnous au drap du vêtement amènerait un abaissement de température pouvant aller, au moment des fortes chaleurs, à dix et même à quinze degrés. Il serait donc utile de vulgariser le vêtement de coton blanc dans toutes les colonies et de suivre le conseil de M. Lévy qui voulait qu'on donnât un manteau de ce genre aux soldats en marche sous les rayons du soleil d'Algérie ou des tropiques.

Pour résumer, nous pouvons dire que la laine de couleur blanche présente comme avantages : une absorption lente du calorique solaire, un rayonnement peu actif du calorique animal, une absorption moindre de rosée, une perte lente de l'humidité, une pénétration peu facile des odeurs et des miasmes.

Le coton qui jouit de beaucoup de ces avantages peut remplacer la laine dans quelques cas.

Ces deux substances doivent être largement employées dans le trousseau de l'homme qui va vivre aux régions tropicales ; elles doivent servir à faire des vêtements amples pour toutes les parties du corps, excepté pour le ventre qui doit être protégé efficacement contre les changements de température et la fraîcheur des nuits.

Il serait imprudent de porter des vêtements et des liens serrés autour du crâne, du cou, de la poitrine. Quand les pièces du costume sont larges et ouvertes en plusieurs points, l'air se renouvelle aisément et circulant avec les ondulations des tissus produit une douce ventilation qui rafraîchit la peau et active l'évaporation des fluides perspiratoires. Les peuples de l'Orient ont bien compris la chose en donnant de l'ampleur à leurs costumes pour que l'air puisse y avoir libre accès, pour que la peau ne s'échauffe pas. Cette ventilation semble une absolue nécessité, surtout au moment des grandes chaleurs; la suppression peut être une des causes des coups de chaleur. On a, en effet, remarqué que dans beaucoup de cas d'insolation les vêtements étaient fort serrés et ne permettaient pas à la peau de respirer librement. Voici un exemple entre beaucoup emprunté à Mac-Curran. Le 98me régiment joignit le corps expéditionnaire sous les ordres de lord Couph en Chine (1848). Le 21 juillet le régiment prit part à l'attaque contre Chin-kiang-Fao; les hommes étaient entièrement vêtus à l'européenne et la chaleur était excessive. Un grand nombre s'affaissèrent sur eux-mêmes, la face contre terre; quinze environ moururent à l'instant même, tandis que les soldats du 18me régiment irlandais, ainsi que les 49me et 55me qui prirent part aussi à la bataille et furent tout aussi exposés aux rayons du soleil, ne perdirent aucun homme. La seule raison de ce fait, c'est qu'ils étaient allés à l'ennemi, avaient combattu sans leur fourniment de cuir et portaient leurs tuniques entièrement déboutonnées.

Ce fait, auquel nous pourrions en joindre bien d'autres, prouve que non seulement les vêtements doivent permettre à l'air de circuler sur la peau, mais encore que les différentes pièces doivent être appropriées au milieu, comme l'ont demandé tous les observateurs aux pays tropicaux.

L'habillement des différentes parties du corps doit être l'objet d'une attention toute particulière variant, pour la matière et pour la forme, avec les saisons.

La coiffure acquiert une grande importance pour l'Européen qui vit sous les tropiques. Cette partie du vêtement demande le plus grand soin. Le colon ne peut trop répéter pour elle ce que disait un poète :

> Je veux une coiffure, en dépit de la mode,
> Sous qui toute ma tête ait un abri commode.

Les expériences du docteur Vallin ont prouvé que l'insolation était rapidement produite par l'action de la chaleur solaire sur la tête, il faut donc avoir recours à une coifure qui réfléchisse les rayons et s'oppose en même temps à l'échauffement rapide de la tête.

Le chapeau de paille est recommandé par Fonssagrives, par Bertherand, par Bourel-Roncière... Dutroulau prône également ce couvre-chef en recommandant de le faire à cuve-basse et à larges bords. Des coiffes blanches et des couvre-nuques peuvent être ajoutés pour protéger encore plus et la tête et le cou.

Les feutres à larges bords des Mexicains recouverts d'une toile blanche conviennent aussi parfaitement, mais il faut que l'air puisse circuler sous la cuve.

Nos troupes de Cochinchine emploient le salako qui jouit du dernier avantage. Mais la couronne qui maintient cette espèce de kiosque au-dessus de la tête fatigue et ne protège pas du tout contre la fraîcheur des soirées. La moindre brise s'engouffrant sous cette voûte tend à la détacher de la personne. On peut voir que nous sommes loin de partager l'avis du docteur Juddée et de conseiller cette coiffure pour nos soldats des pays chauds (voir *Gazette des hôpitaux* 1869 p. 174).

Le casque anglais, employé dans l'Inde et donné aux militaires dans les différentes expéditions, réunit plus d'avantages que le salako. Il pèse peu étant en moelle d'aloès, il a une large cuve dans laquelle l'air peut circuler en pénétrant par plusieurs ouvertures; il a deux visières protégeant l'une les yeux, l'autre la nuque. De larges feuilles fraîches ou des morceaux de toiles peuvent être mis dans le fond. On peut ajouter un couvre-nuque comme le conseille Mac-Clean pour les journées de longues marches.

La température de l'air dans la cuve du casque est moins élevée généralement que celles constatées, après une promenade au soleil, dans d'autres coiffures, ainsi que le montre le tableau suivant dressé au Sénégal, lorsque la température ambiante était de 30 à 32 à l'ombre, d'environ 50 au soleil.

Le thermomètre placé	dans un chapeau noir mou indiquait	45	degrés
—	dans une casquette de marine noir	43	—
—	dans un chapeau de paille blanc	36	—
—	dans un casque de couleur gris-clair	32	—

Le docteur Vallin a trouvé à Paris dans un chapeau de soie noire, porté pendant l'été, 42-46°.

Ces chiffres ne peuvent être donnés comme des types ; mais ils renseignent sur l'effet produit par les différentes coiffures et prouvent que la température de l'air qui circule autour de la tête est dans quelques cas assez élevée. Il est donc nécessaire d'éviter tout ce qui pourrait la rendre plus forte. On ne saurait considérer, ainsi que le dit Mac-Clean, l'emploi du parasol comme une pratique efféminée quand on se promène dans des rues étroites, sous un soleil ardent. La relation d'une expérience faite par Herschel, au cap de Bonne-Espérance, en 1838, indique le rôle préservatif de l'ombrelle. Un vase rempli d'eau et disposé à recevoir la chaleur et la lumière du soleil par une ouverture faite à son couvercle fut mis sous un parasol. On était en décembre, le soleil était à 12° du zénith à midi. L'élévation de la température dans les dix premières minutes fut 0°,25. On enleva le parasol, et dix minutes après l'eau avait acquis une température de 3°,90 ; ce qui fait une différence de 3°,65. Ces remarques nous empêchent d'accepter l'avis de Montaigne : «... Les ombrelles, dequoy depuis les anciens Romains, l'Italie se sert, chargent plus les bras qu'elles ne déchargent la tête. »

Lors de la guerre de l'Inde, en 1857, sir J. Campbell, devant faire exécuter des marches forcées aux troupes européennes, ordonna de mettre sur la tête de ses hommes des branchages légers pour les préserver des effets directs du soleil. Ces troupes ressemblaient ainsi aux soldats de Malcom dans *Macbeth;* elles durent à ce stratagène de résister aux ardeurs d'un ciel de feu.

M. Héricourt, donnant des conseils d'hygiène au voyageur se rendant en Algérie, parle de joindre un capuchon au veston de molleton blanc ou gris. Cette précaution nous paraît fort sage; elle répond à ce que font les indigènes avec leurs burnous, elle peut protéger sérieusement le chef.

— Le détail des vêtements qui recouvrent le tronc trouve sa place à la suite de cet examen de la coiffure. On a vu plus haut les précautions qui sont à prendre pour assurer les fonctions de l'enveloppe cutanée et pour protéger la cavité abdominale, on doit comprendre l'importance de choisir un costume approprié. La laine est sans contredit la substance qui convient le mieux, elle protège contre la chaleur extérieure, préserve en même temps contre les écarts de température et empêche l'évaporation des liquides de se faire trop rapidement au contact de la peau.

Les vêtements doivent être en rapport avec les milieux. Les Anglais, dans leurs guerres aux pays tropicaux, ont depuis longtemps modifié l'uniforme réglementaire et l'ont remplacé par un costume plus convenable. Des chemises de flanelle fort légères ou des chemises de calicot sont recouvertes par des vareuses de serges de couleur claire ou par une tunique courte et ample en flanelle, serge ou coton, munie de larges poches de côté. Ils y joignent des vêtements de cotonnade légère, et des pièces en drap pour le séjour sur les plateaux. Le trousseau comprend également la ceinture de flanelle ou de laine préservatrice pour le ventre. Cette pièce est une des plus utiles, elle a le double avantage de protéger des parties susceptibles, et de soutenir en même temps les vêtements autour des reins. Fonssagrives la recommande pour les matelots, Bertherand pour les colons qui mettent le pied sur le sol algérien.

Des pantalons de laine ou de serge serrés sur le bas de la jambe par des molletières de toile écrue ou de cuir, des caleçons de toile ou de coton pour préserver des intertrigos et pour soutenir l'abdomen, sont des compléments indispensables.

Comme la chaleur ne permet pas à la mode de torturer la région du pied, il faut joindre à cet ensemble des chaussures légères en drap, toile ou cuir souple, et quand on le peut, des brodequins blancs ou gris. Il est impossible d'imiter les indigènes, de marcher pieds nus, avec des babouches ou des sandales; il faut craindre les parasites, telles que la puce pénétrante ou chique, la dragonneau, et les contusions, les piqûres qui dans certaines conditions peuvent être le point de départ d'ulcérations fort tenaces.

Pendant les marches on peut user de sandales, si le temps est sec, en surveillant aux haltes l'état du pied. Une bonne précaution, suivant le Dr Da Silva Amado, est de graisser le pied et le bas de la jambe ou de les frictionner avec du savon avant la marche. Un lavage, à chaque étape, rafraîchira et permettra l'inspection des parties.

— La chaleur n'étant pas le seul inconvénient des régions tropicales, il est bon pour se garder de l'humidité d'emporter avec soi des vêtements imperméables. Cette précaution, bien qu'en dise M. Lévy, qu'on ne doit pas isoler les personnes des influences atmosphériques, mais graduer, modérer les échanges qui s'opèrent entre l'organisme et le milieu, paraît avoir ses avantages quand on laisse l'air circuler sous les vêtements par quelques ouvertures et quand on évite l'étuve humide don parle le savant hygiéniste. C'est ce qu'a cherché Foucault, médecin de la marine, pour l'installation de son vêtement autopneumatique ; c'est ce qu'ont pensé les Anglais, en fournissant lors de l'expédition d'Abyssinie, un large waterpoof à leurs soldats pour abriter et préserver de l'humidité des nuits. La couverture doublée de caoutchouc sur un côté, donnée par les Américains à leurs soldats, pendant la guerre de sécession, était appelée à jouer le même rôle. Si la pluie surprenait la colonne en marche, les hommes déroulaient sur leur sac et leurs armes cette couverture, en tournant le caoutchouc à l'extérieur. Ce vêtement tombant en avant et en arrière laissait les côtés ouverts pour l'évaporation.

Le manteau, qu'il soit imperméable ou non, est toujours utile ; il n'est peut être pas de pays où il soit aussi nécessaire à cause des écarts de température entre le jour et la nuit. Les indigènes donnent eux-mêmes l'exemple ; les Kabyles, qui n'ont que le haïck et le seranell de coton pendant la chaleur du jour, ont le burnous au bout du champ pour être repris dès que le soleil baisse. Quand on songe que Duveyrrier a constaté dans le Sahara un écart de près de 70 degrés entre la chaleur du jour sous la tente et la fraîcheur de la nuit, on comprend la nécessité du manteau. Il faut aussi se rappeler que, dans les régions tropicales, sous l'influence des températures constamment élevées, l'Européen acquiert une sensibilité qui lui fait éprouver pour de faibles abaissements de l'échelle thermométrique des sensations analogues à celles que dans les climats tempérés il éprouvait pour des oscillations beaucoup plus considérables. Cette sensibilité n'est qu'en partie sous la dépendance de modifications dans la constitution individuelle. Les variations dans les quantités de vapeur d'eau contenue dans l'atmosphère paraissent être le phénomène auquel il est le plus facile de rattacher cette sensibilité (Renou, Borius).

Le manteau ainsi que les étoffes épaisses doivent être employées avec prudence. Si l'exposition du corps en transpiration et légèrement couvert à des courants d'air frais expose aux refroidissements et aux suppressions sudorales qui se traduisent par des accidents graves parmi lesquels sont les dérangements intestinaux, il faut se garder de couvrir trop le corps et de provoquer des diarrhées sudorales. Suivant le docteur

Bourel-Roncière, des flux de ventre peuvent coïncider avec une exagération des fonctions cutanées, et indiquer qu'une fluxion s'est produite du côté des appareils sécrétoires de l'intestin. Les sueurs exagérées et les diarrhées se montrent quelquefois en même temps, en vertu de la loi du balancement qui existe entre la peau et les membranes muqueuses, l'intestinale surtout. Ce dérangement est, ainsi que nous l'avons nommé, la diarrhée sudorale si bien décrite par Trousseau.

— Les conditions individuelles modifient le costume dans sa forme et dans sa substance. Pour les enfants et les vieillards des vêtements assez chauds doivent être employés; à ces deux époques de la vie, la production de calorique est moins active.

On fera bien, pour les petits enfants, de renoncer, de bonne heure, au maillot et aux larges bandes employées dans les pays tempérés. Non seulement la compression est fatigante, mais le séjour dans le maillot empêche la peau de respirer, amène des transpirations débilitantes, favorise les rougeurs, les excoriations, les coliques, les mauvaises digestions.... Avec des chemisettes, de longues robes, le froid n'est pas à craindre; la respiration et les mouvements se font plus librement. Dès que la force sera venue et que l'enfant grandira, il faudra lui mettre un pantalon de flanelle pour recouvrir le ventre et les jambes; n'eût-il pas autre chose, disait Thévenot, il faudrait lui donner ce vêtement. Après cinq ans, les dangers sont moindres, la peau du petit être qui était si délicate et qui avait tant besoin d'être protégée s'est un peu aguerrie.

La tête demande un soin tout particulier parce que les jeunes enfants sont prédisposés aux méningites. Il en est de même du cou et, à certains moments, de la poitrine. Suivant Bertherand, les angines seraient communes chez les petits enfants, en Algérie et au moment des fraîcheurs; chez ceux qui ont une vitalité médiocre elles pourraient se terminer par de la gangrène de la bouche, ainsi que Chassaniol l'a constaté chez les noirs, comme nous l'avons vu chez les coolies hindous. La coqueluche tourmente également les enfants aux moments de la saison fraîche d'après Levacher (observations faites aux Antilles), Bertherand (Algérie), Chassaniol (Sénégal), Huillet (Inde).

Les vieillards peuvent choisir parmi les vêtements ceux qui

conviennent le mieux à leurs âges et à leurs habitudes, mais ils doivent de préférence s'adresser à la laine.

Les femmes, qui sont moins exposées que les hommes aux influences du milieu, feront bien de porter des vêtements légers en mettant dessous des pantalons de flanelle. Le cou et les épaules doivent être protégés, de peur de névralgies, de rhumatisme, de coups de soleil.

Couchage. — A côté du vêtement et de l'habitation, tenant de l'un et de l'autre, se trouve le couchage. Le lit le plus dur et le plus simple : une natte sur un matelas, le tout recouvert d'un drap de toile, constitue ce qu'il y a de plus hygiénique. L'exposition à l'air est facile et la propreté assurée.

Les habitants des pays chauds ne sauraient se renfermer dans un lit. Pierre Belon, qui voyageait au seizième siècle sur la côte d'Afrique, remarqua, dès les premiers moments, que les habitants d'Alexandrie n'avaient pas de couchettes, qu'ils se mettaient sur leurs terrasses pour dormir, à découvert, sans aucun lit et moyennant qu'ils eussent quelque petit manteau ou couverture par-dessus eux, « scachant que la plume leur seroit fort dangereuse ». Tous les peuples de l'Orient et des régions chaudes ressemblent aux Égyptiens. Dans beaucoup d'endroits les Européens essayent de prendre l'habitude de dormir au grand air ou dans des appartements largement ouverts.

La couchette doit toujours être mise en dehors d'un courant d'air trop actif de peur d'accident. La fraîcheur de la nuit et les changements de température, surprenant le corps au moment du sommeil et le trouvant fréquemment en sueur, amèneraient des douleurs rhumatismales, des répercussions du côté de la poitrine ou de l'abdomen. Le sommeil sur les terrasses des maisons ne peut être toléré que dans les pays chauds et secs, en prenant une foule de précautions. Nous en dirons autant du repos sur le pont des navires lorsqu'il est impossible de séjourner dans l'intérieur du bâtiment. Des tentes, des tauds, des rideaux, protégeant les hommes plongés dans le sommeil, mettront à l'abri des ondées et d'une humidité pénétrante. De légères étoffes : gaze, tulle, mousseline, pourront aussi être employées pour préserver des piqûres de moustiques et autres insectes, pour atténuer en même temps le choc des brises arrivant sur le corps.

Lors des chaleurs étouffantes et pour donner le moyen de

reposer, le sommeil étant le moyen réparateur par excellence sous les tropiques, les Anglais refroidissent l'air des appartements avec de grands éventails, appelés pankas, et donnent de l'humidité en faisant jeter de l'eau sur des nattes placées devant les ouvertures, portes et fenêtres, ainsi que sur les murailles remplacées dans beaucoup d'endroits par des lattis.

Le sommeil sous la tente demande de plus grandes précautions. La literie doit être élevée pour que la chaleur emmagasinée par le sol ne produise pas des coups de chaleur analogues à ceux qui ont été observés maintes fois dans l'Inde, pour que la rosée du soir et l'humidité de la nuit ne pénètrent pas les différentes pièces.

Quelques expériences ayant montré que, dans les environs de zéro et surtout au-dessous, le sable tend à se mettre plus rapidement en équilibre avec la température extérieure que la terre végétale, il sera bon de choisir le sol de la tente chaque fois que la chose sera possible.

Il peut être utile dans les endroits marécageux d'élever le lieu du couchage, la virulence se faisant moins sentir à une hauteur de quelques mètres, le ferment malarique ne montant pas au delà de 4 ou 5 mètres à moins que des plans inclinés ne permettent à de faibles courants atmosphériques obliques de le porter plus haut (Tommasi-Crudeli). Dans l'Amérique centrale et méridionale les Indiens ont la coutume d'attacher leurs hamacs le plus haut possible aux arbres, lorsqu'ils sont forcés de passer la nuit à ciel ouvert dans des endroits marécageux. Les gens des Marais-Pontins, qui dorment à ciel ouvert, pendant les nuits d'été, montent sur des plates-formes soutenues par des perches qui ont 4 à 5 mètres de hauteur. Cette habitude se retrouve dans quelques contrées de la Grèce moderne. La même remarque a conduit des paysans de la campagne romaine à coucher sur la plate-forme d'anciens tombeaux fort élevés et ayant des parois perpendiculaires au sol. L'utilité de cette pratique fut reconnue par les ingénieurs du chemin de fer de Panama qui imitèrent les Indiens américains et qui firent construire de petites maisons en bois sur des arbres très hauts, afin de se préserver de la grave épidémie malarienne qui tua tant de monde pendant l'exécution des déblais nécessaires à la construction de la voie ferrée.

Le couchage des enfants comporte plus d'objets que celui

des adultes. Il est utile de se rappeler que les jeunes êtres produisent d'autant moins de calorique qu'ils sont plus petits. Les matelats et les oreillers de cuir peuvent être employés le jour parce qu'ils s'imprègnent peu de sueurs, mais des pièces plus chaudes, comme la laine et une peau, doivent être préparées pour la nuit, de façon que la fraîcheur ne se fasse pas sentir. Les oreillers et les matelats de plume donnent trop de chaleur.

— La propreté des vêtements et des objets de couchage est impérieusement nécessaire aux pays tropicaux, pour que la peau fonctionne activement; le lavage entraîne les matières qui souillent les tissus, il chasse et renouvelle l'air plus ou moins altéré qui séjourne dans les mailles. C'est pour cette raison que le professeur Fonssagrives insiste, dans son *Traité d'hygiène navale*, sur la culture corporelle des matelots qui fréquentent le plus souvent les parages des tropiques.

Aliments. — A côté de tous ces moyens que nous pourrions appeler externes, il en existe d'autres que l'on pourrait nommer internes parce qu'ils agissent sur les organes intérieurs. Nous voulons parler des aliments.

La physiologie apprend que la corrélation est intime entre la constitution d'un organisme et les aliments que cet organisme doit ingérer. L'étude que nous avons faite plus haut des modifications produites dans l'économie humaine par les changements de climat indique que la nourriture ne saurait être la même pour les pays tempérés ou froids et pour les pays tropicaux. Théoriquement, elle doit varier suivant les circonstances dans lesquelles l'homme va se placer [1], et chacun rirait de voir ordonner le régime des personnes qui doivent partir pour les régions tropicales sur celui des voyageurs qui se dirigent vers les régions polaires [2]. Le gain doit être calculé sur la dépense, et nous avons vu que la physiologie n'était pas la même près de l'équateur et près du pôle. Race, climat, habitude.... doivent être pris en considération [3]. Hippocrate allait plus loin,

[1] Bouchardat, *l. c.*, p. 46. *Alimentation.*

[2] Il suffit d'examiner ce que le professeur Nordenskiöld réunit à bord de *la Véga*, d'après les prescriptions du docteur Envall, médecin de l'expédition polaire de 1872-73 (Voir *Voyage de la Vega*, par le Docteur...., traduction de Rabot et de Lallemand, p. 12) et de comparer avec ce qu'a proposé le docteur Rattray pour les pays chauds.

[3] Proust, *l. c.*, p. 397. *Règles générales de l'alimentation.*

il demandait que l'on consultât les variations de l'air et le changement des saisons, les tempéraments et les âges[1].

Les aliments sont destinés à réparer les dépenses incessantes de l'économie, à fournir une quantité de chaleur égale à celle que les tissus perdent dans leur contact avec le milieu ambiant; ils sont aussi la source d'une certaine quantité de force mécanique utilisée par les organes de la vie organique et de la vie de relation. Les recherches les plus avancées de la chimie conduisent à les envisager comme divisés en deux groupes d'après leur destination physiologique : ceux qui sont assimilés et ceux qui sont brûlés par la respiration. Ce sont les produits plastiques et les produits respiratoires, suivant Liebig.

Partant de ces données il faut rechercher, comme le disait Rattray pour les matelots de la marine anglaise, quelle est la nature de l'aliment le plus convenable, pour une situation donnée, quand la région, la profession, les habitudes sont connues. Si nous ne sommes pas toujours maîtres d'éloigner les causes de maladies qui tiennent à la constitution de l'air, notre puissance est bien plus certaine quand il s'agit de l'alimentation que nous pouvons modifier à volonté comme qualité et comme quantité (Bouchardat).

La température des régions intertropicales imprime un ralentissement au mouvement nutritif d'élimination et rend le besoin de réparation moins actif. L'organisme n'a pas à fournir une aussi grande quantité de chaleur que dans les régions froides.

La nature indique, elle-même, un besoin moindre d'aliments, ainsi que l'avait constaté le Père de la médecine. La nourriture est plus difficilement digérée dans la période des chaleurs; le besoin d'aliments est moins impérieux chez les peuples du Nord que chez les peuples du Midi. L'Hindou vit avec une pincée de riz par jour, entre le tropique et l'équateur, tandis que l'Esquimau absorbe pour entretenir ses 37 degrés de chaleur jusqu'à 10 et 15 litres d'huile de baleine en une séance, au delà du cercle polaire. La sobriété des peuples habitant des contrées chaudes est bien connue; Callisen insistait, dès la fin du siècle dernier, sur ce fait, quand il voyageait dans les régions chaudes. Le savant médecin demandait à ce que l'on supprimât

[1] De Diaet. lib. III, chap. I, t. I. p. 241.

les aliments peu digestibles et que l'on augmentât seulement ceux qui relèvent les forces et maintiennent l'activité organique.

L'alimentation ne doit pas être aussi azotée que dans les pays froids, parce que les pertes sont moins sensibles ; elle ne doit pas contenir autant de produits carbonés parce que l'économie n'a pas à fournir autant de chaleur. L'expérience a démontré que l'abus d'une nourriture fortement azotée et carbonée était pernicieux dans les pays tropicaux ; suivant Parkes, cet abus serait la principale cause des maladies et des décès nombreux que l'on relève dans la race anglo-saxonne, il expliquerait pourquoi les décès dus aux maladies du foie et de l'intestin sont supérieurs chez eux à ceux des autres peuples. Lorsque les hommes du Nord veulent renoncer à leurs habitudes alimentaires anglaises ou germaniques.... ils peuvent plus facilement braver les effets du climat. Robertson a donné une preuve de ce fait dans des remarques sur la guerre anglo-indienne. Des troupes exercées, faisant la guerre dans l'Inde, vinrent à manquer de vivres; officiers et soldats se virent réduits, pour toute alimentation, à 2 onces de riz par jour. Ce régime fut d'abord très mal supporté, officiers et soldats croyaient chaque jour qu'ils allaient succomber. Rien de semblable n'arriva, et l'habitude de ce régime fut si rapidement contractée que la santé de ce corps d'armée resta excellente et que le nombre des malades fut très peu considérable.

La quantité des matières azotées doit être limitée, celle des substances carbonées proportionnée à la température du lieu, c'est-à-dire d'autant moins abondante que l'échelle thermométrique sera plus élevée. On remplacera avantageusement les dernières par les matières hydrocarbonées. Les recherches sur la production de la chaleur animale ont en effet montré que, dans les cas où la quantité d'oxygène absorbé ne variait pas, un gramme des substances hydrocarbonées donnait 3 calories 277, tandis que la graisse atteignait le chiffre de 9 calories 069. Les matières albuminoïdes donnent dans les mêmes conditions 4 calories 998 (Beaunis).

Il ne serait pas prudent de supprimer complètement le régime de la viande ou d'avoir un régime très faiblement animalisé, ce que des auteurs ont conseillé en s'appuyant sur des théories physiologiques peu rationnelles ou sur des observations superficielles et incomplètes. Il n'est pas nécessaire pour l'acclimatement de prendre exclusivement une nourriture végétale; bien des colons se sont adaptés à un climat sans se soumettre à ce précepte trop sévère formulé par un ancien :

Si modica cœnare times olus omne patella.

L'émigrant ne peut pas toujours adopter complètement les habitudes des indigènes; si dans les localités chaudes, mêmes celles qui sont salubres, le régime végétal lui était imposé, l'acclimatement serait de toute impossibilité. L'alimentation carnassière, bien qu'elle ne soit pas appropriée aux pays chauds est préférable au régime végétal; le colon qui suivrait scrupuleusement les règles du dernier ne tarderait pas à constater ce que Haller constatait sur lui après un certain temps d'abstinence de viande: *Debilitatum universum corpus ad labores, ad venerum.*

La nourriture doit être variée; les hommes des régions chaudes mélangent la viande aux légumes, ainsi qu'on peut s'en assurer en suivant les Portugais et les Espagnols dans notre colonie algérienne, les Arabes qui habitent le sud de notre colonie. Ces hommes usent moins de la viande, mais ils en usent. L'Européen qui arrive dans les pays chauds doit suivre leur exemple; n'ayant plus besoin d'un sang aussi riche et d'une respiration aussi active, il fait bien d'être réservé dans l'usage de certains aliments, surtout des aliments de calorification et de s'adresser largement aux végétaux.

Ce changement dans la qualité du régime doit coïncider avec un changement dans la quantité. L'ingestion d'une trop grande quantité d'aliments fatiguerait rapidement l'estomac, exposerait aux congestions et aux affections du foie. On a constaté dans les régions tempérées qu'une nourriture trop abondante ou contenant beaucoup de matières grasses amenait une augmentation physiologique de ce dernier organe. Des repas exagérés et trop fréquents produiraient une congestion permanente qui pourrait devenir dangereuse ainsi que l'ont remarqué Frerichs et Sachs (du Caire).

La régularité dans les repas est chose indispensable. Des excès de table ne tarderaient pas à amener du dégoût des aliments, de l'inappétence, de l'embarras des premières voies digestives. L'Européen doit éviter cela, il doit surveiller la faim factice des premières heures du séjour et le désir de refaire son économie affaiblie par une transpiration abondante. La table au lieu de relever son organisme l'affaiblirait, elle est plus à craindre que toute autre chose.

Plures occidit gula quam gladius!

disait un satyrique romain.

Une diète modérée est souvent utile aux pays chauds; une diminution momentanée dans l'alimentation tend à diminuer la fréquence du pouls en conservant la régularité des pulsations, elle laisse la respiration dans le plus grand calme. *Magna pars libertatis est bene moderatus venter* (Sénèque).

— Il est fort difficile d'ordonner le régime des personnes libres de leurs actions. Il est plus facile à l'État qui envoie des employés et des fonctionnaires dans les colonies de régler l'alimentation journalière, il y va même de son intérêt. Nourrissez bien vos matelots, disait Rattray, vous les rendrez à la fois bien portants et heureux; ils combattront bien et travailleront de bon cœur. Le travail sera une jouissance, et l'obéissance sera un plaisir. Pour les bien nourrir, suivant ce savant, il faut modifier la qualité et la quantité du régime suivant le climat.

Les Hollandais et les Anglais ont compris la nécessité d'établir des rations distinctes dans l'alimentation des régions tempérées et dans l'alimentation des possessions tropicales. La Commission d'enquête des services sanitaires de l'armée anglaise dans l'Inde a même demandé de modifier l'alimentation suivant la saison.

Les Français ont moins fait que ces deux peuples.

Les recherches les plus suivies sur le sujet sont celles du docteur Rattray étudiant les équipages confiés à sa sollicitude. Le savant médecin se base sur les données fournies par Parkes, il dit que pour un exercice modéré un adulte a besoin de 90 grammes d'aliments secs et 2100 à 2700 grammes d'eau[1]; ce que les chimistes ont précisé par ces chiffres :

Principes albuminoïdes	155 grammes
Matières grasses	30 —
Principes amylacés.	4 à 500 grammes[1].

[1] Rattray, *l. c.*, p. 372.

La ration de la flotte anglaise dans les pays tempérés se rapproche beaucoup de ces chiffres puisqu'elle se décompose en :

Principes azotés	150 grammes[1]
Principes carbonés.	510 —

Diminuant les principes azotés et les matières carbonés, Rattray a proposé pour la ration principale :

Matières albuminoïdes (azotées), . .	90 grammes
Matières amylacées (carbonées. . . .	360 à 420 grammes[2].

Il a demandé que l'on tînt compte des saisons pour modifier dans des limites plus ou moins étendues, suivant que le thermomètre serait plus ou moins élevé[3].

Parmi les matières albuminoïdes, il en est qui ne conviennent pas beaucoup aux pays chauds ; les salaisons par exemple, ainsi que nous l'avons constaté dans notre chapitre de la physiologie des Européens aux pays chauds.

Des recherches de Rattray ont en effet montré que les effets du régime exclusif des salaisons étaient fâcheux ; 81 personnes pour 100 perdirent jusqu'à une moyenne de 4 livres anglaises, ou 1812 grammes, bien que leur nourriture fut augmentée. Cela prouve qu'un régime trop azoté et trop salé ajoute aux effets pernicieux des tropiques.

La prolongation d'une semblable nourriture ne pourrait qu'augmenter la perte. Le docteur anglais a en effet constaté que, après un séjour d'une année à Cap-York, 11 soldats de marine, nourris d'un régime mixte de viande salée et de viande fraîche, avaient perdu jusqu'à une proportion de 11 livres ou 4 kilogrammes 983 grammes.

Il faut donc, si l'on veut assurer la santé et le bien être des matelots, leur donner des vivres frais, au moins six jours sur sept.

Nous pensons bien faire en reproduisant à la page suivante le tableau dans lequel Rattray détaille la ration proposée.

[1] Rattray, *l. c.*, p. 372.
— Beaunis donne des chiffres presque semblables, dans son Traité de physiologie, p. 388, chapitre des substances alimentaires :

Matières albuminoïdes	120 grammes
Graisses et matières hydrocarbonées . .	420 —

[2] *L. c.*, p. 372.
[3] *L, c.*, p. 372-373.

RATION PROPOSÉE

	RÉGIONS TEMPÉRÉES, TEMPÉRATURE ANNUELLE AU-DESSOUS DE 70° F (21° C.)	RÉGIONS TROPICALES, TEMPÉRATURE ANNUELLE AU-DESSUS DE 70° F (21° C.)
Par jour. . . Biscuit ou pain frais[1].	566 gr.	566 gr.
Sucre	70[2]	60[3]
Chocolat[4].	30	30
Thé	8	8
Café.	10[5]	»
Jus de citron.	15[6]	15[4]
Sucre pour citron.	15[6]	15[7]
EN RADE (quand on peut s'en procurer)		
Par jour. . . Viande fraiche[8]	453	340
Alternativement. Légumes[9] . .	226[9]	340
Alternativement. Riz.	180[10]	270
Alternativement. Mélasse. . . .	30[10]	45
A LA MER (ou à défaut de vivres frais).		
Viandes de conserves[11].	340	250[12]
Orge perlée[13].	75	90
Ou farine. pour pudding. . . .	270	360
Graisses. . pour pudding. . . .	24	24
Raisins . . pour pudding. . . .	45	60
Ou pois[14] concassés (pour soupe).	150	226
Ou riz.	180	270[10]
Mélasse.	30	45[10]
EN RADE ET A LA MER		
Une fois par semaine, viande salée[15].	453	340
Par semaine. Moutarde.	15	»
Poivre	8	»
Vinaigre.	6 cent.	4 cent.
Gruau d'avoine.	90 gr.	90 gr.
Semences de céléri, 15 grammes p. 3625 de pois pour 24 hommes.		

[1] A discrétion en rade.
[2] 30 grammes pour le chocolat ou le thé, 10 grammes pour le café.
[3] 30 grammes pour le chocolat et 30 grammes pour le thé.
[4] A la mer, en supplément, 10 grammes de chocolat et 10 grammes de sucre par homme pour les quarts du matin et de midi.
[5] Après dîner, au lieu d'eau-de-vie.
[6] Après 10 jours de mer, sur prescription du médecin.
[7] Au lieu de la ration de grog.
[8] Bœuf et mouton alternativement ; porc accidentellement dans les climats tempérés; pour varier le régime on peut les rôtir quelquefois.
[9] Frais, alternant avec des pommes de terre; ignames et courges, dans les pays chauds; pour varier on peut délivrer, de temps en temps, les pommes de terre et le riz sous forme de potage.
[10] Pendant l'été et pour le régime semi-tropical.
[11] Bœuf et mouton alternativement.
[12] Froide, si on le préfère.
[13] Pour potage, avec les conserves de viande.
[14] Quand la soupe aux pois tombe un jour de conserves de viandes, les quantités de porc salé ou de bœuf salé nécessaires à sa confection seront déduites de la délivrance suivante des salaisons.
[15] Bœuf et porc alternativement : en rade, le premier, avec du pudding ; le second, avec la soupe aux pois. A la mer, le bœuf, les jours du pudding, et le porc les jours de soupe aux pois.

Le tableau suivant indique la manière d'appliquer cette échelle, et démontre combien l'on peut varier, sans grande peine, le régime du matelot.

DINER. — CLIMATS TEMPÉRÉS OU FROIDS

	EN RADE	A LA MER
1. Dimanche.	Bœuf frais et pommes de terre.	Bœuf de conserve et soupe aux pois.
2. Lundi . .	Mouton frais et légumes.	Mouton de conserve et pudding.
3. Mardi. . .	Bœuf frais et légumes.	Bœuf de conserve et potage d'orge.
4. Mercredi .	Porc salé et soupe aux pois.	Porc salé et soupe aux pois.
5. Jeudi. . .	Mouton frais et pommes de terre.	Mouton de conserve et pudding.
6. Vendredi .	Bœuf frais et pommes de terre.	Bœuf de conserve et potage d'orge
7. Samedi . .	Mouton frais et légumes.	Mouton de conserve et soupe aux pois.
8. Dimanche.	Bœuf frais et légumes.	Bœuf de conserve et pudding.
9. Lundi. . .	Mouton frais et pommes de terre.	Mouton de conserve et bouillie d'orge.
10. Mardi . .	Bœuf frais et pommes de terre.	Bœuf de conserve et soupe aux pois.
11. Mercredi .	Bœuf salé et pudding.	Bœuf salé et pudding.
12. Jeudi. . .	Mouton frais et légumes.	Mouton de conserve et bouillie d'orge.
13. Vendredi .	Bœuf frais et légumes.	Bœuf de conserve et soupe aux pois.
14. Samedi . .	Mouton frais et pommes de terre.	Mouton de conserve et pudding.

CLIMATS CHAUDS

1. Dimanche.	Bœuf frais et pommes de terre.	Bœuf et riz.
2. Lundi. . .	Mouton frais et légumes.	Mouton frais et potage d'orge.
3. Mardi. . .	Bœuf frais et riz.	Bœuf frais et pudding.
4. Mercredi .	Porc salé et soupe aux pois.	Porc salé et soupe aux pois.
5. Jeudi. . .	Mouton frais et pommes de terre.	Mouton de conserve et riz.
6. Vendredi .	Bœuf frais et légumes.	Bœuf frais et bouillie d'orge.
7. Samedi . .	Mouton frais et riz.	Mouton de conserve et pudding.
8. Dimanche.	Bœuf frais et pommes de terre.	Bœuf de conserve et soupe aux pois.
9. Lundi. . .	Mouton frais et légumes.	Mouton de conserve et riz.
10. Mardi. . .	Bœuf frais et riz.	Bœuf de conserve et potage d'orge
11. Mercredi .	Bœuf salé et pudding.	Bœuf salé et pudding.
12. Jeudi. . .	Mouton frais et pommes de terre.	Mouton de conserve et soupe aux pois.
13. Vendredi .	Bœuf frais et légumes.	Bœuf de conserve et riz.
14. Samedi . .	Mouton frais et riz.	Mouton de conserve et bouillie d'orge.

Nota. L'addition du riz au régime des régions tempérées, à la mer et en rade, pendant l'été, et au régime des régions intermédiaires, donnera une ration identique à celle des climats tropicaux.

— Il serait à désirer que des mesures semblables fussent adoptées pour notre marine et pour tous les employés de l'État. La ration des équipages gagnerait, sans aucun doute, à être diminuée d'une certaine quantité d'aliments de campagne, surtout de matières carbonées.

Les observations de M. Coulier ont établi, en 1860, que la ration du matelot contenait :

22 grammes 50 d'azote,
435 — 30 de carbone[1].

La quantité des matières azotées trop faible, suivant M. Fonssagrives, pour la ration d'entretien et de travail nécessaire à un homme adulte vivant dans les régions tempérées serait suffisante pour les pays rapprochés de l'équateur[2]. Le chiffre des matériaux carbonés serait trop élevé, puisque le professeur de Montpellier demande 310 grammes environ pour l'adulte de nos pays[3]. D'après les calculs du docteur Rattray on pourrait descendre à 240 grammes.

Les viandes grasses, surtout celle du porc, sont à rejeter de l'alimentation autant que faire se peut; les travailleurs qui ont besoin de viande doivent user de celles qui sont maigres et joindre à leur régime des féculents. Suivant le professeur Bouchardat ces derniers devraient être la base des aliments de calorification dans les régions tropicales; ils produisent peu de chaleur et sont lentement dissous dans l'appareil digestif, ce qui permet d'avoir des repas espacés.

— La sollicitude des dirigeants doit donc être appelée fréquemment sur ce point, parce qu'il est un des plus importants de l'hygiène. Les modifications admises par quelques hommes intelligents devraient être généralisées. Le régime pourrait être modifié d'après les habitudes antérieures, d'après la provenance, la nationalité, la race. Un coup d'œil jeté sur le livre d'hygiène navale de M. Fonssagrives renseignera et sur la qualité

[1] Voir Fonssagrives, *l. c.*, p. 784. *Valeur de la ration.*

[2] Coulier nous apprend que les hommes du Midi, l'ouvrier Lombard et l'agriculteur de Vaucluse par exemple, ont un régime dans lequel l'alimentation animale est représentée par 2 grammes à 3,3 pour 100. Ces chiffres indiquent combien il faut peu de viande dans les pays où la température est élevée. (Voir M. Lévy, t. I, p. 755.)

[3] Fonssagrives, *l. c.*, p. 784.

et sur la quantité des vivres donnés aux matelots des différentes nations.

La question de la race était dernièrement signalée par le docteur Orgeas dans son étude sur la Guyane française; ce médecin rappelait qu'une nourriture spéciale était affectée aux Arabes et aux hommes noirs.

Le régime de l'homme qui voyage ne saurait, sans inconvénient, rester invariable. La climatologie doit servir à régler la ration journalière; tout en tenant compte de ses habitudes antérieures, l'émigrant doit observer ce que font les indigènes intelligents.

— La nature si riche des pays chauds fournit des adjuvants au régime. L'homme n'a qu'à secouer les branches de l'arbre ou à retirer les racines du sol, dans beaucoup de localités, pour trouver une partie de sa nourriture. Les fruits arrivés à maturité parfaite et mangés sans excès, sont dans ces pays, plus que partout ailleurs, le complément d'une alimentation parfaite. Ils contiennent de nombreux, matériaux de calorification, mais quand on en use modérément ils agissent sur l'acidité des urines et régularisent les garde-robes (Bouchardat).

Parmi les espèces sucrées et aqueuses on trouve la banane, le melon d'eau ou pastèque, la papaye, les dattes; parmi les espèces acides l'ananas, la goyave, le citron, l'orange, le tamarin. Tout à côté les variétés âcres aromatiques, telles que la mangue, la prune d'Espagne; les variétés émulsives, comme l'avocat, le cacaoyer, l'amandier des tropiques, le coco[1]....

Les fruits acidulés demandent une grande prudence; beaucoup d'immigrants en ingurgitent de grandes quantités et provoquent ainsi des indigestions, des diarrhées rebelles, des dysenteries. Tous les estomacs ne digèrent pas également ces fruits ; tandis que les uns les supportent, d'autres éprouvent de graves accidents.... Il en est de même de la pastèque qu'Aubert Roche et Celle proscrivaient, de la mangue non arrivée à complète maturité que des médecins de la Havane et de la Guadeloupe ont incriminée.

— Les épices sont également fort employées aux pays chauds pour exciter l'appétit. Le colon imite les Méridionaux, parce que l'alanguissement dans lequel tombent les fonctions

[1] Consulter la thèse : *Plantes usuelles de la Guyane française*. Montpellier 1872, par E. Jousset.

de la digestion sous l'influence des chaleurs continuelles l'engage instinctivement à rechercher des condiments qui stimulent le goût. Moutarde, gingembre, piment sont mis en usage pour solliciter une sécrétion plus abondante des sucs salivaire et gastrique, pour exciter probablement les contractions du plan charnu de l'estomac. L'usage modéré est seul à conseiller. Il ne faut employer ces excitants qu'en petite quantité et non d'une façon suivie, car on peut leur appliquer les mots de Haller : *Cibi amorem aliquando augent, saporem gratum addunt et ventriculi vires musculares etiam exhalationem internam augent.* Les femmes et les enfants doivent surtout en user avec mesure ainsi que les hommes nerveux.

— Parmi les aliments, nous ne pouvons leur refuser ce titre, se trouvent les boissons. La soif, en rapport avec les pertes qui se font par la peau et par le rein, parle impérieusement aux pays tropicaux; témoin ce passage d'une définition de l'Inde par un soldat irlandais : un beau pays où l'on a toujours soif, où l'on va au lit bien portant, où l'on est étonné de se réveiller mort. Cette définition pourrait s'appliquer à toutes les régions fortement chauffées; elle prouve que le besoin des boissons se fait fortement sentir et peut être cause de bien des ennuis et des accidents.

Le docteur Rattray a examiné les quantités de sécrétion relatives dans les régions tempérées et dans les régions chaudes; il a montré que le rein, éliminateur de l'excès d'eau sous les tropiques comme dans les pays tempérés, est activement secondé par la peau. Partant de ces données, il a recherché quelle était la quantité de boisson journalière nécessaire pour tenir l'excrétion urinaire sensiblement la même sous les tropiques et dans les zones tempérées.

Supposant que 777 gr. 57 de boisson sont la quantité qui convient pour une température moyenne de 10 degrés, à Londres, le savant anglais pense qu'une augmentation de une once ou 31 gr. 103 par degré en plus rendrait la miction presque uniforme, dans sa densité comme dans sa quantité. Il s'appuie, pour donner ces chiffres, sur un essai fait dans le Pacifique, pendant un voyage de Valparaiso à Vancouver. Voici la reproduction du tableau donné par lui :

Température de l'air	1°,5	4°4	10°	15°,5	21°	26°	32°2
Boissons nécessaires (grammes)	155,51	466,54	777,57	1088,60	1399,63	1710,66	2021,6

Ces chiffres sont intéressants à consulter; ils peuvent servir à régler la soif, à arrêter l'ivrognerie des spiritueux et cette autre habitude que M. Fonssagrives nomme l'ivrognerie de l'eau. L'extrême sobriété dans l'usage des boissons, des boissons aqueuses comme des autres, est une des clefs de l'acclimatement[1]. Il importe de ne pas trop exciter, par des excès de liquide, une sudation déjà abondante, qui affaiblit le corps et qui expose aux refroidissements, aux éruptions de la peau. L'absorption trop répétée peut produire une sorte de pléthore qui se résout dans beaucoup de cas par des flux intestinaux[2].

L'eau est le liquide qui demande le plus de soins, parce qu'elle est prise seule et sert de véhicule à un grand nombre de substances. Elle provient tantôt de la pluie, tantôt des puits ou des forages, tantôt des cours d'eau.

Lorsque l'eau manque complètement dans une localité, que la pluie ne donne que rarement de quoi remplir les réservoirs, quand les forages se tarissent avec rapidité, force est d'employer les appareils distillatoires ou d'aller chercher la boisson à une distance plus ou moins éloignée. Le voisinage de la mer peut fournir aux appareils un liquide que des manipulations rendent potable après la sortie des récipients. Ce moyen est employé sur une grande échelle à Aden, dans quelques points du golfe Persique et dans la mer Rouge, dans bien des pays du littoral chinois (Talairach).

L'eau de pluie dont on se sert dans beaucoup de contrées en la recueillant dans des citernes[3] n'est pas autre chose que de l'eau distillée; évaporées lentement sous l'influence de la chaleur du soleil, les nappes de liquide se recondensent. Dans ce retour à l'état primitif l'eau peut emprunter aux couches de l'atmosphère de l'azote, de l'acide carbonique, de l'oxygène, quelquefois du carbonate et de l'azotate d'ammoniaque; elle peut entraîner des effluves marécageuses ainsi que l'ont démontré les recherches de Salisbury et de Corre. La présence de certains corps tient à ce que les habitants des régions chaudes recueillent le liquide dans la saison des pluies qui est

[1] Fonssagrives. *Hygiène*, *l. c.*, p. 545. *Boissons.*

[2] Voir Saint-Vel. *Hygiène*, *l. c.*, p. 43.

[3] Les plus monumentales sont celles que l'on attribue à Salomon et que l'on voit encore à Aden. Les Romains les réparèrent pour avoir des réserves d'eau dans un pays où il ne pleut que quelques jours en 2 ou 3 ans.

aussi celle des orages, celle pendant laquelle l'air est chargé d'électricité.

L'eau de pluie ne contient pas assez de substances salines pour constituer une bonne boisson, elle est lourde, fade, difficile à digérer et cause fréquemment des flux de ventre ; au bout de quelques temps, elle peut contenir des myriades d'animalcules microscopiques.

Les citernes, on le comprend sans peine, demandent les plus grands soins de propreté. Ces réservoirs doivent être construits avec attention et en dehors des lieux qui pourraient infecter le sol. Rien ne saurait donner une idée de l'incurie des hommes habitant les pays chauds sous ce rapport; les indigènes de Massaoah, sur les côtes d'Abyssinie et dans le golfe d'Aden, ont établi leurs citernes entre les tombeaux. Le colon devra éviter ces non-sens qui pourraient compromettre son acclimatement.

L'eau de pluie reste quelquefois dans des cuvettes naturelles formées par un terrain argileux ou par une couche calcaire recouverte de sable. Communes dans le Sahara, ces cuvettes portent le nom de Redirs; elles contiennent un liquide qui, suivant les circonstances, ressemble aux eaux de citerne ou aux eaux des aiguades mortes.

Le contenu des dernières est des plus nuisibles; cette eau stagnante peut être le point de départ chez ceux qui l'absorbent de fièvre intermittente, de tympanites, de diarrhée, de dysenterie. Galien avait défini la chose par ces mots : *Potest tamen efficere morbum universalem haustris aquæ infestæ.*

L'eau des puits est préférable; quoiqu'elle soit lourde elle peut être employée au bout de quelques jours, lorsqu'elle a déposé et a été aérée. Quand elle provient d'un forage en pleine craie elle paraît laiteuse, mais après repos elle devient fort salubre. L'attention doit se porter principalement sur les terrains avoisinants qui peuvent être le siège d'infiltrations introduisant des matières putrescibles, des impuretés dans le liquide. Les étables, les écuries, les cimetières sont à éloigner des puits naturels et des forages.

Les Américains et les Anglais ont employé pour creuser le sol, dans leurs expéditions, la pompe Norton. Cette pompe consiste en un tube de fer d'environ 4 mètres de long terminé à l'une de ses extrémités par une pointe ou par une vis portant au-dessus des yeux garnis de toile métallique. L'autre extrémité s'adapte à un système de tiges, de poulies, de cordes, destiné à mouvoir des poids ou un mouton, ou bien à faire tourner le tube engagé dans le sol. Lorsque l'eau remplit l'appareil enfoncé dans un terrain, on adapte une pompe ; dans le cas contraire on visse un second tube sur le premier.

Les parois de ces puits peuvent être maintenues par des tubes en fer de calibres différents, s'emboîtant les uns dans les autres, les plus petits en bas. Cette disposition est nommée puits en télescope ; elle permet de descendre à une grande profondeur. Pour atteindre la surface du liquide il devient quelquefois nécessaire de descendre des outres ou des vases sur une poulie installée pour la circonstance.

L'eau des aiguades est meilleure, surtout quand on la recueille loin des arbres dont les parties mortes sont éléments de corruption et près des cascades où elle est aérée. L'éloignement des lieux habités donne également des garanties contre la transmission de certains germes. La détermination des plantes botaniques renseigne convenablement sur le degré de pureté ou d'impureté. On doit aussi se rappeler que les mollusques ne vivent pas dans les eaux infectes.

Les eaux des sources montagneuses sont très fraîches et par conséquent agréables à prendre, mais il faut les employer avec précaution surtout au moment des chaleurs. Les eaux de neige et de glace employées sur les hauts plateaux sont d'une digestion fort pénible. On les a accusées d'être cause de certaines affections parmi lesquelles nous devons citer la verruga, maladie des Andes péruviennes.

Les eaux des rivières conviennent dans certains cas, mais il faut être circonspect dans le choix des lieux où l'on va les puiser. Nous avons vu plus haut que certaines rivières des pays tropicaux (Congo, Amazone, Parana, Plata) dégageaient près de leurs estuaires de l'acide sulfhydrique, dû à la présence d'une grande quantité de sulfates.

Dans les quelques pays où l'eau distillée est la seule ressource, nous parlons des localités où l'eau tombe rarement ou pour ainsi dire jamais, et des endroits où les eaux des aiguades ou des rivières sont dangereuses, cette boisson a besoin d'être aérée par un moyen mécanique après addition, si on le peut, de petites quantités de chlorure de sodium, de sulfate de soude. Un des procédés les plus simples est de battre le liquide avec une verge ou de le faire tomber d'un lieu élevé.

Des moyens sommaires à la portée de tous ont été proposés pour reconnaître la pureté d'une eau. On a dit d'y mettre un peu de sucre et d'examiner en combien de temps se produit la fermentation; de verser dedans une petite quantité d'une solution de nitrate d'argent pour reconnaître au précipité si elle contient du chlorure de sodium.

Quelle que soit la provenance, on fera bien de faire bouillir le liquide avec ou sans substance destinée à la purifier. Le professeur Bouchardat insiste tout particulièrement sur ce point dans l'hygiène des âges; il demande à ce que l'eau ne soit jamais donnée aux petits enfants, dans les pays où la fièvre des marais existe, sans qu'on l'ait fait bouillir ou avec du gruau, ou avec du son, ou avec des coques de cacao. Il ajoute que, bien que l'eau ne soit pas mise habituellement en cause lorsqu'il s'agit de l'étiologie de la fièvre intermittente, il faut la redouter pour les jeunes êtres. On peut joindre à cette première précaution celles de purifier et de filtrer le liquide, lorsqu'on en a le temps. L'alun est la substance la plus communément employée pour ce faire; on laisse fondre dans l'eau jetée sur le filtre ou bien l'on promène dans la masse un bambou percé de trous et contenant le sel, comme le font les Chinois et les Cochinchinois.

Le filtrage peut avoir lieu dans le puits lui-même en faisant un fond de béton que l'on traverse par un tube d'argile rempli de matières filtrantes, en plaçant au fond du réservoir, quand on le peut, des tonneaux dont la partie inférieure est percée de petits trous et qui sont remplis de sable mêlé à des braises.

Lorsqu'on ne peut prendre ces précautions, on se trouve bien de faire tamiser l'eau par des canaux à remparts de sable; le liquide en circulation suinte sur les côtés et est recueilli dans des tranchées latérales. On peut également pomper l'eau par un tube à travers une pierre poreuse, comme cela était recommandé aux soldats anglais dans la guerre des Ashantis, ou à travers un petit filtre Burcq. Si le filtre faisait défaut, la prudence conseillerait dans beaucoup de cas de boire au travers d'un morceau d'étoffe qui tamiserait le liquide et arrêterait beaucoup de substances en suspension, et dans quelques cas des animalcules.

— L'eau n'est pas la seule boisson à employer; le vin, l'alcool, la bière, le café, le thé.... ont leurs places marquées dans l'alimentation des régions où nous nous sommes placés.

Les vins austères de bonne qualité, surtout les vins de Bordeaux, de Bourgogne ou de Saint-Raphaël (Bouchardat) sont parfaitement adaptés aux besoins de la vie créole. On a constaté que l'usage journalier en était salutaire, qu'il relevait l'économie, empêchait de gorger l'estomac en apaisant un peu la faim comme l'indique cet axiome : *famem potio vini solvit.*

Notre colonie algérienne bien partagée sous le rapport de la production de cette boisson fournit au colon un moyen d'orner sa table, de soutenir sa constitution en continuant à l'estomac ses anciennes habitudes. Les médecins anglais ont constaté que, dans beaucoup de stations coloniales, de grands avantages hygiéniques étaient assurés par la ration donnée aux équipages français.

Le vin demande de grands soins aux pays tropicaux; les crus bordelais sont ceux qui supportent le mieux les effets du climat, ceux que l'administration de notre marine préfère.

— La bière par ses qualités alimentaires, par son amertume, constitue aussi une boisson avantageuse; elle nourrit et calme la soif. Les Anglais l'emploient sur une grande échelle dans leurs possessions coloniales; ils ont même fait de nombreux essais pour confectionner des moûts de bière que l'on pût mélanger avec une quantité d'eau et des traces de bière ordinaire, mais ils se sont aperçus que ces moûts fermentaient rapidement. Les difficultés de conserver cette boisson ont amené quelques colons ingénieux à faire des petites bières de ménage avec les céréales récoltées sur les lieux, orges et maïs; ils ont renoncé à celles fort alcoolisées et contenant beaucoup de chaux qu'on leur adressait fréquemment des brasseries européennes. Les bâtiments de commerce anglais essayent aussi de remplacer par un breuvage préparé avec une substance amère, l'essence de spruce par exemple, et une matière susceptible de fermenter.

— Le café est fort conseillé par les créoles pour le maintien de la santé. A Bourbon comme aux Antilles, au Sénégal comme dans l'Inde, les Européens trouvent dans ce breuvage un instrument de réaction contre les effets d'une température accablante et d'une intoxication miasmatique continue. Ce produit semble agir comme amer sur les organes digestifs tout en jouant le rôle d'excitant général de l'économie; il est aussi aliment d'épargne. Un fait important à signaler, c'est qu'à dose physiologique, il augmente la quantité d'urine rendue dans les 24 heures, tout en diminuant l'urée excrétée dans le même temps (Bouchardat).

Les indigènes usent largement du café, les Arabes surtout. Suivant Aubert-Roche, les habitants du littoral de la mer Rouge ne sortent jamais le matin avant d'en avoir bu plusieurs tasses. Celle en recommande l'emploi; les médecins militaires sont unanimes pour en reconnaître les avantages dans notre colonie africaine. M. Bouchardat s'exprime ainsi sur ce sujet : « Dans plusieurs localités des pays chauds, et particulièrement dans notre Algérie, le café est utile à un triple point de vue : premièrement il anime les forces avec une faible ration alimentaire; Deuxièmement il permet de n'employer l'eau comme boisson qu'après l'avoir fait bouillir pour en préparer une infusion...; Troisièmement dans les pays à fièvre, le café a une double utilité, celle de purifier l'eau potable et de fortifier l'économie contre l'action des effluves des marais.... Sans café plusieurs parties de notre Algérie eussent été inhabitables pour les colons européens ».

— Le thé rend également de grands services, non seulement en aromatisant l'eau, mais encore en imprimant de la stimulation aux fonctions de l'estomac, en produisant de l'excitation cérébrale et sensorielle. Les Chinois en usent largement parce qu'ils puisent dans son emploi une stimulation nécessaire pour vivre dans un climat qui énerve par ses chaleurs et dans lequel se trouvent beaucoup de foyers d'intoxication paludique. Nous devons ajouter que le thé est placé dans les substances appelées aliments d'épargne. Toutes ces raisons l'on fait adopter dans la ration par les Anglais, par les Hollandais, par les Russes. Les troupes britanniques l'employèrent sur une grande échelle dans leurs dernières expéditions, les troupes néerlandaises en firent également usage dans leur guerre contre l'empire d'Atjeh. Le thé aromatise l'eau et fait une boisson fort agréable pour beaucoup de bâtiments de guerre qui stationnent ou croisent dans les mers de la Chine.

— Le chocolat est conseillé par Saint-Vel, par Fonssagrives ; il sert à faire un liquide aromatique et nourrissant. Les Anglais ont adopté le cacao depuis 1825 et l'ont mis dans la ration de leurs matelots.

— L'alcool et les spiritueux employés à petites doses ont une action avantageuse ; ils amènent par leur introduction dans l'estomac une douce chaleur, ils stimulent les forces digestives, provoquent des contractions péristaltiques de la tunique musculaire de l'intestin et procurent souvent des selles. Mais à doses élevées les boissons alcooliques sont fort dangereuses dans les régions chaudes, parce que les personnes qui s'y adonnent en prennent rapidement l'habitude.

Quos ultra, citraque nequit consistere rectum (Hor.).

Ces personnes croient trouver un moyen de réagir contre l'influence dépressive du climat, de donner le coup d'éperon comme disait Carpenter, elles sentent sans se rendre compte de la chose, que l'alcool est un dépresseur de la chaleur organique[1] et un modérateur du pouls[2]. Mais, en se gorgeant de spiritueux, certains fatiguent leur estomac et troublent leur digestion ; la présence de l'alcool dans la poche stomacale arrête la dissolution des corps gras déjà si difficiles à assimiler[3]. La dyspepsie qui suit compromet rapidement la nutrition et les accidents simples chez les personnes sobres deviennent fort graves chez les ivrognes. Un accès paludéen ordinaire prend la forme pernicieuse, délirante ; la glande hépatique se congestionne facilement, les hépatites se terminent par suppuration ; des flux diarrhéiques et dysentériques se montrent fréquemment[4]... Les excès génésiques et alcooliques prédisposent à la fièvre jaune et l'aggravent une fois déclarée (Corre).

[1] Suivant Godfin, Jung, Zimmerberg, Obernier, Marvaud.... Voir le Mémoire du dernier, in *Recueil des Mémoires de médecine de chirurgie et de pharmacie militaires*, t. 28, p. 5.

Voir aussi Proust, *l. c.*. 381.

[2] Marvaud, p. 48-51. *Tracés sphygmographiques.*

[3] V. Cl. Bernard. *Leçons sur les substances toxiques et médicamenteuses*, p. 433.

[4] Voir Fonssagrives, *l. c.*, p. 159. *L'homme de mer ; excès.*

D'une façon générale l'homme adonné à l'alcool est plus exposé aux épidémies régnantes, et plus sujet aux insolations. L'affection dite coup de chaleur est mortelle chez lui. Delacroix a en effet constaté que les personnes qui voulaient réagir contre les malaises dus à l'action de la chaleur solaire prolongée étaient celles qui étaient le plus rapidement atteintes. Sir Charles Napier frappé dans le Sindh, province de l'Inde, en même temps que 43 de ses compagnons, fut seul épargné ; cet officier attribua le secret de sa guérison à ce qu'il ne buvait pas.

Les habitudes d'ivrognerie prédisposent également à des méningites ; Aitken a observé que cette affection frappait cruellement les intempérants dans l'Inde.

Tous ces faits prouvent que l'on doit toujours régler l'usage des spiritueux dans un esprit de prohibition plutôt que de to'érance. Le rhum et les alcoo's sont des liqueurs dont on ne doit pas trop généraliser l'emploi. Si l'ivrognerie est préjudiciable à la santé des matelots dans les climats tempérés, elle est mortelle aux pays tropicaux. Aussi comprend-on pourquoi un grand nombre de médecins condamnent leur emploi en se basant sur l'expérience acquise en Egypte, dans l'Inde, en Afrique. Sir Garnet Wolseley ne voulut pas en entendre parler pour l'expédition contre les Ashantis, il les remplaça autant qu'il put par le thé (Parkes). Dernièrement encore le docteur Mitchinson, dans *A Narrative of travel in Senegambia*, s'élevait contre l'abus que les Anglais font des alcooliques à la côte d'Afrique. Nous ne croyons pas devoir insister plus longuement.

— Il reste pour terminer cette étude de l'alimentation, la question de la température à laquelle on doit prendre les aliments, qu'ils soient solides ou liquides.

Nous avons dit qu'il fallait éviter tout ce qui pouvait augmenter la chaleur ; il semble donc inutile de dépasser la moyenne de la température du corps et de donner des aliments trop chauds. L'eau tiède est même rejetée par beaucoup parce qu'on l'accuse de ne pas désaltérer, de frapper d'atonie la muqueuse gastrique, de rendre les digestions difficiles, languissantes, incomplètes, de provoquer des diarrhées. Prise en grande quantité, l'eau à une température moyennement élevée peut produire ces accidents, mais il est impossible de nier qu'ingurgitée à petites doses, et de temps en temps, elle n'ait une action favorable sur la soif. Roulin a souvent remarqué, pendant son séjour dans les régions tropicales, qu'une tasse de thé léger et chaud faisait cesser promptement la sécheresse brûlante de la peau et produisait par la diaphorèse une sensation de douce fraîcheur. Le docteur Morache affirme également qu'en été, pris à une température élevée, le thé procure une véritable sensation de fraîcheur due à une sorte d'action réflexe sur le système nerveux. Ce thé désaltérerait beaucoup mieux qu'une boisson glacée ; les Chinois le boivent presque brûlant et essuient leur peau avec des linges trempés dans de l'eau chaude. Des Européens en les imitant sont arrivés à se désaltérer et à modérer leur soif.

Cependant boire froid, ou tout au moins frais, est resté pour le plus grand nombre une satisfaction et une véritable nécessité. C'est pour cela que des recherches ont porté sur les moyens d'avoir des boissons à basses températures. L'évaporation produite à la surface des vases poreux, la gargoulette par exemple, est employée comme moyen de refroidissement. Exposé à un courant d'air et couvert d'un linge mouillé, ce récipient donne de l'eau très fraîche. Un autre moyen pratique est celui que les Anglais ont cherché dans les différences de température produites à la surface du sol par le rayonnement nocturne.

Il ne se passe pas d'années, dit Reclus en parlant du Sahara, sans que la glace se forme sur le sol dans les Ouadi où se trouve un peu d'eau. Les gelées blanches sont fréquentes ; à des journées dont la chaleur fait éclater des pierres succèdent des nuits qui les fendillent par le froid. Les mêmes faits quoique moins intenses ont été constatés dans l'Inde. Il existe au Bengale des fabriques de glace, dans des latitudes où le thermomètre à l'air ne descend jamais à zéro ; le moyen employé est l'évaporation de l'eau dans des terrines plates et larges, élevées au-dessus du sol sur de la paille ou sur des cannes sèches[1].

La fabrication de la glace par les procédés chimiques ou physiques a fait, dans ces derniers temps, de grands progrès. Les Anglais ont encore retiré de cette application un excellent

[1] Boudin, *l. c.*, t. I, p. 139. *Fabrication de la glace dans les pays chauds.*

parti, lors de leurs expéditions en Abyssinie et à la Côte d'Or[1].

La glace est dans certaines colonies un produit actif d'importation. Tantôt les montagnes voisines fournissent leur neige et leurs eaux glacées, comme à Beyrouth où les Européens usent des neiges du Liban[2]; tantôt les navires, venus des pays froids, apportent des blocs de glace et les jettent dans les glacières qui alimentent les grandes villes.

L'emploi modéré du froid est une chose excellente aux pays tropicaux; les boissons glacées stimulent la digestion et empêchent de prendre de grandes quantités de liquide. Lorsque les personnes sont au repos et que la peau n'est pas couverte de sueur, ces boissons impressionnent les parois de l'estomac, rendent latente une certaine quantité du calorique, soustraient en définitive de la chaleur à l'économie. Bientôt la réaction survient et la muqueuse de l'estomac est vivement stimulée.

L'eau glacée agit comme sédatif du système nerveux de la partie stomacale, et secondairement comme tonique et digestif.

Les effets de cette eau et des aliments froids sur la chaleur, la circulation et la respiration, demandent à être examinés en détail.

L'absorption d'aliments froids produit toujours une diminution de chaleur. Cl. Bernard a constaté que la température descendait dans l'aisselle après absorption d'eau froide. Speck releva un abaissement de 1°,4 après introduction dans le tube digestif de 6 chopines d'eau froide à 4°,6 en l'espace d'une heure, et de 0°,8 après une autre absorption de 5 chopines d'eau à 6°,7 en une heure un quart. Cette diminution de la température se fait sentir jusqu'aux extrémités et dans les excreta, puisque l'on a remarqué qu'une grande quantité d'eau minérale froide faisait descendre le thermomètre de 1°,6 aux pieds et aux mains, de 0°,6 au bas ventre, de 0°,4 à la poitrine, de 0°,4 également dans les urines[3].

La présence d'un morceau de glace dans la bouche peut également faire descendre le thermomètre. Hunter vit une chute de 8 degrés dans un cas de ce genre. Nous en avons constaté

[1] Voir Fonssagrives. *Hygiène*, p. 546. *Les campagnes.*
[2] Barret. *Arch. de méd. nav.*, 1878, p. 87.
[3] Boudin, t. I, p. 397. *Résistance au froid.*

Chaleur animale, pouls, respiration aux pays tropicaux
Journée de la saison chaude passée avec glace aux repas et bains frais.

Pl. XVI

Archives de médecine navale.

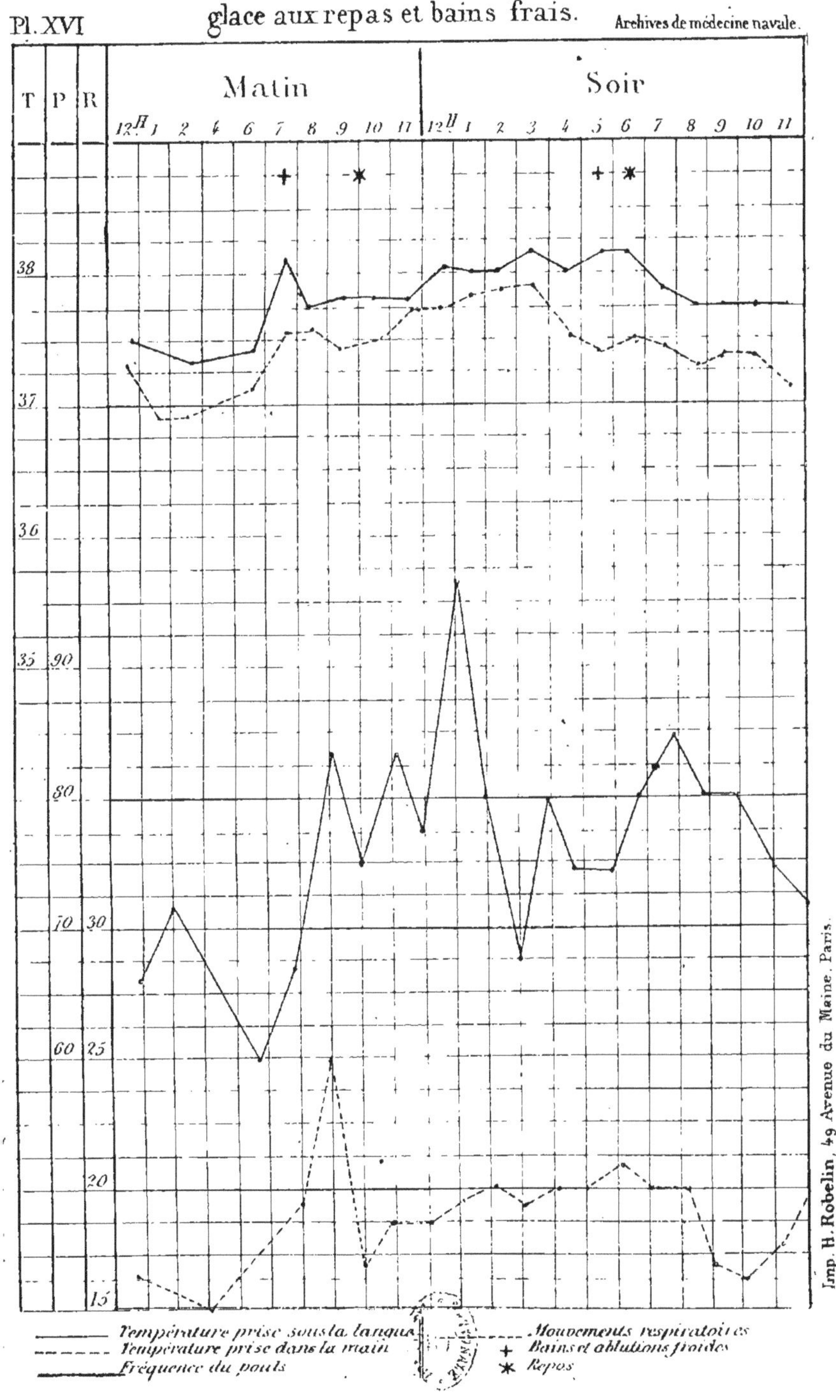

une de trois chez un sujet auquel on avait introduit un morceau de glace dans le rectum.

L'effet produit sur la respiration est de la rendre plus profonde sans en changer le rythme. Le nombre des mouvements reste le même ou diminue peu.

L'effet produit sur le pouls est d'augmenter la tension et, si l'action du froid est prolongée, de diminuer le nombre des pulsations.

Ces résultats sont plus accusés quand on emploie le froid à l'extérieur et à l'intérieur, en joignant les bains aux boissons glacées.

Combien de temps dure cette sédation? L'absorption d'une boisson glacée, la succion d'un morceau de glace peuvent amener une chute de la température assez longue, quand le sujet reste dans le repos et ne provoque pas la réaction. Les boissons froides éloignent les maxima de température qui suivent ordinairement les repas, ces maxima sont moins sensibles; l'effet est quelquefois appréciable au bout de deux heures. Le boire frais ou froid empêche la réaction de se produire d'une façon accentuée, il maintient le thermomètre à un degré peu élevé.

La comparaison des chiffres réunis dans la planche XVI avec ceux de la planche XI indique l'effet du froid intus et extra dans la saison chaude aux régions tropicales. La planche XVI permet d'apprécier l'effet des boissons glacées et du bain froid au moment des chaleurs, c'est-à-dire quand le thermomètre marque 28 à 30° centigrades. Les maxima de température sont moins accusés dans la bouche et dans la main. Le thermomètre ne monte pas autant après le repas du matin, l'ascension a son summum à midi, deux heures après le moment où elle a lieu dans la journée passée sans glace et sans bain froid. La température est également moins élevée la nuit, surtout dans la main, ce qui indiquerait que les tissus extérieurs éprouvent un effet salutaire de cette action du froid. Le nombre de pulsations est diminué d'une façon notable; la respiration, peu modifiée le jour, tend à suivre le pouls au moment où la nuit amène une diminution de la chaleur ambiante. Les minima sont plus accentués pour les deux fonctions dans le tableau qui donne les moyennes de la journée où le froid a été mis en sage. Les courbes de ce tableau peuvent être rapprochées de celles de la saison fraîche.

Nous avons dit plus haut que l'usage de ces boissons devait être modéré. Les inconvénients d'une ingurgitation rapide d'une eau froide sont très grands. L'eau fraîche, à 10 et 12 degrés par exemple, est plus dangereuse que l'eau à 0 degré parce qu'on la boit et que son action est plus brusque. Le corps étant le plus souvent en sueurs, la chaleur semble appelée à l'intérieur et la transpiration est tarie. La réaction peut avoir lieu; mais si elle ne s'accentue pas, des congestions ou des phlegmasies intérieures se produisent. Il n'est pas rare de voir survenir des lésions fonctionnelles du système nerveux, une sédation complète, des vomissements incoercibles, des accidents cholériformes, des péritonites, des hémoptysies[1].

D'après L. Hermann et R. Gaux la cause des accidents serait le plus fréquemment une augmentation de la pression sanguine.

Bains et ablutions. — Nous venons de constater que l'habitat, le vêtement et l'alimentation fournissent au colon des moyens de lutter contre la chaleur ou d'en modérer les effets. Les ablutions et les bains froids peuvent prendre place à côté et augmenter l'arsenal hygiénique de chaque jour. Tout en débarrassant sa peau des produits que la sueur y accumule, l'homme soigneux peut encore enlever à son économie une certaine quantité de calorique.

L'hygiène journalière indique que ces lavages sont choses indispensables à bien des points de vue.

Les produits de la sécrétion se déposant à la surface de la peau pourraient fournir un vernis plus ou moins régulier et être la cause d'éruptions nombreuses. Tous les auteurs qui se sont occupés de la vie aux régions tropicales ont conseillé, pour éviter ces inconvénients, d'employer les bains, en faisant remarquer qu'il y aurait avantage à en user largement. C'est là, en effet, plus que partout ailleurs, que cet avis de Montaigne est à méditer. « En général j'estime se baigner salubre et croys que nous encourons une légère incommodité en notre santé pour avoir perdu cette coutume qui était généralement observée aux temps passés ». Les anciens, en effet, recom-

[1] Voir A. Guérard. *Mémoires sur les accidents qui peuvent succéder à l'ingestion des boissons froides*, in *Annales d'hygiène*, 1862.

mandaient le bain et plaçaient la culture du corps à côté de celle de l'âme, nous ne citerons que cette phrase : *nec litteras dedicit nec natare*. Les soins de propreté doivent être plus rigoureusement observés que dans les régions tempérées. Le bain doit tenir la première place dans les habitudes ; pour que la peau accomplisse bien les fonctions actives qui lui sont dévolues, il faut la maintenir dans un état de température, de souplesse, de netteté, qui diminue l'exaltation de sa sensibilité et prévienne autant que possible les éruptions diverses qui sont les effets habituels de l'excitation due à la chaleur. Les lotions et les immersions empêchent ces éruptions de prendre une trop grande proportion ; elles répondent à ce que disait Paracelse : *Si vis esse sanus oblue sæpe*. Elles procurent également des sensations de bien-être qui font que chacun les emploie avec plaisir.

Les effets de l'immersion sont multiples, suivant la température et suivant la durée. Nous ne discuterons pas l'absorption par l'enveloppe cutanée, l'exhalation et la perspiration du corps plongé dans le bain ; cette étude nous entraînerait trop loin. Nous nous contenterons de signaler le fait que des hommes privés de boissons dans les pays tropicaux ont pu calmer leur soif en se plongeant dans l'eau. Un des exemples les plus frappant fut celui des survivants du naufrage de *la Méduse*.

La division des bains en froids, frais, tièdes et chauds a été établie par quelques hygiénistes sur des chiffres de convention. Ne vaudrait-il pas mieux prendre pour critérium la susceptibilité individuelle ? Ainsi que le dit le professeur Fonssagrives, le meilleur réactif pour bien connaître un milieu est la vie dans son activité, l'organisme lui-même. Cette marche nous paraît être celle à suivre dans une étude pratique.

Le bain tiède est avantageux dans beaucoup de circonstances. Bruce en loue les effets fortifiants lorsqu'il est pris après un exercice violent ; cet auteur le préfère au bain froid qui crispe la fibre et qui peut être cause de répercussions. L'effet le plus sensible est produit sur le système nerveux que le liquide chaud calme et assoupit : les mouvements deviennent plus faciles, l'activité cérébrale plus grande (Jæger). Cette action, remarquée par Rufz et par Saint-Vel, engagea à conseiller le bain chaud pour calmer l'éréthisme de l'arrivant. Le bain dégourdi, d'une durée de douze à quinze minutes, pris deux fois par semaine, est dans le cas une pratique aussi agréable qu'utile (Dutroulau).

Le liquide a une action sur la circulation, la respiration et la chaleur du corps qui varie avec sa température. Lorsque le thermomètre y plongé indique un peu plus de 30 centigrades, le pouls et la température du corps s'abaisse. D'après Marcar et Dujardin-Baumetz, ce bain serait un puissant moyen de diminuer l'énergie des fonctions[1]. Suivant Billet l'effet sur le pouls serait appréciable un assez long temps, il se ferait sentir plus de deux heures.

La température du corps ne s'élève pas d'une façon sensible quand la chaleur du bain reste au-dessous de 40 degrés. Volkman, après avoir passé une heure, dépouillé de ses vêtements, dans un bain de vapeur de 30 à 40 degrés ne releva que 36,25 dans sa bouche. Schuter après un bain à 37 ne constata qu'une augmentation de quelques dixièmes.

Lorsque la chaleur du bain dépasse ces chiffres, les phénomènes ne sont plus les mêmes, le pouls s'élève et la température du corps devient plus sensible. Le docteur Baelz (de Tokio) a noté des températures de 38°,5 à 39°,5 après un bain oscillant entre 42 et 50 degrés. Cette élévation obtenue rapidement, au moment de l'immersion, en même temps que l'accélération du pouls, se conserve quelques heures bien qu'un fonctionnement exagéré des organes glandulaires de la peau accuse une perte sensible à la périphérie[2].

Les bains locaux à température élevée produisent également une augmentation des rythmes circulatoire et respiratoire et une élévation de la chaleur du corps. Nous avons pu constater que des injections vaginales, entre 40 et 44 centigrades, prises pendant un quart d'heure par un temps chaud, faisaient passer la température de l'aisselle d'une jeune femme de 37 à 37,25, le pouls de 84 à 86, la respiration de 22 à 24.

Ces observations indiquent que le bain ne doit pas dépasser une température de 30 à 32 degrés, puisque l'effet cherché est de calmer l'excitation, d'abaisser le pouls et la chaleur. A cette température l'eau convient aux personnes irritables, aux vieillards et aux enfants. C'est pour ces deux derniers grou-

[1] Michel Lévy, t. II, p. 68. *Bains chauds*.
— *Union médicale*, 1877, p. 226.

[2] Voir *Revue scientifique*, août 1883, p. 159. *Des bains chauds au Japon*.

pes que Celse disait : *Calida lavatio et senibus et pueris apta est.*

Les enfants peuvent, après avoir essayé des bains de moins en moins chauds, arriver à prendre des bains froids comme les adultes.

Des bains alcalins tièdes ont été conseillés par les médecins anglais dans le traitement de l'insolation (Hestrès).

Les bains frais et froids sont d'un usage plus fréquent dans les régions chaudes. Rufz, qui avait beaucoup pratiqué aux Antilles, affirmait que la coutume journalière des immersions et des lotions froides produisait des effets analogues à ceux de l'hiver et fortifiait contre les déperditions cutanées. Le savant médecin exprimait ainsi son avis : « Je suis si convaincu de l'utilité des bains froids dans ce climat pour remonter la constitution que je dirais d'eux ce que Sydenham disait de l'opium. Je ne voudrais pas exercer ici la médecine si je n'avais pas les bains froids : *Nolime praxim medicam exercere si carerem aqua frigida.* L'action tonique et astringente de cette eau non seulement s'oppose à la trop grande sécrétion des sueurs, mais encore rend la peau, par l'habitude de l'impression du froid, moins sensible au refroidissement ».

Le professeur Fonssagrives partage cette manière de voir. Les ablutions et les bains sont, pour cet hygiéniste, le pivot de la tolérance de la chaleur sous les tropiques, le moyen le plus sûr pour conjurer l'éminence des affections si graves qui règnent endémiquement et épidémiquement dans les contrées équatoriales.

Ces bains peuvent être employés à différentes températures et pour une partie plus ou moins étendue du corps.

Lorsqu'on plonge tout le corps dans une eau à la glace, on observe comme un refoulement des liquides vers les grandes cavités, surtout vers le thorax. La respiration est haletante, le pouls concentré, petit, profond, la température du corps s'abaisse. Rostan s'étant mis dans un liquide à 5 degrés, par une température peu élevée du mois de mars, quand le thermomètre était descendu à 0° pendant la nuit, éprouva un froid très vif, de l'horripilation, de l'engourdissement, des douleurs de tête.... L'impression de froid se continua au sortir du bain, la peau était livide et violette en certains points....

La température du corps baisse quelquefois beaucoup ; Herpin sortant d'un bain très froid constata que sa main n'avait que 21°,2. Le thermomètre placé entre les cuisses d'un jeune garçon de huit ans et demi, soumis également à l'observation, ne montait qu'à 23°,1. Bence et Jickinson virent, après des immersions de 25 à 60 minutes dans une eau entre 14 et 20 degrés, le thermomètre descendre sous la langue de 4 degrés.

Lorsque la glace ou l'eau froide sont appliquées sur un des points du corps, les phénomènes sont plus faciles à apprécier et à suivre.

Une application froide faite sur le trajet d'une artère détermine, comme l'a constaté Winternitz, un rétrécissement du calibre du vaisseau. Ce rétrécissement donne lieu à une augmentation de la pression intra-vasculaire et à une diminution de la quantité du sang qui circule dans les ramifications périphériques de l'artère rétrécie. Cette contraction des parois artérielles est démontrée par les modifications des tracés sphygmographiques[1]. Cette application peut donc servir à combattre la dilatation des vaisseaux due à la chaleur et la diminution de la tension que nous avons signalée dans les recherches sur la circulation.

Chose singulière, Delmas a trouvé que « sous l'influence d'une application d'eau froide, les maximum et minimum de la vitesse du cœur correspondent aux maximum et minimum de la tension artérielle ». Ce fait est en rapport inverse avec l'état physiologique normal[2].

Cette application du froid sur le trajet des nerfs occasionne d'abord une exhaltation douloureuse et une suractivité fonctionnelle avant de produire de l'anesthésie et de l'analgésie (Rosenthal, Lubanski).. . Des compresses froides placées sur la nuque et sur la région cervicale de la colonne vertébrale produisent une accélération des battements du cœur suivie bientôt d'un ralentissement. Au moment où l'action se fait sentir une profonde inspiration suivie d'une accélération des mouvements respiratoires accompagne l'accélération du pouls (Winternitz). Le thermomètre descend de 1 degré et plus dans la bouche, ainsi que nous l'avons observé.

[1] *Die hydrotherapie auf physiologischer und klinischer grundlage*. Vienne 1887, p. 142.

[2] Voir *Étude statistique et clinique du service hydrothérapique de l'hôpital Saint-André de Bordeaux*, p. 66.

Les lotions froides font sentir leurs effets non seulement sur les parties touchées, mais encore à distance. Les expériences de Schultze ont montré que le froid agissait à des profondeurs variables quand on l'appliquait sur une grande cavité comme l'abdomen[1]. Hagspeel avait déjà remarqué que des applications de glace sur le ventre pouvaient abaisser la température des viscères abdominaux et du rectum. Le thermomètre placé dans la dernière partie de l'intestin descendait de 37 à 35,25. Une application sur les extrémités inférieures peut retentir jusque sur les vaisseaux de l'encéphale dont elle entraîne la contraction violente; un abaissement de la température peut être constaté dans le conduit auditif externe (Winternitz). Cette action avait été remarquée par M. Edwards, Gentil, Tholozan et Brown-Séquard quand ils immergeaient une main dans l'eau froide et voyaient la température baisser dans l'autre main. Ces faits ne paraissent pas liés seulement à des modifications vasculaires, ils semblent dus à des réflexes (Bloch).

La façon dont l'eau froide est appliquée modifie l'effet. Lorsqu'on veut obtenir l'effet sédatif, celui que l'on recherche le plus souvent aux pays chauds, il faut employer le bain en général, les enveloppes très humides, les compresses, c'est-à-dire les moyens qui mettent l'eau froide en contact avec le corps sans frapper et qui enlèvent du calorique par simple juxtaposition. (Beni-Barde, Fleury, Trousseau et Pidoux.)

L'action sédative n'est pas la seule à rechercher. Les douches froides et les lotions peuvent être employées pour modifier le volume des organes que la chaleur et les miasmes paludéens ont augmentés, comme le foie et la rate. Le froid produit du resserrement et tend à diminuer leur volume.

L'eau froide a une action excitante tenant soit à la réaction qui suit l'action sédative ou réfrigérante, soit à une action propre sur les terminaisons nerveuses dans l'enveloppe cutanée (Winternitz). Cet effet tonique peut être recherchée pour les anémies, il s'obtient, le plus souvent, par une lotion ou une immersion rapide, par la douche fouettant rapidement le corps, par l'application d'un drap fortement mouillé, puis

[1] In Berlin *Klin Wocheusche*. 1874.

tordu (Bloch). L'emploi d'un liquide glacé, pour commencer le traitement, produit quelquefois une excitation des plus vives.

Nous avons présenté cet ensemble de recherches sur l'action de l'eau froide parce que les ablutions peuvent rendre de grands services dans les pays intertropicaux aux personnes bien portantes et aux valétudinaires. Il n'est pas toujours nécessaire d'avoir un luxe de précautions et de recherches semblable à celui que nous avons signalé.

Les bains qui ne sont que frais suffisent pour les pays chauds, quand on veut enlever une certaine quantité de calorique au corps et produire du bien-être. Les liquides entre 20 et 32 degrés donnent une sensation de fraîcheur déjà fort agréable. Speck a vu la température diminuer de 1°,2 dans un bain à 22 degrés; Billet a constaté une chute de 2 dixièmes dans l'aisselle pendant que le pouls descendait de 104 à 80 degrés.

Quelques recherches sur ce point faites dans les régions chaudes nous ont permis de constater les effets du bain froid — 26 à 28° centigrades — des lotions fraîches — du maillot humide.

Lors d'immersion dans une eau à 27 degrés nous avons remarqué que la température de la bouche montait d'abord de 2, 3, 4 dixièmes; le thermomètre passait de 37,6 à 38 degrés par exemple. L'ascension était moins appréciable dans l'aisselle, le thermomètre descendait plus rapidement que dans la bouche; l'effet du froid était encore plus sensible sur les tissus de la main, la chute n'était jamais précédée d'une ascension de la colonne mercurielle. Le pouls se concentrait, devenait plus petit, les pulsations tombaient de 76,80 au chiffre de 56,60. La respiration paraissait plus profonde après avoir été un moment accélérée et vive.

Lorsque l'immersion était rapide, quand l'eau froide ne restait que peu de temps en rapport avec le corps, la chaleur s'élevait intérieurement et extérieurement. Une vive réaction succédait; nous nous trouvions en présence d'un phénomène signalé par Liebermeister: que la production de la chaleur normale peut être élevée d'un chifffre sensible et dépasser de beaucoup la normale. Les expériences de Hoppe confirment les données relevées par Liebermeister[1].

[1] Voir *Nouv. Dict. de méd. et chirurg. pratique*, t. VI. Art. *Chaleur*, par P. Bert, p. 751.

Quand l'eau froide restait un certain temps en rapport avec la peau, la température de la bouche descendait au bout de quelques minutes; la chute s'accentuait quand le frisson secouait le baigneur. Le thermomètre passait de 38 à 37°,2 et même 36°,9, s'éloignant ainsi du chiffre relevé au commencement de l'expérience. La chute dans l'aisselle était de 1 degré au moins, dans la main de plus de 2 degrés.

Les lotions froides sur une partie du corps, sur la tête, sur les bras, sur l'abdomen produisaient des effets analogues, quoique moins sensibles au thermomètre. La peau devenait quelquefois rouge, mais la température restait inférieure à ce qu'elle était avant; les parties recouvertes mettaient un certain temps à revenir à la température qu'elles possédaient tout d'abord[1].

Le maillot humide produisait les mêmes effets que le bain froid, mais d'une manière plus rapide. La température de la bouche montait rapidement, la respiration était anxieuse, le pouls se concentrait. Au bout de quelques secondes le thermomètre descendait et le frisson indiquait que l'économie avait perdu beaucoup de calorique. La réaction était plus rapide lorsque le sujet se débarrassait de son drap mouillé qu'après le bain froid. La température dans la main et dans la bouche remontaient rapidement, le pouls se relevait; au bout de 20 minutes environ la chaleur était revenue à son chiffre et le pouls avait repris sa fréquence.

La réaction se faisait plus attendre après la douche et après le bain frais un peu prolongé; la chaleur de la bouche restait au moins une heure au-dessous de son chiffre initial, celles de l'aisselle et de la main remontaient plus rapidement. La respiration reprenait très rapidement son rythme; le pouls restait plus longtemps déprimé, il pouvait même descendre de quelques pulsations à la sortie du bain, paraissant revenir d'autant plus lentement à son point de départ qu'il était tombé plus bas.

La réaction était dans tous ces cas plus rapide que celles observées par Rostan et par Herpin dans les expériences décrites plus haut. Nous pouvions la retarder par l'absorption de boissons froides et glacées et par le repos, l'em-

[1] Voir une observation analogue faite par Lobert-Latour dans comptes rendus de l'Académie des sciences, 1846.

pêcher même comme on peut s'en assurer en examinant la planche XVI.

Ainsi que nous le disions plus haut, l'emploi du bain frais et de la glace, aux repas et dans les boissons, paraît ramener la physiologie à un type voisin de celui des pays tempérés. Les courbes de cette planche prises dans la saison chaude se rapprochent de celles de la planche XII, elles indiquent donc que la pratique des bains et des boissons froides met l'économie dans une situation semblable à celle que l'air de la saison fraîche produit dans les pays où il existe réellement un hiver.

Les bains froids sont donc un des principaux moyens à employer aux régions tropicales pour diminuer ou faire tomber l'excitation occasionnée par la chaleur. Tous les auteurs les recommandent en insistant sur quelques précautions à prendre dans un milieu où la peau doit conserver son fonctionnement régulier.

Le bain ne doit jamais être pris lorsque le travail a fait ruisseler le corps de sueurs et a produit une grande excitation; l'impression du froid pourrait avoir de grands inconvénients et amener des répercussions internes.

L'heure la plus propice pour se plonger dans l'eau est le matin ou le milieu du jour, après le léger repos qu'on appelle sieste. Quelques auteurs conseillent d'éloigner l'heure du second bain, de le prendre vers six heures du soir par exemple, avant le repas, ou bien de le réserver pour les moments qui précèdent le coucher (Dutroulau). La sensation de fraîcheur en reposant l'économie peut procurer un meilleur sommeil.

La baignoire est souvent la seule ressource dans les localités où les caïmans et les requins empêchent l'immersion dans l'eau de mer ou dans l'eau de rivière. Mais les effets sont plus salutaires quand on met le corps dans une eau courante, à ciel découvert, dans une rivière. Les bains de mer, moins froids que ceux des cours d'eau sont aussi très avantageux. On jouit de la fraîcheur de l'eau sans éprouver une aussi grande dépression dans la température des corps. D'après Currie, l'irritation de la salure agit en sens inverse du froid et la chaleur est moins déprimée.

La durée doit être de 5 à 10 minutes.

Avant de laisser ce point, nous devons rappeler que la question du tempérament est à examiner. Les individus nerveux ne se trouvent pas bien du bain frais, le chaud peu prolongé leur convient mieux ; les tempéraments sanguins en retirent de grands avantages d'une façon générale, que ce soit eau de rivière ou eau de mer. Les tempéraments lymphatiques se trouvent mieux des bains salés.

III. — LES TRAVAUX DU CORPS ET DE L'ESPRIT DANS LES PAYS CHAUDS

> L'exercice régularise les grandes fonction tout en donnant de l'endurance.
>
> (BOUCHARDAT.)

Nous sommes en présence du point le plus important de l'hygiène des pays tropicaux, celui du travail corporel. Ce problème intéresse et les personnes et les États ; la prospérité coloniale dépend du labeur des individus réunis.

Travaux corporels. — Bien des auteurs conseillent le repos, disant que les exercices tendent à augmenter les pertes et à anémier l'économie. Ils citent les indigènes regardant l'entière inaction comme l'état le plus parfait et donnant au Souverain Être le nom d'Immobile. Ils ajoutent que la climatologie étant un printemps ou un été perpétuel, avec des températures toujours égales et sans saisons bien appréciables, les hommes n'ont ni le courage viril, ni la constance dans les travaux, ni la patience dans la fatigue que l'on remarque chez les personnes qui habitent les pays tempérés ou froids. Les besoins étant moins nombreux, l'habitant du Midi s'adonne plus facilement à la vie contemplative et néglige l'exercice ; autant son imagination est prompte et ardente, autant la marche et les autres exercices qui nécessitent un développement de la force musculaire sont lents et accomplis avec mesure. Placé dans ce milieu l'Européen qui apporte avec lui des ressources peut se laisser aller aux douceurs du farniente et agir comme l'indigène. Alors « les jours succèdent aux jours, par un charme secret la vie s'écoule au sein d'une apparente monotonie sans que l'on désire y rien changer, sans que l'on songe même à regretter une seule des heures abandonnées au cours de l'eau.... C'est une molle et paresseuse existence[1]. »

D'autres auteurs, se basant sur des recherches générales et sur les chiffres des statistiques, prétendent également que le travail est interdit aux Européens dans les régions chaudes. Ils citent à l'appui de leur opinion un ensemble d'essais malheureux et concluent que c'est à la condition de rester toujours esclaves de l'hygiène et du repos que les émigrants pourront prendre racine dans ces pays.

Les causes des insuccès ont été nombreuses! mais doit-on les imputer seulement au climat? Que de crimes sont portés à son actif, disait de Pietra-Santa dans une revue d'hygiène[2]. Pour n'en citer qu'un exemple nous parlerons des causes qui ont gêné le mouvement de la population blanche aux Antilles et que l'on pourrait attribuer aux fatigues sous ce climat chaud. Les premiers habitants de ces îles étaient de petits propriétaires qui vivaient sur leurs domaines. Dans les îles françaises et anglaises ils formaient, suivant un économiste distingué, M. Leroy-Beaulieu, une société solide[3]. La culture de la canne et la production du sucre eurent pour effet de diminuer la petite propriété, de constituer les grandes plantations, de réduire le nombre des blancs en augmentant celui des noirs outre mesure (Mérival). Le système économique et commercial de la métropole apporta encore des entraves par ses lois sur la navigation et par l'examen des *ennumerated commodities or not ennumerated commodities*[4].... La diminution des blancs ne peut être attribuée au climat seul, puisque certaines colonies moins gênées dans leurs mouvements commerciaux, financiers ou politiques, ont conservé leurs familles de colons européens. Les montagnards de l'île de La Réunion prouvent ce fait. Habitant les vallées et les hautes plaines de l'île, cette population stable de petits cultivateurs descend des paysans basques, provençaux, bretons ou normands, qui ont émigré

[1] Du Hailly. *Campagnes et stations sur les côtes de l'Amérique du Nord.* Paris 1864 (chap. 1er, p. 1 et 3. *Antilles*).

[2] *Journal d'hygiène,* n° 358, mars 1883, p. 123.

[3] Leroy-Beaulieu, *l. c.*, p. 166-167.

[4] Leroy-Beaulieu, *l. c.*, p. 121-122. *De la colonisation anglaise.*

pendant la seconde moitié du siècle dernier ou la première de celui-ci. Nous pourrions joindre à cet exemple celui des Hollandais au Cap, des Français dans le même pays, des Espagnols en Algérie et aux Antilles, des Allemands en Asie Mineure.

La chaleur dans les pays où l'acclimatement n'est que météorologique n'est pas un empêchement au travail. Les petits blancs cultivent leurs terres à La Réunion. Les Français en Algérie forment presque seuls la population agricole dans les centres éloignés de la mer; ils passent l'Atlas et se fixent à l'entrée du Sahara, à Laghouat, à Géryville et dans d'autres oasis[1]. Quelques colons cultivent leurs propriétés aux pieds des pitons des Antilles françaises, Guadeloupe et Martinique. Les Espagnols se livrent aux travaux des champs dans l'île de la Havane où la fièvre jaune menace continuellement l'Européen[2]. Le paysan blanc de Cuba, nommé Guajuo, s'occupe de différents travaux. Il garde les troupeaux à cheval (Sabanero), les accompagne à pied (Montero), les escorte sur les chemins (peon de Ganados), surveille les nègres des habitations (Mayoral), travaille aux champs (Guajiro proprement dit). On objectera peut-être que le labeur des champs est modéré, parce que la terre de cette belle île est très féconde; cela prouve que le paysan doit peu travailler,mais il faut bien qu'il entretienne son champ, puisqu'il ne s'adresse presque jamais au nègre[2].

Les Boers, ces Hollandais chassés du Cap, sont chasseurs, pasteurs, agriculteurs, et résistent sous le ciel de l'Afrique du Sud; ils étaient 20 000 en 1798, ils sont aujourd'hui 181 000[3]. A côté d'eux vivent les rejetons de l'émigration française qui porta la vigne au Cap et qui la cultive encore.

Quoique la chaleur soit élevée en certains points de cette terre d'Afrique, les Européens peuvent en prenant quelques précautions vivre et travailler. Thévenot, qui connaissait si bien la Sénégambie, admettait que les colons pouvaient cultiver le

[1] Leroy-Beaulieu, *l. c.*, p. 306. *De la colonisation au dix-neuvième siècle.*
[2] Voir in *Revue politique et littéraire*, août 1881, p. 203. *Cuba avant l'insurrection*, par Quatrelles.
[3] Thomas, *l. c.*, p. 51 et suiv.
Voir aussi la *Réforme sociale*, avril 1881, p. 235 et suiv. *Les Anglais et les Boers.*

bambouck, dans le Haut Sénégal ; le docteur Bayol semble du même avis.

Les colonies agricoles d'Allemands fondées à Jaffa et à Caïpha, sur le continent asiatique, commencent à acquérir une certaine importance[1]. Celle de San-Leopoldo, au Brésil, est déjà en pleine prospérité.

A ces exemples nous pourrions joindre ceux des Paraguayens, des Portugais-Brésiliens....; faire une étude des États-Unis d'Amérique, nord et sud, pour démontrer les progrès accomplis par les régions du Sud dans l'industrie, dans l'agriculture, depuis la guerre de sécession et afin de lutter contre les régions du Nord.... ; nous pourrions parler également des modifications apportées par les Anglais aux différentes parties de l'Australie[2]. Il ne serait pas impossible de porter quelques ombres à ce tableau, celles par exemple des tentatives infructueuses faites pour établir et développer des colonies agricoles sur les rives du Sénégal[3], celle de l'entreprise pour coloniser certains points du Cap par des colonies allemandes poussées et soutenues par l'Angleterre après la guerre de Crimée[4]....; mais ces ombres ne peuvent arrêter l'élan donné. Les races du Nord ont réussi à s'acclimater dans quelques points des régions chaudes, dans des conditions que l'on aurait pu croire fâcheuses, il faut crier avec elles : *For ever.*

Les influences endémiques sont plus à redouter; elles rendent l'acclimatement presque impossible pour les travailleurs. Dans les pays où la fièvre jaune et la malaria font continuellement sentir leur action, la culture est difficile; la terre porte dans son sein des germes fatals qui font sentir leur influence sur chaque colon, au point qu'on peut leur appliquer ce vers :

> Ils ne mouraient pas tous, mais tous étaient frappés.

Des travaux préparatoires pourraient seuls permettre de tenter sûrement la formation d'établissements. C'est ce qu'ont affirmé plusieurs économistes anglais, parmi lesquels on cite

[1] *Revue politique et littéraire*, mars 1883, p. 395. *Le Protectorat catholique de la France*, par Gabriel Charmes.

[2] Voir Leroy-Beaulieu, *l. c.*, p. 459. *L'Australie.*

[3] Leroy-Beaulieu, *l. c.*, p. 229. *Colonies de plantations.*

[4] Leroy-Beaulieu, *l. c.*, p. 453. *La colonisation anglaise.*

M. Gladstone et les Wakefildiens, c'est ce que rappelait dernièrement M. Leroy-Beaulieu. Terrassements, défrichements, arpentage, création de routes, régime d'appropriation des terres.... tels seraient les moyens de préparer et de créer des centres prospères[1].

Le travail raisonné est donc possible dans les possessions coloniales où la salubrité est reconnue bonne, dans les régions où l'homme a essayé de faire taire les influences endémiques en se rappelant ce mot de Reclus: « C'est de l'action de la planète sur l'homme et de l'homme sur la planète que résulte cette harmonie qui est l'histoire des races humaines ; » puis en suivant la nature, l'étudiant, employant ses moyens et sachant limiter son action. »

Servare modum, finemque tenere
Naturamque sequi. . . . (LUCAIN).

La pratique peut nous renseigner plus que les raisonnements sur plusieurs de ces points.

« Les Européens, dit Dutroulau[2], qui vont habiter les pays chauds, ont tout leur temps occupé, les uns par des affaires ou des industries particulières, les autres par le service ou les fonctions auxquelles ils sont attachés. Ce n'est pas le repos que l'on va chercher si loin, ajoute-t-il. Les Européens sédentaires et les créoles eux-mêmes ont une vie fort active en général et peu en rapport avec les idées d'indolence et d'oisiveté que l'on se fait en Europe de la vie coloniale. Le commerçant court à toute heure du jour, exposé au soleil, restant quelquefois plusieurs heures de suite sur les quais ou sur les places au moment de la plus forte chaleur, rentrant de temps en temps dans un bureau pour écrire et ne finissant sa journée qni a commencé à 7 heures du matin qu'à 6 heures du soir, après avoir pris tout au plus deux heures de repos au milieu du jour. Le fonctionnaire ne consacre pas moins de temps, et ce sont le plus souvent les mêmes heures qu'en Europe, à remplir ses obligations. Le militaire est assujetti au même service; seulement on règle ses heures de fatigue de manière que, de onze à trois heures, il ne sorte pas de la caserne. »

[1] Voir Leroy-Beaulieu, *l. c.*, p, 471-581 et suiv. *De la colonisation anglaise. Travaux préparatoires à la colonisation.*

[2] Dutroulau, *l. c.*, p. 186. *Précautions contre les intempéries.*

Cette exposition des mouvements de la vie coloniale ne porte que sur les travaux de commerce et les occupations des fonctionnaires du gouvernement; elle ne donne pas de détail sur les travaux des champs, sur l'agriculture.

Les colonies de plantations, comme l'Algérie pour la France[1], l'Australie pour l'Angleterre, Cuba pour l'Espagne .... demandent cependant un examen du sujet, puisque ces dépendances cherchent dans l'exploitation du sol et les moyens d'assurer l'existence et la possibilité d'arriver à la richesse.

Les premiers Mémoires présentés par le maréchal Bugeaud sur la colonisation de notre possession africaine ne furent pas favorables[3]. De nouveaux essais entrepris depuis 1847 n'amenèrent pas des résultats plus avantageux[4] ; mais on put constater que les races méridionales s'acclimataient plus facilement et pouvaient travailler sous ce ciel ardent. Les Espagnols parurent faits pour cultiver la terre dans les trois provinces, surtout dans celle d'Oran, tandis que les races du Nord dépérissaient et montraient qu'il était imprudent de tenter l'apprentissage de l'agriculture sous le climat algérien[5].

Des recherches plus détaillées sur les groupes d'habitants ont permis de constater les faits suivants : Les Juifs, tous commerçants et à ce titre habitants des villes, ne sont pas exposés aux influences telluriques; de là leur faible proportion de décès. Les Italiens et les Maltais, généralement pêcheurs et marchands de poisson, vivent plus à la mer que sur terre ; ils sont dans le même cas que les Juifs. Les Espagnols, en majorité jardiniers ou vivant sur les hauteurs où ils cultivent l'alfa, sont un peu plus éprouvés. Mais ceux qui cultivent les champs, qui défrichent le sol, les Allemands, sont plus directement exposés aux émanations paludéennes. Les chiffres des décès comparés aux chiffres des naissances ont depuis longtemps montré que l'acclimatement était obtenu plus facilement par le Juif, l'Italien, l'Anglo-Maltais que par l'homme du Nord. « Ce sont les Italiens d'abord, puis les Anglo-Maltais et les Espagnols qui se sont le plus acclimatés. Les Français ne suivent qu'à

[1] Bertherand, *l. c.*, p. 9.
[2] Leroy-Beaulieu, *l. c. Les colonies de plantations.*
[3] Paris 1847, surtout p. 47.
[4] Boudin, t. II, p. 193.
[5] Bertherand, *l. c*, p. 9.

une assez grande distance. Les Allemands ne résistent pas au climat[1]. » Le travail des champs se modifie cependant depuis quelques années, il semble entrer dans une ère nouvelle. Les colons, pour économiser les bras s'adressent de plus en plus aux instruments aratoires. Il suffit pour s'en convaincre de jeter les yeux sur le chiffre des achats faits de 1862 à 1876, de suivre l'agriculture depuis 1842 jusqu'au dernier Concours agricole d'Alger.

Les colonies anglaises marchent dans la même voie, elles recourent à tous les ustensiles de l'agriculture européenne, elles créent des usines.... Les colonies espagnoles conservent presque seules le travail des bras et le labeur forcé.

— Quel qu'il soit le travail du corps demande une grande attention dans les régions tropicales. Le premier soin du colon doit être de choisir la localité et le terrain.

Nous avons signalé plus haut les dangers des terrains marécageux qui avoisinent l'estuaire des fleuves, de la plaine où se rencontrent les terrains alluvionnaires. Les travaux qui y sont exécutés donnent une mortalité plus grande que ceux qui sont entrepris sur des pentes inclinées, sur des plateaux peu élevés, au milieu de terres déjà remuées et non envahies par la végétation, avec la précaution de se reposer pendant les heures chaudes du jour.

Le colon qui attaque un sol marécageux pour le transformer et en faire une culture vivrière ou autre, doit s'attendre à tous les accidents de l'intoxication paludéenne.

Il en est de même quand il met la charrue dans un sol vierge. La longue immobilité du sol, l'abandon séculaire de la terre à sa spontanéité ont permis les phénomènes de fermentations putrides dans les couches superficielles, surtout dans les lieux où la chaleur et l'humidité se trouvent réunies. Ces deux actions se font surtout sentir dans les pays où l'émigrant campe en pleins marais, ainsi que cela a lieu sur certains points de la côte d'Afrique, comme la Gambie, le Rio-Pongo...., comme cela existe dans notre colonie de la Cochinchine, dans beaucoup de points du littoral chinois....

[1] *Rev. scient.*, 1882, n° 24, p. 745.
Leroy-Beaulieu, *l. c.*, p. 315.

Les animaux eux-mêmes souffrent au milieu de ces effluves marécageuses. M. Tommasi-Crudeli signalait dernièrement, dans une étude sur l'assainissement de la Campagne romaine, que les bœufs importés en Sicile dans les pays à malaria étaient fréquemment atteints par la fièvre. (*Archives italiennes de biologie.*)

Nous nous contenterons de quelques exemples d'essai de colonisation agricole dans ces régions.

En 1792, un officier anglais du nom de Philippe Beaver, homme intelligent, doué d'une rare énergie, forma le projet de fonder une colonie dans l'île de Boulam, à la côte occidentale d'Afrique, entre deux bras du Rio-Grande. Il avait été séduit par la beauté de la végétation de ce point, et il parvint à faire partager son idée par 275 personnes dont 57 femmes et 65 enfants. Malgré l'opiniâtreté et la persévérance du chef, les difficultés et les misères du voyage réduisirent à 91 individus les habitants de la future colonie. Ce fut sur ce groupe que porta l'expérience qui fut faite de la culture du sol africain par le bras européen. La colonisation commença en plein hivernage, le 19 juillet 1792. Seize mois après, le 29 novembre 1793, des 91 personnes descendues dans l'île, il n'en restait que 6 à Boulam ; les autres étaient mortes ou avaient pris la fuite. Le navire *le Hanekoy* qui emportait une partie des fuyards — 28 personnes — éprouva une affreuse mortalité. Au bout de 5 jours de navigation il ne déposa que 5 hommes à Saint-Yago.

La lecture du journal de Beaver fait croire que les morts furent occasionnées par les accès de fièvre et par la cachexie paludéenne.

Des expériences non moins malheureuses furent faites au Sénégal par la Restauration. L'administration voulut installer de grandes cultures industrielles à 30 ou 40 lieues de Saint-Louis. Le gouvernement provoqua des dépenses exagérées, grâce aux primes qu'il distribua et aux faveurs plus amples qu'il fit espérer. On bâtit de splendides maisons, on viola toutes les règles de l'agriculture coloniale en débutant par une culture intensive sur une grande échelle. Après 10 ans de subventions, il fallut abandonner cette colonisation officielle.

De l'autre côté du continent africain, l'occupation des îles voisines de Madagascar permit d'enregistrer de nouveaux cas malheureux. La petite expédition qui, en 1840, traita de l'acquisition de Nossi-Bé, mouilla sous la montagne de Loukou-Bé. Les quelques travaux de campement et de défense qu'il fallut exécuter produisirent une telle explosion de fièvres qu'en peu de temps on perdit 80 hommes. La mortalité fut encore plus effrayante en 1841, quand on occupa l'île; la dysenterie se joignit à la fièvre et fit de terribles ravages.

La terre d'Afrique n'est pas la seule sur laquelle on ait tenté le travail de l'agriculture dans des conditions désavantageuses. La Guyane a vu également plusieurs expériences malheureuses, celle de Kourou en 1763 et une plus récente sous la Restauration, pour n'en citer que deux.

La première fut le déplorable essai tenté par le duc de Choiseul après la perte du Canada. Ce ministre voulut fonder une colonie nombreuse, riche et prospère ; il jeta les yeux sur la Guyane.... Il dirigea sur les rives désertes du Kourou, où rien n'avait été préparé pour les recevoir, 15000 misérables. Ils étaient conduits par des agents sans expérience ; on les avait embrigadés et répartis sous les noms de seigneurs, vassaux et manants. Aucune étude préalable des localités n'avait été faite. Ces bandes de mendiants sans industrie manquèrent d'abris et de vivres, il en mourut plus de 12000.

La Restauration tenta sur les bords de la Mana une nouvelle entreprise. Mais le choix d'une localité insalubre, isolée, non préparée, l'envoi d'artisans faibles et sans connaissance de la culture au lieu de campagnards robustes et expérimentés, firent rapidement enregistrer un échec. Malgré l'argent dépensé, malgré l'énergie d'une femme de mérite, Mme Jahauey, supérieure d'un ordre religieux, la colonie tomba.

Ces faits montrent que l'installation et la vie au milieu de terrassements, dans le voisinage des marais, ne peuvent être que préjudiciables à la santé. Les mouvements d'un humus riche en détritus organique, dans la saison chaude et humide, donnent lieu à un dégagement redoutable de miasmes. Les colons sont souvent forcés de dire dans cette situation ce que l'homme des Marais-Pontins répondait au voyageur qui le visitait et s'intéressait à son sort : « Nous ne vivons pas, nous mourons ! »

Les hommes de races tropicales sont eux-mêmes ébranlés,

quelquefois emportés par ces effluves, Il est passé en proverbe en Amérique que le chemin de fer de Panama a coûté une vie d'homme par traverse posée sur la voie. Les Chinois y sont morts par centaines, par milliers. Les premiers terrassements du chemin de fer du haut Sénégal ont déjà arrêté un grand nombre des Marocains engagés pour le travail; le docteur Bayol a pu constater au commencement de 1883 que sur 600 sujets engagés, 200 à peine suivaient les travaux[1]. Des faits analogues ont été signalés chez les Anglo-Indiens un peu forcés par le travail ou par les exercices militaires, ainsi que le décrivait G. Sherman-Bigg-Allahabad, médecin à l'armée de l'Inde, dans une étude sur la cause de la fièvre tropicale.

Les mauvaises qualités du sol sont heureusement tributaires de la volonté de l'homme, dans une mesure qui va croissant avec les progrès de l'art et de l'industrie. Fertiliser le sol, c'est l'assainir. Les cultures corrigent en remplaçant une végétation sauvage, envahissante, souvent dangereuse, par des masses de plantes utiles qui épurent l'atmosphère. Les cultures intensives forment sur la terre un vernis, un feutre qui empêche le contact direct de l'air sur les ferments qui y sont renfermés (Tommasi-Crudeli); unies au drainage profond, employé pour abaisser les eaux souterraines et empêcher leur contact avec des couches trop superficiellement placées, elles permettent de modérer les effets malariques. Le travail des premières heures est alors seul à craindre; le colon peut le confier aux indigènes ou le faire en prenant les plus grandes précautions.

Les soins de la culture peuvent occuper l'Européen transplanté aux pays chauds quand la fièvre ne fait pas trop sentir son influence. Nécessité est, quand le travailleur en ressent les premières atteintes, qu'il ne fasse pas le brave contre elle parce qu'un accès en appelle un autre, bientôt suivi d'un accès pernicieux contre lequel la thérapeutique est souvent impuissante. La surveillance des travaux peut même devenir dangereuse dans les lieux où les effluves malariques se font sentir, même dans les hauteurs lorsque le soleil est au zénith. Le concours de l'homme du pays est nécessaire.

Au cœur de l'Algérie, quand les oasis sont en irrigation et que tout se trouve réuni pour engendrer la fièvre : Une tem-

[1] *Rev. scient.*, février 1883, p. 180.

pérature de plus de 20 degrés, de l'humidité, l'action directe de l'air sur un sol qui contient des détritus, les Arabes, les Européens et en général tous les hommes de race blanche, sont obligés de se garder contre la fièvre et de quitter le pays. Les populations noires ou mélangées du Sahara, la vraie race de Cham, peuvent seules se faire à la vie de ce milieu, s'occuper des travaux du sol, surveiller les jardins et les demeures, donner les soins aux palmiers (Choisy). La fièvre visite quelquefois ces travailleurs indigènes, ainsi que nous l'avons montré plus haut, mais elle les frappe moins cruellement que les colons.

Des remarques semblables pourraient être faites pour un grand nombre des Antilles, pour la Guyane, pour le Brésil, pour les États-Unis du Sud, pour les îles de la Sonde, pour l'Inde, pour l'Égypte.... Les hommes de races tropicales y sont employés aux travaux de la terre et à l'industrie. L'émigrant conserve le plus souvent la direction et impose les heures de travail aux hommes qui se sont engagés pour le servir ; son action est nécessaire, sans elle l'indigène laisserait la terre languir. L'Arabe assiste spectateur inerte au débordement des cours d'eau auxquels il n'oppose ni empierrage, ni fascines, il laisse les causes d'insalubrité se multiplier et grandir. Le noir de Saint-Domingue, qui habite un des plus beaux pays du monde, regarde sa terre en jachère et se repose, malgré les articles les plus sévères d'un code rural qui n'a jamais été appliqué.

— Lorsque l'Européen se trouve dans un pays non palustre ou dans des localités dont l'altitude annihile en quelque sorte la latitude géographique, le travail devient possible, mais en prenant de grandes précautions. Le genre des occupations, le moment du jour où l'on doit s'y livrer, l'attention que l'on doit prêter aux phénomènes insolites.... sont autant de questions à examiner[1].

Quand les travaux agricoles ont été décidés et qu'ils ont pour but de remuer profondément le sol, ils doivent être entrepris aussi loin que possible de l'habitation du colon pour que la

[1] Bertherand, *l. c.*, p. 27.

Voir aussi Colin. Instructions sur les précautions à prendre et sur les soins à donner aux ouvriers, lorsque des travaux s'exécutent dans des terrains marécageux ou dans des alluvions maritimes de formation récente, in *Moniteur de la policlinique*, nov. 1881, n° 47.

Voir aussi Arnould, *l. c.*, p. 121, *État de la surface du sol.*

famille soit en dehors des émanations, pour que, aux heures de repos, les travailleurs ne soient pas exposés aux effluves du sol[1]. Le meilleur moment pour commencer est la saison fraîche. C'est en automne, dit Bertherand, qu'il faut entreprendre les travaux qui ont pour but de remuer et dessécher les terrains de l'Algérie. Dès que les chaleurs arrivent, en mai et en juin, la sécheresse de la terre et les émanations qui s'échappent de ses crevasses exigent impérieusement que l'on cesse tout travail et que l'on prenne les occupations intérieures.

Les heures de travail sont le plus souvent 6 heures à 10 heures du matin, et 3 heures à 6 heures du soir. Il faut autant que possible ne commencer que lorsque le soleil levant a dissipé les brouillards du matin. Non seulement cette vapeur pénètre les étoffes et les rend humides pour le reste du jour, mais encore elle est le véhicule des miasmes (Salisbury, Corre, Fonssagrives). Les nègres emploient pour désigner cet état de l'atmosphère une expression fort exacte, ils disent : la fièvre est dans l'air. Ces brouillards ne tombent malheureusement que fort tard dans certaines localités ; dans quelques fleuves de la côte occidentale d'Afrique nous en avons vu persister jusqu'à 10 et 11 heures du matin ; Vauvray, à Port-Saïd, a remarqué que les brouillards paraissaient dès que le soleil était à l'horizon et ne tombaient que de 9 à 10 heures du matin.

Les heures de travail au moment où la chaleur se fait sentir ne sont possibles que dans quelques localités. Dans celles qui sont fort chaudes, comme celles du Centre Amérique, le soleil peut produire des insolations même à son lever[2], soit qu'il soit très intense, soit que l'humidité et la fraîcheur de l'air de la nuit disparaissent rapidement sous son influence.

Jamais le colon ne doit reprendre ses instruments de culture et se rendre sur sa propriété étant à jeun, pour que l'absorption soit moins active. Cette précaution est à observer même les jours où il ne doit faire qu'un travail de surveillance, au moment des chaleurs, parce que cette époque de l'année est celle qui favorise le plus l'action des marais et des terres d'alluvions nouvellement remuées ; cette pratique est d'autant plus utile que le sujet est plus jeune.

[1] Bertherand, *l. c.*, p. 28.

[2] Voir *Arch. de méd. nav.* 1876, p. 165. *Rapport médical sur la campagne de l'aviso* le Lhermite, docteur Reynaud.

Le travail doit être proportionné aux forces, parce que l'excès de fatigue prédispose à l'insolation, à la fièvre.... Un labeur pénible se joint souvent à la température pour diminuer la force des sujets jeunes, ainsi que l'a montré Rattray par des recherches suivies.

Le colon doit observer sa santé et ne pas vouloir trop faire produire au sol en peu d'années ; sa vie et sa propriété pourraient se ressentir d'un travail forcé. Nous avons parlé des inconvénients pour la santé, nous ne trouvons rien de mieux pour prouver les inconvénients qui en résulteraient pour le sol que de citer les paroles de Merivale qui a tracé avec une grande précision l'histoire des Indes occidentales. « L'ouverture d'un sol vierge avec la liberté du commerce est un stimulant subit pour la colonisation et l'industrie ; le sol se couvre de propriétaires libres.... vient une époque de culture plus soigneuse, les domaines s'agrandissent.... mais la fertilité diminue, les frais de production augmentent, le travail esclave (disons mercenaire) enchérit par la difficulté de l'entretenir. La vie de pareils établissements artificiels.... peut être brillante pour un temps, mais ce temps est court[1]. »

Le moyen de ne pas surmener l'économie est, ainsi que nous l'avons dit plus haut, de s'adresser aux instruments agricoles, de remplacer le travail du corps par celui du métal : reprendre la charrue que les émigrants français avaient introduite à l'origine des colonies, avant le travail forcé des esclaves[2]; remplacer la houe par la herse et par les machines compliquées que l'industrie européenne met à la disposition de l'agriculture. Ces appareils permettent de discipliner plus rapidement la végétation luxuriante des pays chauds et d'arriver plus facilement à l'aisance qui augmente avec la production. Les applications dans les États-Unis du Sud, dans les républiques de la Plata.... ont déjà donné de beaux résultats pratiques.

Les machines ont rendu moins périlleuses et moins hardies les premières entreprises pour porter l'instrument aratoire dans les sols vierges ou dans les terrains marécageux. Nous pouvons citer quelques exemples de leur emploi. Quand les colons anglais de la Guyane veulent fouiller une terre laissée longtemps en jachère ou inculte depuis un grand nombre

[1] Leroy-Beaulieu, *l. c.*, p. 198. *Colonies à plantations de l'Angleterre.*
[2] Voir Duval. *Les colonies de la France.*, p. 154.

d'années, ils dessèchent en faisant des canaux qui reçoivent les eaux. Des bateaux circulent sur ces cours d'eau et permettent de conduire d'une tranchée à une autre des charrues à vapeur par les courroies jetées d'un mât à un autre mât. Les arbres sont arrachés avec le guebber, comme cela a lieu dans l'Amérique du Nord, les blocs sont rejetés par la dynamite sur les points voisins.

Les mouvements de la nature peuvent aider au travail de l'homme. Le colmatage, l'apport d'alluvion et de matériaux charriés par les cours d'eau sur les terrains marécageux, le terrement ou la méthode des comblées.... aident à l'assainissement (Tommasi-Crudeli).

On a vainement essayé d'arrêter les ferments palustres, surtout les *bacilli malariæ*, par les engrais minéraux, la chaux, le soufre, les cendres de bois.... (C. Tommasi-Crudeli.)

— Bien des précautions sont à prendre dans les journées de travail où le corps souvent en sueurs doit être protégé contre les refroidissements. Non seulement les courants d'air trop vifs peuvent produire des affections de la poitrine et de l'abdomen, mais encore ils peuvent être le point de départ de fièvres à types différents. Le docteur Borius donne une preuve frappante de la dernière action, dans ses études sur le Sénégal. Un homme placé en faction dans un corridor du poste de Dagana où il y avait un fort courant d'air fut pris d'un accès de fièvre. On le fit relever, mais son successeur eut bientôt le frisson. Un troisième placé dans le même lieu fut forcé de s'aliter comme les premiers. Les brouillards qui succèdent au coucher du soleil, l'arrivée rapide de la fraîcheur avec le crépuscule jouent le même rôle dans la genèse de la fièvre. Dans les régions tropicales le crépuscule est de courte durée, le jour se couche très vite et la nuit arrive rapidement avec une chute thermométrique sensible. Surpris au moment de son retour, le travailleur peut être impressionné péniblement, surtout s'il est peu couvert.

Dans certaines localités le colon doit être attentif aux variations des agents météorologiques. L'air peut être parcouru par des vents chauds, comme l'harmattan au Sénégal et en Égypte, le siroco en Algérie.

Lorsque le vent du désert souffle, dit Bertherand, la prudence exige que le colon s'enferme chez lui. Toute marche, tout travail sous le règne de ce vent de feu, déterminerait des accidents (asphyxie, délire....), ainsi qu'on l'a constaté maintes fois chez les militaires en expédition.

L'augmentation de la température, l'absence d'une brise tempérante, fatiguent tous les êtres, même au repos ainsi que le montre le tableau ci-dessous formé avec les chiffres enregistrés sur un sujet de 24 ans, dans notre colonie du Sénégal.

HEURE DE L'OBSERVATION		TEMPÉRATURE BOUCHE	TEMPÉRATURE MAIN	POULS	RESPIRATION	OBSERVATIONS
1 heure..	Moyennes de deux observations avec vent d'Est	38.15	37.55	82	20	Le vent d'Est fait monter la température de 25 à 34-35°.
—	Moyennes de deux observations sans vent d'Est.	37.89	37.41	82	18	

Si le siroco surprend pendant le travail ou en route, il faut éviter de se coucher sur le sol brûlant, parce qu'on ne se relèverait probablement pas ; il faut gagner les maisons ou les sites ombragés.

— Le retour à l'habitat est le moment où le travailleur prend son temps de repos le plus long. Exposé, toute la journée, aux atteintes du soleil et aux effluves du sol il cherche à goûter la tranquillité, à respirer un air frais et pur. Les conditions dans lesquelles sa demeure a été construite, l'éloignement des terrains mis en culture, le séjour dans les hauteurs, le bain sont autant de causes de bien-être pour lui. Les personnes qui ont vécu, toute la journée, dans le mouvement des affaires connaissent le calme apporté par le séjour dans une villa placée sur une hauteur ou au bord de la mer.

— A côté des occupations des colons se placent les exercices journaliers des Européens qui vont vivre dans les régions chaudes : les exercices militaires, les voyages sur terre et sur mer, la chasse.....

Les mouvements exécutés par les troupes ne peuvent avoir lieu que dans les moments les moins chauds de la journée. Mac-Curran demande à ce qu'ils n'aient lieu que le matin de bonne heure ou à un moment avancé de l'après-midi pour les troupes anglaises envoyées dans les colonies.

Le docteur Da Silva Amado dit que l'on doit préférer la marche au clair de lune à celle faite pendant la journée, pour les motifs que nous venons d'indiquer. Nous pourrions ajouter que souvent la chaleur est accablante après la disparition du soleil pendant le temps que la terre rend à l'atmosphère une partie du calorique emmagasinée et que l'on doit attendre la nuit. Il faut que les hommes soient aussi peu chargés que possible.

Ces exercices ne pourraient être de longue durée sans inconvénient pour les jeunes recrues et les nouveaux arrivés. Saint-Vel a en effet constaté qu'ils produisaient chez eux de violentes palpitations de cœur. Des cas d'héméralopie, accompagnés de symptômes nerveux, tels que nausées, vomissements, ont été observées après des manœuvres sous un soleil ardent. Des factionnaires sont tombés d'insolation aux postes qui leur avaient été désignés.

Les mouvements de troupes ne doivent donc pas avoir lieu, à moins de nécessité, dans les moments de chaleur. Le maximum de la marche par jour ne doit pas excéder 15 à 20 kilomètres, parcourus en 6 heures (Da Silva Amado). Nous trouvons des exemples des ravages que peut faire une haute température, frappant les rangs des troupes européennes fatiguées, dans les descriptions données par les médecins militaires des expéditions accomplies en Algérie, au Sénégal...; dans les résultats exposés par les Anglais après leurs guerres de l'Inde, de l'Afganistan, du Cap...; par les Hollandais après leurs campagnes contre les Atchinois.... et par les Espagnols après leurs expéditions contre les indigènes voisins des Philippines, surtout contre les indigènes du Soudou dans ces dernières années.

Le soleil est encore à redouter le soir au voisinage de l'horizon. Le docteur Borius put constater 13 cas d'insolation, dans un combat livré en septembre 1862, entre 4 et 5 heures du soir, dans les environs de Dagana, poste du Sénégal.

Toutes les précautions hygiéniques doivent être prises pour garantir les hommes des rayons du soleil, pendant les marches forcées ou dans les exercices. Pour éviter les inconvénients de la faction, les Anglais autorisent l'emploi d'un écran mobile fait avec le vétiver ; dans leurs expéditions ils mettent autant que possible des moyens de préservation à la disposition de

[1] Saint-Vel. *Acclimatement*, p. 183. — Grimaud, Thèse citée, p. 31.

leurs hommes. C'est grâce à ces soins qu'ils doivent le succès de leurs campagnes dans le pays des Ashantis, en Abyssinie.... Les ennuis éprouvés par eux dans la guerre du Zoulouland[1] vinrent de ce qu'ils durent mettre rapidement en ligne des hommes arrivés d'Europe, à peine débarqués, non habitués au climat, avec les moyens que le gouvernement du Cap avait sous la main.

Ce que nous venons de dire pour les troupes de terre est aussi applicable aux matelots. Sauf peut-être pendant les 2 ou 3 mois les plus frais et quand l'état sanitaire n'indique rien de suspect, il y a lieu de suspendre, pendant la partie chaude de la journée, tous les travaux de force, les exercices de voile et les travaux de mâture sous l'ardeur du soleil.

Dans les deux cas, ceux du soldat et du marin, il est avantageux de demander de l'aide aux indigènes. Pour citer seulement quelques exemples, rappelons que sur une armée de 12000 hommes employée en Abyssinie, les Anglais comptaient environ 8000 sujets indiens des contingents de la province de Bombay[2]; que notre flotte du Sénégal se compose d'un grand nombre de matelots noirs[3], l'expérience ayant démontré que pour les voyages dans les fleuves de la côte d'Afrique et dans les cours d'eau de l'intérieur, le nègre rendait plus de service que le blanc[4].

Les recherches sur la mortalité des troupes auxiliaires de l'armée anglaise comparées à celles recueillies sur les troupes européennes prouvent l'avantage de cette mesure pour les mouvements militaires. L'attention tout d'abord attirée sur les présidences de l'Inde permet d'enregistrer 54 pour 1000 comme moyenne de mortalité chez les Cipayes ou soldats indigènes[5].

[1] *L'armée anglaise au Zoulouland*, d'après le correspondant du *Daily-News*. Voir *Revue de thérapeutique médico-chirurgicale*, janv. 1879, p. 363-364.

[2] Voir *Arch. de méd. nav.*, 1868, p. 118.

Dans la guerre des Ashantis les régiments noirs des Antilles furent aussi mis à contribution. — Même recueil, 1874.

[3] Sous le nom de laptots. Voir Thévenot. *Le Sénégal*.

Voir aussi Dutroulau.

[4] En 1841, l'expédition du Niger échoua par le seul mauvais choix des équipages. Trois semaines après être entrés dans le Niger, 130 hommes sur 145 étaient atteints de fièvre et 40 succombaient. Sur 158 matelots nègres au contraire nés en Amérique, aux Antilles ou sur la côte d'Afrique, 11 seulement étaient atteints de fièvre dont aucune ne se montrait mortelle (Boudin, t. II, p. 148. *Acclimatemen dans les localités palustres*).

[5] Boudin, t. II, p. 215. *De la mortalité des troupes auxiliaires*.

Nous empruntons à Boudin les chiffres suivants pour d'autres localités :

	DÉCÈS POUR 1000 HOMMES	
	TROUPES EUROPÉENNES	TROUPES NÈGRES
Ceylan	57	51
Bahama	200	41
Sierra-Léone	483	30.1

La mortalité annuelle des troupes britanniques auxiliaires se présente plus forte quand ces troupes servent en dehors de leur pays natal, mais l'élément européen est sauvegardé. Non seulement le soldat anglais est débarassé de corvées pénibles dans les milieux chauds des colonies, mais encore il peut séjourner dans les hauteurs, en dehors des endémo-épidémies. Nous avons vu plus haut que le chiffre des décès pour les Européens était descendu dans beaucoup de sanitaria au niveau de celui relevé en Europe.

C'est surtout pendant l'hivernage que les services rendus par les troupes auxiliaires sont appréciables; nos expéditions du Sénégal en sont une preuve[1]. Les Européens ne pourraient fournir un travail suivi sans altérer leur santé. Les exercices au soleil affectent fortement l'économie ainsi que l'a montré le docteur Rattray. Dans un voyage au détroit de Torres pendant la mousson de sud-est, par une température moyenne de 26°,6, le savant anglais put constater que le travail avait amené une perte de poids chez 94 personnes pour 100. Des personnes avaient perdu jusqu'à 3 kilogs 900 grammes; les jeunes gens et les novices quoiqu'ils eussent diminué, avaient été moins fatigués que les sujets d'âge plus avancé. Les pertes de 2 kilogs 500, de 3 kilogs, même de 4 kilogs environ, appartenaient aux âges de 25, 35 et 45 ans. On ne pouvait accuser la ration puisqu'elle avait été augmentée d'au moins 100 grammes par homme. Le travail pendant une soixantaine de jours passés dans une atmosphère chaude était surtout

[1] Berger. *Considérations sur les tirailleurs sénégalais.* Montpellier, 1868.

à incriminer. (Voir le chapitre III de la première partie de cet ouvrage.)

Le travail corporel suivi finit toujours par fatiguer l'économie. Borius a en effet constaté au Sénégal que les compagnies disciplinaires employées aux ouvrages de terrassements, à l'entretien des routes, soumises aux mouvements militaires aux différentes heures de la journée, avaient un nombre de décès supérieur à celui des hommes des autres corps.

— La classe aisée, celle dont les allures doivent nous occuper également, joint à ses travaux des exercices que nous pouvons nommer distractions : la chasse, l'équitation....

La chasse est un délassement recherché dans un grand nombre de colonies ; malheureusement elle expose aux insolations, aux accès de fièvre. Poussée à l'exagération, cette distraction peut amener rapidement de l'anémie par les pertes de sueurs exagérées et par les excès de fatigues que l'on ne peut mesurer. Ces faits nous expliquent pourquoi Gonzalez la défendait aux pays chauds et pourquoi un grand nombre de médecins la proscrivent dans les colonies. Sans la proscrire, il faut recommander de s'y livrer avec précaution et ne cesser d'en répéter aux jeunes gens tous les dangers se rappelant bien cet avis :

> Mais ce qu'en la jeunesse on prend de liberté
> Ne se retranche pas avec facilité.

L'équitation doit être conseillé de préférence parce que l'on peut plus facilement choisir les heures de promenade. Cet exercice a une grande influence sur la digestion dont il combat la lenteur : *Neque enim ulla res magis intestina confirmat*, disait Celse. Il permet de prendre l'air sans donner une grande fatigue à l'économie : *Equito pulsum parum auget, neque corpus calefacit* (Haller).

Les courses à cheval ne demandant pas une grande peine peuvent être proposées aux convalescents et aux anémiques pour faire prendre de l'exercice et tirer de l'apathie dans laquelle les jetterait une vie trop monotone.

Ces occupations sont moins pénibles que celles du travail des champs qui demandent une constitution robuste ; comme elles peuvent être dirigées elles ont une action plus appréciable sur la respiration, la circulation, la chaleur animale. Le docteur Guégen observant la température sur lui-même, après un travail de jardinage dans une des villes du littoral de la Guadeloupe, trouva une augmentation de 4 dixièmes sous la langue[1].

Le tableau suivant, formé avec les moyennes prises sur un sujet de 24 ans vivant temporairement au Sénégal, permet de juger les effets produits par un exercice de la vie journalière, une marche au soleil.

HEURE DE L'OBSERVATION	EXERCICE AU SOLEIL 40°					REPOS A BORD D'UN BATIMENT 25-25°				
	THERM. URINES	THERM. BOUCHE	THERM. MAIN	POULS	RESPIRATION	THERM. URINES	THERM. BOUCHE	THERM. MAIN	POULS	RESPIRATION
Midi. . .	38.15	38.12	37.65	94	22	37.90	37.85	37.39	76	19
	Moyennes de 4 observations.					Moyennes de 4 observations.				
2 heures.	38.20	38.25	37.58	100	21	37.90	37.87	37.40	86	18
	Moyennes de 4 observations.					Moyennes de 4 observations.				
4 heures.	38.10	38.00	37.70	88	22	37.88	37.95	37 45	84	18
	Moyennes de 2 observations.					Moyennes de 2 observations.				

Dans les observations faites après exercice au soleil la température des urines augmente de 3 dixièmes au maximum, celle de la main augmente encore plus, celle de la bouche accuse une élévation, mais un peu moins sensible.

Le pouls dans les mêmes circonstances acquiert une plus grande fréquence, il passe de 82 à 94 ; la respiration monte de 18,3 à 21,6. L'élévation de la température du corps, du pouls, de la mécanique respiratoire peut durer de longues heures après le retour dans un appartement où la chaleur est moins forte.

La marche, les exercices musculaires, les efforts élèvent donc la température et en même temps le pouls et la respiration (Obernier, Marey). Un grand nombre d'expériences nous ont permis de constater que le milieu dans lequel agissait le travailleur a une influence d'autant plus sensible que sa tempé-

[1] Voir *Étude sur la marche de la température dans les différentes fièvres à la Guadeloupe*, in *Arch. de méd. nav.*, 1878, p. 59.

rature est plus élevée; la chaleur du corps, à moins d'une diaphorèse abondante, augmente d'autant plus. Le pouls prend une fréquence en rapport avec l'ascension de la colonne thermométrique, la respiration s'accélère rapidement quand cette dernière monte au-dessus de 35 centigrades.

Dans les milieux fortement chauffés, le travail corporel produit souvent une augmentation de la température des parties mises en mouvement, mais la transpiration active qui accompagne cette gymnastique empêche la température de la bouche d'atteindre un chiffre élevé, le pouls et la respiration d'être exagérés. Ces résultats sont conformes à ceux relevés par MM. Béclard, Hirn, Matteuci, Heidenhaim, sur la température; à cette observation de M. Onimus: que les battements du cœur sont moins fréquents quand on exécute un travail que lorsque l'on fait des mouvements sans but déterminé. (Voir théorie dynamique de la chaleur dans les sciences biologiques.)

Après un travail modéré, les ablutions fraîches sur la tête, sur la face, sur les membres, précipitent le retour aux chiffres normaux de la température, de la circulation et de la respiration.

— Un travail raisonné exerce donc une influence avantageuse sur l'économie. Non seulement il aide la transpiration et les fonctions de la peau, mais il facilite la digestion comme Beaumont a pu le constater expérimentalement sur l'estomac de son Canadien, il donne aux excrétions la régularité nécessaire à la santé, il conserve aux organes des sens leurs caractères de perfection que l'inaction pouvait faire perdre. Tout en régularisant les grandes fonctions l'exercice produit ce que les Anglais appellent l'endurance[1].

L'expérience a prouvé ces vues de la physiologie, puisque les travaux corporels employés méthodiquement ont réussi dans plus d'un endroit à conserver la santé des Européens.

Le général Donzelot remarqua aux Antilles que dans les lieux salubres les exercices corporels, même pendant les heures chaudes de la journée, étaient favorables à la santé[2].

Les travaux de fortifications, exécutés en 1840 et dans les années suivantes, au fort Bourbon de la Martinique, aux Saintes

[1] Bouchardat, *l. c.*, p. 484.

[2] Voir Godineau. *De l'hygiène publique aux Antilles*. Thèse de Montpellier, 1844.

et à la Guadeloupe, ont profité à la santé des militaires européens quoique la fièvre jaune régnât dans toute son intensité dans les terres basses[1]. Les mêmes faits furent observés en 1854 et 1855 sur le chemin du Camp Jacob à la Guadeloupe, lorsque les troupes travaillaient à la route stratégique qui traverse la chaîne des pitons du Carbet. Ces opérations s'exécutaient sur des terrains en pente et sur des plateaux dégarnis de végétations ; des postes d'au moins 80 hommes échelonnés sur le parcours travaillaient de 6 heures à 10 heures du matin et de 3 heures à 6 heures du soir. Les mouvements se firent pendant l'hivernage comme pendant la saison fraîche.

Les petits blancs de Bourbon ont établi leurs plantations au pied des montagnes ou sur les revers des côteaux ; ils cultivent le maïs, les haricots, les pommes de terre. Le travail des champs, le transport de lourdes charges par des sentiers abrupts, l'ascension de montagnes en apparence inaccessibles sont pour eux choses familières depuis l'enfance et effectuées sans effort apparent. Les femmes et les enfants prennent à leur charge le labeur domestique et les travaux intérieurs de la ferme.

Le travail du corps a un effet salutaire, puisque toutes ces personnes se portent bien. Il serait dangereux de vivre dans l'immobilité à cause de la chaleur et de rester à la maison. Le docteur Bestion, comparant la santé des missionnaires et la santé des religieuses qui habitent notre comptoir du Gabon[2], a constaté que les premiers menant une vie active par suite des nombreuses courses que leur impose le ministère religieux se portaient bien. Les Sœurs au contraire menant une vie sédentaire, vouées à l'enseignement et aux travaux de couture, portaient l'empreinte d'une anémie profonde. La seule qui se porta bien, quoiqu'elle fut dans la colonie depuis une dizaine d'années, était celle qu'on avait chargée de visiter les malades et de aire les courses du dehors.

— Ce que nous avons dit plus haut du travail exagéré dans les moments chauds de l'année nous dispense d'insister sur la nécessité de ne pas fatiguer le corps par un exercice trop suivi ou par des labeurs pénibles.

[1] Dutroulau, *l. c.*, p. 189.
[2] In *Arch. de méd. nav.*, 1881, p. 416.

— Becquerel s'occupant de la vie du colon d'une façon générale a cru devoir formuler ainsi l'emploi de la journée aux pays chauds : se lever à 7 heures du matin; sortir pour les affaires jusqu'à 10 heures ; un premier repas à 10 heures peu abondant, peu nourrissant ; à midi repos jusqu'à 2 heures ; deuxième repas plus substantiel, c'est le dîner ; de 5 heures à minuit sorties, visites, affaires, léger souper.

Ce programme n'est pratique que pour les privilégiés; il ne répond pas complètement à celui que trace Dutroulau, à celui que nous avons eu sous les yeux pendant notre séjour aux pays tropicaux. Ne pouvant éviter la chaleur à certains moments, les commerçants et les hommes d'affaires essayent d'en atténuer les effets et quand ils sont forcés de faire un travail ou des courses en plein midi, ils se font voiturer dans des véhicules protégeant contre les ardeurs du soleil et permettant de jouir de la plus légère brise. Ils recherchent les endroits ombragés, ou ils marchent lentement quand ils sont à pied, se protègent le chef et le corps par un parasol et par des chapeaux appropriés.

L'hygiéniste ne peut s'opposer à cette activité raisonnée parce que l'exercice aide à triompher de la nostalgie, à distraire des excès bachiques et vénériens auxquels la chaleur pousse les Européens, à combattre les formidables empiètements du système nerveux en favorisant la revanche du système musculaire. La Commission d'enquête pour les services sanitaires de l'Inde demandait naguère des ateliers, des jardins, des bibliothèques ; tous ces moyens peuvent empêcher l'homme de s'abandonner à la rêverie ou de trop se bercer de l'idée du retour.

S'occuper, c'est savoir jouir :
L'oisiveté pèse et tourmente.
L'âme est un feu qu'il faut nourrir
Et qui s'éteint, s'il ne s'augmente. (VOLTAIRE.)

Travaux intellectuels. — Les bibliothèques ont été demandées pour récréer les personnes pendant les heures de repos. « Le commerce des livres qui costoye tout notre cours, ainsi que le disait Montaigne, décharge d'une oisiveté ennuyeuse, émousse les pointures de la douleur, si elle n'est pas du tout extrême et maîtresse. » C'est la meilleure munition, ainsi que l'affirme l'auteur des *Essais philosophiques*, la meilleure que l'on puisse trouver à cet humain voyage.

Le travail intellectuel doit donc être recommandé pour occuper les moments de loisir et pour relever le moral. Le professeur Bouchardat conseille de ne jamais le négliger et de s'y livrer après la stimulation produite par le café. Ainsi que le dit le savant médecin, le travail de l'esprit est le meilleur et le plus salutaire repos du corps. Il empêche également de perdre l'habitude de la culture intellectuelle. Mais on doit se demander quel effet il produit sur les grandes fonctions et notamment sur la chaleur de la tête. Il y a un mouvement particulier lors du travail cérébral, l'examen des urines l'indique suffisamment (Byasson).

Suivant Wunderlich le cerveau à l'état de repos produirait 155 calories par heure, lors de l'activité psychique 251 pour le même temps. Les appareils électrothermiques placés sur la tête indiquent une augmentation sensible et surtout appréciable à la nuque.

Le travail de la vision suffirait à faire monter la température de la tête et dans quelques cas la température générale [1]. Schiff a démontré que les filets nerveux s'échauffent par la transmission des impressions motrices ou sensitives.

Obernier a recherché l'augmentation générale sur un homme du Nord faisant travailler son cerveau ; il l'a vue passer de 36,6 à 37. Un habitant des tropiques, dans les mêmes conditions, avait une augmentation de 36,7 à 38.

Quelques recherches faites sur le sujet, lors de notre séjour au Sénégal, montrèrent que chez une personne de 24 ans bien portante un travail intellectuel prolongé amenait la température de la bouche de 37,9 à 38,1. La température de la main restait aux environs de 37,4 tandis que le pouls atteignait 96. La respiration, comme la température de la main, se maintenait au chiffre ordinaire.

Le travail de l'esprit, indépendamment de toute autre action, suffit pour augmenter la chaleur animale, ainsi que l'a constaté J. Davy. Limitée d'abord à la tête, cette augmentation peut se généraliser sous l'influence de méditations longues et prolongées. Il faut se rappeler, aux pays chauds, qu'un travail intellectuel peut être une cause d'augmentation de chaleur, d'accélération du pouls, en un mot d'un état fébrile.

[1] Burdach, *l. c.*, t. IX, p. 646.
Thèse de Billet, citée, p. 49 et suivantes.

Le travail intellectuel ne doit pas plus que celui du corps être exagéré, surtout dans les premiers moments où la chaleur excite l'économie, pour ne pas être forcé de s'arrêter brusquement et de déclarer que : « cette contention de l'âme trop bandée et trop tendue à son entreprise, la rompt et l'empesche. »

Le docteur Da Silva Amado a insisté, sur ce point, au Congrès des médecins à Amsterdam en formulant ces préceptes : « Il faut non seulement que le travail intellectuel journalier soit moins prolongé dans les climats chauds que dans les tempérés, mais aussi qu'il soit interrompu, tous les ans, pendant un ou deux mois, qui doivent être passés sous un climat moins chaud, ou mieux tempéré, ce qu'on peut obtenir souvent, très facilement, en choisissant un climat de montagne. »

Sieste. — Un des meilleurs moyens de rafraîchir et de restaurer l'économie, surtout dans les journées de travail, est de faire la sieste, c'est-à-dire de se reposer au milieu de ses labeurs. Après quelque temps de séjour le besoin en devient impérieux, comme un aveu de l'impuissance des organisations européennes à lutter contre ces climats énervants. Que faire vers le milieu du jour lorsque la terre est desséchée par la chaleur, que tout semble dormir sous l'ardent soleil? Dans certaines régions les noirs eux-mêmes ne peuvent marcher nu-pieds sur le sol brûlant et sont forcés de se réfugier dans leurs cases. La sieste n'est pas seulement un besoin pour l'homme, le plus grand nombre des animaux obéit à la lassitude. Les animaux sauvages comme les animaux domestiques fuient le mouvement et cherchent un abri. Quand le soleil brille dans le voisinage du Zénith, un silence général se fait dans la nature, les oiseaux cessent de chanter et s'endorment, seuls quelques aigles au vol puissant, s'élèvent à perte de vue dans les nues, cherchant les régions plus fraîches des hautes altitudes pour y planer sur la solitude silencieuse. Les insectes eux-mêmes semblent partager ce repos général. Lors même qu'il ne dort pas, l'Européen reste étendu dans cet état de demi-sommeil qui laisse l'homme moral sentir et penser avant que l'homme des sens ait le courage de se lever et d'agir.

Le sommeil, même peu prolongé, diminue légèrement la température du corps et abaisse le pouls. La respiration seule peut augmenter son rythme (Billet). Le repos tend donc à rafraîchir le corps et il est permis d'admettre, avec Becquerel, comme règle hygiénique fort avantageuse, deux temps de sommeil dans la journée : un la nuit, un autre beaucoup plus court le jour, lorsque la chaleur est à son maximum.

Le docteur Fonssagrives a réfuté victorieusement les objections faites à la sieste et basées sur ce qu'elle énervait le corps et maintenait dans un état de torpeur physique et intellectuel, sur ce qu'elle s'opposait à la perfection du travail digestif, sur ce qu'elle compromettait le repos de la nuit. La torpeur peut être combattue par le café ; le travail de la digestion n'est pas entravé par un repos peu prolongé ; la sieste permet d'attendre les heures les plus fraîches de la nuit pour prendre un sommeil réparateur.

Rapports sexuels. — L'hygiène du système nerveux et des organes de sens doit être mise à côté des acta, auxquels ces appareils président le plus souvent.

Une des fonctions qui doit être le plus surveillée est celle de la génération. La chaleur a un effet très actif sur les organes sexuels ; elle entretient et exagère les mouvements de ces organes, ainsi que l'ont démontré les expériences de Calliburcès. Le sens génital acquiert une activité factice, et comme suivant le fabuliste : l'homme est celui de tous les animaux qui a le plus de pente à se porter dans l'excès, les plaisirs entraînent beaucoup de gens fort loin. Les habitants des pays chauds sont les premiers à s'y livrer avec passion et la répétition fréquente de ces actes ne contribue pas peu à amener la débilité musculaire constatée chez eux. Isers, dans un voyage en Guinée, vers 1780, remarquait que les jouissances dans ces pays étaient le vin, le jeu, les femmes. « Nos premiers bourgeois sur la côte, disait-il, s'y sont adonnés de tout cœur et ont expié leurs excès en ce genre par une mort prématurée. » Quoique le même savant ait fait observer que l'on pouvait « dans ces climats sacrifier à Bacchus, pourvu que Cérès et Vénus ne soient pas de la partie », les trois divinités sont restées en honneur.

Nous n'insisterons pas sur les effets que produisent dans les organes eux-mêmes les excès répétés, nous dirons seulement que le coït nous a paru devoir donner de la chaleur, et augmenter les fonctions circulatoire et respiratoire. On ne pourrait donc trop se lasser de citer aux sectateurs de Vénus ces mots de Franklin : « Sacrifiez le moins possible, de façon à avoir votre liberté d'esprit et d'estomac », et leur conseiller les paroles sages d'un traité sur la concupiscence : l'attache aux plaisirs des sens est en nous un mal qu'il faut ôter, un vice qu'il faut vaincre, une maladie qu'il faut guérir. Il faut donc répéter aux hommes faibles le précepte de Salerne : *Sit venus extra;* et dire aux personnes vigoureuses et qui ont des devoirs matrimoniaux à remplir la phrase de Juvénal : *Voluptatis commendat rarior usus.*

État moral. — L'état moral ne doit jamais être perdu de vue chez les émigrants, parce que cet état est un élément essentiel de l'acclimatement. Les premiers médecins navigateurs qui ont laissé leurs impressions ont insisté sur ce point ; ils assistaient au départ des personnes qui émigraient pour un long temps et qui emportaient avec elles le souvenir des lieux où elles avaient vécu, ils ont pu constater, bien souvent, ce qui se passait dans l'âme et dans le corps de ces infortunées.

Les fatigues du voyage succédant à l'excitation des premières journées, aux souvenirs adressés à la mère-patrie, la dépression due à la naupathie qui peut se prolonger constituent des états presque pathologiques que la culture du moral peut seule combattre. Livrés le plus souvent sans défense aux atteintes du climat les nouveaux arrivés pourraient rapidement devenir malades, tomber dans le *re angusta et morbo.* Il faut se rappeler les mots d'un poète moderne au sujet des émigrants et soutenir principalement parmi ces malheureux :

> Ces paysans honteux de passer vagabonds
> Et que soutient à peine un espoir chimérique
>
> . . . .
>
> Encore si l'avenir était riant pour eux,
> Et s'ils étaient certains d'un lendemain heureux.

— Les premiers moments du séjour demandent un grand repos et pour faire cesser le malaise du voyage et pour éviter de céder à cette activité factice produite par le milieu chaud et lumineux.

— La naupathie agit sur la chaleur, sur le pouls, quelquefois sur la respiration.

Chez un sujet de 24 ans, vigoureux, qui avait une chaleur de 37,9 dans la bouche, de 37,3 dans la main, un pouls avec 76,78 pulsations, une respiration à 18,20 mouvements, le mal de mer faisait descendre la chaleur de la bouche à 37,5, et même 37,3, celle de la main à 37,05 et même 36,8, le pouls à 68 et même 62, tandis que la respiration se maintenait à 20.

L'état de malaise dans lequel était tombé l'économie se prolongeait quelquefois un jour, deux jours après l'arrivée au port et le repos à terre. La température du corps et le pouls restaient déprimés ; les phénomènes gastriques se prolongeaient fort longtemps.

Ainsi que nous l'avons dit plus haut, J. Davy avait noté cette sédation. M. Fonssagrives, en énumérant les symptômes de la naupathie, cite la peau froide, le pouls faible.... la concentration des forces pouvant aller jusqu'à un état semi-lipothymique. Cet état prolongé un certain temps ne peut que fatiguer l'économie, et cela au moment où elle va se trouver jetée dans un monde nouveau, au contact d'une nature spéciale, au milieu d'une société qui ressemble si peu à nos sociétés occidentales.

— L'émigrant ne retrouve pas toujours aux pays tropicaux toute cette agitation et tous ces mouvements soutenus qui animent la physionomie de nos cités européennes; il rencontre plus souvent l'indolence et l'affaissement d'une vie qui doit se faire passive pour durer. La violence des maladies contraste avec le rythme modéré de la vie. Il n'y a pas jusqu'au calme des nuits tropicales une seule chose qui ne rappelle un monde nouveau. La terre, comme le ciel, annonce une contrée étrangère; l'aspect étrange des cieux sur ce fouillis de végétation fait sentir l'énorme distance qui sépare de la mère-patrie.

Le colon ne doit pas se laisser toucher, il doit réagir contre cette impression des premiers moments, ne pas attendre un trop long temps dans les parties basses des localités tropicales, gagner les hauteurs où il trouvera une météorologie se rapprochant de celle qu'il a quittée. Cette terreur secrète de la première période du séjour, qui fait que le seul nom d'une des endémies locales fait trembler les plus braves, sera évitée. Le séjour dans une ville n'est le plus souvent que préjudiciable après un long voyage, l'intempérance sous toutes ses formes habitant la plupart des villes des régions chaudes.

— Le moral est à surveiller même chez ceux qui émigrent momentanément. Callisen le recommandait pour les marins, faisant remarquer que ces hommes subissent d'autant plus l'influence dépressive des passions tristes que leur existence les expose à des dangers plus fréquents de mort ou de maladie. Parmi les hommes élevés aux champs, parmi les marins, parmi les pêcheurs qui ont grandi dans la barque paternelle au milieu des dangers de la mer, on rencontre souvent des hommes qui rêvent, ainsi que le disait un officier de marine auteur. Si on ne les occupe et les recrée, ils peuvent s'affecter,

Velut ægri somnia, vanæ finguntur species (HORACE).

— Le professeur Fonssagrives a consacré de nombreuses pages de son traité d'hygiène navale au régime moral et en particulier au traitement de cette sorte d'idée fixe du cœur qui concentre tous ses regrets, toutes ses tristesses, toutes ses aspirations sur un seul point : l'attachement au sol natal. La médecine doit ses soins à cet état que l'on appelle nostalgie, lors même qu'elle ne pourrait donner que des consolations et des conseils, ainsi que le disait Pétrone : *Medicina nihil aliud quam animi consolatio*. Les jeux, les bibliothèques, le jardinage.... en un mot les exercices raisonnés sont, avec quelques calmants, les remèdes à proposer. Il faut y joindre dans beaucoup de cas les consolations de la religion. Proportionnée à toutes sortes d'esprit, comme le remarquait Pascal[1], la religion bien comprise donne des habitudes de régularité, d'amour de la famille, de travail, qui sont favorables à la culture, au peuplement, à l'épargne, les trois sources de la grandeur de la colonisation dans des contrées nouvelles. L'esprit religieux judicieux et pratique a souvent soutenu les voyageurs et les colons dans les situations difficiles où ils se sont trouvés (Leroy-Beaulieu)[2].

[1] Voir *Pensées* de Pascal sur la religion et sur quelques autres sujets.
[2] *L. c.*, p. 153-154. *De la colonisation française.*

IV. — Durée de l'acclimatement individuel

> « Parmi les médecins qui ont traité cette question, les uns nient cette possibilité ; les autres, au contraire, l'admettent dans des limites plus ou moins étendues Ce sont ces deux opinions qu'il s'agit de discuter et d'examiner. »
>
> Becquerel. (*Traité élémentaire d'hygiène.* 4e édit., p. 333.)

L'examen détaillé de cet ensemble de règles hygiéniques nous amène à poser cette question : Quand l'Européen est-il acclimaté?

Pour saisir le moment où l'émigrant s'est adapté au climat, il est nécessaire d'étudier l'acclimatement météorologique et l'acclimatement pathologique, ainsi que l'a fait remarquer judicieusement le docteur Dutroulau dans les préliminaires de son Traité des maladies des Européens aux pays chauds.

Lorsqu'on envisage la chose à un point de vue général, on trouve que les auteurs sont très partagés sur le sujet. Les uns admettent que l'acclimatement ne peut jamais avoir lieu[1], que le colon sera toujours arrêté à la première phase de l'acclimatation[2], qu'il faut considérer le cosmopolitisme de l'homme comme limité[3]. D'autres sont d'un avis diamétralement opposé; ils admettent que l'acclimatement est chose forcée à cause de la flexibilité de l'organisme[4], par la facilité de gagner en prenant des précautions le tempérament de l'indigène[5], par

[1] Celle, in *Hygiène des pays chauds.* — Desjobert, in *Ann. d'hyg. publique.* t. XXXIV. — Boudin, in *Traité de géographie médicale*, t. II — Pritchard, voir traduction de l'histoire naturelle de l'homme, par Roulin. Paris, 1843. — Legoyt, in *Ann. d'hyg. et de méd. légale*, juillet 1863.

[2] Bertillon, in art. *Acclimatement* du *Dict. encyclop.* — Fonssagrives, in *Hyg. nav.*, 1re édit., p. 449. — Delioux de Savignac, in *Traité de la dysenterie*, p. 14. — Rochoux, Périer, voir *Ann. d'hyg.*, 1845.

[3] Le Roy de Méricourt, in *Arch. de méd. nav.*, t. II, p. 6. — Monneret. *Pathologie générale*, t. I, p. 135.

[4] Coindet, in *Recueil des mém. de méd. chirurg. et ph. militaires*, 1863. — Cazalès, in *Moniteur algérien*, 20 juin 1854. — Carrey, in même *Moniteur.* — Malte-Brun, in *Géographie universelle*, 1853. — Swarz, voir *Arch. de méd. nav.*, t. II, p. 548. — Blumenbach, in *Unité du genre humain*, p. 83. — De Piétra-Santa, in *Ann. d'hyg.*, 1860.

[5] Aubert-Roche, in *Ann. d'hygiène*, 1844. — Saint-Vel. in même recueil, 1867.

la possibilité de combattre les effets du climat au moyen de l'hygiène[1].

Depuis que les études sur les régions tropicales ont porté sur les climats partiels, depuis que l'on a séparé l'action des agents telluriques et des agents météorologiques[2] pour étudier chacun d'eux à part, les opinions se sont plus assises et ont pris un caractère moins exclusif prouvant une fois de plus la valeur de ce précepte :

> Namque unam dicere causam
> Non satis est, verum plures (LUCRÈCE).

On est arrivé à la conclusion que le séjour aux pays chauds n'était pas nécessairement fatal aux Européens, que la vie était possible dans les régions chaudes salubres, lorsque l'acclimatement ne devait être que météorologique (Becquerel, J. Rochard).... Dans la circonscription des pays chauds se rencontrent, comme nous le disions plus haut, des localités, des possessions coloniales entières qui, bien que soumises aux influences de la météorologie propre à ces climats, jouissent d'une salubrité remarquable (Dutroulau). Personne ne songera, en effet, à comparer Taïti, La Réunion, la Guadeloupe.... où l'homme blanc peut s'acclimater, à la Cochinchine où tout Européen souffre après quelques mois de séjour[3] et a besoin de se tenir toujours dans les limites d'une hygiène sévère[4].

L'émigrant qui se rend dans une de ces localités salubres ne paye pas habituellement de tribut à la maladie ; il conserve ses habitudes physiologiques pendant un certain temps, puis, à la longue il les voit se modifier, ainsi qu'il a été établi dans ce travail. La transformation se prononce probablement davantage avec le temps de séjour, le colon tendant à se rapprocher de plus en plus de l'indigène[5] au point de vue physiologique et au point de vue pathologique.

L'existence se conserve surtout dans un état compatible

[1] Armand, in *Ann. d'hyg.*, 1860. — Keraudren, in Observations médico-hygiéniques sur les expéditions maritimes au pôle Nord. — Rattray, in *Arch. de méd. nav.*, *l. c.*

[2] Voir Dutroulau, *l. c.*, p. 171 et 174.

[3] Voir in *Arch. de méd. nav.*, 1875, p. 222. — Morice. *Influence du climat de la Cochinchine sur la santé des Européens.*

[4] Duburquois, *l. c.*

[5] M. Lévy, t. I, p. 534. *Acclimatement aux pays chauds.*

avec la santé dans les régions où les saisons sont bien tranchées, dans les climats dioriques, et quand l'Européen peut aller, de temps en temps, respirer un air plus vif et plus frais dans les montagnes. Nous avons vu, en effet, l'altitude, l'arrivée de la saison fraîche, l'usage des bains, de la glace dans les aliments, donner aux fonctions un rythme se rapprochant de celui des pays tempérés.

Les faits observés dans les localités où la chaleur est toujours intense, où les saisons sont peu marquées, comme dans les climats diploriques, où des spécialités endémiques rendent l'acclimatement plus pénible, ne sont pas analogues. Le dépérissement succède au manque d'appétit et à la dyspepsie gastralgique si tenace, le sang s'appauvrit.... Ces désordres ne compromettent pas immédiatement la santé, ils ne contituent pas l'anémie dite physiologique des pays chauds. Le passage sous un ciel moins brûlant peut remettre les choses en un état voisin du point de départ, et permettre de reprendre les occupations. Mais il arrive un moment où l'influence du climat se fait sentir plus fortement, où les maladies endémiques ont fatigué l'organisme et l'ont amené à un état maladif. L'on peut alors voir se développer, même sans qu'elle soit la conséquence d'aucune autre maladie, sans les symptômes caractéristiques de la fièvre paludéenne, l'anémie dite tropicale (surnommée l'anémie du Gabon). Les sujets atteints dépérissent rapidement, progressivement sans qu'on puisse attribuer à autre chose qu'à une anémie essentielle le brusque changement dans la santé (Bouchardat). Cette anémie est-elle nutritive? est-elle respiratoire? Il est difficile de le dire. Nous pouvons supposer que l'équilibre respiratoire ne s'est pas rétabli et que les sécrétions exagérées ont aidé à la perte des forces. L'infection de l'économie a joint son action dans le plus grand nombre des cas à la perturbation physiologique. Cette dernière cause ne pourra être supprimée que par la modification du sol; l'homme se rendant compte de l'influence que son travail a exercé sur les climats arrivera à produire ces changements et à étendre la sphère de la vie[1].

Le temps que les Européens peuvent passer dans ces régions non salubres est difficile à préciser. Desgenettes, Rochoux,

[1] Reclus, t. II. *Le changement des climats*, p. 733.

Sigaud.... disent deux ans, tandis que Lind ne parle que d'une année. Périer partage l'opinion de ces deux groupes en fixant une période variable entre 1 ou 2 ans[1]. Le docteur Saint-Vel est plus exact en écrivant qu'après un certain temps, dont la durée varie selon les individus et les circonstances, les Européens arivent à un degré d'anémie qui caractérise la généralité des acclimatés et des créoles. Si ce degré est franchie l'anémie tropicale se montre avec ses aspects différents et sa terrible intensité[2]. Il suffit dans quelques cas d'un mois, de quelques jours même pour la produire (Saint-Pair), on peut l'appeler anémie galopante (Proust). Il est donc impossible de fixer le temps de séjour que nous pourrions appeler physiologique et de dire quels sont les organes qui souffrent (docteur Rattray).

Pour préciser la durée de ce temps de séjour, il serait nécessaire, au fur et à mesure que l'hygiène se perfectionne, de dresser des tables statistiques analogues à celles demandées par Boudin dans sa Géographie médicale. Il faudrait considérer la résistance des âges différents, puis examiner le temps du séjour.

Un certain nombre de savants, chargés par le gouvernement anglais de déterminer la durée moyenne de la vie des employés civils de l'Inde et de fournir ainsi des éléments pour la fixation des traitements et des pensions de retraite, ont construit une table comparative des décès dont voici les données principales :

DÉCÈS POUR 1000

Ages	Angleterre	Inde
15 à 25 ans	69	204
25 à 35 »	82	225
35 à 45 »	93	246
45 à 50 »	127	250

Quoique nous ayons éloigné de ces tableaux les enfants dont la vie est le plus menacée aux pays chauds, nous trouvons des différences énormes entre les deux colonnes. Les employés de l'Inde anglaise sont pourtant des têtes choisies, ils opposent

[1] J. Rochard, *l. c.*, p. 193.
[2] Saint-Vel, *l. c.*, p. 87.

plus de résistance que les groupes qui ont été observés en Angleterre et ont fourni les moyennes de la première colonne du tableau.

Ces chiffres dus aux recherches de Taït, de Fair, de Samuel Brown, de Cuthberg, indiquent que la vie est plus menacée dans les possessions de l'Hindoustan qu'en Europe. Force est de rechercher combien de temps l'organisme transplanté peut vivre dans ce milieu[1]. Nous aurons ainsi une idée de la résistance des Européens dans une grande colonie.

Les chiffres de décès, relevés dans l'armée anglaise, prouvent que la mortalité augmente avec le temps de séjour[2] aux régions tropicale. L'analyse des tableaux fournis par le docteur Bryden sur les mouvements de l'armée anglaise dans l'Inde ont permis à Parkes de constater que la santé du soldat va en s'améliorant dans les 2 ou 3 premières années, mais qu'à l'expiration de cette période elle périclite de nouveau sans que l'on puisse fixer le moment précis où la prolongation de séjour devient réellement dangereuse[3]. Les recherches sur les tableaux des établissements hospitaliers indiquent qu'après ces 3 ou 4 années, la résistance aux influences pathologiques devient moindre[4]. Les précautions hygiéniques, le bien-être, qui avaient une influence dans la première période, semblent ne plus en avoir dans la seconde et à une époque encore plus avancée[5]. Thévenot avait fait les mêmes remarques sur les marchands et les soldats; ces derniers moins libres de leurs mouvements et forcés de rester à leurs postes fournissaient la plus grande mortalité dans nos comptoirs de Sénégambie[6].

Nous ne trouvons pas un tableau dans Boudin, dans Thévenot et dans les autres écrivains, qui fixe d'une manière précise l'époque appelée pathologique. A côté des règlements anglais si forts en colonisation et qui autorisent les employés civils à quitter leurs postes de l'Inde après 10 années de séjour[7],

[1] Voir *Rev. scient.*, n° 24, an. 1882, p. 746-747.
[2] Boudin, p. 163.
[3] *Manuel d'hyg.*, in *Arch. de méd. nav.*, 1876, p. 245.
[4] Boudin, t. II, p. 166.
[5] Ainsi qu'il ressort de la comparaison des chiffres de la mortalité des officiers (*l. c.*, p. 166) et de la mortalité des soldats (*l. c.*, p. 166).
[6] *L. c.*, p. 158 et 269.
[7] Boudin, *l. c.*, p. 167.

nous relevons les nouveaux règlements du service aux colonies françaises fixant à 2 années la durée des emplois dans la plupart des points hors de la métropole. Ces faits montrent que les opinions sur les effets débilitants sont variables. Nous ne pouvons donc que répèter avec Lévy : Il serait hasardeux de déterminer la période exigée pour l'appropriation de l'organisme au milieu nouveau[1], puisque les conditions hygiéniques, la prudence des nouveaux venus, leur force morale, leurs habitudes, sont les régulateurs de cette transformation. Nous pouvons ajouter qu'il serait aussi dangereux de vouloir déterminer si cette transformation doit avoir lieu, et combien de temps elle fera les frais de l'existence modifiée.

— Les recherches sur la climatologie des différentes localités tropicales, l'étude des climats des montagnes principalement, paraissent avoir changé la face du problème. Avant de revenir dans la mère-patrie pour retrouver, comme le Géant de la fable qui touchait le sol maternel, une vigueur perdue, les tempéraments fatigués par la chaleur, les constitutions ruinées par les suites d'une endémie, peuvent chercher dans la colonie même ou à proximité de leur résidence, les établissements ou les stations qui peuvent remplacer par un air frais et salubre l'air natal et relever les économies anémiées. La difficulté des convalescences aux pays chauds, la fréquence des reliquats et des récidives de certaines maladies, la promptitude avec laquelle survient l'anémie exigent ces déplacements.

Le séjour à la campagne, dans une habitation fraîche et ombragée, a des effets bienfaisants, mais il ne convient qu'aux petits états maladifs. L'asthme seul, fréquent aux pays chauds chez les petits enfants, se trouve bien de l'éloignement de la ville. Pour les autres affections, dans des contrées où le soleil active et précipite toutes les manifestations de la vie, les maladies se développent d'une manière si brusque, tendent si rapidement à une terminaison fatale, que ce serait folie de s'arrêter aux moyens bénins. Ce n'est pas aux colonies que les crises favorables se font remarquer, à cause de l'anémie. Cette dernière ruine l'économie et l'empêche de réagir. *Mens sola lucidissima est et sentit homo se paulatim mori.*

Lorsque la nature a jeté des montagnes près du lieu de sé-

[1] M. Lévy, t. I, p. 533. *Acclimatement dans les pays chauds.*

jour des malades, on peut chercher à remplacer la climatologie des pays tempérés par l'habitat dans les hauteurs, à corriger la latitude par l'altitude.

Les montagnes sont, comme nous l'avons fait remarquer plus haut, des individus géographiques modifiant de mille manières les climats et tous les phénomènes vitaux des régions environnantes par le seul fait de leur position au milieu des plaines (Reclus).

Quand la mer est proche on peut aussi penser à plonger les sujets dans l'atmosphère pélagienne.

— Nous avons étudié, plus haut, les effets physiologiques des altitudes, leur action sur les hommes bien portants et leur effet prophylactique, nous n'avons pas envisagé leur influence sur les différents états pathologiques.

L'expérience a montré que l'on ne pouvait retirer des Sanitaria tous les avantages qu'on en attendait. Toutes les maladies et les états valétudinaires ne sont pas appelés à bénéficier de l'air pur des hautes stations, il en est même qui s'y aggravent. Les individus souffrant de certaines maladies organiques ou de convalescences pénibles et incomplètes s'y trouvent bien dans la saison chaude, mais fort mal dans la saison pluvieuse. Cette dernière leur est fort nuisible ; Il vaut mieux dans la saison des fraîcheurs laisser les sujets près de la côte, comme le conseillait Morehead pour les soldats de la présidence de Bombay.

Le médecin anglais émettait, dès 1856, le vœu qu'il fût créé le long de la mer des établissements sanitaires, que ces établissements fussent placés sur le littoral, pour qu'on pût y soigner, pendant la saison froide, les personnes atteintes des maladies organiques que les stations dans les hauteurs ne peuvent qu'aggraver. Hauteurs et stations du littoral pourraient être reliées par des routes carrossables ou par des chemins de fer et formeraient un sûr garant du maintien de la santé des Européens.

Un professeur de l'Université d'Amsterdam, Le Dr Gori, a dernièrement porté son attention sur le mode de transport des malades par les voies ferrées établies dans les régions tropicales. Le conseil donné par ce savant d'établir une ventilation très grande des voitures, de faire les parois latérales en toile pour tenir les valétudinaires sous une espèce de tente roulante, demande la plus grande attention. Les Anglais ont déjà réalisé dans l'Inde une grande partie du programme par l'installation d'un matériel ayant des galeries extérieures et portant un grand nombre de persiennes dans ses parois latérales (Voir compte rendu du Congrès des médecins des colonies à Amsterdam).

Toutes nos colonies ne sont pas aussi bien partagées. Le Sénégal et la Guyane sont peu favorisés sous ce rapport. La Martinique, la Guadeloupe et La Réunion ont leurs sanitaria. L'attention, ainsi que nous l'avons dit plus haut, s'est dans ces dernières années, portée d'une façon toute particulière sur ce point d'hygiène et beaucoup de lieux on été signalés à la sollicitude du gouvernement comme devant rendre des services par leur altitude et leur salubrité. L'avenir nous renseignera sur la valeur des localités proposées.

L'anémie commençante, la cachexie paludéenne, les dyspepsies, les convalescences trouvent une amélioration dans le séjour des hauteurs. La joie profonde que l'on éprouve à gravir les hauts sommets, la volupté physique de respirer un air frais et vif qui n'est point vicié par les impures émanations des plaines, agissent sur ces états. Les convalescents se sentent comme renouvelés en goûtant à cette atmosphère de vie; à mesure qu'ils s'élèvent, l'air devient plus léger, ils aspirent à longs traits pour remplir leurs poumons, la poitrine se gonfle, les muscles se tendent, la gaieté entre dans l'âme (Reclus).

Les fièvres anciennes, rebelles, invétérées, dont les accès défient toutes les médications et mènent à la cachexie sont dans le même cas; elles sont modifiées avantageusement et, lorsque les accès continuent, la période de calme est plus longue. Les fièvres des étages supérieurs sont moins graves que celles des plaines; les médecins anglais, qui ont étudié les formes dans les hauteurs de l'Himalaya, ont en effet constaté qu'elles se transformaient en une tierce bien définie dans le plus grand nombre des cas et qu'elles se terminaient rarement par la mort.

Les rhumatismes, la goutte, l'asthme, les névralgies, les phthisies, les diarrhées, les dysenteries, l'hépatite ne peuvent profiter des hauteurs. La dysenterie surtout semble procéder de haut en bas dans les régions chaudes; elle paraît, suivant

Rufz, descendre du ciel. L'humidité intense des altitudes est une ennemie des flux intestinaux, les froids humides prédisposent aux dérangements. L'hépatite y naît rarement, mais les congestions passagères du foie peuvent y compléter certains états morbides, entre autres les diarrhées et les dysenteries

On peut donc répéter avec M. J. Rochard que ces lieux de convalescence ne remplacent jamais l'air de la mère-patrie ; ils peuvent seulement relever une économie légèrement ébranlée.

— Le séjour sur les bords de la mer rend, dans certaines circonstances, autant de service que l'habitat dans les montagnes. Après l'élévation partielle au-dessus du niveau des mers la cause la plus puissante qui puisse faire varier la température des lieux placés sous une même latitude, est la proportion relative des masses continentales et des mers, comme le disait de Humboldt. L'air des bords est plus agité que celui de l'intérieur par les échanges qui se font entre la nappe d'eau et les terrains voisins, la température est aussi plus uniforme, et quand la zone sablonneuse n'est pas gâtée par le voisinage des marécages et des palétuviers, l'atmosphère est pure.

La ville de Shingapour, pour citer un exemple, située au sud-ouest de l'île du même nom, touchant presque à l'équateur, est considérée par tous les observateurs, malgré ses plantations marécageuses et ses jungles, comme un des points les plus sains de la zone tropicale. Cette salubrité peut s'expliquer par la situation des habitations isolées sur des collines et le libre accès de la brise de mer dont l'action bienfaisante se fait sentir sur tous les points (Talairach).

Les avantages du séjour dans le milieu pélasgien sont encore plus sensibles quand on s'éloigne au large, loin des bas fonds. L'air que l'on respire est vierge, il ne s'est pas altéré dans son parcours par les effluves qui se dégagent des matières animales et végétales, des eaux stagnantes, des innombrables foyers d'infection qui recouvrent la terre ; il est plus pesant à latitude égale ; il contient plus d'oxygène, il convient mieux aux économies débilitées. Nous devons joindre à cela que remuée par des brises incessantes, cette atmosphère est moins chaude d'environ 2 degrés que l'air qui recouvre les terres fermes.

tandis que sur mer, la température ne dépasse pas 32 degrés, sur terre elle s'élève jusqu'à 41 (Voir Proust, *Hygiène*, p. 129, éléments du climat). La mer souvent agitée à sa surface a moins de pouvoir rayonnant que le sol, la température du jour contraste moins avec celle de la nuit et l'hygrométrie semble diminuer au fur et à mesure qu'on s'avance au large.

Le séjour dans l'air marin est considéré comme une puissante ressource de modification organique et de retrempe pour bon nombre d'états cachectiques, de chloro-anémies, de névroses par usure ou par appauvrissement du sang, de formes variées d'hypochondrie et de dyspepsie ; J. Davy avait constaté cet effet dans ses voyages à Ceylan et à la Barbade.

Les dysenteries et les diarrhées naissent rarement dans les équipages qui se tiennent à la mer, nous pourrions donc les joindre à l'énumération que nous venons d'établir en faisant remarquer que ces affections sont bien souvent celles qui ne retirent aucun avantage du séjour dans les hauteurs ou qui sont aggravées par l'air humide des points élevés.

Un grand nombre d'auteurs ont signalé les avantages d'un séjour en mer quant on vit dans les zones chaudes et tropicales. Depuis que Rouppe a formulé l'axiome : *Docet experientia nautas melius se habere in mari quam in terra*, Lind proposa l'habitation nautique pour nos comptoirs de Sénégambie. Fontana fit remarquer que les maladies qui surviennent à la mer sont peu nombreuses et qu'il y a avantage à conserver le matelot à bord. L'expédition sur les côtes de Morée et plusieurs campagnes sur les côtes d'Algérie mirent les faits en reliefs et engagèrent à employer ce moyen de sauvegarder la vie des Européens dans les contrées tropicales insalubres.

Thévenot rappela, vers 1840, que les navires-hôpitaux avaient été conseillés par Lind pour les hommes dont la santé était menacée ; il fit remarquer que des Sanitaria flottants à l'embouchure du Sénégal, dans un endroit où la brise du large pourrait les balayer, seraient fort utiles.

Lors de l'occupation de Nossi-bé, en 1841, la fièvre et la dysenterie ravagèrent les rangs des soldats installés à terre, tandis que la dysenterie maltraitait les matelots en station près de la côte. L'air de la mer fit taire les manifestations de la dernière affection, tandis que le séjour à terre entraînait la perte de la plus grande partie de la colonne expéditionnaire.

Dès que l'ordre fut donné de faire rentrer les soldats à bord dans la soirée, la mortalité diminua et devint presque nulle. L'année 1842 donna une nouvelle preuve des avantages de l'atmosphère pelasgienne. Une caserne ayant été installée sur un plateau, à 1600 mètres du rivage, les troupes en prirent possession. Ce furent d'abord des hommes d'infanterie, puis des soldats d'artillerie. Les décès furent nombreux et l'on dut au milieu de 1843 remettre les troupes sur les navires où la santé avait toujours continué à se maintenir bonne, jusqu'à l'achèvement de nouvelles casernes sur un autre point.

A Hong-Kong les militaires de la garnison sont traités à bord d'une frégate qui sert de ponton-hôpital (Talairach).

Le Dr Van Leent, dans ses études sur les possessions néerlandaises dans les Indes Orientales, a constaté que le séjour sur le bâtiment qui stationne en rade de Batavia est des plus salubres, même au moment des épidémies.

Le Dr Forné, dans uue thèse sur la côte occidentale d'Afrique, a insisté sur la différence qui existe entre l'hôpital flottant du Gabon et l'hôpital à terre. On retrouve les mêmes remarques dans une étude sur le comptoir français faite par le Dr Bestion.

C'est pour obéir à cette idée de plonger les convalescents dans l'air vif et pur de la mer que, dans leur expédition de Chine de 1861, les Anglais faisaient quitter l'intérieur des terres à leurs malades et les transportaient, à l'embouchure du Pei-ho, dans des forts élevés et exposés à la brise du large, loin des effluves marécageuses.

Les mêmes précautions sont prises pour les hommes valides dans quelques colonies anglaises. Ainsi les cavaliers Hindous et les Anglais en garnison à Aden habitent des baraquements placés en travers de l'isthme.

Le séjour sur des langues de terre et dans les petites îles privées de marais se rapproche du séjour sur un bâtiment, quand l'air de la mer balaye continuellement l'atmosphère. L'île de Gorée, à une certaine distance de la côte de Sénégambie, est, en dehors des années où la fièvre jaune y est importée, d'une salubrité remarquable. Les femmes et les personnes sédentaires y jouissent d'une bonne santé; si les habitants de l'île ne faisaient pas de fréquentes excursions sur le continent, ils pourraient vivre de longues années sans craindre la maladie. Les Saintes, près de la Guadeloupe sont dans le même cas ; composées de mornes successifs et exempts presque partout de marécages, elles offrent aux gens anémiés par la chaleur ou par les influences endémiques des habitats salutaires parce que la brise y arrive vierge et rafraîchie par la mer. Le cap Manuel, placé à l'extrémité d'une presqu'île non loin de Gorée et de Dakar, composé de roches basaltiques, en dehors par conséquent des inconvénients des terrains d'alluvions, pourrait être rapproché de ces lieux. La brise est même si fraîche à certains moments sur le plateau qui le surplombe qu'elle pourrait être dangereuse pour les anémiques et pour les convalescents (Borius). Nous pouvons citer également le cap Saint-Jacques recommandé par le Dr Mahé aux personnes de la Cochinchine ; mais nous ne pensons pas devoir insister plus longuement sur ce sujet.

L'air de la mer est toujours avantageux pour les hommes que le climat des tropiques a minés rapidement. Les Anglais, bien renseignés sur le fait, ont employé ce moyen dans leur guerre contre les Ashantis[1] après l'avoir préparé de longue main. Le vaisseau-hôpital *Victor-Emmanuel*, installé avec le plus grand confort (bordages mobiles pour aération, plate-formes pour promenades au grand air, glacières, appareil de ventilation...), se tenait en rade de cap Coast prêt à recevoir les malades.

L'expérience avait déjà été faite avantageusement dans la guerre contre les Abyssins quelques années auparavant[2]. Des paquebots venaient chercher les sujets souffrants pour les porter aux îles du Cap Vert d'où ils rayonnaient vers le Cap ou vers l'Angleterre.

Les voyages en pleine mer et de quelque durée ont toujours eu un effet favorable sur les fièvres et sur les dysenteries endémiques; ils se sont montrés avantageux pour le rétablissement complet des malades affaiblis par ces maladies. Les malades du foie, des canaux biliaires, ressentent aussi un effet bienfaisant du séjour dans l'atmosphère marine et des mouvements imprimés aux navires.

Une campagne de quelque durée sur un bâtiment où l'on est assuré de trouver une bonne hygiène et du confortable peut donc être favorable par l'action d'un air frais et pur, par l'influence plastifiante d'une pression atmosphérique un peu élevée;

[1] Voir *Arch. de méd. nav.*, 1874, p. 81-82 et p. 340.
[2] Même recueil. 1868.

mais c'est un moyen qui n'est pas à la portée de tous et que l'on ne peut tenter que dans les climats où un changement rapide d'air ou de lieu n'est pas possible.

— Quand le changement ne peut se faire en altitude et que la mer épouvante le convalescent, on doit essayer de le faire en latitude, c'est-à-dire de transporter dans une région autre que celle dans laquelle l'économie est tombée en souffrance. Les Anglais de l'Inde émigrent à Maurice, au cap de Bonne-Espérance, en Tasmanie, en Australie pour changer d'air et pour essayer de relever les forces perdues dans les régions ardentes de l'Hindoustan. Le séjour du Cap paraît un des plus recherchés. Suivant le Dr Stowel, le climat y serait des plus agréables en hiver pour les personnes délicates et des plus profitables pour les malades qui arrivent de l'Inde. Il règne à ce moment une fraîcheur vivifiante. Aussitôt que la pluie a fait disparaître les nuages, le temps redevient immédiatement clair et le ciel reste pur pendant plusieurs jours. Ces attributs ont excité l'enthousiasme de quelques Anglais, surtout de Mérival (*On colonies*, t. I, p. 115). On peut se contenter avec M. Leroy-Beaulieu de dire que sous le rapport de la position et du climat les colonies du Cap ne le cèdent à aucune terre européenne (*De la colonisation chez les peuples modernes. Le Cap et Natal*).

Le gouvernement britannique fit lui-même l'expérience du déplacement sur une grande échelle lors de son expédition à le Côte d'Or. Des lieux de convalescence furent établis à Sierra-Leone, à Saint-Vincent (île du Vert), à Gibraltar. Dès les premiers jours on avait songé également à l'Ascension, à Madère, aux Camérons, hauteurs qui se trouvent au bas de la côte.

Des mesures analogues n'avaient pu être prises pour la guerre d'Abyssinie parce que les lieux les plus proches étaient Aden et Suez, et que le paquebot traversant la mer Rouge ramenait rapidement les malades en Europe.

Des mouvements du même genre ont été proposés pour nos colonies. Le docteur Griffon du Bellay a mis en relief les refuges de la Guadeloupe, le camp Jacob et les Saintes, pour les Antilles et la Guyane. Dutroulau a conseillé pour les personnes qui se trouvent dans l'océan Pacifique et dans les mers de l'Indo-Chine, les îles de Taïti et de La Réunion, dont la salubrité fait un séjour propre à réparer les désordres des maladies endémiques que les troupes et les navires ont prises ailleurs. Suivant ces savants médecins, l'action de ces climats serait presque aussi efficace que le retour en Europe.

Le passage d'une localité insalubre dans une atmosphère moins dangereuse, surtout au moment de l'hivernage, peut évidemment garantir la santé; nous en avons une preuve dans les voyages qui se font chaque année de la Gambie, de Saint-Marie de Bathurst, vers l'Angleterre et Gorée, par les Anglais d'un côté, les natifs et les Français de l'autre (Borius). L'habitant du Sénégal, le commerçant, qui peuvent fuir régulièrement en Europe ou à Gorée, de la fin de juin à la fin d'octobre, peuvent vivre longtemps à l'abri de toute maladie. Mais il ne faut pas s'abuser sur ces avantages et donner une trop grande valeur aux stations sanitaires situées dans les mêmes bandes climatériques et dans les mêmes pays. Pour un organisme frappé de déchéance ou de maladie endémique, il n'y a souvent qu'un remède pour le relèvement complet : le rapatriement, c'est-à-dire le retour complet aux conditions normales de sa première existence (Mahé). Le docteur Talairach en donnait dernièrement une preuve dans une étude médicale sur quelques points du Japon et de la Chine. Le climat du premier pays semblant plus approprié aux constitutions européennes, surtout à cause de la succession régulière des quatre saisons, que celui des côtes de la Chine où les saisons sont excessives et joignent leur action à celle encore plus nocive du paludisme, les étrangers fixés à Hong-Kong, Canton, Shanghaï, viennent lui demander le rétablissement de leur santé délabrée. Malheureusement l'humidité du nouveau milieu influence le convalescent et le force à limiter son séjour. Nous pourrions relever encore de nombreuses remarques sur le sujet dans les auteurs qui ont étudié les bandes tropicales.

Les maladies coloniales les plus graves, les hépatites, les dysenteries, les diarrhées, la cachexie paludéenne, les anémies consécutives aux fièvres graves des tropiques, sont autant de conditions sanitaires qui réclament tôt ou tard le rapatriement.

V. — RETOUR DANS LES RÉGIONS TEMPÉRÉES OU FROIDES

> Lorsque l'Européen a été touché sévèrement sous les tropiques ce serait le sacrifier impitoyablement que de vouloir l'y maintenir au lieu de le rendre à son climat natal.
> (Mahé, in *Programme de séméiologie et d'étiologie pour l'étude des maladies exotiques....*)

Quand le milieu intérieur ne peut s'adapter au milieu extérieur, quand la maladie joint son action à celle du climat, l'Européen doit fuir les contrées chaudes, car plus il prolongerait son séjour plus les chances de guérison deviendraient incertaines et plus les chances de mortalité seraient nombreuses. C'est après avoir reconnu ces faits que la Commission d'enquête sur les services sanitaires de l'Inde anglaise demandait à renvoyer le plus promptement possible les hommes reconnus invalides. L'économie fatiguée doit être rapidement portée vers les régions fraîches quand on ne craint pas le choc que le déplacement pourrait produire; elle doit être menée par étapes vers ces régions quand on craint une secousse.

Les constitutions saines et vigoureuses, sur lesquelles le climat n'a laissé qu'une empreinte légère, peuvent résister aux changements brusques. L'arrivée dans les bandes fraîches active les fonctions respiratoires, donne dans les premiers moments une certaine force au pouls, rend même la chaleur du corps plus grande. Les économies, ainsi que le dit M. Fonssagrives, paraissent puiser dans la gymnastique de la thermogenèse spontanée une élasticité qui est la source de certaines immunités. Le docteur de Pietra-Santa écrivait dernièrement dans le *Journal d'hygiène :* « Nous avons, pendant huit ans, voyagé plusieurs fois, allant de New-York à Panama, supportant des changements de température de 20 à 25 degrés sans avoir un seul jour souffert de maladie. » Bien des marins pourraient faire la même remarque et ajouter que le passage dans les régions fraîches leur donne une vigueur inaccoutumée en facilitant la respiration, en diminuant les transpirations abondantes, en relevant l'appétit. Le docteur Rattray a fourni de nombreux exemples de la chose dans son travail des modifications physiologiques produites par les changements de climat, les tableaux suivants peuvent donner une idée des effets produits dans les cas de convalescence.

Quinze sujets de 17 à 45 ans, qui avaient séjourné aux Antilles pendant deux années et qui avaient été malades, virent leur pouvoir respiratoire augmenter en revenant en France.

	Ages	Convalescents ou malades	Spirométrie à la Martinique	en mer	en France dans un port du Nord
1	17 ans	fièvre paludéenne .	2450	2900	3000 —
2	17 »	anémie.	3100	2700	2300
3	21 »	anémie.	4100	3900	3900
4	22 »	fièvre typhoïde. . .	»	3005	3000
5	22 »	anémie.	»	3100	3400
6	23 »	diarrhée	3300	2900	3000
7	23 »	diarrhée	»	4000	4200
8	24 »	anémie.	»	3100	2500 —
9	24 »	anémie.	»	3850	4000
10	25 »	diarrhée	»	3300	3800
11	27 »	fièvre	»	3750	3300 —
12	28 »	fièvre	»	3350	3350
13	33 »	fièvre paludéenne .	»	3150	3500
14	42 »	fièvre paludéenne .	»	3400	3400
15	43 »	diarrhée	»	3300	4000

Excepté chez trois sujets, le retour dans les régions fraîches ramena la spirométrie à un chiffre élevé indiquant ainsi une amélioration dans l'état d'une des principales fonctions.

— Vingt-cinq personnes, un peu fatiguées par la chaleur et par la fièvre, après avoir eu de l'exagération dans la fréquence du pouls, virent le nombre des pulsations diminuer.

Chez les sujets de	18 à 22 ans	la fréquence	passa de	95 à 85
—	24 à 32	—	—	88 à 78
—	32 à 40	—	—	84 à 80
—	40 à 44	—	—	85 à 80

Le pouls semblait avoir une tension plus grande et, tout en conservant une forme indiquant une élasticité exagérée, perdait de son ampleur (voir à ce sujet la planche IX, surtout la 3e série des tracés).

La température du corps était plus grande dans l'aisselle et dans la bouche bien que l'organisme parût plus sensible aux chutes thermométriques.

Nous avons vu plus haut (chapitre 3 de la première partie)

que l'augmentation du poids du corps était plus sensible, lors du retour dans les bandes climatériques fraîches, chez les sujets déprimés par la chaleur.

— Le retour n'a pas toujours des effets aussi salutaires, même chez les personnes que le climat semble ne pas avoir trop fatiguées. Avec la rapidité des steamers de nos jours l'organisme peut passer d'une température de 30 à 35 degrés à une température inférieure à zéro, dans l'espace d'une ou deux semaines, quelquefois en moins de temps. L'économie essaye bien de réagir, mais quelquefois le choc est trop fort. Des affections de poitrine apparaissent, des rhumatismes envahissent les articulations, des vaisseaux se prennent, surtout les lymphatiques (Fonssagrives). Rouppe dit avoir observé le scorbut.

Les hommes faits supportent plus facilement le changement brusque, d'une façon générale; les enfants déprimés par la chaleur et souffrant de la poitrine ou du ventre, les vieillards, ne peuvent réagir et contractent des affections des organes ébranlés.

— Certaines maladies se trouvent bien d'un retour rapide.

Les fièvres chroniques causées par la chaleur humide guérissent souvent dans une atmosphère sèche et modérément froide (Saint-Vel, Thévenot), surtout si l'on prend la précaution d'ingurgiter des doses de quinquina ou de sulfate de quinine, de se soumettre à l'hydrothérapie. La plupart des auteurs qui se sontoccupés des régions tropicales recommandent le départ des sujets affectés de façon à arriver en France au moment de l'hiver (Thévenot). La situation des malades ou des convalescents le commande quelquefois, parce que les accès de fièvre deviennent de plus en plus graves et mènent rapidement vers la cachexie avec ses complications. Le retour, en plongeant le convalescent dans l'atmosphère pélagienne et replaçant dans un milieu auquel l'économie était habituée antérieurement, donne du ressort; ce retour le sort du lieu où l'empoisonnement s'est produit, il combat l'anémie. Dans le cas où les accès de fièvre ne disparaissent pas, les types changent et les accès s'éloignent.

Les congestions du foie et les hépatites commençantes sont les seules affections que l'on puisse placer à côté de la cachexie paludéenne et de l'anémie due à la chaleur; on pourrait les appeler maladies pouvant se traiter par le bain d'air frais et par le retour dans les régions tempérées.

Presque toutes les autres affections demandent un voyage moins rapide. Les anémies et les cachexies trop avancées, les maladies de poitrine, les dysenteries sont dans ce cas. Il faut consulter le degré de résistance que peuvent opposer les sujets minés par la fièvre, tâcher de se rendre compte des désordres pathologiques dont ils sont atteints.

Nous venons d'examiner l'effet produit par le passage des régions chaudes dans les régions fraîches sur le pouvoir respiratoire des sujets convalescents de fièvre et de flux diarrhéiques, les deux tableaux suivants vont nous montrer les effets désastreux sur les maladies de poitrine.

Le premier est emprunté au docteur Rattray[1], il indique l'effet d'un petit changement dans le milieu atmosphérique.

			Ages	20 août 1869, lat. 7° N. Calme. Soleil étouffant Temp. 28°,4 5 h. après-midi	25 août 1869, lat. 12 N. Froid N.-E. Températ. 25° 5 h. après-midi
1	2e période.	phthisie	22 ans	2211	1965
2	1re période	—	25 ans	2424	2295
3	2e période	—	17 ans	2405	2211
4	2e période	—	25 ans	1562	1575

Le sujet qui n'était qu'à la première période fut celui qui perdit le moins. Tous les malades furent impressionnés péniblement par le changement.

Le second tableau ne comprend que deux données relevées sur des sujets revenant des Antilles en France, il montre une chute plus grande du chiffre spirométrique.

			Ages	A la Martinique Temp. 28°	A Lorient Températ. 18°
1	2e période.	phthisie	24 ans	3100	2500
2	2e période	—	26 ans	3000	2280

Il est inutile d'insister, ces chiffres parlent assez.

Les dysenteries sont également des affections sensibles aux basses températures. Ce ne serait pas sans danger que des hommes atteints de flux de ventre se dirigeraient vers la France pour y passer l'hiver. Lorsqu'ils ont trop attendu les malades

[1] *L. c.*, p. 432.

doivent, comme pour la phthisie, choisir autant que possible un port méditerranéen pour effectuer leur retour et attendre quelque temps au lieu d'arrivée pour gagner les parties situées plus au nord (Thévenot).

Le docteur Baart de la Paille (de Leeuwarden) a insisté sur ce point au Congrès des médecins des colonies à Amsterdam, dans une étude sur l'influence physiologique et thérapeutique du climat. Suivant le savant médecin, les malades qui souffrent d'affections chroniques ou cachectiques aux Indes et qui, pour cette cause, reviennent en Europe, sont souvent fatigués par le séjour dans les climats humides de l Europe septentrionale. L'humidité relative de l'atmosphère étant un facteur puissant qui agit sur ces économies ébranlées, M. Baart conseille le séjour provisoire dans un climat sec; il indique la Riviera, magnifique littoral méditerranéen.

Il faut donc, lorsque la chose est possible, graduer le retour. Le gouvernement anglais, bien conseillé dans cette guerre des Ashantis de 1873, qui fut surtout une guerre d'ingénieurs et de médecins[1], ordonna de ne pas ramener trop rapidement les convalescents en Europe pour éviter le choc du changement de climat. *Le Victor-Emmanuel*, bâtiment-hôpital, revint par le Cap, suivant la route des bateaux à voile, pour graduer le passage d'un climat torride dans un climat froid.

— Le changement sera moins sensible quand le départ aura lieu de façon à arriver dans les régions nouvelles au printemps ou en automne, c'est-à-dire avant l'hiver. Pour quelques affections l'été sera plus avantageux, la dysenterie, la phthisie par exemple. Le lieu du débarquement aura aussi son importance. Dutroulau, parlant du retour des convalescents et des malades de quelques colonies françaises, a insisté pour qu'il y eût deux époques fixes de rapatriement : l'une en décembre, l'autre en juin, c'est-à-dire au moment où il faut remédier aux effets de l'hivernage qui vient de finir et au moment où l'économie va se retrouver aux prises avec les chaleurs. Le savant médecin demandait à ce que le voyage d'hiver vînt aboutir à Toulon, celui d'été à Brest.

— L'homme qui a toujours vécu dans les pays chauds doit, comme beaucoup de convalescents, éviter les transitions brus-

[1] *Arch. de méd. nav.*, 1874, p. 343.

ques. La saison chaude, l'été, est celle qu'il doit choisir de préférence pour visiter les pays tempérés. L'hiver serait pénible pour lui. Le docteur Maget, dans un rapide passage des Antilles du Sud aux côtes de l'Amérique du Nord, a pu constater les effets de l'arrivée rapide du froid chez les créoles. Une chute sensible du thermomètre amena des troubles circulatoires chez ces marins, quelques-uns souffrirent tellement qu'ils eurent de l'engourdissement des pieds et une gangrène superficielle de ces parties[1]. Les bronchites et les pneumonies ne se comptèrent pas.

Le printemps et l'automne qui se rapprochent de la saison fraîche des régions tropicales seraient préférables à l'hiver si une raison empêchait le voyage au moment de l'été.

Le premier choc supporté, le créole paraît avoir plus de résistance au froid que les habitants des régions tempérées. L'économie fournit probablement une plus grande quantité de chaleur et ne perd que lentement cette habitude. L'histoire parle dans ce sens puisque dans le grand mouvement qui se fit vers le Nord, au moment de la guerre de Russie, les lieutenants de Napoléon purent constater que les Créoles, les Espagnols, les Portugais, les Italiens opposaient une plus grande résistance aux froids qui endormirent tant d'hommes sous un linceul de neige et de glace. Les hommes du Nord furent les premiers atteints, ceux du Midi résistèrent un plus long temps. Il semblait bien que l'économie des derniers avait fait une provision de calorique pour un temps plus long ou avait pris l'habitude de produire plus de chaleur. La résistance au froid fut également constatée par le docteur Métivier; observant des Français qui habitaient Moscou depuis peu de temps, il constata qu'ils sortaient peu vêtus au moment des froids et lorsque les Russes se couvraient de fourrures. Cette disposition transitoire chez le plus grand nombre peut durer de longues années chez quelques privilégiés; le docteur Saint-Vel a cité le cas d'une mulâtresse qui habitait la France depuis quarante ans et qui était moins sensible au froid que les Parisiens parmi lesquels elle vivait.

Le séjour prolongé dans les régions tempérées n'agit pas toujours de la même façon sur les créoles. Le climat tend à

[1] *Arch. de méd. nav.*, 1867, p. 155.

les européaniser, comme il tendait sous les tropiques à modifier le fonctionnement des organes de l'homme des régions tempérées. Le séjour enlève peu à peu une partie de l'immunité contre les affections des pays chauds, la perte s'accentue d'autant plus que le sujet a quitté sa patrie pour une région qui en diffère davantage sous le rapport mésologique. Le nouvel acclimatement nécessaire pour reconquérir l'immunité est cependant moins long pour le créole, qui retourne aux lieux qui l'ont vu naître, que pour l'Européen. Le milieu intérieur semble avoir conservé les traces des premières impressions.

— Nous croyons inutile de pousser plus loin une étude qui nous conduirait sur le terrain de la pathologie. Ces notes ont été écrites principalement pour l'histoire hygiénique des voyageurs et des émigrants ; nous ne les avons beaucoup détaillées que pour montrer l'importance de chaque chose dans un problème aussi grave que celui de l'acclimatement des groupes humains sous un ciel étranger.

Rerum natura nunquam magis quam in minimis tota est. PLINE.

Personne ne peut rester indifférent aux mouvements qui s'accomplissent aujourd'hui et qui montrent la force expansive des peuples.

La colonisation antique était une invasion, une colonisation de conquête. Peu à peu le torrent irrésistible se faisait fleuve et aboutissait à la fondation d'un État stable. La colonisation du Moyen âge combinait avec les ambitions et les passions humaines le but religieux. Celle qui précéda le dix-huitième siècle commença la création de la famille aux colonies, et jeta des racines plus profondes. Les besoins de notre époque devenant de plus en plus impérieux sur notre vieux continent augmentent le nombre des *Europamüdens* et réveillent l'instinct de l'émigration. Cet instinct, qui a appartenu à tous les âges de la société, qui est né le jour où cette société a cessé de rester parquée sur quelques points de l'Asie, de l'Europe et de l'Afrique, s'est accru quand les moyens de communication ont porté plus rapidement vers des terrains plus neufs, moins épuisés, plus féconds, les rameaux pleins de vie détachés de la mère-patrie.

Toutes les nations arrivées à un haut degré de maturité et de force approuvent ce mouvement et essayent de mener à la virilité les sociétés nouvelles sorties de leurs entrailles. Ce débordement au dehors assure le développement de la race, augmente son influence au point de vue matériel, au point de vue moral et intellectuel (Leroy-Beaulieu). Ne considérant que le grand levier de notre époque, Stuart Mill disait : « On peut affirmer dans l'état actuel du monde que la fondation des colonies est la meilleure affaire dans laquelle on puisse engager les capitaux d'un vieil et riche pays. »

Il devient donc nécessaire de faciliter le mouvement de toutes les façons. Ceux qui ont étudié l'homme dans un des points du tourbillon doivent exposer le résultat de leurs recherches, dire ce qu'ils ont constaté, ce qu'ils pensent le mieux et soumettre leurs appréciations aux personnes qui connaissent déjà le sujet[1].

Les remarques et les observations doivent porter sur toutes les périodes de la vie, parce que l'homme se déplace dès qu'il sent son individualité, parce que cette individualité naît de bonne heure dans une société fort agitée. L'éducation donnée aux enfants et aux jeunes gens tend également à devenir plus générale : on se rend en France au désir d'un de

[1] Les programmes des Sociétés d'anthropologie peuvent renseigner sur les recherches à entreprendre. La Société des observateurs de l'homme, fondée vers 1800, avait déjà formulé quelques règles à suivre; celles réunies à Londres et à Paris en 1838 et 1839 pour s'occuper d'ethnologie suivirent la même voie.

La Société d'anthropologie de Paris a maintes fois signalé la marche à entreprendre aux savants qui lui demandaient des avis ; les Sociétés de Berlin, de Londres par l'organe de Spencer, de Florence par celui de Mantegazza, Giglioli et Letourneau réunis, de Saint-Pétersbourg...., ont fait leurs questionnaires d'ethnographie et d'anthropologie générales.

Nous pouvons citer parmi les travaux :

Les *Instructions anthropologistes* données par Geoffroy-Saint-Hillaire, Castelnau et Broca (1864) ;

Le travail intitulé : *Notes and queries on anthropology for the use of travellers and residents in uncivilised Lands*, émanant de la Société britannique pour l'avancement des sciences (1874) ;

Le *Manuel des voyageurs de Kalt-Brunner* (1879) ;

Les notes produites dans la *Rev. Scient.* en 1881, lors du Congrès d'Alger.

La Société de médecine pratique de Paris a chargé en 1882 une commission de réunir les documents pratiques nécessaires pour les voyageurs. (*Rev. scientif.*, fév. 1882, p. 345.)

nos vieux philosophes. « Je vouldrais qu'on commençât à le promener dez sa tendre enfance; et premièrement pour faire d'une pierre deux coups, par les nations étrangères où le langage est le plus éloigné du nostre et auquel, si vous ne la formez de bonne heure, la langue ne se peult plier.... Le voyage, ajoute Montaigne, me semble un exercice proufitable. L'âme y a une continuelle exercitation à remarquer des choses incognues et nouvelles; et je ne sache point meilleur eschole à façonner la vie que de lui proposer incessamment la diversité de tant d'aultres vies. » Ce programme est celui que retraçait dernièrement un économiste, dans le journal *la Réforme sociale*[1]. Cet observateur demandait à ce que les jeunes gens reprissent le bâton du voyageur que Le Play avait promené à travers l'Europe ; il faisait des vœux pour qu'une école des voyages fut créée afin de donner aux adolescents une idée des horizons qui pourraient s'ouvrir devant eux.

Le temps n'est plus où la géographie n'inspirait à la plupart des Français qu'une sympathie médiocre et où le mot topographie était pour eux une sorte d'énigme. Grands et petits éprouvent le besoin de connaître et pour cela d'entreprendre des voyages dans toutes les directions, comprenant qu'il en est des hommes d'une nation comme des arbres d'une forêt : qu'il arriverait malheur à ceux qui ne grandiraient pas en même temps que leurs voisins.

La science n'est pas seule à guider les pas des observateurs, l'art lui-même se ressentant du désir de voir du nouveau conduit un certain nombre. Un peintre célèbre s'exprimait ainsi il y a quelque quatre ans : « C'est d'abord un besoin de défrichement propre à toucher les populations accumulées en excès sur un point, la curiosité de découvrir et comme une obligation de se déplacer pour inventer. C'est aussi le contrecoup de certaines études scientifiques dont les progrès ne s'obtiennent que par des courses autour du globe, autour des climats, autour des races[2]. »

Des méthodes nouvelles d'observations sont nées au milieu de ce mouvement. En se plongeant plus facilement dans la réalité et pouvant étudier sur un théâtre plus vaste, des hommes ont

[1] Voir *Réforme sociale*, oct. 1881.
[2] Eugène Fromentin. *Les maîtres d'autrefois*, p. 283.

essayé de faire de l'hygiène morale tandis que d'autres s'occupaient de l'hygiène physique, comprenant que le progrès n'est que la résultante des forces physiques et mentales[1].

Bien qu'un homme de génie, après avoir constaté que les inventions vont s'avançant de siècle en siècle, ait affirmé que la bonté et la malice du monde en général marchaient de la même façon[2], il est permis d'espérer que ces études produiront de fructueux enseignements pour l'avenir et permettront d'améliorer le sort du plus grand nombre par l'application d'une morale saine basée sur la philosophie et sur la religion. *Lucere et ardere perfectum est,* ainsi que le disait saint Bernard.

Le tableau a malheureusement des ombres. La principale est que l'étude, le plaisir ou la richesse ne guident pas seuls les hommes qui portent leurs pas vers des pays lointains. A côté de l'émigration riche se dresse beaucoup plus nombreuse, et plus intéressante parce qu'elle a plus de besoins, l'émigration pauvre. Il suffit de parcourir les vers tombés de la plume de Frieligrath, de celle de Coppée... pour sentir que les mêmes impressions agitent les personnes qui quittent les foyers où la Providence les avait fait naître, à quelque nation que ces personnes appartiennent.

Des avis, des renseignements doivent être donnés à ces voyageurs. Les Anglais ont compris cette nécessité en créant dernièrement une école professionnelle de colonisation dans un coin de la mère-patrie[3]. Il suffirait peut-être de rappeler aux émigrants les mots prononcés par Rossi, il y a quelque trente ans : « Ce que les colons ont le plus à redouter ce sont leurs habitudes. » L'homme qui leur répéterait ce conseil et le leur ferait accepter serait un grand philanthrope, il pourrait dire avec un auteur des beaux siècles de Rome : *Valeant mei, valeant cives !-sint incolumes !*

[1] Voir *La vertu et la science dans les sociétés humaines*, par L. Luzzati, in *Réforme sociale,* nov. 1882.

[2] Pascal, in *Pensées sur la religion et sur quelques autres sujets.*

[3] Voir le journal *Nineteenth century*, avril 1883. Voir aussi *Réf. sociale*, oct. 1883.

TABLE DES MATIÈRES

DEUXIÈME PARTIE

INDEX DES PLANCHES

ERRATA

Pages	Lignes	Au lieu de	Lisez
9	27	Regnaud,	Reguard.
9	27	*Spetinius*,	*Septimus*.
17	7	La mieux adaptée,	L'économie la mieux adaptée.
24	22	Isométriques,	Isogéothermes.
24	36	L'équation,	L'équateur.
30	16	Etiologiques,	physiologique.
42	27	humides,	torrides.
44	3	*Ferroibus*,	*Fervoribus*.
45	16	Actif diminue,	Actif, il diminue.
66	32	Voir p. 48,	Voir p. 64.
77	10	les transversales,	les lignes transversales.
113	4	Dans ce sens,	Dans le sens de Darwin et de Rengger.
177	1	Cité ce tableau qui,	Cité. Ce tableau donne.
186	2	Dernières.	Derniers.
199	37	37.7 au-dessous,	37.7 au-dessus.
201	12	37.5 à 35.2,	37.5 à 39.2.
207	18	calorifique semble,	calorifique semble à la longue.
237	5	p. 343,	p. 234.
276	14	Therm. 20°,	Thermom. 25°.
277	18	p. 188,	p. 149.
279	8	p. 189,	p. 150.
280	31	p. 191-192,	p. 152-153.
302	5	paluderme,	paludéen.
346	22	rayons du sol,	rayons du soleil.
354	33	Rumford et,	Rumford et, après lui.
369	14	*Venerum*,	*Venerem*.
391	17	Nolime,	Nolim.
415	29	*Equito*,	*Equitatio*.
Pl. XVI	386	* repos,	* repas.

10902. — Imprimerie A. Lahure, rue de Fleurus, 9, à Paris.

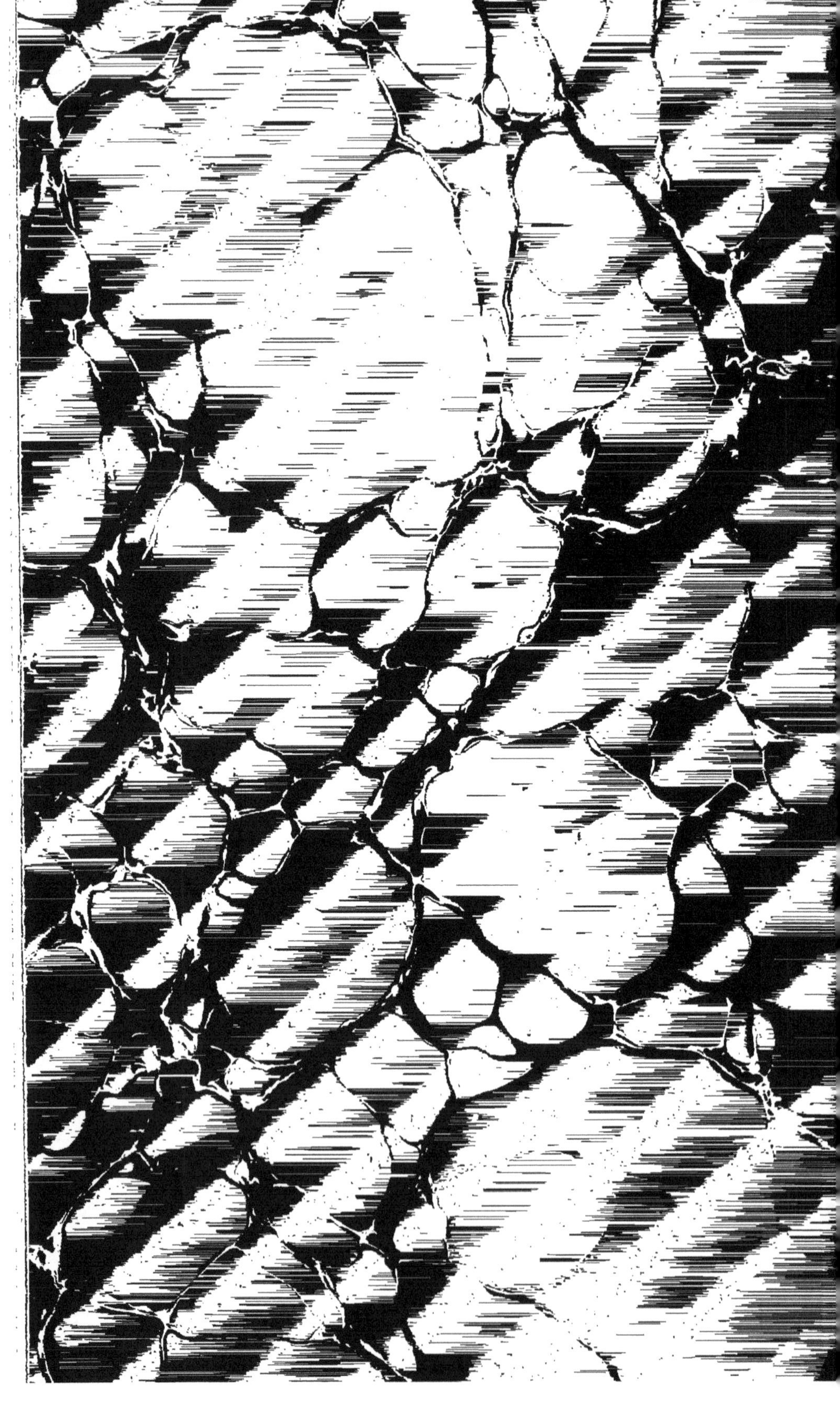

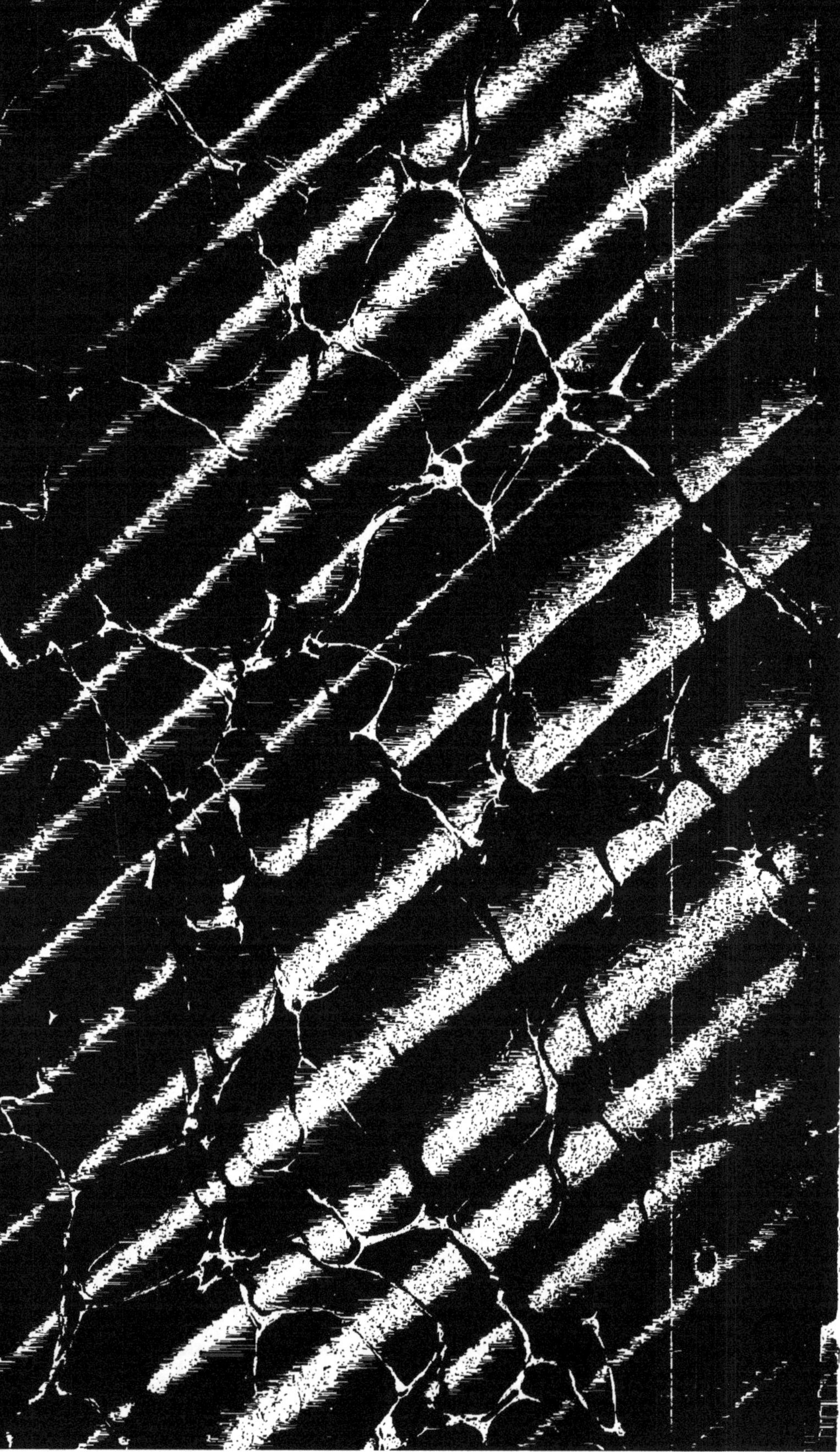

www.ingramcontent.com/pod-product-compliance
Ingram Content Group UK Ltd.
Pitfield, Milton Keynes, MK11 3LW, UK
UKHW020256230726
13925UKWH00001B/81

9 782013 672399